3D 模型全景呈

互动教学至炫体

AR 基础医学系列教材创造性地将 AR（增强现实）技术与教材内容相结合，将纸质教材、3D 动画、随堂测试、微课等多种资源融于一体，只需三步，即可体验增强现实技术带来的全新体验。

步骤一：使用手机微信扫一扫，点击手机屏幕右上角，使用浏览器打开，下载并安装“客本 AR”客户端。苹果终端用户，请登录苹果应用商店，查找“客本 AR”APP 下载安装。

步骤二：打开 APP，允许 APP 调用手机摄像头，选择《人体解剖学和组织胚胎学》教材下载配套资源。

步骤三：将手机摄像头对准附有“”标志的教材插图识别，动态资源即时呈现。

“十二五”职业教育国家规划教材
经全国职业教育教材审定委员会审定

AR基础医学系列教材

高等职业教育新形态一体化教材

RENTI JIEPOUXUE YU ZUZHI PEITAIXUE

人体解剖学与组织胚胎学

（第2版）

牟兆新　申社林　主编

高等教育出版社·北京

内容提要

本书是“十二五”职业教育国家规划教材。

本教材包含系统解剖学、局部解剖学、组织胚胎学三篇。其中第一篇为系统解剖学，共计10章，是按人体的器官系统描述其肉眼可见的形态结构；第二篇为局部解剖学，共计9章，由浅入深，逐层描述人体各部位的形态结构；第三篇为组织胚胎学，共计10章，介绍人体的基本组织构成、各组织器官的微细结构和胚胎发育概要，简要叙述受精卵在母体内经过一系列复杂的发育，形成胎儿的过程。

本书创造性地结合应用增强现实技术，请下载安装“客本AR”手机软件，用手机扫描附有“ ”标志的教材插图，即可体验增强现实技术带来的实景效果。体验步骤可参照“郑重声明”页使用说明。

本书可供高中起点三年制高职高专、初中起点五年制高职医药卫生类各专业使用。

图书在版编目（CIP）数据

人体解剖学与组织胚胎学／牟兆新，申社林主编. -- 2版. -- 北京：高等教育出版社，2014.8（2016.11重印）

ISBN 978-7-04-040679-5

Ⅰ. ①人… Ⅱ. ①牟… ②申… Ⅲ. ①人体解剖学-高等职业教育-教材 ②人体组织学-人体胚胎学-高等职业教育-教材 Ⅳ. ①R32

中国版本图书馆CIP数据核字(2014)第158965号

策划编辑 夏 宇　责任编辑 夏 宇　封面设计 李小璐　版式设计 于 婕
插图绘制 杜晓丹　责任校对 杨凤玲　责任印制 尤 静

出版发行 高等教育出版社
社　　址 北京市西城区德外大街4号
邮政编码 100120
印　　刷 北京鑫丰华彩印有限公司
开　　本 787 mm×1092 mm 1/16
印　　张 29.75
字　　数 720千字
购书热线 010-58581118
咨询电话 400-810-0598
网　　址 http://www.hep.edu.cn
　　　　 http://www.hep.com.cn
网上订购 http://www.landraco.com
　　　　 http://www.landraco.com.cn
版　　次 2006年8月第1版
　　　　 2014年8月第2版
印　　次 2016年11月第3次印刷
定　　价 59.00元

物 料 号 40679-A0

编写人员

主　编　牟兆新　申社林

副主编　曹述铁　路兰红　史树堂

编　者（以姓氏拼音为序）

曹述铁（湖南医药学院）
邓香群（邵阳医学高等专科学校）
范　真（南阳医学高等专科学校）
付广权（黑龙江护理高等专科学校）
郝立宏（大连医科大学）
李朝鹏（邢台医学高等专科学校）
李秀清（沧州医学高等专科学校附属医院）
林　萍（福建卫生职业技术学院）
路兰红（沧州医学高等专科学校）
马红梅（哈尔滨医科大学大庆校区）
玛依拉·阿布拉克（新疆医科大学）
牟兆新（沧州医学高等专科学校）
裴丽霞（鹤壁职业技术学院）
饶凤英（黄冈职业技术学院）
申社林（邢台医学高等专科学校）
石　静（山西医科大学汾阳学院）
史树堂（河北省职工医学院）
王丰刚（漯河医学高等专科学校）
夏凤歧（沧州医学高等专科学校）
易德保（邵阳医学高等专科学校）
赵　森（安徽医学高等专科学校）
周　平（昆明卫生职业学院）

出版说明

教材是教学过程的重要载体，加强教材建设是深化职业教育教学改革的有效途径，推进人才培养模式改革的重要条件，也是推动中高职协调发展的基础性工程，对促进现代职业教育体系建设，切实提高职业教育人才培养质量具有十分重要的作用。

为了认真贯彻《教育部关于“十二五”职业教育教材建设的若干意见》（教职成〔2012〕9号），2012年12月，教育部职业教育与成人教育司启动了“十二五”职业教育国家规划教材（高等职业教育部分）的选题立项工作。作为全国最大的职业教育教材出版基地，我社按照“统筹规划，优化结构，锤炼精品，鼓励创新”的原则，完成了立项选题的论证遴选与申报工作。在教育部职业教育与成人教育司随后组织的选题评审中，由我社申报的1 338种选题被确定为“十二五”职业教育国家规划教材立项选题。现在，这批选题相继完成了编写工作，并由全国职业教育教材审定委员会审定通过后，陆续出版。

这批规划教材中，部分为修订版，其前身多为普通高等教育“十一五”国家级规划教材（高职高专）或普通高等教育“十五”国家级规划教材（高职高专），在高等职业教育教学改革进程中不断吐故纳新，在长期的教学实践中接受检验并修改完善，是“锤炼精品”的基础与传承创新的硕果；部分为新编教材，反映了近年来高职院校教学内容与课程体系改革的成果，并对接新的职业标准和新的产业需求，反映新知识、新技术、新工艺和新方法，具有鲜明的时代特色和职教特色。无论是修订版，还是新编版，我社都将发挥自身在数字化教学资源建设方面的优势，为规划教材开发配备数字化教学资源，实现教材的一体化服务。

这批规划教材立项之时，也是国家职业教育专业教学资源库建设项目及国家精品资源共享课建设项目深入开展之际，而专业、课程、教材之间的紧密联系，无疑为融通教改项目、整合优质资源、打造精品力作奠定了基础。我社作为国家专业教学资源库平台建设和资源运营机构及国家精品开放课程项目组织实施单位，将建设成果以系列教材的形式成功申报立项，并在审定通过后陆续推出。这两个系列的规划教材，具有作者队伍强大、教改基础深厚、示范效应显著、配套资源丰富、纸质教材与在线资源一体化设计的鲜明特点，将是职业教育信息化条件下，扩展教学手段和范围，推动教学方式方法变革的重要媒介与典型代表。

教学改革无止境，精品教材永追求。我社将在今后一到两年内，集中优势力量，全力以赴，出版好、推广好这批规划教材，力促优质教材进校园、精品资源进课堂，从而更好地服务于高等职业教育教学改革，更好地服务于现代职教体系建设，更好地服务于青年成才。

高等教育出版社

2014年7月

第2版前言

《人体解剖学与组织胚胎学》第一版是由高等教育出版社组织，多所本、专科医学院校专业教师共同编写，供高中起点三年制、初中起点五年制高职专科医学各专业使用的全国高等职业教育应用型人才培养规划教材。新二版教材根据教育部“2014—2020年现代职业教育体系建设规划”的精神指导，坚持把培养应用型医学人才作为教材编写的主要目标，编写内容与用人单位实际需求接轨，与国家执业资格认证接轨，面向市场，面向社会，顺应国际行业发展趋势，力争推陈出新，打造一本精品教材。

本教材注重理论与实践相结合、基本技能与应用相结合，在内容上本着实用为先、够用为本的原则，删繁就简，注重实用性、系统性、科学性。与同类教材相比有以下特点：系统解剖学、局部解剖学、组织胚胎学分述，可供不同专业教学灵活应用；每章增加了重点内容提示和思考题，以便提高学生综合分析问题和解决问题的能力；考虑到专科生专升本考试的需要，专业名称都附以英文；为提高学习的趣味性，扩大学生的知识面，在正文中增加了与临床工作密切相关的知识链接。

本教材安排了180学时的内容，其中绪论2学时，系统解剖学92学时，局部解剖学28学时，组织胚胎学54学时，机动4学时，插图500余幅。在内容编排上系统解剖学占篇幅较多，解剖学名词术语均以全国自然科学名词审定委员会公布的名词为准。

高等教育出版社的领导和编辑对本教材的编写非常重视，多次给予修订建议与指导。本教材编写人员均由参编学校具有多年教学经验和较强写作能力的教授、副教授担任。本书插图由沧州医学高等专科学校王文勇、刘建辉老师编绘、修改，刘媛媛、朱建忠老师承担了大量编写秘书工作。

本教材在编写过程中，参考了一些解剖学和组胚学相关教材，在此向作者表示诚挚的感谢！向参编院校及对本书给予大力支持的有关领导和老师表示由衷的感谢！

由于编者水平有限，书中疏漏之处在所难免，敬请读者批评指正。

编　者

2014年6月

第1版前言

《人体解剖学与组织胚胎学》是由高等教育出版社组织，多所高等医学院校专业教师编写，供高中起点三年制、初中起点五年制高职专科医学各专业使用的全国职业教育教学改革实验教材，是根据教育部“2004—2007年职业教育教材开发编写计划”，坚持把培养应用型医学人才作为教材编写的主要目标，编写内容与用人单位实际需求接轨，与国家资格认证接轨，面向市场，面向社会，顺应国际行业发展趋势，力争推陈出新打造的精品教材。

本教材注重理论与实践相结合、基本技能与应用相结合，在内容上本着实用为先、够用为本的原则，删繁就简，注重实用性、系统性、科学性。与同类教材相比有以下特点：系统解剖学、局部解剖学、组织学、胚胎发育概要分述，可供不同专业教学灵活应用；每章增设重点内容提示和思考题，以便提高学生综合分析问题和解决问题的能力；考虑到专科生专接本考试的需要，书中的专业名词都附了英文；为提高学生学习的趣味性，扩大知识领域，在正文中增加了与主要内容密切相关的知识链接。

本教材安排了180学时的内容，其中绪论2学时，系统解剖学92学时，局部解剖学28学时，组织学48学时，胚胎发育概要6学时，机动4学时。插图共550余幅。在内容编排上以系统解剖学为主，名词术语均和系统解剖学统一。

高等教育出版社的领导和编辑对本教材的编写非常重视，编写人员由参编各院校推荐的具有多年教学经验和写作能力的教授、副教授担任。插图由沧州医学高等专科学校的王文勇等老师编绘、修改。路兰红、唐亮老师承担了本书的大量文秘工作。

本教材在编写过程中，参考了本专业相关教材，在此向作者表示诚挚的感谢，向参编院校及对本书给予大力支持的有关领导和老师表示衷心的感谢！

由于编者水平有限，书中疏漏之处在所难免，敬请读者批评指正。

牟兆新　申社林

2006年4月

建议学时分配

本教材预计 180 学时

序号	授课内容	学时分配		
		理论	实践	合计
	绪论	2		2
第一篇	**系统解剖学**	64	28	92
第一章	运动系统	14	8	22
第二章	消化系统	6	2	8
第三章	呼吸系统	4		4
第四章	泌尿系统	2		2
第五章	生殖系统	4		4
第六章	腹膜	2	2	4
第七章	内分泌系统	2	2	4
第八章	循环系统	10	4	14
第九章	感觉器	4	2	6
第十章	神经系统	16	8	24
第二篇	**局部解剖学**	20	8	28
第一章	头部	2		2
第二章	颈部	2		2
第三章	胸部	2	2	4
第四章	腹部	6	2	8
第五章	脊柱区	2	1	3
第六章	盆部	1	0.5	1.5
第七章	会阴部	1	0.5	1.5
第八章	上肢	2	1	3
第九章	下肢	2	1	3
第三篇	**组织胚胎学**	33	21	54
第一章	基本组织	10	6	16
第二章	循环系统	4	2	6
第三章	免疫系统	2	2	4
第四章	内分泌系统	2	2	4
第五章	消化系统	4	2	6
第六章	呼吸系统	2	1	3
第七章	泌尿系统	2	1	3
第八章	生殖系统	2	2	4
第九章	皮肤	1	1	2
第十章	胚胎发育概要	4	2	6
	机动	4		4
	合计	123	57	180

结合 AR 技术的插图索引

插图标题 页码

绪论

图绪-1 人体的轴和面 …… 4

第一篇 系统解剖学

第一章 运动系统

图 1-1-1 全身骨骼 …… 7
图 1-1-8 关节结构模式图 …… 11
图 1-1-9 胸椎 …… 13
图 1-1-10 颈椎（上面） …… 13
图 1-1-11 寰椎（上面） …… 13
图 1-1-12 枢椎（上面） …… 14
图 1-1-13 隆椎（上面） …… 14
图 1-1-14 腰椎 …… 14
图 1-1-20 胸骨 …… 17
图 1-1-41 肱骨 …… 27
图 1-1-42 桡骨和尺骨 …… 28
图 1-1-45 肩关节 …… 29
图 1-1-49 髋骨 …… 31
图 1-1-50 股骨 …… 32
图 1-1-55 男女性骨盆 …… 35
图 1-1-58 膝关节（前面） …… 36
图 1-1-59 膝关节内部结构 …… 36

第二章 消化系统

图 1-2-1 消化系统示意图 …… 61
图 1-2-8 牙的结构 …… 66
图 1-2-11 头颈部正中矢状切面 …… 68
图 1-2-18 盲肠与阑尾 …… 75

第三章 呼吸系统

图 1-3-5 喉软骨及其连接 …… 86

第四章 泌尿系统

图 1-4-2 右肾冠状切面 …… 99

第五章 生殖系统

图 1-5-13 女性内生殖器（前面） …… 116

第六章 腹膜

图1-6-1 女性腹膜腔正中矢状切面示意图 …… 123

第七章 内分泌系统

图 1-7-1 内分泌概观 …… 129

第八章 循环系统

图 1-8-1 脉管系统模式图 …… 135
图 1-8-4 心的外形和血管（前面） …… 137
图 1-8-14 心的动脉 …… 144
图 1-8-19 动脉分布概况 …… 147
图 1-8-21 颈外动脉及其分支 …… 149
图 1-8-23 上肢的动脉 …… 151
图 1-8-29 腹腔干及其分支（胃前面） …… 154
图 1-8-31 肠系膜上动脉及其分支 …… 156
图 1-8-37 股动脉及其分支（前面观） …… 159
图 1-8-45 上肢浅静脉 …… 165
图 1-8-48 下肢的浅静脉 …… 167
图 1-8-50 肝门静脉及其属支 …… 168

第九章 感觉器

图 1-9-2 眼球的水平切面 …… 181
图 1-9-4 右侧眼底 …… 183
图 1-9-19 膜迷路 …… 194

第十章 神经系统

图 1-10-69 面神经 …… 252

第三篇 组织胚胎学

图 3-1-1 单层扁平上皮 …… 343

目　　录

绪论 …… 1

第一篇　系统解剖学

第一章　运动系统 …… 6
第一节　骨和骨连结 …… 7
第二节　肌 …… 39
第二章　消化系统 …… 60
第一节　概述 …… 61
第二节　消化管 …… 63
第三节　消化腺 …… 77
第三章　呼吸系统 …… 82
第一节　呼吸道 …… 83
第二节　肺 …… 90
第三节　胸膜 …… 93
第四节　纵隔 …… 96
第四章　泌尿系统 …… 98
第一节　肾 …… 99
第二节　输尿管 …… 103
第三节　膀胱 …… 104
第四节　尿道 …… 106
第五章　生殖系统 …… 108
第一节　男性生殖器 …… 108
第二节　女性生殖器 …… 115
第六章　腹膜 …… 123
第七章　内分泌系统 …… 129
第一节　甲状腺 …… 130
第二节　甲状旁腺 …… 130
第三节　肾上腺 …… 131
第四节　垂体 …… 131
第五节　胸腺 …… 132
第六节　松果体 …… 132
第八章　循环系统 …… 133
第一节　心血管系统 …… 133
第二节　淋巴系统 …… 170
第九章　感觉器 …… 180
第一节　眼 …… 180
第二节　耳 …… 189
第十章　神经系统 …… 196
第一节　概述 …… 196
第二节　中枢神经系统 …… 198
第三节　中枢神经的传导通路 …… 230
第四节　周围神经系统 …… 237

第二篇　局部解剖学

第一章　头部 …… 270
第一节　概述 …… 270
第二节　颅部 …… 271
第三节　面部 …… 273
第二章　颈部 …… 277
第一节　概述 …… 277
第二节　颈前区 …… 278
第三节　颈外侧区 …… 284

第四节 胸锁乳突肌区 …… 286

第三章 胸部 …… 287

第一节 概述 …… 287

第二节 胸壁 …… 288

第三节 纵隔 …… 292

第四章 腹部 …… 296

第一节 概述 …… 296

第二节 腹前外侧壁 …… 298

第三节 腹膜和腹膜腔 …… 303

第五章 脊柱区 …… 312

第六章 盆部 …… 316

第一节 概述 …… 316

第二节 盆筋膜 …… 316

第七章 会阴部 …… 320

第一节 会阴部的境界和分区 …… 320

第二节 尿生殖区 …… 320

第三节 肛区 …… 322

第八章 上肢 …… 325

第一节 概述 …… 325

第二节 腋窝 …… 326

第三节 肘前区 …… 329

第四节 手部 …… 331

第九章 下肢 …… 335

第一节 概述 …… 335

第二节 臀部 …… 335

第三节 股前内侧区 …… 337

第四节 腘窝 …… 339

第五节 踝管 …… 339

第三篇 组织胚胎学

第一章 基本组织 …… 342

第一节 上皮组织 …… 342

第二节 结缔组织 …… 348

第三节 肌组织 …… 360

第四节 神经组织 …… 364

第二章 循环系统 …… 372

第一节 血管管壁的一般结构 …… 372

第二节 血管各段的结构特点 …… 373

第三节 心 …… 376

第四节 淋巴管 …… 378

第三章 免疫系统 …… 379

第一节 免疫细胞 …… 379

第二节 淋巴组织 …… 381

第三节 淋巴器官 …… 381

第四节 淋巴细胞再循环 …… 386

第四章 内分泌系统 …… 387

第一节 甲状腺 …… 387

第二节 甲状旁腺 …… 389

第三节 肾上腺 …… 390

第四节 垂体 …… 391

第五章 消化系统 …… 395

第一节 消化管 …… 395

第二节 消化腺 …… 403

第六章 呼吸系统 …… 411

第一节 呼吸道 …… 411

第二节 肺 …… 413

第七章 泌尿系统 …… 417

第一节 肾 …… 417

第二节 排尿管道 …… 423

第八章 生殖系统 …… 424

第一节 男性生殖系统 …… 424

第二节 女性生殖系统 …… 428

第九章 皮肤 …… 435

第一节 皮肤的结构 …… 435

第二节 皮下组织 …… 437

第三节 皮肤的附属器 …… 437

第十章 胚胎发育概要 …… 440

第一节 生殖细胞与受精 …… 440

第二节 卵裂和胚泡形成 …… 443

第三节 二胚层的形成与植入 …… 444

第四节　三胚层的形成与分化 …………… 447
第五节　胚体外形的建立 …………………… 450
第六节　胎膜和胎盘……………………… 451
第七节　双胎、联体双胎和多胎 ………… 455
第八节　先天性畸形与致畸因素 ………… 457

参考文献 ………………………………………………………………… 459

绪　论

重点内容提示

人体解剖学与组织胚胎学的概念

解剖学姿势

人体解剖学与组织胚胎学的方位术语

一、人体解剖学与组织胚胎学的定义及分科

人体解剖学与组织胚胎学包括人体解剖学、组织学、细胞学和胚胎学。**人体解剖学** human anatomy 是用刀切割尸体和肉眼观察的方法研究人体形态、结构的科学。按其研究和叙述的方法不同，通常分为系统解剖学、局部解剖学等学科。

系统解剖学 systematic anatomy 是按照人体的系统（如呼吸系统、消化系统、生殖系统等）阐述各器官形态结构的科学。**局部解剖学** regional anatomy 则是按照人体的部位，由浅入深，逐层描述各部结构的形态及其相互关系的科学。

组织学 histology 是借助切片技术和显微镜观察的方法研究正常人体的细胞、组织和器官微细结构的科学。随着电子显微镜的问世和放射自显影等新技术的应用，组织学研究已由传统的细胞水平发展到亚细胞水平和分子水平，并形成相应的专门学科，如分子生物学等。

胚胎学 embryology 是研究人体发生、发育过程中形态结构变化规律的科学。

二、人体解剖学与组织胚胎学在医学中的地位

人体解剖学、组织学及胚胎学是研究正常人体形态、结构、发生、发展规律的学科，与医学各学科有着密切的联系，是一门重要的基础课程。

学习人体解剖学与组织胚胎学的目的，就是从医学各专业的角度出发，系统、全面地掌握人体的形态、结构和功能及其发生发展规律，为学习其他医学基础课程和专业临床课程奠定基础。因为只有在充分认识正常人体结构的基础上才能进一步理解人体的生理现象，正确地认识和鉴别疾病的发生、发展和演变规律，采取有效的治疗和护理措施，协助患者康复。

学习解剖学的意义

古代名医扁鹊曾指出："解五脏为上工"。其意是说掌握认识了人体器官的形态结构，才能成为医术高超的医生。清代名医王清任说："著书不明脏腑，岂不是痴人说梦；治病不明脏腑，何异盲子夜行。"可见中国古代传统医学已经把人体解剖学提高到很重要的地位。据统计，医学中1/3以上的名词均来源于解剖学。故人体解剖学是一门重要的医学基础科学，是学习医学的必修课。

三、学习人体解剖学与组织胚胎学的基本观点

学习人体解剖学与组织胚胎学必须以辩证唯物主义的观点，运用理论联系实际的方法，正确理解人体形态结构及其演变规律。

（一）进化发展的观点

人类是亿万年来由灵长类的古猿进化发展而来，尽管现代人与动物有着本质上的差异，但人体的形态结构至今仍保留着许多与动物，尤其是与哺乳类动物相似的基本特征，如脊柱位于躯干的背侧、两侧肢体对称、体腔分为胸腔和腹腔等。即使是现代人，也在不断地演化发展，人体的细胞、组织和器官一直处于新陈代谢、分化、发育的动态之中，如血细胞的不断更新、器官和组织的形态和功能随年龄增长而变化等。此外，自然因素、社会环境和劳动条件等也深刻地影响着人体形态的发展和变化。不同人体器官的位置、形态结构基本相同，但也会出现异常、变异。所以，人体结构在种族之间、地区之间和个体之间都有一定的差异。

（二）形态和功能相互联系的观点

人体每个器官都有其特定的形态结构和功能，形态结构是器官功能的物质基础。例如，细长的骨骼肌细胞具有能使细胞发生收缩的结构，因此，由骨骼肌细胞构成的肌与人体运动功能密切相关。功能的改变又可影响该器官形态结构的发展和变化。例如，加强体育锻炼可使骨骼肌细胞变粗、肌肉发达，长期卧床可导致骨骼肌细胞细弱和肌肉萎缩。人类的上、下肢虽然和四肢动物为同源器官，但由于直立和劳动，使得上、下肢有了明显分工，上肢（尤其是手）的形态结构成为握持工具、能从事技巧性劳动的器官，下肢及足的形态则与直立行走功能相适应。所以，生物体的形态结构与其功能是相互依赖、相互影响的。

在人体解剖学体质调查中，某一器官的形态、结构、位置、大小等在统计学上占优势者，即超过50%者，属于正常 normal。某些器官在形态、结构、位置、大小等方面与正常不完全相同，但较为接近，差异不显著，且对功能没有影响或影响较小者称为变异 variation。如器官超出变异范围，出现率极低，且影响正常生理功能者，称为畸形 malformation，属于病理范畴。

（三）局部和整体统一的观点

人体是由多个器官、系统或局部组成的整体。人体各部之间既互相依存又互相影响，在神经体液的调节下，彼此协调，形成一个完整的统一体。我们学习时要从一个个器官、系统、局部入手，但必须始终注意各器官、系统及局部相互间的联系和影响，注意器官系统在整体中的地位和作用，防止片面、孤立地认识器官与局部。例如，脊柱的整体功能体现在各个椎骨和椎间盘的形态上，某个椎间盘的损伤可影响脊椎的运动甚至脊柱的整体形态。

（四）理论联系实际的观点

人体解剖学与组织胚胎学是一门形态学科，名词及形态描述较多。因此，学习人体解剖学与组织胚胎学必须坚持理论联系实际，做到三个结合：① 图、文结合，学习时做到文字和图形并重，两者结合，建立感性认识，帮助理解和记忆；② 理论学习与观察标本相结合，通过对解剖标本和组织切片的观察、辨认，建立理性认识，形成记忆，这是学习人体解剖学与组织胚胎学最重要的方法；③ 理论知识与临床应用相结合，基础是为临床服务的，在学习过程中适度联系临床应用，增强对某些结构的认识。

四、人体的组成和分布

人体结构和功能的基本单位是**细胞** cell。许多形态相似和功能相近的细胞借细胞间质结合在一起构成**组织** tissue。人体的组织有四大类，即上皮组织、结缔组织、肌组织和神经组织。几种不同的组织构成具有一定形态、行使一定功能的结构，称为器官，如肝、肾、心、肺、胃等。由若干个功能相关的器官组合起来，完成某一方面的生理功能，构成系统。人体有运动系统、消化系统、呼吸系统、生殖系统、泌尿系统、内分泌系统、脉管系统、感觉器官和神经系统等，其中消化、呼吸、泌尿和生殖系统大部分器官位于胸、腹、盆腔内，并借一定管道与外界相通，称为内脏。人体各系统在神经-体液的调节下，彼此联系，相互协调，共同构成一个完整的有机体。

按照人体的形态，可分为头、颈、躯干和四肢四大部分。头的前部称为面，头与躯干相连接部称为颈。躯干又可分为胸、腹、盆、会阴和背，背的下部称为腰。四肢分上肢和下肢，上肢分为肩、上臂、前臂和手四部分，下肢又分为臀、大腿、小腿和足四部分。

五、人体解剖学与组织胚胎学常用的方位术语

人体的结构十分复杂，为了准确描述人体各部、各器官的位置关系，必须使用国际通用的统一标准和术语，以便统一认识，避免混淆与误解。

（一）解剖学姿势

身体直立，两眼向正前方平视，上肢自然下垂于躯干两侧，手掌向前，下肢并拢，足尖向前的姿势称解剖学姿势。在描述和观察人体各部位结构的相互关系时，均应以解剖学姿势为依据。

（二）方位

有关方位的术语以解剖学姿势为准，可以正确地描述各结构的相互位置关系（图绪-1）。

1. **上** superior 和**下** inferior　靠近头者为上，近足者为下。上和下在胚胎学中则分别采用**头侧** cranial 和**尾侧** caudal。

2. **前** anterior 和**后** posterior 近腹者为前，靠近背者为后。前和后在胚胎学中则分别采用**腹侧** ventral 和**背侧** dorsal。

3. **内侧** medial 和**外侧** lateral 以身体正中矢状面为准，距正中矢状面近者为内侧，离正中矢状面远者为外侧。在四肢，前臂的内侧又称**尺侧** ulnar，外侧又称**桡侧** radial；小腿的内侧又称**胫侧** tibial，外侧又称**腓侧** fibular。

4. **内** internal 和**外** external 是表示与空腔相互位置关系的术语。在腔内或离腔较近的为内，远腔者为外。

5. **浅** superficial 和**深** profundal 以体表为准，近体表者为浅，离体表远者为深。

6. **近侧** proximal 和**远侧** distal 多用于四肢。距肢体根部较近者称近侧，反之为远侧。

（三）轴

为了分析关节的运动，在解剖学姿势条件下，设置人体三种互相垂直的轴。

1. **矢状轴** sagittal axis 为前后方向的水平轴，是与人体的长轴和冠状轴都互相垂直的水平线。

2. **冠状轴** coronary axis 又称额状轴，为左右方向的水平轴，是与人体的长轴和矢状轴都互相垂直的水平线。

3. **垂直轴** vertical axis 为上下方向，是与人体的长轴平行，且与水平线垂直的线。

（四）面

面为人体或其任何一局部都在解剖学姿势下互作垂直的三个切面。

1. **矢状面** sagittal plane 在前后方向上垂直纵切人体所形成的面为矢状面，此切面与冠状面、水平面垂直。通过人体正中的矢状面为正中矢状面，将人体分为左、右相等的两半。

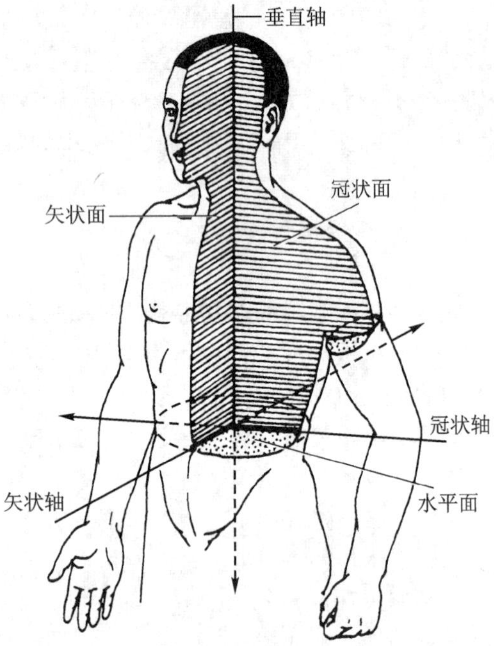

图绪-1 人体的轴和面

2. **冠状面** frontal plane 又称额状面，是在左右方向上将人体分为前、后两部的纵切面。此切面与水平面、矢状面相垂直。

3. **水平面** horizontal plane 将人体分为上、下两部的面称水平面，又称**横切面**。此切面与矢状面、冠状面相垂直。

在描述器官的切面时，则以器官的长轴为准，与长轴平行的切面称纵切面，与长轴垂直的切面称横切面。

（牟兆新）

思考题

1. 试述人体解剖学与组织胚胎学的定义。
2. 熟记人体解剖学与组织胚胎学的方位术语。

第一篇

系统解剖学

系统解剖学 systematic anatomy 是人体解剖学的一类，是按照人体的器官系统（运动系统、消化系统、呼吸系统、泌尿系统、生殖系统、内分泌系统、循环系统、感觉器、神经系统）分别加以叙述的。

第一章 运动系统

重点内容提示

骨的形态、分类和结构；关节的基本结构、辅助结构及运动形式；椎骨的一般形态，各部椎骨的形态特征与连结；胸廓的组成和形态特点；颅骨的名称、位置，颅整体观的主要结构、骨性标志；锁骨、肩胛骨、肱骨、桡骨、尺骨的形态结构；肩关节、肘关节的组成、结构特点、运动及临床意义；下肢骨的名称、位置，髋骨、股骨和胫骨的形态结构；骨盆的组成及分部；髋关节、膝关节、踝关节的组成、结构特点及运动；全身骨的骨性标志；咀嚼肌、枕额肌、胸锁乳突肌、斜方肌、背阔肌、胸大肌、前锯肌、肋间肌、膈、腹前外侧群肌、三角肌、肱二头肌、肱肌、肱三头肌、髂腰肌、臀大肌和梨状肌、大腿各群肌、小腿各群肌的位置、起止和作用；腹股沟管的概念；四肢的肌性标志。

运动系统 locomotor system 由骨、骨连结和骨骼肌三部分组成，约占人体体重的70%，构成人体的基本形态。运动系统对人体具有支持、保护和运动的功能。全身各骨借骨连结相连构成人体的支架，称**骨骼**（图 1-1-1）。骨骼肌附着于骨，在神经系统的支配下收缩，从而牵拉骨骼产生运动。运动中，骨起杠杆作用，骨连结是运动的枢纽，骨骼肌则为运动的动力器官。

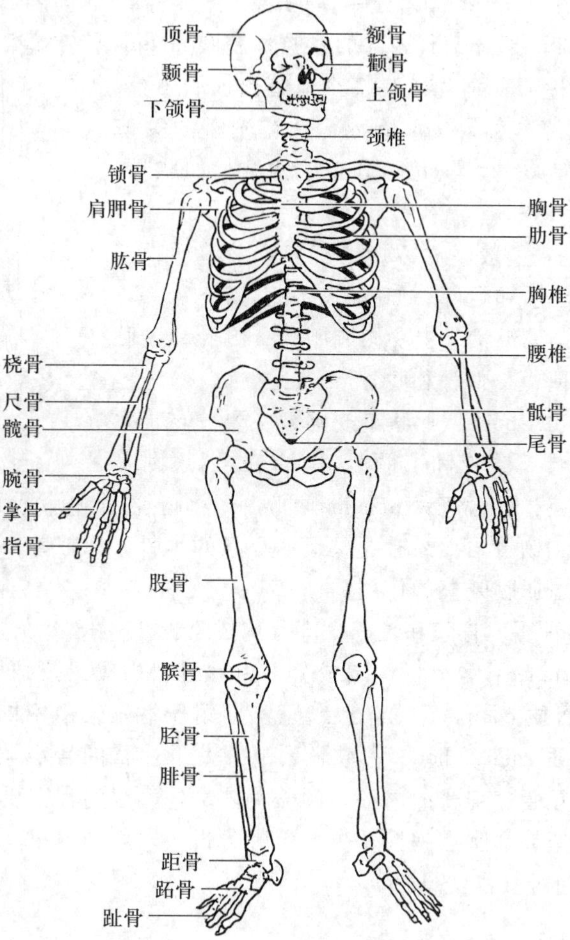

图 1-1-1　全身骨骼

第一节　骨和骨连结

一、概述

（一）骨

骨 bone 是一种器官，具有一定的形态和结构，坚硬而有弹性，含有丰富的血管和神经，能不断进行新陈代谢和生长发育，并具有改建、修复和再生的能力。在一定的环境中，骨具有可塑性。

1. 骨的分类和形态　成人共有 206 块骨，按部位不同可分为颅骨、躯干骨和四肢骨，按形态不同可分为长骨、短骨、扁骨和不规则骨 4 类（图 1-1-2）。

（1）**长骨** long bone：呈长管状，分一体两端。体又称**骨干** diaphysis，为中间较细的部分，其内部的空腔称**髓腔** medullary cavity，容纳骨髓。骨干表面常有1~2个血管出入的小孔，称**滋养孔**。两端的膨大部分称**骺** epiphysis，具有光滑的**关节面**，关节面上被覆有关节软骨。长骨多分布于四肢，如肱骨、股骨等。

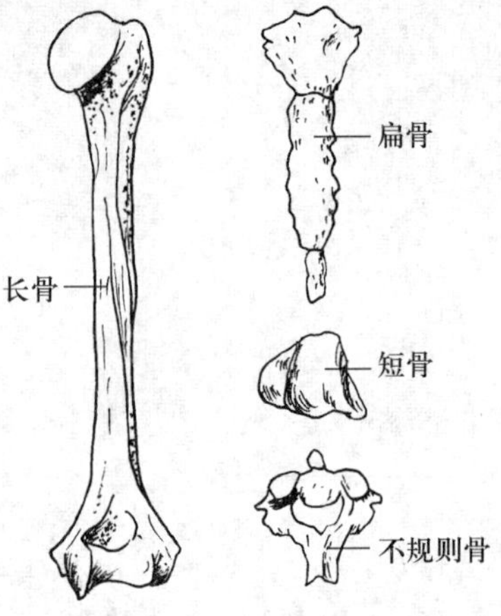

图1-1-2 骨的分类

（2）**短骨** short bone：一般呈立方形，有多个关节面，多成群连结在一起，分布于手和足部，如腕骨、跗骨等。

（3）**扁骨** flat bone：呈板状，主要构成颅腔、胸腔和盆腔的壁，起保护作用，如顶骨、胸骨和肋骨等。

（4）**不规则骨** irregular bone：形状不规则，主要分布于躯干、颅底和面部，如椎骨、颞骨和上颌骨等。有的不规则骨内含有与外界相通的空腔，称**含气骨** pneumatic bone，如上颌骨和筛骨等。

另外，在某些肌腱和韧带内，尚有一些形如豆状的小骨，称**籽骨** sesamoid bone，在运动中有改变力的方向及减少对肌腱摩擦的作用。

2. **骨的构造** 骨由骨质、骨膜和骨髓3部分构成（图1-1-3）。

（1）**骨质** bony substance：是骨的主要成分，由骨组织构成，按结构分为骨密质和骨松质两种（图1-1-4）。**骨密质** compact bone 致密坚实，耐压性强，由不同排列方式的骨板构成，分布于骨的表层。**骨松质** spongy bone 呈海绵状，由大量片状的**骨小梁** trabeculae 交错排列而成，分布于长骨两端和短骨、扁骨的内部。颅盖骨内、外表层的骨密质分别称内板和外板，内板薄而松脆，外板厚而坚韧，富有弹性，故颅盖骨骨折多发生于内板。两板之间的骨松质称**板障** diploe，有板障静脉通过（图1-1-5）。

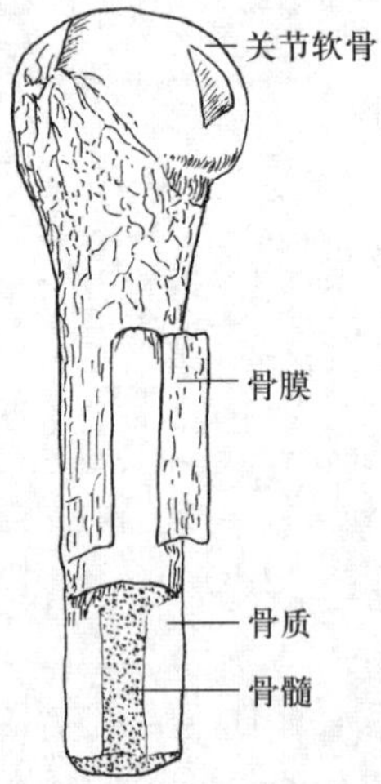

图1-1-3 骨的构造

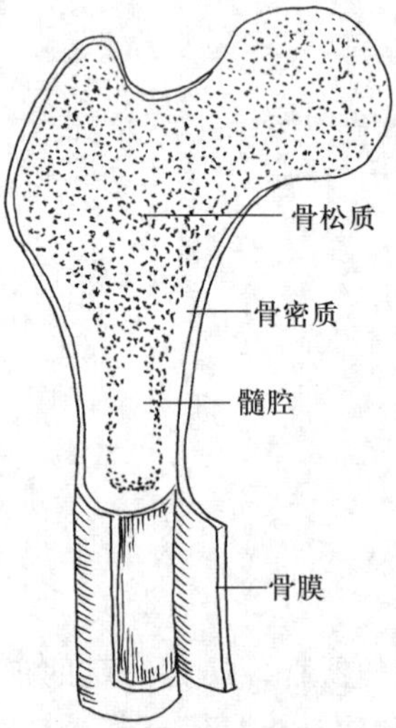

图1-1-4 骨质

（2）**骨膜** periosteum：为一层致密结缔组织膜，淡红色，覆盖于除关节面以外的骨表面，含有丰富的血管、神经和淋巴管，对骨的营养、再生和感觉有重要作用。骨膜内还含有成骨细胞和破骨细胞，分别具有产生新骨质和破坏旧骨质的功能，对骨的生长和损伤后的修复起重要作用。此外，衬在髓腔内面及骨松质骨小梁表面的膜称**骨内膜** endosteum，是一层较薄的结缔组织膜，也含有成骨细胞和破骨细胞。

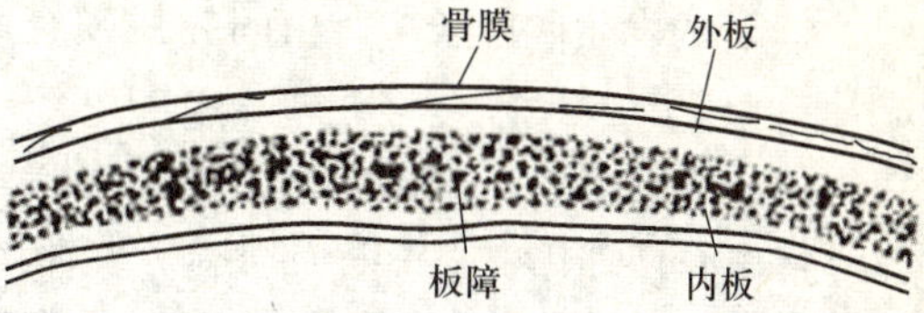

图 1-1-5　顶骨的结构

(3) **骨髓** bone marrow：充填于髓腔和骨松质的间隙内，分红骨髓和黄骨髓两种。**红骨髓** red bone marrow 含有大量不同发育阶段的红细胞和其他幼稚的血细胞，有造血功能。胎儿及 5 岁以前幼儿的骨髓均为红骨髓，从 6 岁开始，长骨骨干内的红骨髓逐渐被脂肪组织所代替，呈黄色，称**黄骨髓** yellow bone marrow，失去了造血功能。但在大量失血或慢性失血过多的情况下，黄骨髓可代偿性地转化为红骨髓，恢复其造血功能。在椎骨、髋骨、肋骨、胸骨及长骨两端骨松质内的骨髓，终生都是红骨髓。临床上常选用髋骨和胸骨进行骨髓穿刺，取红骨髓进行检查。

骨膜的临床意义

骨膜除对骨的营养、再生和感觉有重要作用外，还具有产生新骨质和破坏旧骨质的功能。这一功能在幼年时期非常活跃，直接参与骨的生成，到成年时转为静止状态。但是，骨一旦发生损伤，如骨折，骨膜可重新恢复其功能，使骨折时脱落的碎骨片再生，参与骨折端的修复愈合。因此，手术时要尽量保护骨膜，以免发生骨的坏死和延迟骨的愈合。

3. **骨的化学成分和物理特性**　骨含有有机质和无机质两种化学成分。有机质主要是骨胶原纤维和黏多糖蛋白，使骨具有弹性和韧性；无机质主要是以碱性磷酸钙为主的无机盐类，使骨坚硬而具有脆性。骨的化学成分和物理性质可随年龄的增长而发生变化。幼儿骨的有机质和无机质各占一半，故弹性、韧性较大，在外力影响下，易发生变形而不易骨折。成人骨的化学成分有机质占 35%，无机质占 65%，此比例使骨既有较大的硬度，又有一定的弹性和韧性，能承受较大的压力而不变形。老年人的骨无机质所占比例更大，因而骨的脆性增大，易发生骨折。

骨的可塑性

骨在生长发育过程中受体内、外环境的影响发生不断的变化。体内、外环境中的种种因素，如内分泌、营养、神经、体育锻炼、劳动、疾病等，都可通过骨的新陈代谢对骨的生长发育和形态结构产生一定的影响。经常参加体育锻炼或从事体力劳动的人，骨坚韧粗壮；反之，久病卧床，骨质则变得细弱疏松。此外，长期不正确的姿势或机械作用，可引起儿童骨变形。骨的这种可以改变其形态结构的特性，称可塑性。

4. **骨的发生和生长** 骨由间充质发育而成，它的发生有两种方式，即膜内成骨和软骨内成骨。

(1) 膜内成骨：先由间充质增殖成结缔组织膜，然后由膜改建成骨。开始成骨的部位称为**骨化中心**，骨化中心不断向周围扩大骨化范围。最初形成的骨为骨松质，以后内、外骨膜也产生骨质，形成骨密质，包围骨松质。颅顶各骨及多数面颅骨等都为膜内成骨。

(2) 软骨内成骨：由间充质先形成与成年骨相似的软骨，再由软骨改建为骨。四肢骨和躯干骨等多由软骨内成骨形成（图 1-1-6）。

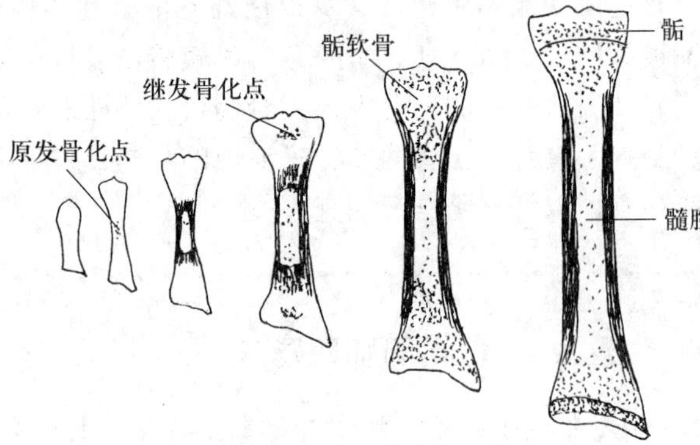

图 1-1-6 长骨的发生

胚胎早期，软骨干中部出现一个**原发骨化点**，骨化点内的软骨组织退化消失，成骨细胞积极活动，形成骨组织，这一变化称**骨化**。随着胚胎的发育，骨化的范围不断向软骨的两端扩展，到胎儿出生前，骨干已基本形成。与此同时，在软骨干周围的软骨膜内，成骨细胞不断增生也形成一层骨质，称**骨领**。骨领继续发育，使骨不断增粗，形成将来的骨干。原有的骨质又不断被破骨细胞破坏，形成**髓腔**。

胎儿出生前后，在骨两端的软骨内也先后出现骨化点，称**继发骨化点**。由继发骨化点形成的骨结构称骺。骨干邻近骺的一端称**干骺端** metaphysis，在干骺端与骺之间仍有一层软骨，称**骺软骨**。骺软骨细胞不断分裂增殖，形成的软骨又不断被骨化，因此，骨的长度不断增加。至17~25 岁，骺软骨停止增殖并完全骨化，骨干与骺融合，形成薄层较致密的骨质，称**骺线** epiphysial line。骺线形成后，骨的长度就不再增加。成年后，骨的生长进入相对的静止期。

5. **骨的血液供应** 骨的血液供应十分丰富。分布到长骨的动脉有滋养动脉、干骺端动脉、骺动脉和骨膜动脉。滋养动脉是长骨的主要动脉，多在骨干中段穿滋养孔进入髓腔，然后立即分成上支和下支，再继续分成细支，分布于骨髓、干骺端和骨干骨密质，并与干骺端动脉及骺动脉的分支吻合。干骺端动脉和骺动脉由邻近动脉发出后穿入骨质。骨膜动脉丰富，幼儿期尤其显著。短骨、扁骨和不规则骨的动脉来自骨膜动脉或滋养动脉。

骨的静脉多与动脉伴行，但靠近长骨的两端常有较大的静脉单独穿出。

（二）骨连结

骨与骨之间的连结装置称**骨连结**。根据连结形式的不同，骨连结可分为直接连结和间接连结两种。

1. **直接连结** 是指骨与骨之间借致密结缔组织、软骨或骨直接相连，因骨与骨之间无间隙，故运动范围极小或完全不能运动。根据连结组织的不同，可分为纤维连结、软骨连结（图 1-1-7）和骨性结合 3 种类型。

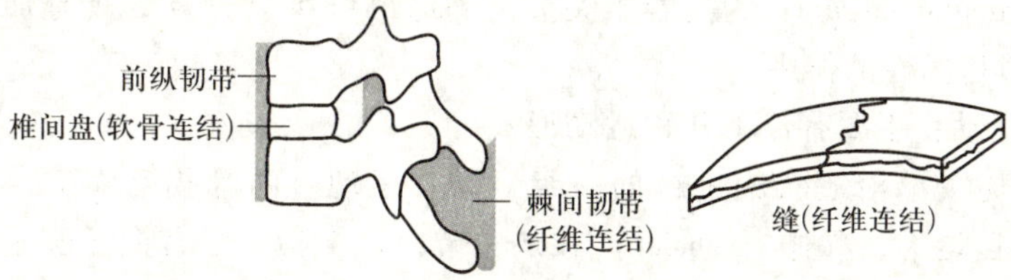

图 1-1-7　纤维连结和软骨连结模式图

（1）纤维连结：骨与骨之间借致密结缔组织直接相连，其间无间隙，称**纤维连结**，如椎骨之间的韧带连结、前臂骨之间的骨间膜和颅骨之间的缝等。

（2）软骨连结：骨与骨之间借软骨相连，其间无间隙，称**软骨连结**，如椎体之间的椎间盘、耻骨之间的耻骨联合等。

（3）骨性结合：两骨之间借骨组织相连称**骨性结合**，一般由纤维连结和一些软骨连结骨化而成，无活动性，如髂骨、坐骨、耻骨之间的结合等。

2. **间接连结**　又称**关节** articulation 或**滑膜关节** synovial joint，是骨与骨之间借膜性的结缔组织囊相连，相对的骨面之间具有腔隙的一种连结。关节是人体骨连结的主要形式（图 1-1-8）。

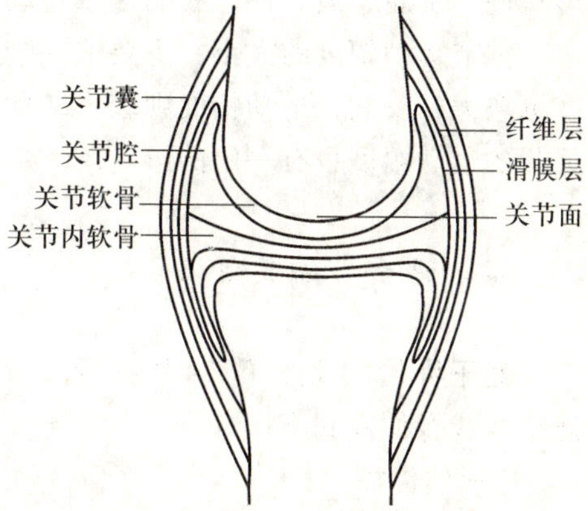

图 1-1-8　关节结构模式图

（1）关节的基本结构：每个关节都具有关节面、关节囊和关节腔 3 种基本结构。

1）**关节面** articular surface：是构成关节各骨的邻接面，多为一凸一凹，分别称关节头和关节窝。关节面上覆有薄层透明软骨，称**关节软骨**，表面光滑，具有弹性，能承受压力，减轻运动时的震荡和冲击。

2）**关节囊** articular capsule：为包绕在关节周围的结缔组织囊，分内、外两层。外层厚而坚韧，由致密结缔组织构成，称**纤维层** fibrous layer。内层薄而柔软，由疏松结缔组织构成，称**滑膜层** synovial layer。滑膜层紧贴纤维层内面，边缘附着于关节软骨周缘，能产生滑液，营养关节软骨和润滑关节，减少关节运动时的摩擦。

3）**关节腔** articular cavity：为关节软骨和关节囊滑膜层共同围成的密闭腔隙。腔内为负压，含少量滑液，对维持关节的稳固性具有一定的作用。

（2）关节的辅助结构：关节除具备上述基本结构外，某些关节还具有韧带、关节盘和关节唇等辅助结构，以增加关节的灵活性和增强关节的稳固性。

1）**韧带** ligaments：为连于相邻两骨之间的致密结缔组织束，具有加强关节的稳固性和限制关节过度运动的作用。位于关节囊内的称**囊内韧带**，表面被滑膜包裹。位于关节囊外的称**囊外韧带**。

2）**关节盘** articular disc：是位于两关节面之间的纤维软骨板，多呈盘状，其周缘附着于关节囊内面，将关节腔分为两部分。关节盘可使关节面之间相互适应，以增加关节的稳固性和灵活性。

3）**关节唇** articular labrum：为附着于关节窝周缘的纤维软骨环，具有加深关节窝、加大关节面、增强关节稳固性的作用。

（3）关节的运动：主要有以下几种运动形式。

1）**屈和伸**：是关节沿冠状轴进行的一组运动。运动时两骨相互靠拢，角度减小，称**屈** flexion；相反，角度增大，称**伸** extension。在踝关节，足上抬，足背向小腿前面靠拢为伸，又称**背屈**；足尖下垂为屈，又称**跖屈**。

2）**内收和外展**：是关节沿矢状轴进行的一组运动。运动时骨向正中矢状面靠拢，称**内收**或**收** adduction；反之，骨远离正中矢状面，称**外展**或**展** abduction。

3）**旋内和旋外**：是关节沿垂直轴进行的一组运动，统称**旋转**。骨向前内侧旋转，称**旋内** medial rotation；反之，向后外旋转，称**旋外** lateral rotation。在前臂，将手背转向前的运动称**旋前** pronation，将手背转向后的运动称**旋后** supination。

4）**环转**：即近端关节头在原位转动，骨的远侧端做圆周运动，运动时全骨描绘出一圆锥形轨迹，是屈、展、伸、收的连续运动。

关节运动幅度的大小，主要取决于相邻关节面大小的差别。关节面大小差别愈大，运动幅度也愈大；反之，运动幅度则较小。此外，关节囊的松紧、厚薄及关节韧带的发达程度等，对关节的运动幅度也有一定的影响。

二、躯干骨及其连结

躯干骨共51块，由24块椎骨、12对肋、1块胸骨、1块骶骨和1块尾骨组成。它们借骨连结构成脊柱和胸廓。

（一）脊柱

1. 椎骨 幼年时椎骨有33块，即颈椎7块、胸椎12块、腰椎5块、骶椎5块和尾椎4块。成年后5块骶椎融合成1块骶骨，4块尾椎融合成1块尾骨。

（1）椎骨的一般形态：椎骨 vertebrae 由前方的**椎体** vertebral body 和后方的**椎弓** vertebral arch 两部分构成，两者围成的孔称**椎孔** vertebral foramen。所有椎孔相连构成**椎管** vertebral canal，容纳脊髓。椎体呈短圆柱状，主要由骨松质构成，表面为极薄的骨密质，故受暴力外伤时易引起压缩性骨折。椎弓呈半环形，与椎体相连缩细的部分称**椎弓根**。椎弓根上、下缘各有一切迹，相邻椎骨的上、下切迹共同围成**椎间孔** intervertebral foramina，孔内有脊神经和血管通过。椎弓的后部较宽大，称**椎弓板**。由椎弓板发出7个突起：向上发出的一对称**上关节突**，向下发出的一对称**下关节突**，向两侧发出的一对称**横突** transverse process，向后或后下方发出的一个称**棘突** spinous process（图1-1-9）。

（2）各部椎骨的形态特征

1）**颈椎** cervical vertebrae：椎体较小，椎孔较大，呈三角形。横突根部有**横突孔**，孔内有椎动脉和椎静脉通过。第2~6颈椎棘突短，末端分叉。第3~7颈椎体上面的两侧缘向上微突，称**钩突**，若过度增生，可使椎间孔狭窄，压迫脊神经（图1-1-10）。

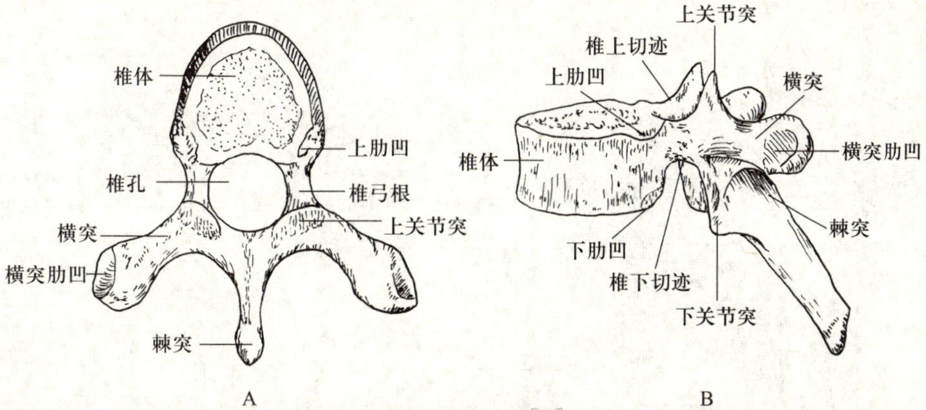

图 1-1-9 胸椎

A. 上面；B. 左侧面

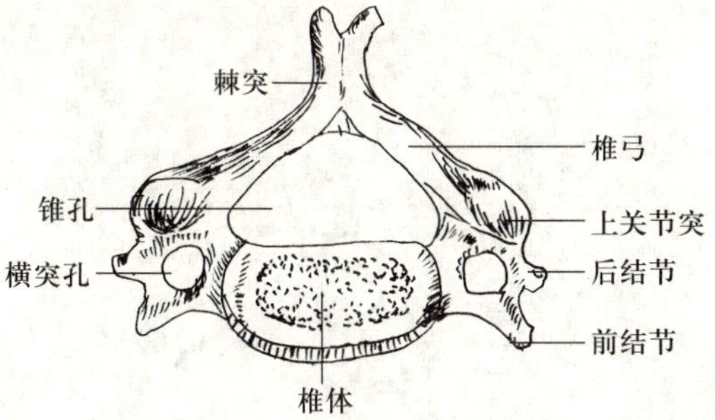

图 1-1-10 颈椎（上面）

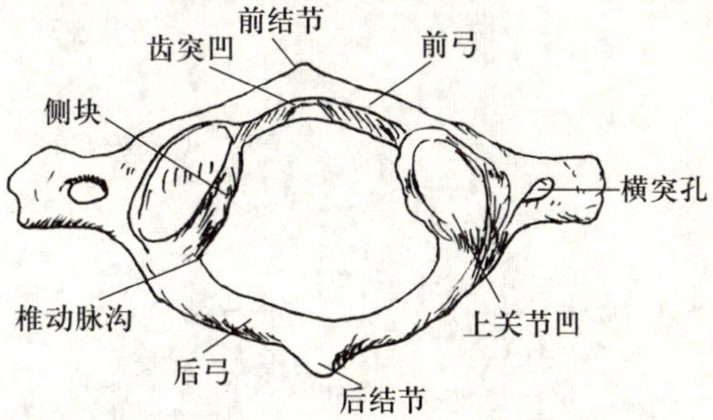

图 1-1-11 寰椎（上面）

第 1 颈椎又称**寰椎** atlas，呈环状，无椎体、棘突和关节突，由**前弓**、**后弓**和两个**侧块**构成。前弓后面正中有**齿突凹**，与第 2 颈椎的齿突相关节。侧块连接前、后两弓，上面有椭圆形的关节面与枕髁相关节，下面有圆形关节面与枢椎上关节面相关节（图 1-1-11）。

第 2 颈椎又称**枢椎** axis，由椎体向上发出的指状突起称**齿突**，与寰椎的齿突凹相关节（图 1-1-12）。

第 7 颈椎又称**隆椎** vertebra prominens，棘突较长，末端不分叉，活体易于触及，常作为计数椎骨的标志（图 1-1-13）。

2）**胸椎** thoracic vertebrae：在椎体后部外侧上、下缘各有一浅凹，分别称**上肋凹**和**下肋凹**，与肋头相关节。在横突末端的前面，有圆形的**横突肋凹**，与肋结节相关节。胸椎棘突较长，伸向后下方（图 1-1-9）。相邻棘突呈叠瓦状排列。

3）**腰椎** lumbar vertebrae：椎体大，椎弓发达，棘突宽短，呈板状，水平伸向后方（图 1-1-14）。

4）**骶骨** sacrum：由 5 块骶椎融合而成，略呈倒置的等腰三角形。上缘中部向前突出，称**岬** promontory，女性骶骨岬是产科测量骨盆上口大小的重要标志。下端接尾骨。骶骨侧面各有一关节面，称**耳状面**，与髂骨的耳状面构成骶髂关节。骶骨前面光滑微凹，有 4 对**骶前孔**。后面粗糙隆凸，有 4 对**骶后孔**。骶骨内有纵行的**骶管**，与骶前孔、骶后孔相通。骶管上接椎管，下端的开口称**骶管裂孔** sacral hiatus，裂孔两侧各有一向下的突起，称**骶角** sacral cornu，可在体表触及，是骶管麻醉时确定进针部位的标志（图 1-1-15）。

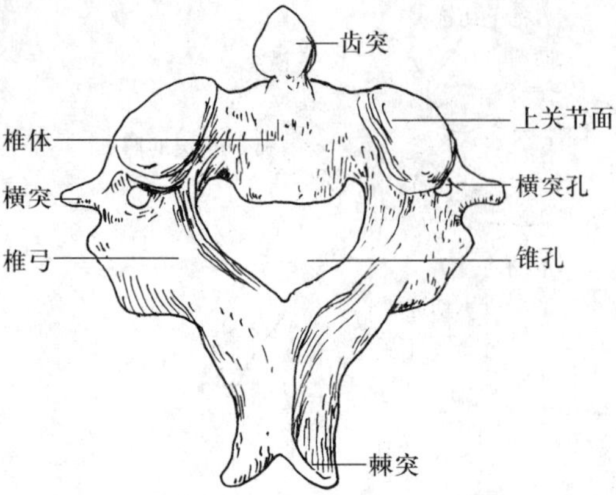

图 1-1-12 枢椎（上面）

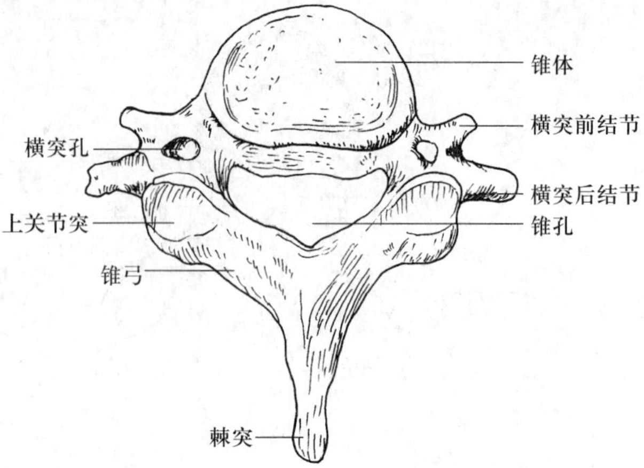

图 1-1-13 隆椎（上面）

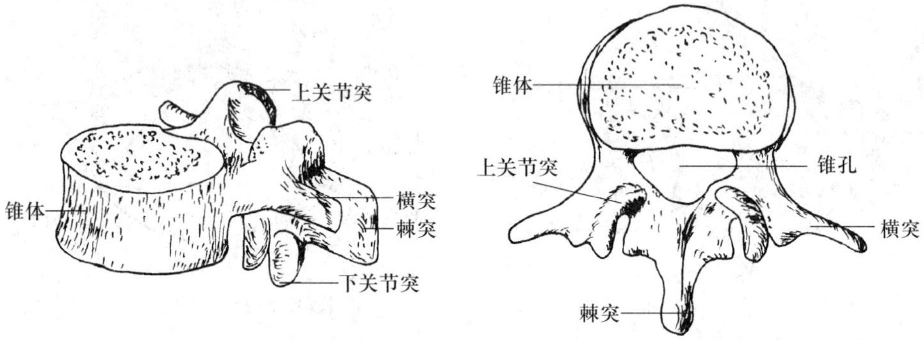

A B

图 1-1-14 腰椎

A. 左前外侧面；B. 上面

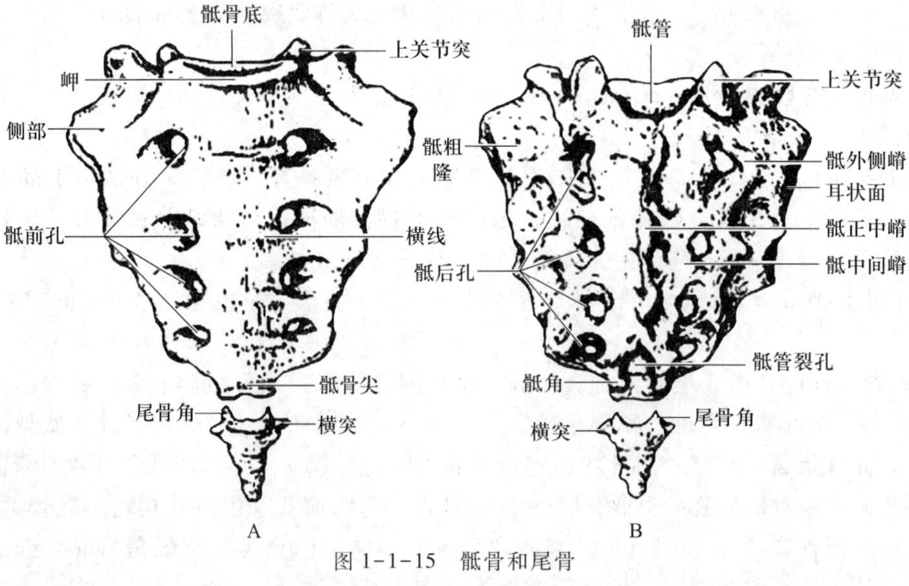

A B

图 1-1-15 骶骨和尾骨

A. 前面；B. 后面

5）**尾骨** coccyx：由 4 块退化的尾椎融合而成，上接骶骨，下端游离。

2. **椎骨间的连结** 椎骨之间借椎间盘、韧带和关节相连。

（1）**椎间盘** intervertebral disc：是连结相邻两个椎体之间的纤维软骨盘，由周围部的**纤维环** anulus fibrosus 和中央部的**髓核** nucleus pulposus 构成。纤维环为多层纤维软骨按同心圆排列构成，牢固连结相邻两个椎体，保护髓核并限制髓核向周围膨出。髓核为富有弹性的胶状物质，当脊柱运动时，髓核在纤维环内可发生轻微的变形和运动，椎间盘承受压力时被压缩，去除压力后复原，具有弹簧垫样缓冲震荡的作用。各部椎间盘厚薄不一，腰部最厚，颈部次之，中胸部最薄，因此，腰、颈部活动度较大（图 1-1-16）。

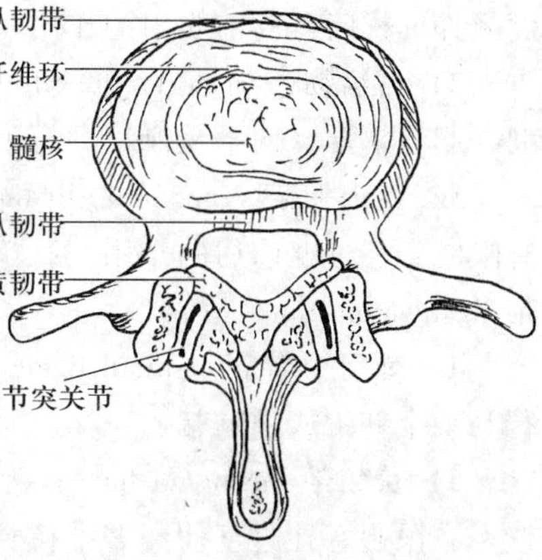

图 1-1-16 椎间盘和关节突关节

椎间盘的临床意义

脊柱外伤或慢性劳损有可能引起纤维环破裂，髓核膨出，临床上称椎间盘突出症。由于纤维环后部较薄弱，故髓核多向后方或后外侧膨出，使椎管或椎间孔狭窄，压迫脊髓或脊神经。脊柱腰部负重及活动度最大，故椎间盘突出多发生在腰部，常见于第 4、5 腰椎或第 5 腰椎与骶骨之间，颈部次之，胸部少见。

（2）韧带（图 1-1-17，图 1-1-18）

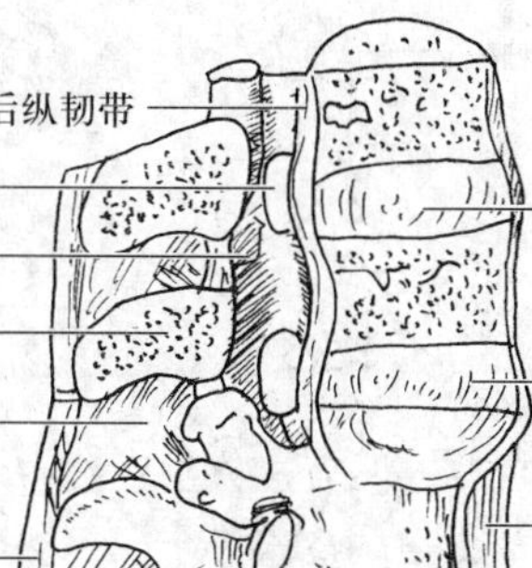

图 1-1-17 椎骨间的连结

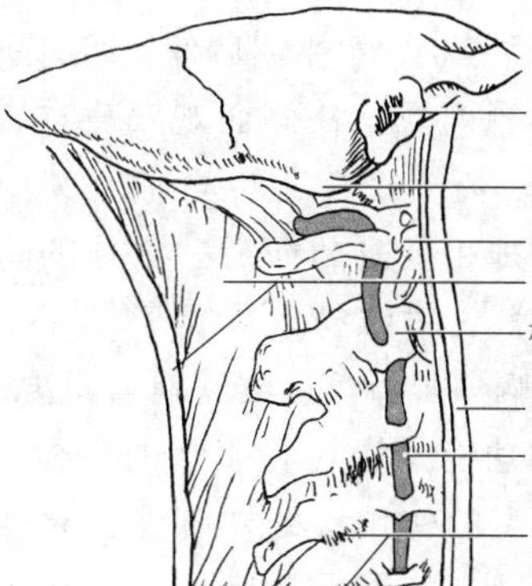

图 1-1-18 项韧带

1）**前纵韧带** anterior longitudinal ligament：是位于椎体和椎间盘前面的长韧带，宽而坚韧，上起枕骨大孔前缘，下至第1或第2骶椎，其纤维与椎体和椎间盘连结紧密，具有防止脊柱过度后伸和椎间盘向前脱出的作用。

2）**后纵韧带** posterior longitudinal ligament：是位于椎体和椎间盘后面的长韧带，细而坚韧，起自枢椎，向下至骶管，有限制脊柱过度前屈的作用。

3）**棘上韧带** supraspinal ligament：是连于各棘突尖端的细长韧带，前方与棘间韧带融合，有限制脊柱过度前屈的作用。第7颈椎以上，韧带从颈椎棘突尖向后扩展成三角形，形成**项韧带** ligamentum nuchae。

4）**棘间韧带** interspinal ligament：为连结相邻两棘突之间的短韧带，前接黄韧带，后方移行为棘上韧带或项韧带。

5）**黄韧带** ligamenta flava：为连结相邻两椎弓板之间的短韧带，与椎弓板共同构成椎管后壁，有限制脊柱过度前屈并维持脊柱直立姿势的作用。

（3）关节：相邻椎骨的上、下关节突构成**关节突关节**，运动幅度很小。寰椎和枢椎构成**寰枢关节**，可使头部做旋转运动。寰椎两个侧块的上关节面和枕髁构成**寰枕关节**，左、右两侧寰枕关节联合运动，可使头做前俯、后仰和侧屈运动。

3. **脊柱的整体观**（图1-1-19）

（1）脊柱前面观：从前面观察脊柱，可见椎体自上而下逐渐增大，第2骶椎为最大，这与椎体承受的重力不断增加有关。自骶骨耳状面以下，由于重力经髋关节传至下肢骨，椎体已不负重，体积逐渐变小。

（2）脊柱后面观：从后面观察脊柱，各椎骨棘突连成纵嵴，居背部正中，其两侧与横突之间形成**脊椎沟**，容纳竖脊肌。颈椎棘突短而分叉，近水平位。胸椎棘突长，斜向后下方，呈叠瓦状排列，棘突间隙窄。腰椎棘突呈板状，水平向后伸，棘突间隙较宽。

（3）脊柱侧面观：从侧面观察脊柱，可见脊柱有颈、胸、腰、骶4个生理性弯曲。其中**颈曲**和**腰曲**凸向前，**胸曲**和**骶曲**凸向后。脊柱的这些弯曲增大了脊柱的弹性，对维持人体重心的平衡，缓冲震荡，保护脑和胸、腹、盆腔器官有着重要的意义。

4. **脊柱的功能** 脊柱是躯干的支柱，具有支持体重、传递重力的作用；脊柱有保护脊髓和脊神经根的作用；脊柱参与胸腔、腹腔和盆腔的构成，具有支持和保护腔内器官的作用；脊柱具有运动功能，可做前屈、后伸、侧屈、旋转和环转等运动。

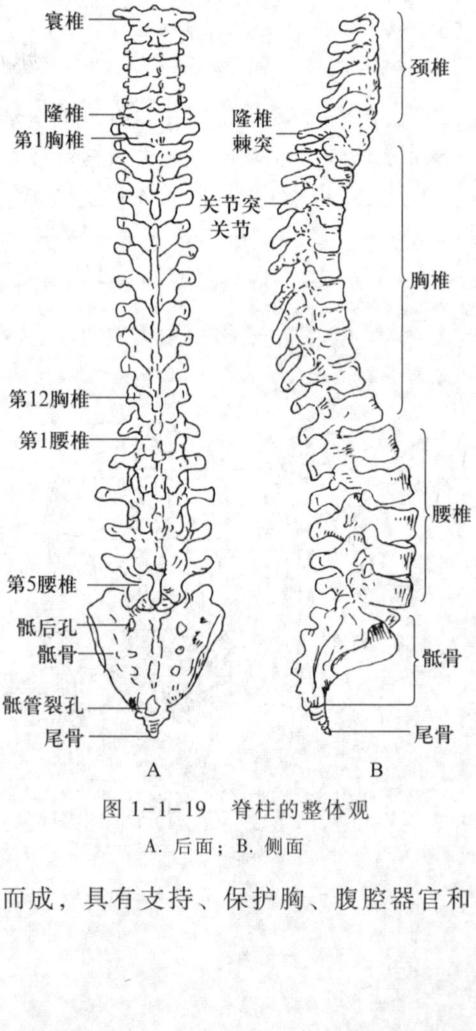

图1-1-19 脊柱的整体观

A. 后面；B. 侧面

（二）胸廓

胸廓 thorax 由12块胸椎、12对肋和1块胸骨连结而成，具有支持、保护胸、腹腔器官和参与呼吸运动等功能。

1. **胸骨** sternum　位于胸前壁正中，为长方形扁骨。自上而下由**胸骨柄** manubrium sterni、**胸骨体** body of sternum 和**剑突** xiphoid process 3 部分组成。胸骨柄上缘中部凹陷，称**颈静脉切迹**，两侧有**锁切迹**，与锁骨相连结。胸骨柄与胸骨体相连处稍向前突，形成**胸骨角** sternal angle，平对第 2 肋软骨，可在体表触及，是计数肋的重要标志。胸骨体呈长方形，外侧缘有与第 2~7 肋软骨相连的**肋切迹**。剑突扁而薄，下端游离（图 1-1-20）。

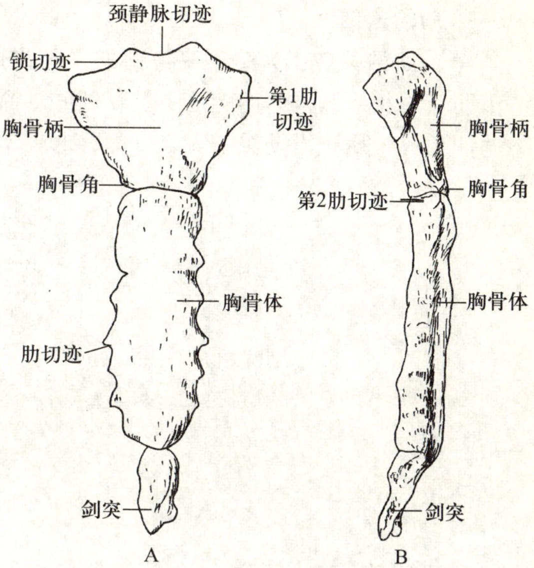

图 1-1-20　胸骨

A. 前面；B. 侧面

2. **肋**　共 12 对，第 1 ~ 7 对肋前端与胸骨相连，称**真肋**；第 8 ~ 10 对肋前端不直接与胸骨相连，称**假肋**；第 11、12 对肋前端游离，称**浮肋**。

肋 ribs 由**肋骨** costal bone 和**肋软骨** costal cartilage 两部分组成。肋骨属扁骨，细长呈弓形，后端膨大称**肋头**，与胸椎的上、下肋凹相关节。肋头外侧稍细的部分称**肋颈**，肋颈外侧的隆起称**肋结节**，其关节面与胸椎的横突肋凹相关节。肋骨后份急转处称**肋角**。肋骨内面近下缘处有一浅沟称**肋沟**，内有肋间神经和肋间后血管走行。肋骨的前端与肋软骨相接（图 1-1-21）。

第 1 肋骨扁宽，分上、下面和内、外缘，无肋角和肋沟。内缘前份有前斜角肌结节，为前斜角肌附着处。第 2 肋骨为过渡型（图 1-1-22）。第 11、12 肋骨无肋结节、肋颈及肋角。

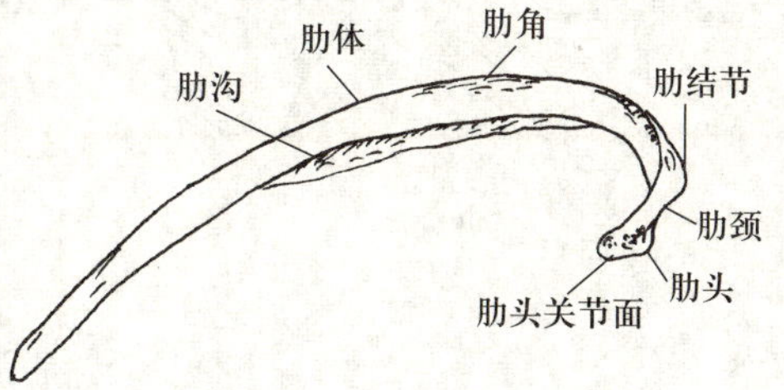

图 1-1-21　肋骨（内面）

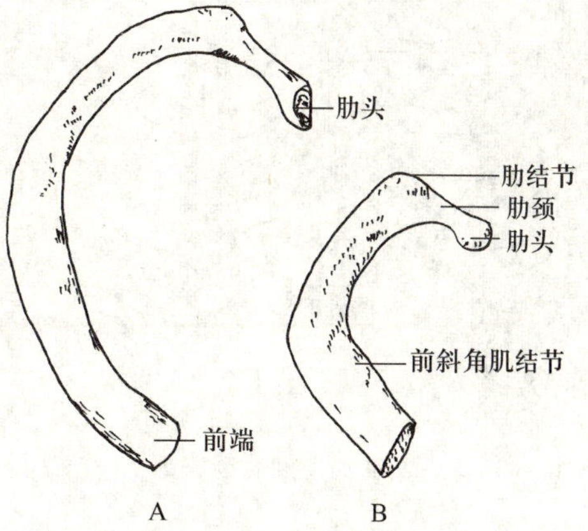

图 1-1-22　第 1、2 肋骨

A. 第 2 肋骨；B. 第 1 肋骨

3. **肋的连结**

(1) **肋椎关节**：为肋后端与胸椎之间构成的关节，包括**肋头关节**和**肋横突关节**。肋头关节由肋头与相应胸椎体的上、下肋凹构成，能做轻微运动。肋横突关节由肋结节与相应胸椎横突肋凹构成，属于微动关节（图 1-1-23）。

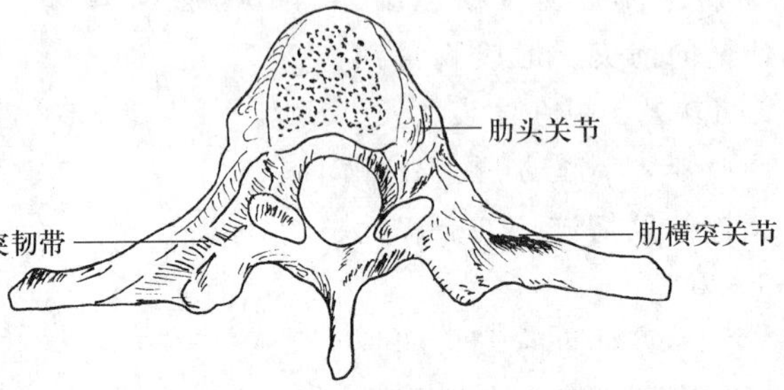

图 1-1-23　肋椎关节

(2) **胸肋关节**：由第 2~7 肋软骨与胸骨相应的肋切迹构成（图 1-1-24），属微动关节。第 1 肋与胸骨柄之间为软骨连结，第 8~10 肋软骨的前端依次与上位肋软骨下缘构成软骨连结，形成**肋弓** costal arch。第 11、12 肋前端游离于腹壁肌层中。

4. **胸廓的整体观**　胸廓呈前后略扁的圆锥形，上窄下宽，有上、下两口。**胸廓上口**较小，由胸骨柄上缘、第 1 肋和第 1 胸椎围成，向前下方倾斜。**胸廓下口**较大，由剑突、肋弓、第 11 肋、第 12 肋及第 12 胸椎围成。左、右两侧肋弓之间的夹角称**胸骨下角**。相邻两肋之间的间隙称**肋间隙**（图 1-1-25）。

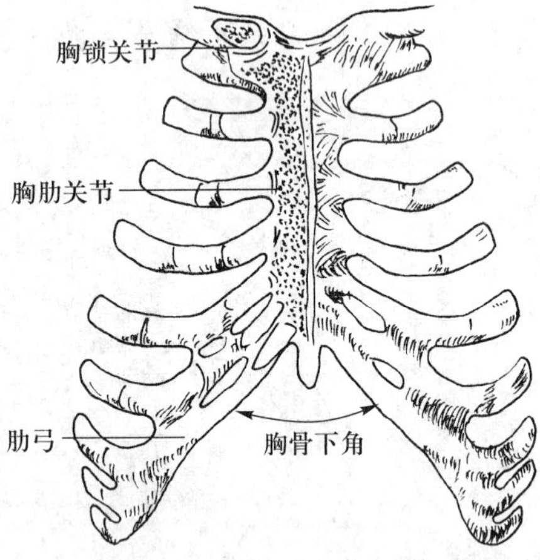

图 1-1-24　胸肋关节和胸锁关节

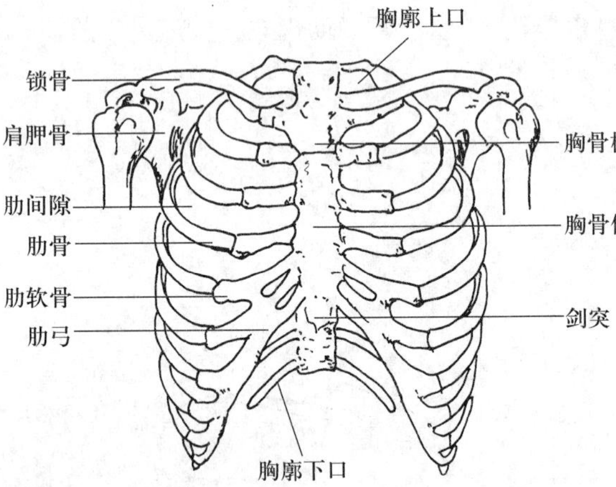

图 1-1-25　胸廓

5. **胸廓的运动**　胸廓的主要运动是参与呼吸。吸气时，在肌的作用下，肋前端上提，胸骨前移，肋体向外扩展，胸腔容积增大。呼气时，胸廓做相反的运动，使胸腔容积减小。

胸廓外形的变化

胸廓的外形可因年龄、性别和健康状况的影响而有所差异。新生儿的胸廓，横径相对较小，呈圆桶状。老年人胸廓因弹性减退，运动减少而变得长而扁。成年女性的胸廓较男性略短，各径均小于男性。身体强壮者的胸廓多较宽阔，身体瘦弱的人，胸廓往往扁平狭长。患佝偻病的儿童，因缺乏钙盐而骨质疏松，易变形，胸廓前后径增大，胸骨明显突出，形成“鸡胸”。患肺气肿、哮喘病的病人，因长期咳喘，使胸廓各径增大，形成“桶状胸”。

（三）躯干骨的骨性标志

躯干骨的重要骨性标志有第 7 颈椎棘突、颈静脉切迹、胸骨角、肋弓和骶角等。

三、颅骨及其连结

颅骨 cranial bones 共 23 块（3 对听小骨未包括在内），彼此借骨连结相连构成颅。颅借寰枕关节与脊柱相连。

（一）颅的组成

颅 skull 由后上部的脑颅和前下部的面颅两部分组成（图 1-1-26，图 1-1-27）。

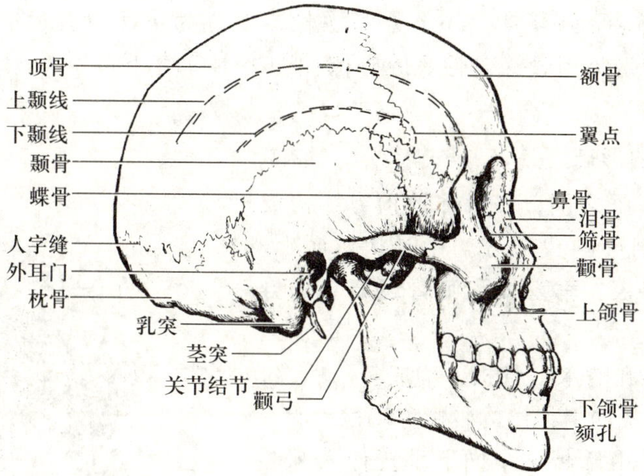

图 1-1-26　颅（侧面）

1. **脑颅**　由 8 块颅骨构成，包括成对的**颞骨** temporal bone 和**顶骨** parietal bone，不成对的**额骨** frontal bone、**筛骨** ethmoid bone、**蝶骨** sphenoid bone 和**枕骨** occipital bone，它们共同围成颅腔，支持和保护脑。颅腔的顶称**颅盖**，颅盖由前向后依次由额骨、左右顶骨和枕骨构成。颅腔的底称**颅底**，由颅底中部的蝶骨、前部的筛骨和额骨、两侧的颞骨和后部的枕骨构成。

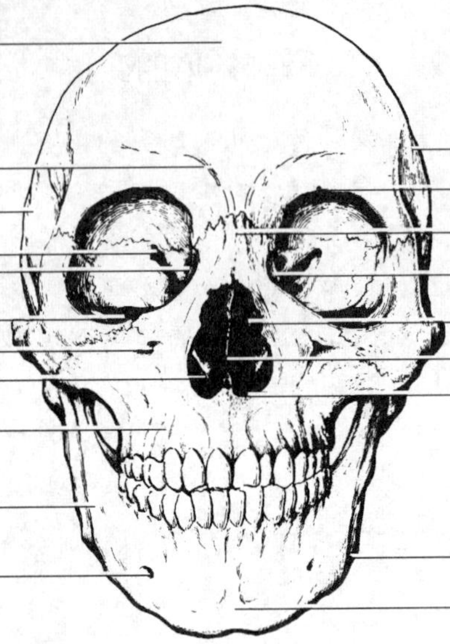

图 1-1-27 颅（前面）

2. **面颅** 由 15 块颅骨构成，成对的有**上颌骨** maxilla、**腭骨** palatine bone、**颧骨** zygomatic bone、**鼻骨** nasal bone、**泪骨** lacrimal bone 和**下鼻甲** inferior nasal concha，不成对的有**犁骨** vomer、**下颌骨** mandible 和**舌骨** hyoid bone，它们构成面部支架，并围成眶、骨性鼻腔和骨性口腔，容纳视觉、嗅觉和味觉器官。上颌骨位于面颅中央，与大部分面颅骨相接。上颌骨的内上方为长方形的鼻骨，外上方为颧骨，下方为下颌骨，后方为腭骨，后下方为舌骨。眶内侧壁的前份为泪骨。骨性鼻腔外侧壁的下部连有下鼻甲。下鼻甲的内侧为犁骨，参与鼻中隔的形成。

（二）部分颅骨的形态

1. **筛骨** 位于两眶之间，蝶骨体的前方，构成鼻腔上部和鼻腔外侧壁的一部分。在冠状切面上，筛骨呈巾字形，分**筛板**、**垂直板**和**筛骨迷路** 3 部分（图 1-1-28）。

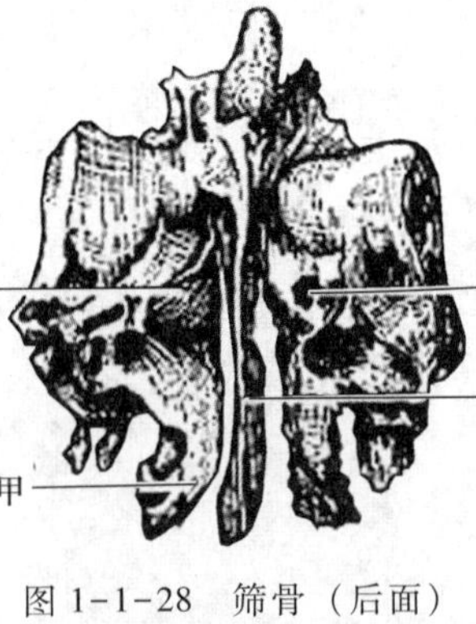

图 1-1-28 筛骨（后面）

（1）**筛板**：为多孔的水平骨板，构成鼻腔的顶，为颅底的一部分。筛板向上伸出的骨嵴称**鸡冠**。

（2）**垂直板**：是由筛板正中向下垂直伸入鼻腔的矢状位骨板，与犁骨相接，构成骨性鼻中隔的上部。

（3）**筛骨迷路**：位于垂直板的两侧，由许多菲薄骨片围成的含气小腔构成，这些小腔总称**筛窦**。筛骨迷路的内侧面朝向鼻腔，有两个向下卷曲的小骨片，上方的称**上鼻甲**，下方的称**中鼻甲**。外侧面骨质极薄，构成眶内侧壁的一部分，称**眶板**。

2. **蝶骨**　位于颅底中央，形如展翅的蝴蝶，分蝶骨体、大翼、小翼和翼突 4 部分（图 1-1-29）。

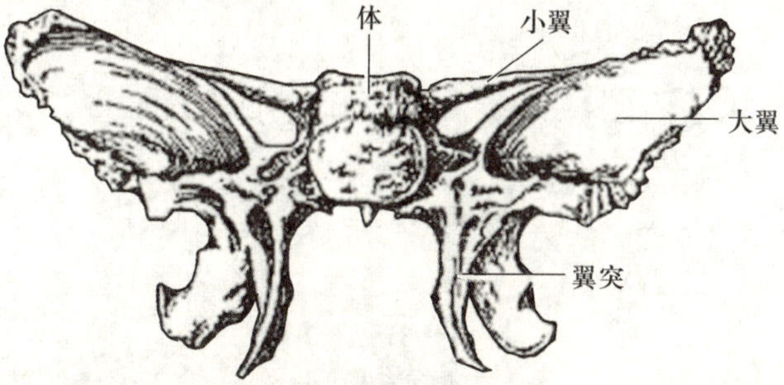

图 1-1-29　蝶骨（后面）

（1）**蝶骨体**：位于蝶骨的中部，呈立方形，内有一对空腔，称蝶窦。

（2）**小翼**和**大翼**：是蝶骨体向两侧伸出的两对突起，前上方的一对为小翼，后下方的一对为大翼。

（3）**翼突**：是由体和大翼结合处向下方伸出的一对突起，由内侧板和外侧板构成。

3. **颞骨**　位于颅腔侧壁和颅底，其外面下部有一圆孔，称**外耳门**，向内通入外耳道。颞骨以外耳门为中心分为鳞部、鼓部和岩部（图 1-1-30）。

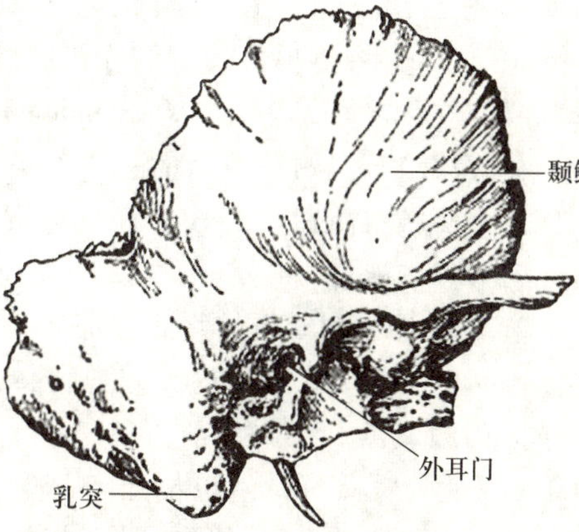

图 1-1-30　颞骨（外面）

（1）**鳞部**：位于外耳门的上方，呈鳞片状，骨质较薄，内面有**脑膜中动脉沟**。鳞部前下方伸出的突起称**颧突**，与颧骨的颞突构成颧弓，颧突根部下面的深窝称**下颌窝** mandibular fossa，窝的前缘隆起称**关节结节** articular tubercle。

（2）**鼓部**：位于下颌窝的后方，为弯曲的骨片，参与围成外耳道。

（3）**岩部**：为鳞部内面下部向前内伸出的突起，呈三棱锥形，位于蝶骨和枕骨之间，参与颅底的构成。外耳门后方向下的突起称**乳突** mastoid process，内有许多含气小腔，称**乳突小房**。

4. **下颌骨**　呈蹄铁形，分中部的**下颌体**及两侧的**下颌支**。下颌体呈凸向前的弓形，上缘为牙槽弓，有容纳下颌牙的牙槽，下缘称**下颌底**。下颌体的前外侧有一对**颏孔** mental foramen，其后面正中有一对**颏棘**。下颌支呈长方形，上端有两个突起，前方的称**冠突**，后方的称**髁突**。髁突上端膨大称**下颌头** head of mandible，下方缩细称**下颌颈**，下颌支后缘与下颌底相交处称**下颌角** angle of mandible。下颌支内面的中央有一开口，称**下颌孔** mandibular foramen，经下颌管通颏孔（图 1-1-31）。

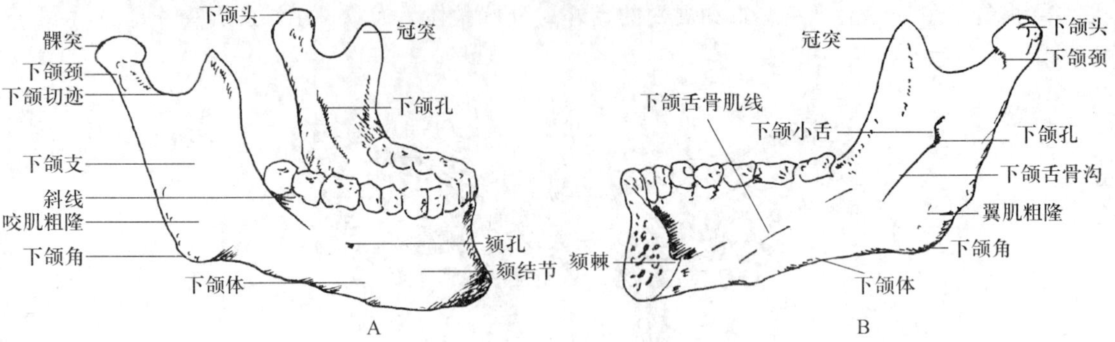

图 1-1-31 下颌骨

A. 外侧面；B. 内侧面

5. **舌骨** 呈蹄铁形，中间部称**舌骨体**，由体向后伸出的长突称**大角**，体与大角结合处向上伸出的短突称**小角**。舌骨体和大角均可在体表摸到（图 1-1-32）。

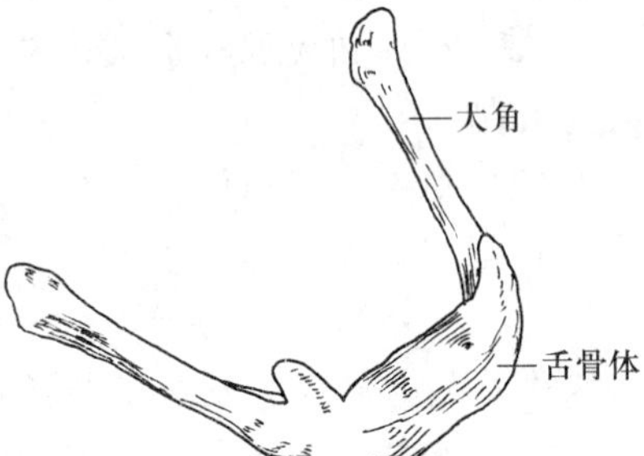

图 1-1-32 舌骨（右上面）

（三）颅的整体观

1. **颅的上面观** 颅的上面呈卵圆形，光滑隆凸。颅盖各骨之间借缝相连，位于额骨与顶骨之间的称**冠状缝** coronal suture；两侧顶骨之间的称**矢状缝** sagittal suture；位于顶骨与枕骨之间的称**人字缝** lambdoid suture。顶骨中央最隆凸处称**顶结节**。颅顶内面的正中线处有**上矢状窦沟**，沟两侧有许多**颗粒小凹**。在矢状缝后部两侧常有小孔，称**顶孔**，有**导静脉**通过。

2. **颅的侧面观** 颅的侧面中部有外耳门，向内通向外耳道。外耳门前方的弓形骨桥称**颧弓** zygomatic arch，后下方的突起为乳突，两者均可在体表摸到。颧弓将颅侧面分为上方的**颞窝**和下方的**颞下窝**。在颞窝前下部，额骨、顶骨、颞骨和蝶骨会合形成 H 形的缝，称为**翼点** pterion，此处骨质薄弱，其内面有脑膜中动脉前支经过，骨折时易损伤该血管引起颅内出血。颞下窝是上颌骨体和颧骨后方的不规则间隙，容纳咀嚼肌和血管、神经等，向上通颞窝（图 1-1-26）。

3. **颅的前面观** 颅的前面中央有一大孔，称**梨状孔**，向后通骨性鼻腔。梨状孔的外上方为眶，下方为骨性口腔（图 1-1-27）。

（1）**眶** orbit：为一对四棱锥体形的腔，容纳眼球及眼副器。眶口朝向前，略呈方形，由 4 个缘围成。眶上缘的内、中 1/3 交界处有**眶上孔或眶上切迹**，眶下缘的中点下方有**眶下孔**。眶尖朝向后内，尖端有**视神经管** optic canal，向后与颅中窝相通。眶有 4 个壁，上壁前部外侧面有一深窝，称**泪腺窝**，容纳泪腺。内侧壁最薄，前下部有**泪囊窝**，容纳泪囊，此窝向下经**鼻泪管**通向鼻腔。外侧壁较厚，与上壁交界处的后部有**眶上裂** superior orbital fissure，向后通颅中窝；与下壁交界处的后部有**眶下裂** inferior orbital fissure，向后通颞下窝。

（2）**骨性鼻腔** bony nasal cavity：位于面颅中央，由犁骨和筛骨垂直板构成的骨性鼻中隔将其分为左、右两半。骨性鼻腔的上壁为筛板，下壁为骨腭，外侧壁由上颌骨和筛骨等构成，自上而下有 3 个向下弯曲的骨片，分别为**上鼻甲**、**中鼻甲**和**下鼻甲**，鼻甲的下方有相应的鼻道，分别称**上鼻道**、**中鼻道**和**下鼻道**。上鼻甲的后上方与蝶骨体之间有一浅窝，称**蝶筛隐窝**。骨性鼻腔前方的开口为梨状孔，后方的开口成对，称**鼻后孔**，通鼻咽（图 1-1-33，图 1-1-34）。

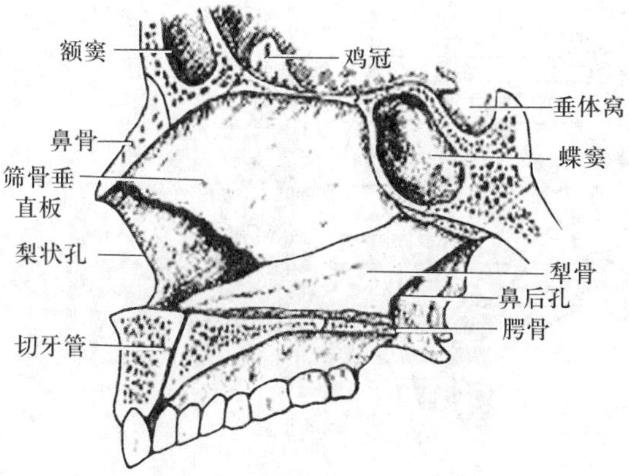

图 1-1-33　骨性鼻中隔

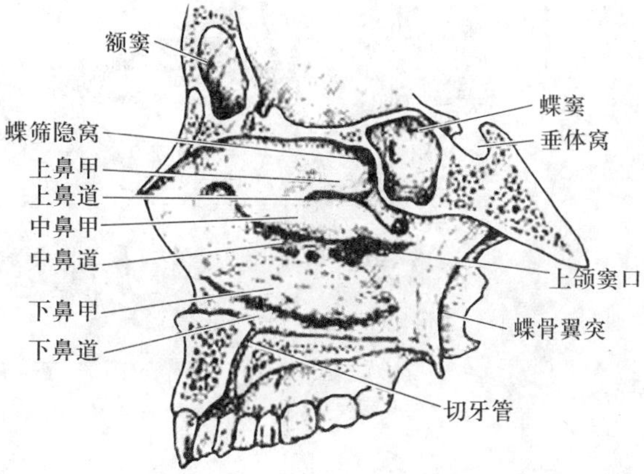

图 1-1-34　鼻腔外侧壁

（3）**鼻旁窦** paranasal sinuses：是位于鼻腔周围颅骨内的含气空腔，包括上颌窦、额窦、蝶窦和筛窦，它们均开口于鼻腔。**额窦** frontal sinus 位于额骨内，居眉弓深面，左、右各一，开口于中鼻道；**蝶窦** sphenoidal sinus 位于蝶骨体内，被薄骨板分为左、右两腔，向前开口于蝶筛隐窝；**筛窦** ethmoidal sinus 位于筛骨内，呈蜂窝状，分前、中、后三群筛小房，前、中群开口于中鼻道，后群开口于上鼻道；**上颌窦** maxillary sinus 最大，位于上颌骨体内，开口于中鼻道。鼻旁窦具有发音共鸣和减轻颅骨重量的作用（图 1-1-35）。

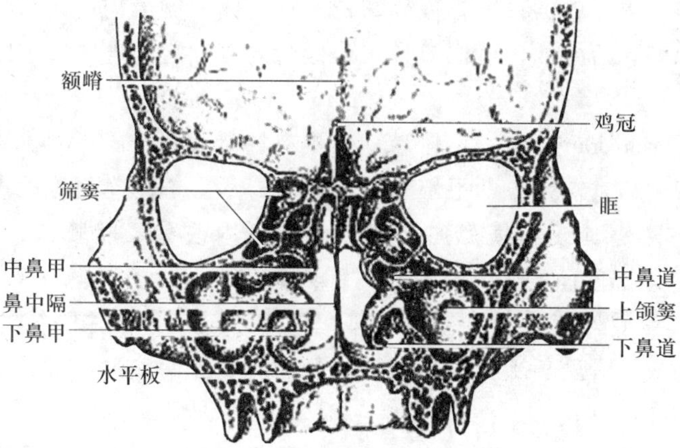

图 1-1-35　鼻旁窦

（4）**骨性口腔**：由上颌骨、腭骨和下颌骨围成，向后通口咽。

4. **颅底内面观**　颅底内面凹凸不平，由前向后可分为颅前窝、颅中窝和颅后窝 3 部分（图 1-1-36）。

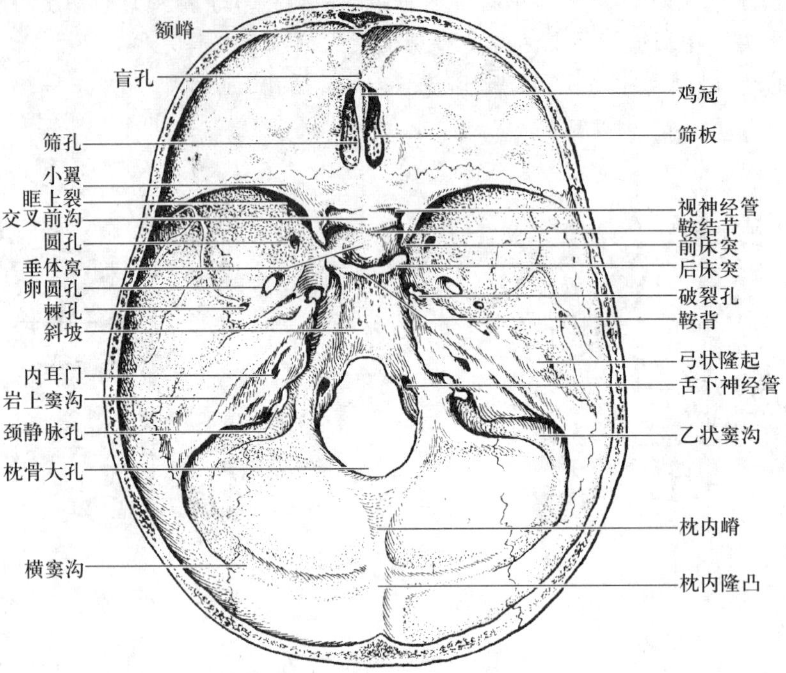

图 1-1-36 颅底（内面）

（1）**颅前窝** anterior cranial fossa：较浅，中部凹陷处为筛板，板上有许多小孔，称**筛孔**，向下与骨性鼻腔相通。筛板正中向上的突起为鸡冠。筛板的外侧为额骨，构成眶上壁。

（2）**颅中窝** middle cranial fossa：中部隆起，由蝶骨体构成。蝶骨体上面呈马鞍状，称**蝶鞍**。蝶鞍中部的凹窝称**垂体窝**，容纳垂体。垂体窝的前外侧有视神经管，管的外侧有眶上裂，均与眶相通。垂体窝后界高耸的方形骨板称**鞍背**。蝶骨体两侧由前内向后外依次有**圆孔**、**卵圆孔**和**棘孔**。卵圆孔和棘孔后方的三棱锥形骨突为颞骨岩部。岩部外侧较平坦，称**鼓室盖**，为中耳鼓室的上壁。

（3）**颅后窝** posterior cranial fossa：较深，中央有**枕骨大孔**，向下通椎管。枕骨大孔的前外侧缘上有**舌下神经管内口**，前上方的平坦斜面称**斜坡**，后上方的隆起称**枕内隆凸**，此凸向上延续为**上矢状窦沟**，向两侧延续为**横窦沟**，继转向前下内改称**乙状窦沟**，末端终于**颈静脉孔** jugular foramen。颞骨岩部后面的中央有一孔，称**内耳门**，通入内耳道。

5. **颅底外面观** 颅底外面可分前、后两部。前部较低，牙槽弓围绕的部分称骨腭，由上颌骨和腭骨水平板构成。骨腭后上方的一对孔为鼻后孔，孔两侧的垂直骨板为翼突，翼突根部的后外侧依次有卵圆孔和棘孔。

后部中央为枕骨大孔，其后上方的隆起称**枕外隆凸**，隆凸两侧的弓形骨嵴称**上项线**。枕骨大孔两侧有椭圆形的关节面，称**枕髁**，与寰椎构成关节。枕髁前方有破裂孔，外侧有颈静脉孔。颈静脉孔的前方有**颈动脉管外口**，向内通颈动脉管。颈静脉孔的后外侧有细长的突起，称**茎突**，茎突根部后方有**茎乳孔**，向内通**面神经管**。枕髁根部前外侧有**舌下神经管外口**。颧弓根部的后方有下颌窝，窝前的横行突起为关节结节（图 1-1-37）。

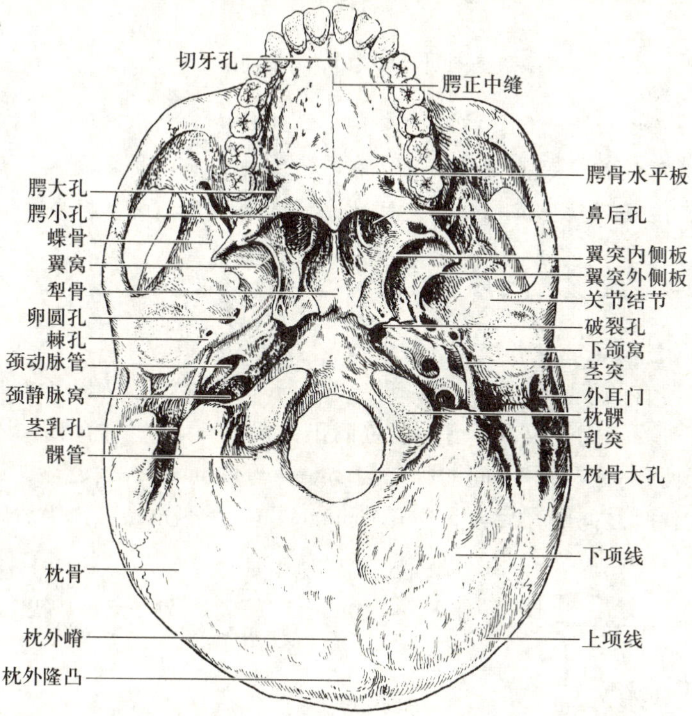

图 1-1-37 颅底（外面）

（四）颅骨的连结

1. 颅骨的纤维连结和软骨连结 颅骨的连结大多为缝和软骨连结。随着年龄的增长，有些缝和软骨连结可转化为骨性结合。舌骨与颞骨茎突之间为韧带连结。

2. 颞下颌关节 temporomandibular joint 又称**下颌关节**，由颞骨的下颌窝、关节结节与下颌骨的下颌头构成。颞下颌关节的关节囊松弛，前部较薄弱，外侧有韧带加强。关节囊内有关节盘，将关节腔分为上、下两部分。

颞下颌关节属于联合关节，两侧联合运动可使下颌骨上提、下降、向前、向后和侧方运动（图 1-1-38）。

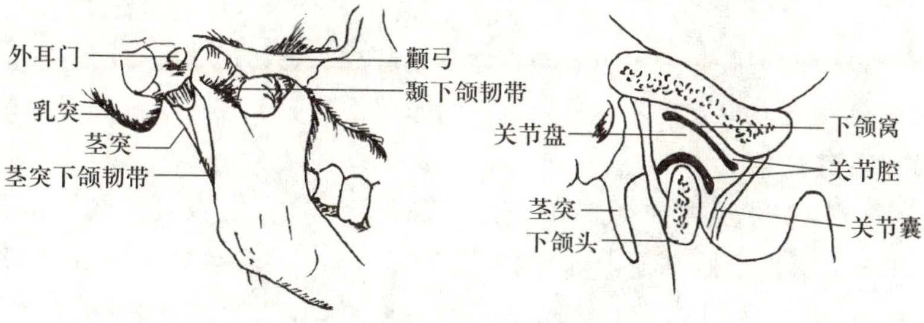

图 1-1-38 颞下颌关节

A. 右侧面；B. 剖面

颞下颌关节与临床

颞下颌关节作张口运动时，下颌头移至关节结节的下方；闭口时，下颌头向后退入下颌窝。由于颞下颌关节的关节囊松弛，前部较薄弱，张口过大时，下颌头易滑至关节结节的前下方，造成下颌关节脱位。复位时，可将下颌骨拉向下，再向后上推，使下颌头回到下颌窝。

（五）新生儿颅的特征

由于胎儿咀嚼器官的发育晚于脑的发育，鼻旁窦尚不发达，所以新生儿的脑颅远大于面颅。新生儿颅顶各骨尚未完全发育，骨与骨之间仍保留有一定面积的结缔组织膜，面积较大者称颅囟。其中位于两顶骨与额骨之间的称**前囟** anterior fontanelle，呈菱形，最大，1~2 岁时闭合。位于两顶骨与枕骨之间的称**后囟** posterior fontanelle，呈三角形，出生后 2~3 个月闭合（图 1-1-39）。

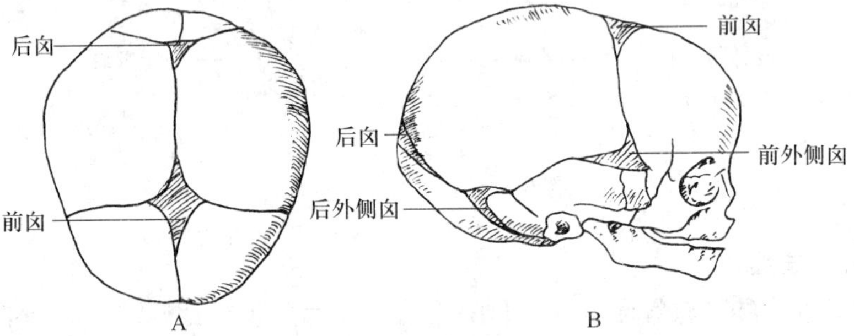

图 1-1-39 颅囟

A. 上面；B. 右侧面

（六）颅骨的骨性标志

颅骨重要的骨性标志有枕外隆凸、乳突、下颌角、颧弓、眶上缘、眶下缘等。

四、四肢骨及其连结

四肢骨包括上肢骨和下肢骨。由于人类直立，上肢成为灵活运动的劳动器官，因而上肢骨形体较小，骨连结灵活。下肢主要起着支持和负重的作用，因而下肢骨粗壮强大，骨连结稳固。

（一）上肢骨及其连结

1. **上肢骨** 每侧 32 块，共 64 块，由锁骨、肩胛骨、肱骨、尺骨、桡骨和手骨组成。

（1）**锁骨** clavicle：位于胸廓前上部，略呈“~”形，全长均可在体表摸到。锁骨内侧端粗大，称**胸骨端**，与胸骨柄相关节。外侧端扁平，称**肩峰端**，与肩胛骨的肩峰相关节。内侧 2/3 凸向前，外侧 1/3 凸向后。锁骨骨折易发生在中、外 1/3 交界处。

（2）**肩胛骨** scapula：位于胸廓后面的外上方，平对第 2~7 肋之间，为三角形扁骨。肩胛骨前面微凹，称**肩胛下窝**。后面有一横嵴，称**肩胛冈** spine of scapula。肩胛冈的外侧端突起，称**肩峰** acromion，是肩部的最高点。肩胛冈上、下方的浅窝分别称**冈上窝**和**冈下窝**。肩胛骨上缘较短，其外侧有一指状突起，称**喙突** coracoid process。内侧缘较薄，邻近脊柱，又称**脊柱缘**。外侧缘较厚，邻近腋窝，又称**腋缘**。肩胛骨的**上角**平对第2肋，**下角**平对第7肋，是计数肋的标志。**外侧角**肥厚，有一朝向外侧的浅窝，称**关节盂** glenoid cavity，与肱骨头相关节。关节盂的上、下方各有一小隆起，分别称**盂上结节**和**盂下结节**（图1-1-40）。

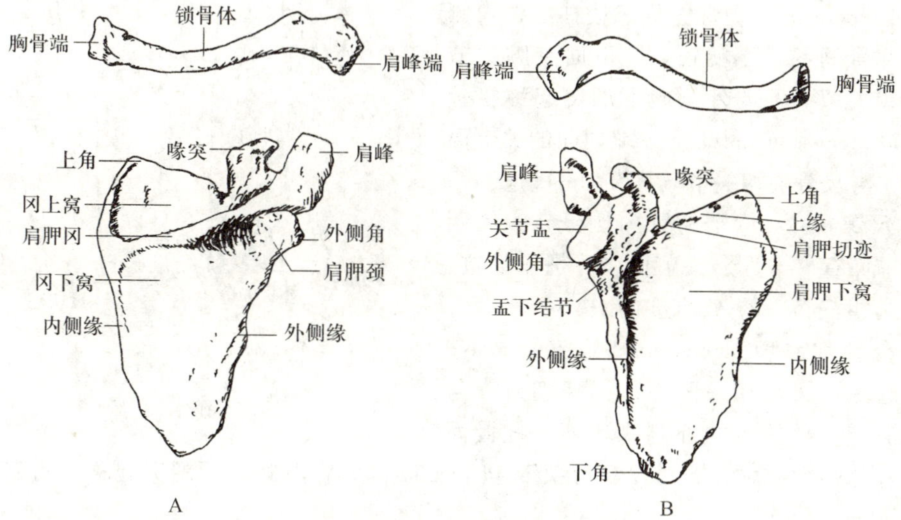

图1-1-40　锁骨和肩胛骨

A. 后面；B. 前面

（3）**肱骨** humerus：位于臂部，是典型的长骨，可分为肱骨体和上、下两端。上端膨大，内上部为半球状，称**肱骨头** head of humerus，与肩胛骨的关节盂相关节。头周围的环行浅沟称**解剖颈**。肱骨头的前、外侧各有一个隆起，分别称**小结节**和**大结节**，两结节向下延伸，分别形成**小结节嵴**和**大结节嵴**。上端与体交界处稍细，称**外科颈** surgical neck，是易发生骨折的部位。肱骨体外侧面中部有粗糙的**三角肌粗隆** deltoid tuberosity。后面中部有一从内上斜向外下的浅沟，称**桡神经沟** sulcus for radial nerve，有桡神经通过，肱骨中段骨折易损伤此神经。肱骨下端略扁，其内、外侧各有一突起，分别称**内上髁** medial epicondyle 和**外上髁** lateral epicondyle，均可在体表摸到。内上髁后方有一浅沟，称**尺神经沟**，有尺神经通过，肱骨内上髁骨折易伤及此神经。肱骨下端的远侧面，外侧部有半球状的**肱骨小头**，与桡骨相关节，内侧部有形如滑车的**肱骨滑车**，与尺骨相关节。滑车前面上方的窝称**冠突窝**，滑车后面上方的窝称**鹰嘴窝**（图1-1-41）。

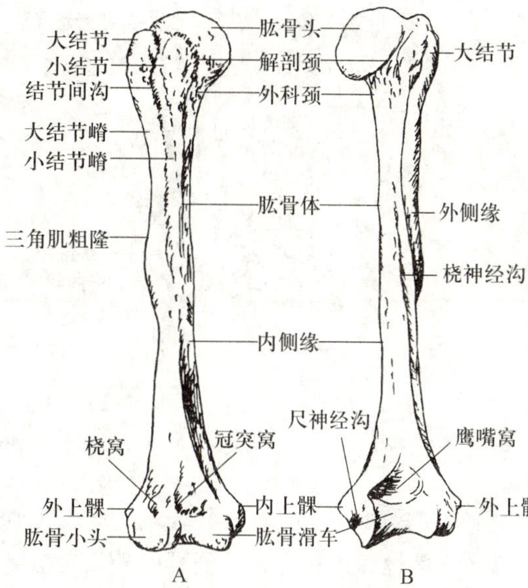

图1-1-41　肱骨

A. 前面；B. 后面

（4）**桡骨** radius：位于前臂外侧，分一体两端。上端呈短圆柱状，称**桡骨头** head of radius，其上面有**关节凹**，与肱骨小头相关节。头周围有**环状关节面**，与尺骨相关节。头下方略细，称**桡骨颈**。颈的内下方有粗糙的隆起，称**桡骨粗隆** radial tuberosity。桡骨体呈三棱柱形，内侧缘锐薄，称**骨间缘**。下端较宽，下面有**腕关节面**与腕骨相关节。下端外侧向下的突起称**桡骨茎突** styloid process of radius。下端内面的关节面称**尺切迹**，与尺骨头相关节（图 1-1-42）。

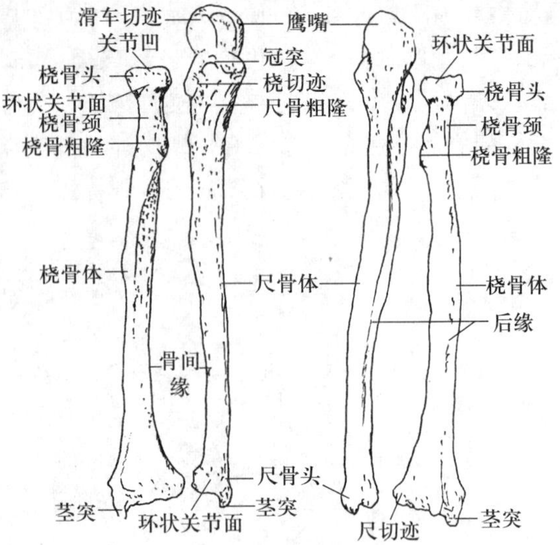

图 1-1-42　桡骨和尺骨

A. 前面；B. 后面

（5）**尺骨** ulna：位于前臂内侧，分一体两端。上端前面有一半月形关节面，称**滑车切迹**，与肱骨滑车相关节。滑车切迹的上、下方各有一突起，分别称**鹰嘴** olecranon 和**冠突** coronoid process。冠突外侧面有一凹面，称**桡切迹**，与桡骨头相关节。尺骨体的外侧缘较薄，称**骨间缘**，与桡骨骨间缘相对。下端称**尺骨头** head of ulna，头后内侧向下的突起称**尺骨茎突** styloid process of ulna。

（6）手骨：包括腕骨、掌骨和指骨（图 1-1-43）。

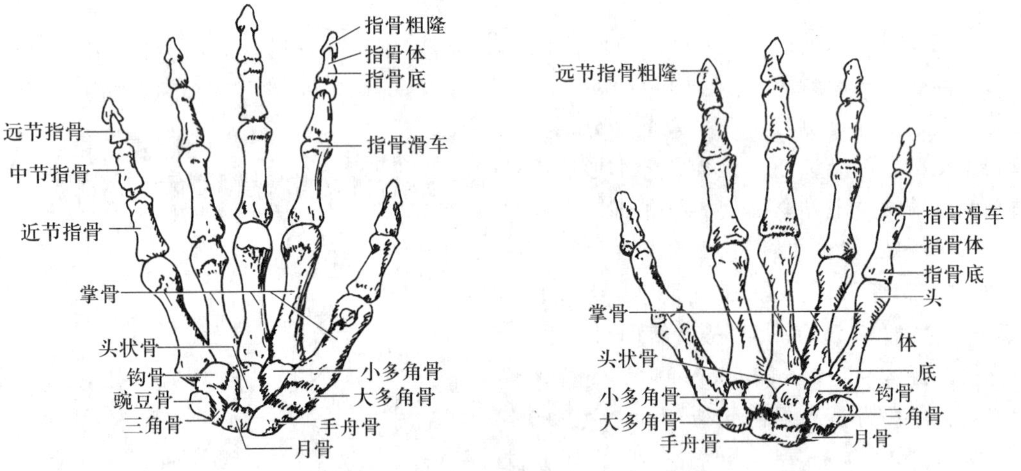

A　　B

图 1-1-43　手骨

A. 掌侧面；B. 背侧面

1）**腕骨** carpal bones：共 8 块，均属短骨，排成两列。近侧列由外侧向内侧依次为**手舟骨**、**月骨**、**三角骨**和**豌豆骨**，远侧列由外侧向内侧依次为**大多角骨**、**小多角骨**、**头状骨**和**钩骨**。

2）**掌骨** metacarpal bones：共 5 块，属于长骨，由外侧向内侧依次为第 1~5 掌骨。掌骨的近侧端为**底**，与腕骨相接；远侧端为**头**，与指骨相接；中间部为**体**。

3）**指骨** phalanges of fingers：共 14 块，属于长骨。除拇指为 2 块外，其余各指均为 3 块，由近侧向远侧分别称**近节指骨**、**中节指骨**和**远节指骨**。

2. 上肢骨的连结

（1）**胸锁关节**：是上肢骨与躯干骨之间的唯一关节，由锁骨的胸骨端与胸骨的锁切迹构成。关节囊坚韧，周围有韧带加强，关节囊内有关节盘。运动幅度小（图 1-1-44）。

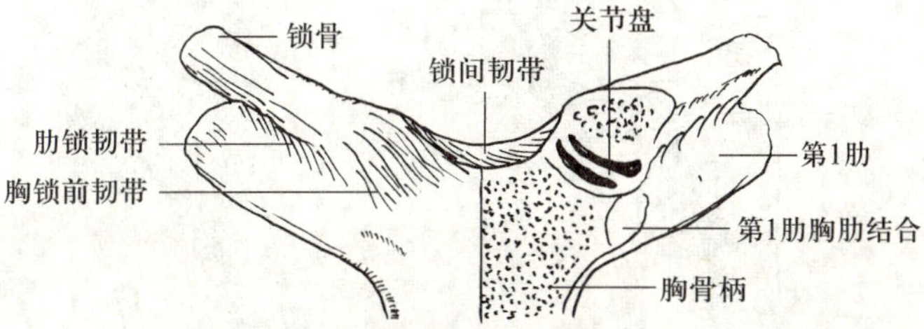

图 1-1-44 胸锁关节

（2）**肩锁关节**：由锁骨的肩峰端和肩胛骨的肩峰构成，活动度小。

（3）**肩关节** shoulder joint：由肱骨头与肩胛骨的关节盂构成。肱骨头大，关节盂小而浅，周围有**盂唇**。关节囊薄而松弛，其前、上、后部有肌和肌腱加强，下部薄弱，故肩关节脱位时肱骨头易脱向下方。囊内有起自盂上结节的肱二头肌长头腱越过肱骨头上方（图 1-1-45）。

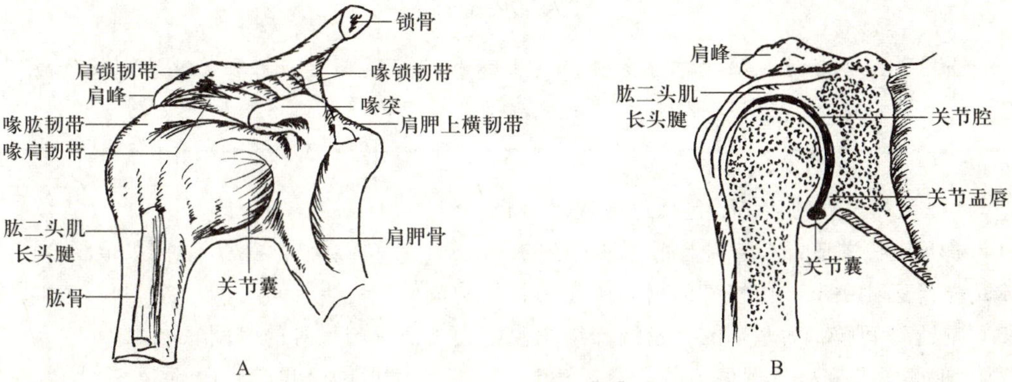

图 1-1-45 肩关节

A. 前面；B. 冠状切面

肩关节运动灵活，运动幅度大，可做前屈、后伸、内收、外展、旋内、旋外和环转运动。

（4）**肘关节** elbow joint：由肱骨下端和桡、尺骨上端构成，包括 3 个关节（图 1-1-46）。

1）**肱尺关节**：由肱骨滑车与尺骨滑车切迹构成。

2）**肱桡关节**：由肱骨小头与桡骨头关节凹构成。

3）**桡尺近侧关节**：由桡骨的环状关节面与尺骨的桡切迹构成。

以上 3 个关节包在一个关节囊内，形成复合关节。关节囊的前、后壁薄而松弛，后壁尤为薄弱，故肘关节脱位时，桡、尺骨易脱向后方。关节囊两侧壁厚而紧张，有**尺侧副韧带**和**桡侧副韧带**加强。**桡骨环状韧带**环绕在桡骨头周围，可防止桡骨头脱出。小儿桡骨头发育不全，易发生桡骨头半脱位。

肘关节可做屈、伸运动。

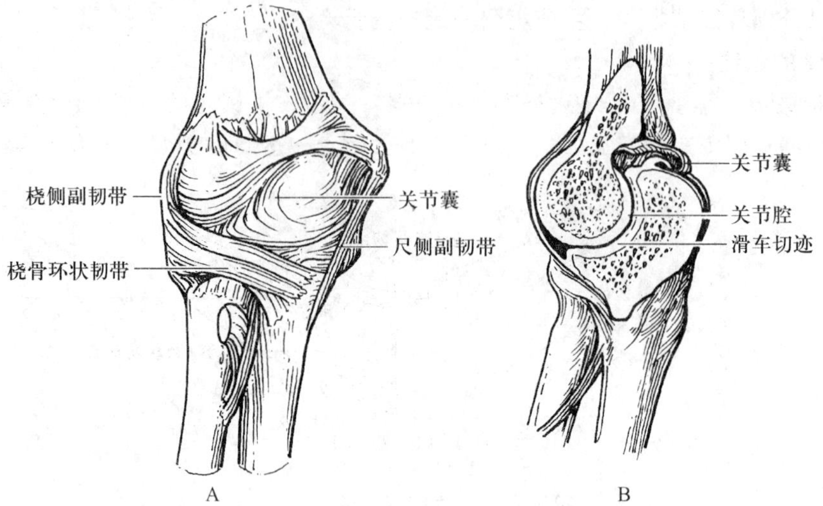

图 1-1-46 肘关节

A. 前面；B. 矢状切面

肘关节与临床

当肘关节伸直时，肱骨的内上髁、外上髁和尺骨鹰嘴三点在一条直线上；当屈肘时，三点连成等腰三角形。肘关节脱位时，以上三点的位置关系发生改变。

（5）桡骨和尺骨的连结：包括以下连结（图 1-1-47）。

1）**桡尺近侧关节**：在结构上属于肘关节的一部分，在功能上需与桡尺远侧关节联合运动。

2）**桡尺远侧关节**：由桡骨的尺切迹与尺骨头构成。

3）**前臂骨间膜**：为坚韧的致密结缔组织膜，连于桡骨与尺骨的骨间缘之间。

桡尺近侧关节和桡尺远侧关节联合运动时，可使前臂做旋前和旋后运动。

（6）手关节：包括以下关节（图 1-1-48）。

1）**桡腕关节**：又称**腕关节** wrist joint，由桡骨下端的腕关节面和尺骨下方的关节盘与手舟骨、月骨、三角骨的近侧关节面构成。关节囊松弛，周围有韧带加强。桡腕关节可做屈、伸、内收、外展和环转运动。

2）**腕骨间关节**：为腕骨之间的连结，可做微小运动。

3）**腕掌关节**：由远侧列的腕骨和 5 块掌骨底构成。其中**拇指腕掌关节**运动灵活，可做屈、伸、内收、外展、环转和对掌运动。对掌运动是拇指与其他各指的掌侧面相对的运动。

4）**掌指关节**：由掌骨头与近节指骨底构成，可做屈、伸、内收、外展和环转运动。指的内收和外展是以中指的正中矢状面为准，靠近正中矢状面的运动为内收，远离正中矢状面的运动为外展。

5）**指骨间关节**：由各指相邻两节指骨构成，可做屈、伸运动。

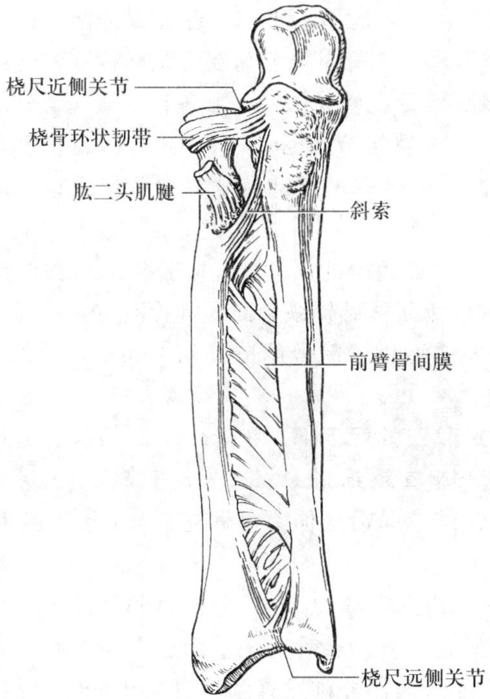

图 1-1-47 前臂骨的连结

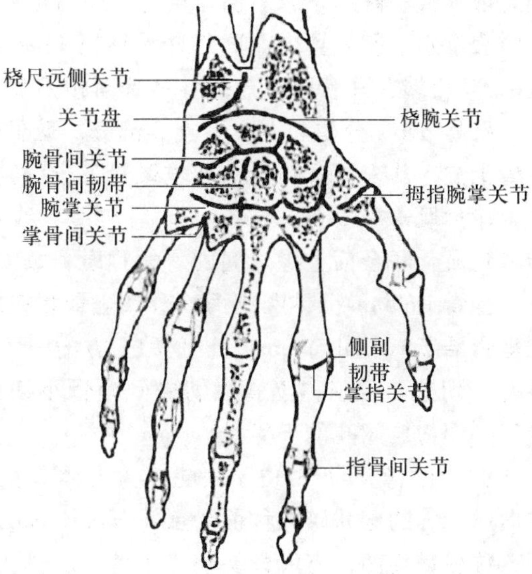

图 1-1-48 手关节（冠状切面）

（二）下肢骨及其连结

1. **下肢骨** 每侧 31 块，共 62 块，由髋骨、股骨、髌骨、胫骨、腓骨和足骨组成。

（1）**髋骨** hip bone：位于盆部，是不规则扁骨，由髂骨、耻骨和坐骨融合而成。髂骨位于髋骨的上部，耻骨和坐骨分别位于髋骨的前下部和后下部。三骨融合处的外面有一大窝，称**髋臼** acetabulum。髋臼下缘缺损处称**髋臼切迹**，髋臼前下方的大孔称**闭孔** obturator foramen（图 1-1-49）。

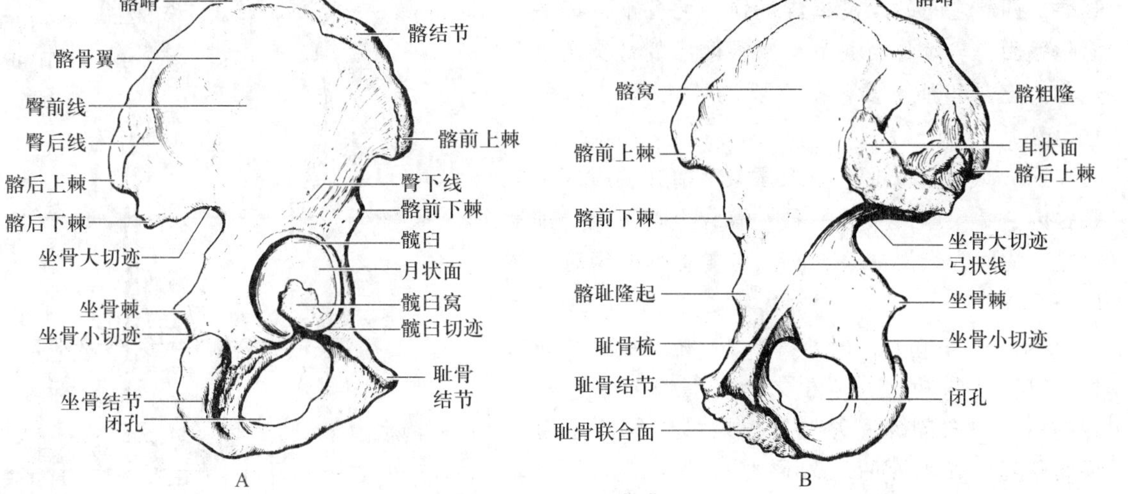

图 1-1-49 髋骨

A. 外侧面；B. 内侧面

髂骨 ilium 分髂骨体和髂骨翼两部分。**髂骨体**肥厚，构成髋臼的上部。**髂骨翼**扁阔，位于体的上方，上缘称**髂嵴** iliac crest，两侧髂嵴最高点的连线平对第4腰椎棘突，是腰椎穿刺时确定穿刺部位的标志。髂嵴的前、后端分别称**髂前上棘**和**髂后上棘**，两棘下方各有一突起，分别称**髂前下棘**和**髂后下棘**。髂嵴前部，骨缘向外突出，形成**髂结节** tubercle of iliac crest，是重要的体表标志。髂骨翼内面凹陷处称**髂窝** iliac fossa。髂窝下界有一圆钝骨嵴，称**弓状线** arcuate line，其后端有**耳状面**，与骶骨耳状面相关节。

耻骨 pubis 分体和上、下支3部分。**耻骨体**肥厚，构成髋臼的前下部。耻骨体向前内伸出**耻骨上支**，其末端急转向下形成**耻骨下支**，转折处的内侧面称**耻骨联合面**。耻骨上支上面锐利的骨嵴称**耻骨梳** pecten pubis，向后与弓状线相续，向前终止于**耻骨结节** pubic tubercle。耻骨结节到耻骨联合面上缘之间的骨嵴称**耻骨嵴**。

坐骨 ischium 分体和支两部分。**坐骨体**粗厚，构成髋臼的后下部。坐骨体下部的粗大隆起称**坐骨结节** ischial tuberosity，其后上方的三角形突起称**坐骨棘** ischial spine。坐骨棘的上、下方各有一切迹，分别称**坐骨大切迹**和**坐骨小切迹**。坐骨结节向前延伸为**坐骨支**，与耻骨下支相接，共同构成闭孔的下界。

（2）**股骨** femur：位于大腿，为人体最长的长骨，约占身高的1/4，分一体和两端。上端伸向内上方的球状膨大称**股骨头** femoral head，与髋臼相关节。股骨头关节面近中央处有一小凹，称**股骨头凹**，有股骨头韧带附着。股骨头外下方缩细的部分称**股骨颈** neck of femur。颈与体之间形成的钝角称**颈干角**。颈与体交界处有两个隆起，内下方的较小，称**小转子** lesser trochanter，外上方的较大，称**大转子** greater trochanter。大转子可在体表摸到，是测量下肢长度、判断股骨颈骨折或髋关节脱位的重要体表标志。大、小转子之间，前面有**转子间线**，后面有**转子间嵴**。

股骨体略弓向前，后面有纵行的骨嵴，称**粗线**。粗线上端的外侧部粗糙，称**臀肌粗隆** gluteal tuberosity。

股骨下端突向后的两个骨髁分别称**内侧髁**和**外侧髁**。两髁之间的深窝称**髁间窝**，两髁前面的关节面称**髌面**，与髌骨相关节。两髁侧面的最突出部分别称**内上髁**和**外上髁**，是重要的体表标志（图1-1-50）。

（3）**髌骨** patella：位于膝关节前方的股四头肌肌腱内，是人体最大的籽骨。髌骨上宽下尖，前面粗糙，后面为光滑的关节面，与股骨髌面相对（图1-1-51）。

（4）**胫骨** tibia：位于小腿内侧，为粗大的长骨，分一体两端。上端粗大，有与股骨内、外侧髁相对应的**内侧髁**和**外侧髁**。两髁之间的隆起称**髁间隆起**。外侧髁的后外侧有一小关节面，称**腓关节面**，与腓骨头相关节。上端与体移行处的前面有粗糙的隆起，称**胫骨粗隆** tibial tuberosity。胫

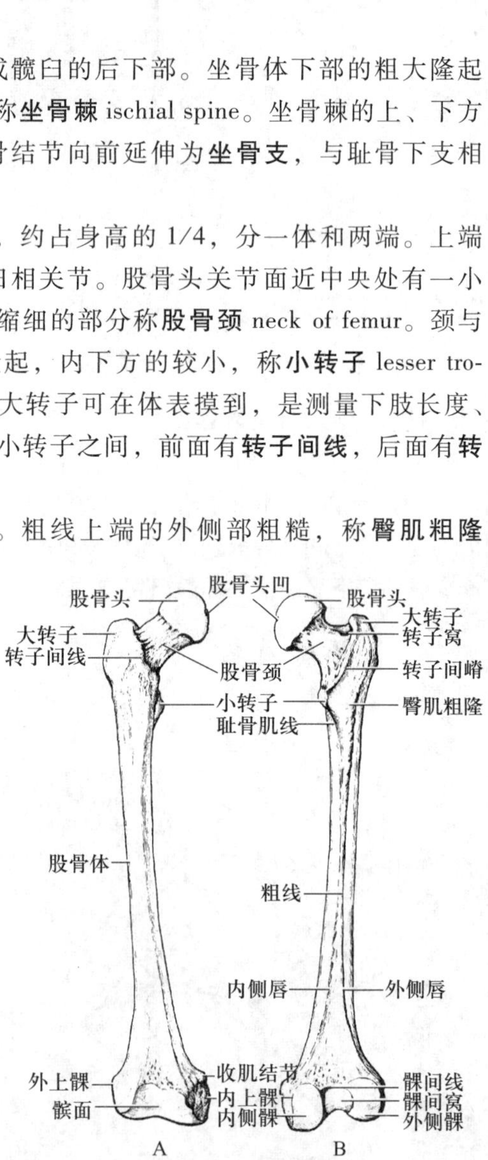

图1-1-50 股骨

A. 前面观；B. 后面观

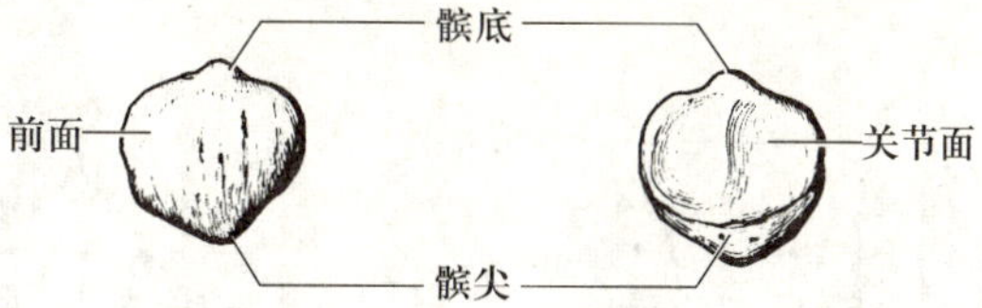

图 1-1-51　髌骨

骨体呈三棱柱形，其前缘和内侧面均可在体表摸到，外侧缘称**骨间缘**。胫骨下端内侧有向下的突起，称**内踝** medial malleolus，外侧有**腓切迹**，与腓骨相接，下面有关节面与距骨相关节（图 1-1-52）。

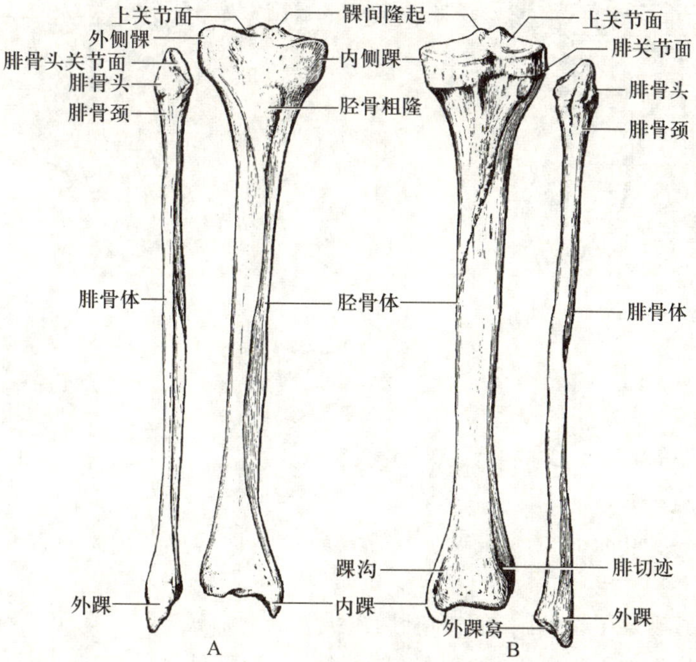

图 1-1-52　胫骨和腓骨

A. 前面；B. 后面

（5）**腓骨** fibula：位于小腿外侧，细长，分一体两端。上端膨大称**腓骨头** fibular head，头下方缩细称**腓骨颈**。体内侧缘锐利，称**骨间缘**。下端膨大，称**外踝** lateral malleolus。

（6）足骨：包括跗骨、跖骨和趾骨（图 1-1-53）。

1）**跗骨** tarsal bones：共 7 块，属于短骨，排成 3 列。后列有上方的**距骨**和下方的**跟骨**，中列为位于距骨前方的**足舟骨**，前列由内侧向外侧依次为**内侧楔骨**、**中间楔骨**、**外侧楔骨**和**骰骨**。距骨上面的关节面称**距骨滑车**。跟骨后端的隆凸称**跟骨结节** calcaneal tuberosity。

2）**跖骨** metatarsal bones：共 5 块，属于长骨，由内侧向外侧依次称第 1～5 跖骨。跖骨近侧端为**底**，中间为**体**，远侧端为**头**。

3）**趾骨** phalanges of toes：共 14 块，命名与指骨相同。

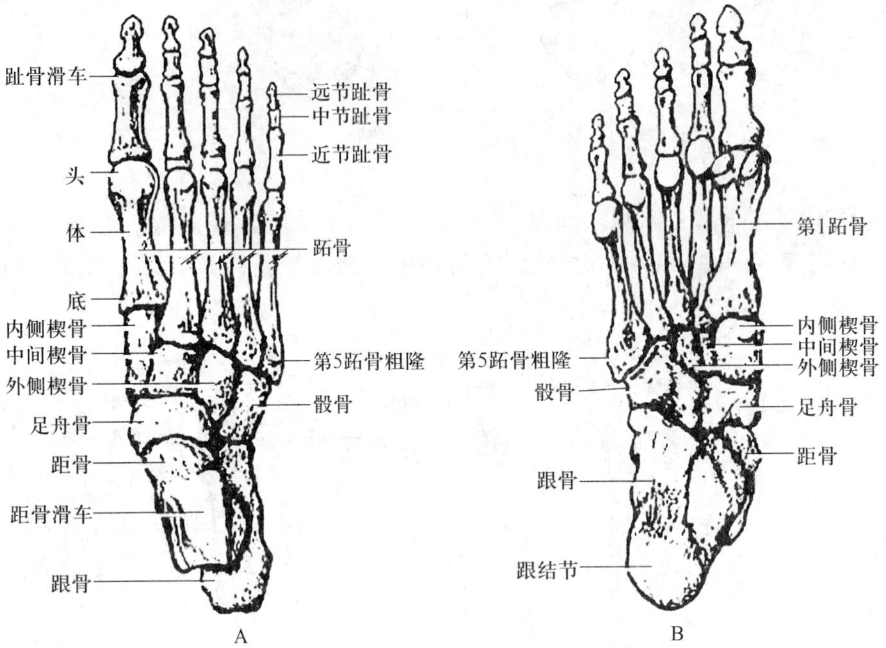

图 1-1-53　足骨

A. 上面；B. 下面

2. 下肢骨的连结

（1）髋骨的连结

1）**骶髂关节** sacroiliac joint：由骶骨与髂骨的耳状面构成，关节面结合紧密，关节囊紧张，活动甚微。

2）**韧带连结**：骶、尾骨与髋骨之间有两条强大的韧带相连。一条为**骶结节韧带** sacrotuberous ligament，由骶、尾骨侧缘连至坐骨结节；另一条为**骶棘韧带** sacrospinous ligament，由骶、尾骨侧缘连至坐骨棘，呈三角形，位于骶结节韧带的前方。两条韧带与坐骨大切迹围成**坐骨大孔**，与坐骨小切迹围成**坐骨小孔**，孔内有血管和神经通过（图1-1-54）。

3）**耻骨联合** pubic symphysis：由两侧的耻骨联合面借**耻骨间盘**连结而成。耻骨间盘由纤维软骨构成，内部正中有一矢状位裂隙。女性耻骨间盘较厚，裂隙较宽，分娩时稍分离，有利于胎儿的娩出。

4）**骨盆** pelvis：由骶骨、尾骨和左右髋骨借骨连结连结而成。由骶骨岬向两侧经弓状线、耻骨梳、耻骨结节、耻骨嵴至耻骨联合上缘连成的环形线称**界线** terminal line。骨盆以界线为界分为上方的**大骨盆**和下方的**小骨盆**。大骨盆较宽大，参与腹腔的构成。小骨盆的上口称**骨盆上口**，由界线围成；**骨盆下口**由尾骨尖、骶结节韧带、坐骨结节、坐骨支、耻骨下支和耻骨联合下缘围成。两侧坐骨支和耻骨下支连成**耻骨弓**，两弓之间的夹角称**耻骨下角**。小骨盆的内腔称**骨盆腔**。

自青春期开始，男、女性骨盆出现差异。女性骨盆的形态特点与妊娠和分娩有关，主要有

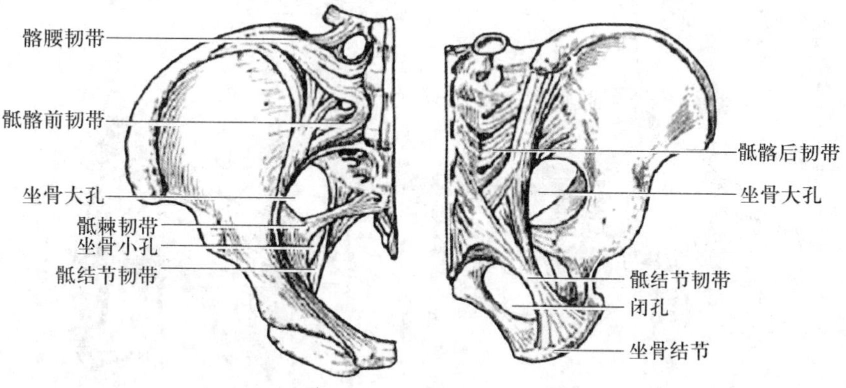

图 1-1-54　骨盆的韧带

A. 前面；B. 后面

以下特征：骨盆外形宽短，骨盆上口近似圆形，骨盆下口较宽，耻骨下角较大，盆腔宽短，呈圆桶形（图 1-1-55）。

骨盆具有传递重力、支持和保护盆腔器官的作用。在女性，骨盆还是胎儿娩出的产道。

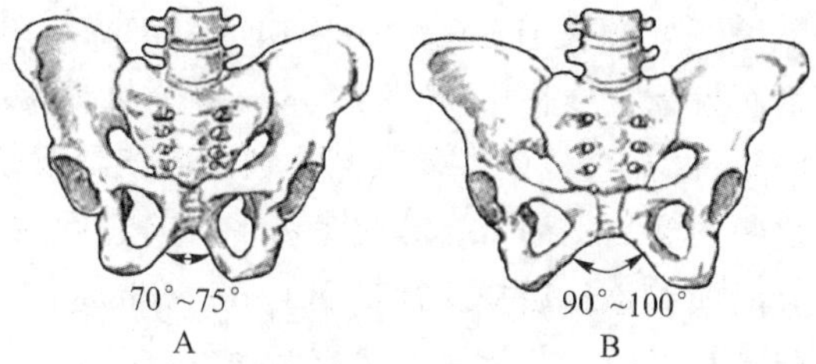

图 1-1-55　男女性骨盆

A. 男性；B. 女性

（2）**髋关节** hip joint：由髋臼与股骨头构成。髋臼深，其周缘附有髋臼唇，髋臼切迹被**髋臼横韧带**封闭。关节囊厚而坚韧，股骨颈的前面全部包在囊内，后面内侧 2/3 位于囊内，外侧 1/3 露于囊外，所以股骨颈骨折分囊内骨折和囊外骨折。关节囊周围有韧带增强，后下部相对薄弱，故髋关节脱位时，股骨头多脱向后下方。关节囊内有**股骨头韧带**连于股骨头凹与髋臼横韧带之间，内含有营养股骨头的血管（图 1-1-56，图 1-1-57）。

髋关节可做屈、伸、内收、外展、旋内、旋外和环转运动。但由于股骨头深陷髋臼内，关节囊坚厚紧张，因此，髋关节的运动幅度较肩关节小，稳固性较肩关节大。

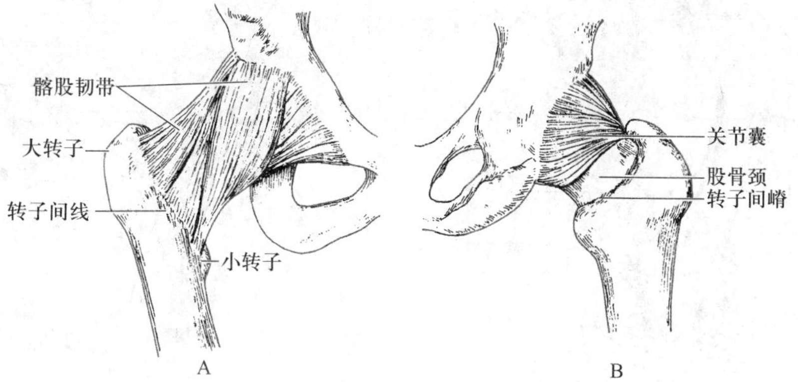

图 1-1-56　髋关节

A. 前面；B. 后面

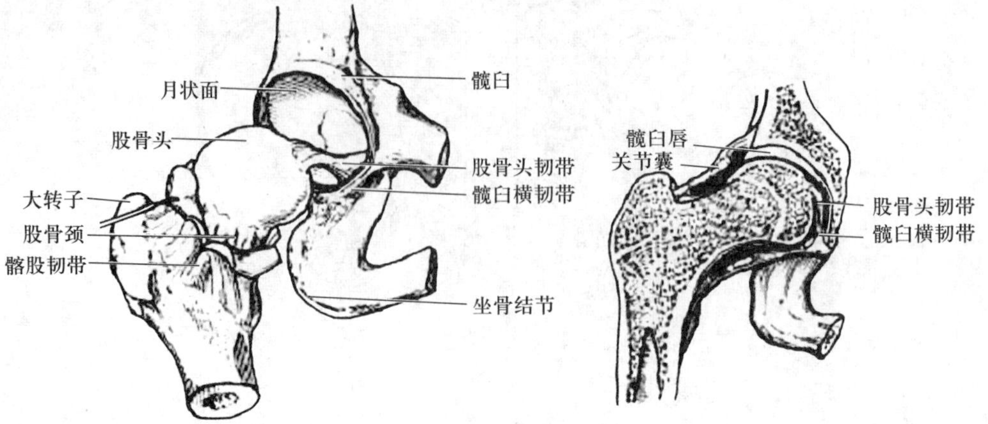

图 1-1-57 髋关节及其韧带

A. 已切开关节囊；B. 冠状切面

（3）**膝关节** knee joint：由股骨的内、外侧髁和胫骨的内、外侧髁及髌骨构成。关节囊宽阔而松弛，周围韧带发达。关节囊前壁有股四头肌腱及其向下延续而成的**髌韧带** patellar ligament 加强，内、外两侧分别有**胫侧副韧带**和**腓侧副韧带**加强。关节囊内有连于股骨与胫骨之间的**膝交叉韧带**。膝交叉韧带有前、后两条，**前交叉韧带** anterior cruciate ligament 可防止胫骨向前移位，**后交叉韧带** posterior cruciate ligament 可防止胫骨向后移位。关节腔内，在股骨与胫骨相对的关节面之间垫有两块纤维软骨板，分别称**内侧半月板** medial meniscus 和**外侧半月板** lateral meniscus。内侧半月板较大，呈“C”形，外侧半月板较小，呈“O”形。两半月板上面凹陷，下面平坦，内缘薄，外缘厚，并与关节囊紧密相连，从而增强了关节的灵活性和稳固性（图 1-1-58～图 1-1-60）。

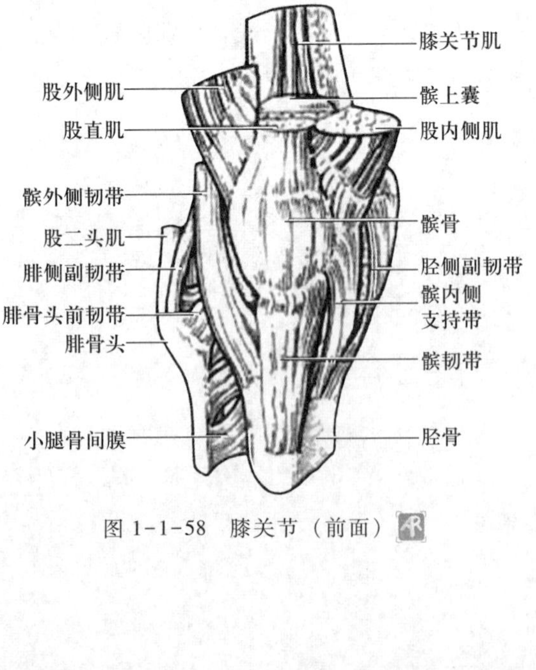

图 1-1-58 膝关节（前面）

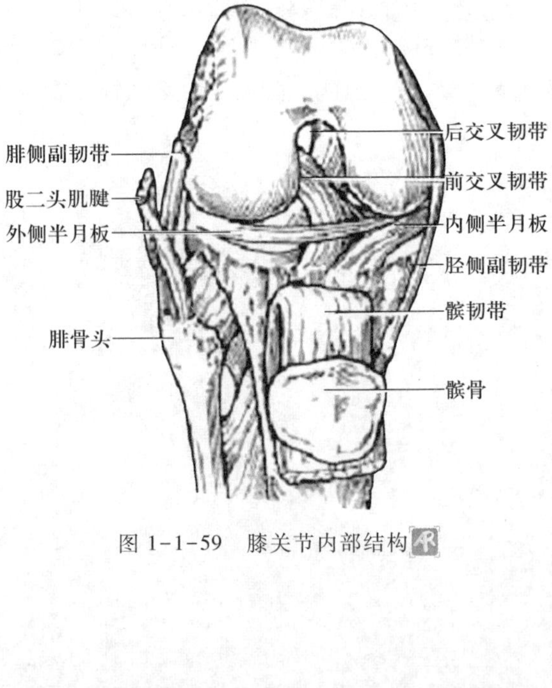

图 1-1-59 膝关节内部结构

膝关节可做屈、伸运动，半屈位时，还可做小幅度的旋内、旋外运动。

（4）胫骨和腓骨的连结：包括三部分：两骨上端有由胫骨的腓关节面与腓骨头构成的**胫腓关节**，两骨干之间借**小腿骨间膜**相连，两骨下端借韧带相连。胫骨和腓骨间活动度很小。

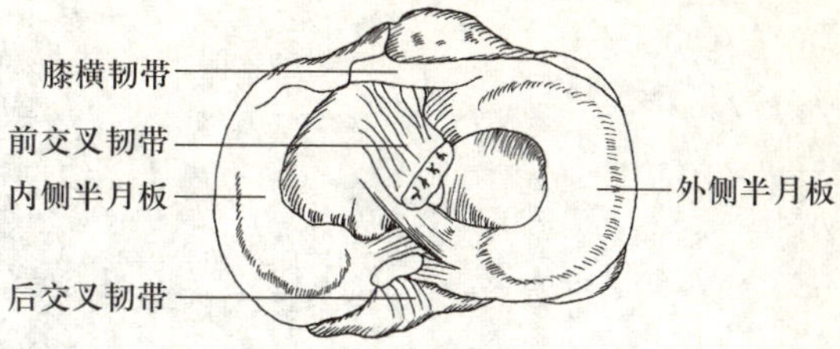

图 1-1-60　膝关节半月板（上面）

（5）足关节：包括以下关节（图 1-1-61～图 1-1-63）。

1）**距小腿关节**：又称**踝关节** ankle joint，由胫、腓骨下端与距骨构成。关节囊前、后部松弛，两侧有韧带加强。内侧韧带较厚，外侧韧带较薄弱，足过度内翻时易引起外侧韧带损伤。

距小腿关节可做背屈（伸）和跖屈（屈）运动，跖屈时还可做轻度的侧方运动。

2）**跗骨间关节**：为各跗骨之间的关节。

3）**跗跖关节**：由 3 块楔骨及骰骨与 5 块跖骨底构成，运动微小。

4）**跖趾关节**：由跖骨头与近节趾骨底构成，可做屈、伸、内收和外展运动。

5）**趾骨间关节**：同指骨间关节，能做屈、伸运动。

足弓 arches of foot 是跗骨和跖骨借关节和韧带紧密连结而成的凸向上的弓，可分为前后方向的内、外侧纵弓和内外方向的横弓。足弓增加了足的弹性，有利于行走和跳跃，并能缓冲震荡，保护足底血管和神经免受压迫等。

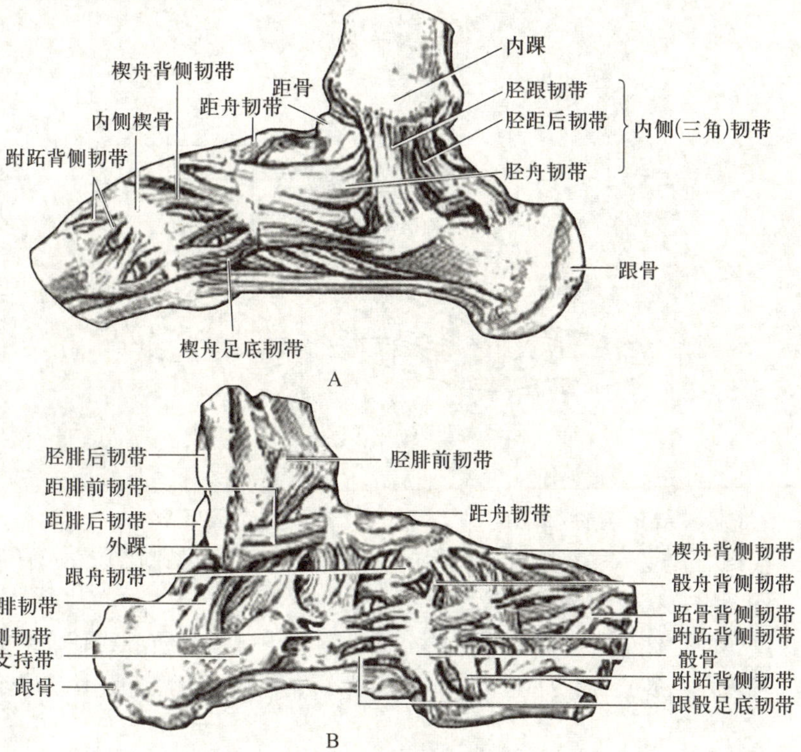

图 1-1-61　距小腿关节及其韧带

A. 内侧面；B. 外侧面

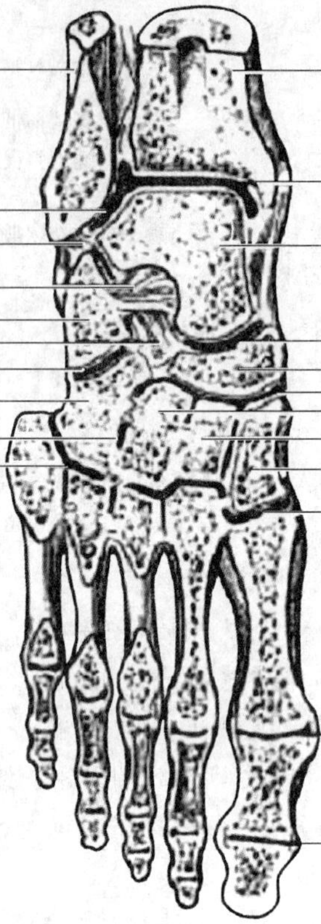

图 1-1-62 足关节（水平切面）

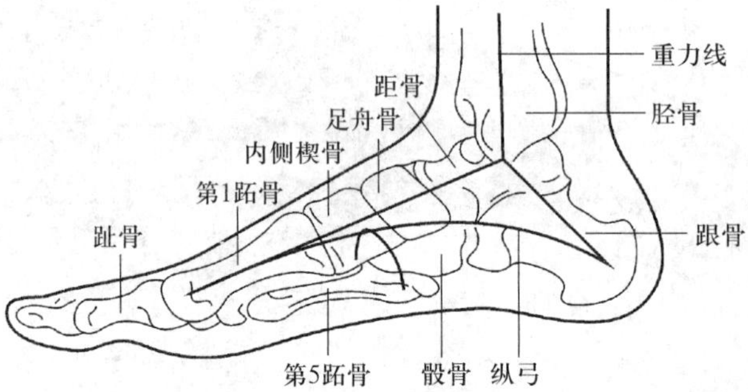

图 1-1-63 足弓

（三）四肢骨重要的骨性标志

上肢骨重要的骨性标志有锁骨、肩胛冈、肩峰、喙突、肩胛骨上角、肩胛骨下角、肱骨内上髁、肱骨外上髁、尺骨鹰嘴、尺骨茎突、桡骨茎突等。

下肢骨重要的骨性标志有髂嵴、髂前上棘、髂后上棘、髂结节、耻骨结节、坐骨结节、股骨大转子、股骨内上髁、股骨外上髁、髌骨、腓骨头、胫骨粗隆、胫骨前缘、内踝、外踝、跟骨结节等。

（裴丽霞）

第二节 肌

一、概述

人体肌按形态、功能和分布可分为3种：骨骼肌、心肌、平滑肌。骨骼肌多附着于骨上，是运动系统的动力部分，在神经系统的支配下，骨骼肌的收缩和舒张牵动骨骼产生运动。由于骨骼肌的运动受人的意志控制，又称随意肌。骨骼肌分布广泛，共600多块，占体重的40%左右。每块肌都有一定的形态和结构，执行一定的功能，含丰富的血管和淋巴管，受一定的神经支配，所以每块肌都为一个器官（图1-1-64）。

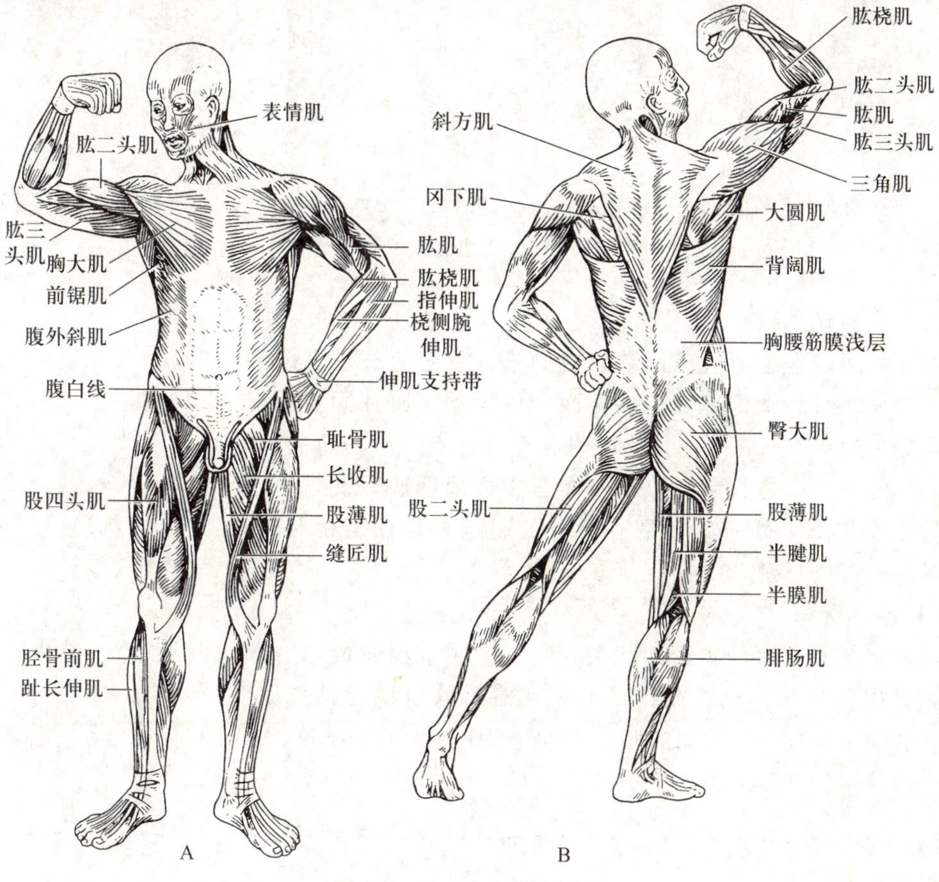

图1-1-64 全身肌的配布

A. 前面；B. 后面

（一）肌的分类和构造

肌按形态大致可分为4种：长肌、短肌、扁肌和轮匝肌。**长肌**多分布于四肢，收缩时肌显著缩短，能产生大幅度的运动。**短肌**多分布于躯干深层，小而短，具有明显的节段性，收缩幅度较小。**扁肌**多分布于胸腹壁，宽扁呈薄片状，除有运动功能外还能保护体内器官。**轮匝肌**位于孔裂周围，呈环形，收缩时可以关闭孔裂。

每块骨骼肌包括**肌腹**和**肌腱**两部分。肌腹部分位于中间，主要由肌纤维组成，色红而柔软，具有收缩和舒张功能。肌腱部分位于肌腹两端，主要由平行致密的胶原纤维束构成，色白、强韧而无收缩功能。肌借腱附着于骨上。当肌受到突然暴力时，常常导致肌腹断裂或肌腹与肌腱的连接处被拉开。长肌的腱多呈条索状，扁肌的腱因呈膜片状，又称**腱膜**。

此外，人体内还有一些肌形态比较复杂，如二头肌、二腹肌、羽肌、半羽肌等（图 1-1-65）。

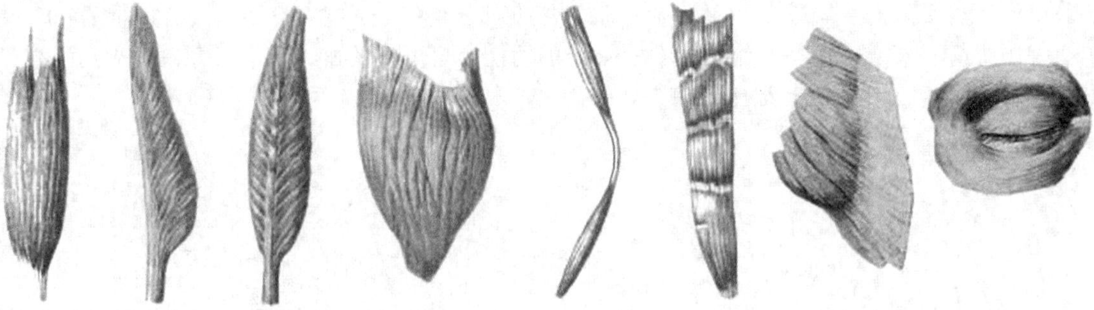

图 1-1-65 肌的各种形态

（二）肌的起止和作用

肌通常以两端附于两块或两块以上的骨，中间跨过一个或多个关节。肌收缩时两骨位置发生变化而产生运动。肌在固定骨上的附着点称为**起点**，而在移动骨上的附着点称**止点**。全身肌的起、止点有一定的规律。通常起点靠近身体正中面或四肢近侧端，止点则在另一端（图 1-1-66）。肌在骨上的起点和止点是相对的，在一定条件下可以互换。

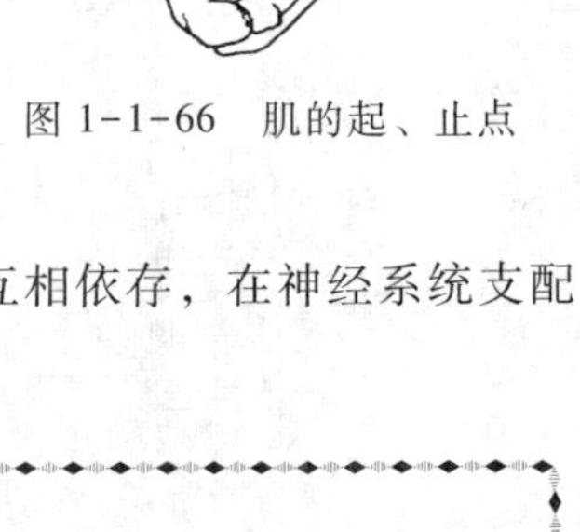

图 1-1-66 肌的起、止点

（三）肌的配布

肌的配布与关节运动轴密切相关。每一个关节至少配布有两组运动方向相反的肌，这些在作用上相互对抗的肌称为**拮抗肌**。在运动轴的同一侧且作用相同的肌称为**协同肌**。它们互相拮抗，又互相依存，在神经系统支配下，彼此协调，使动作准确有序。

解剖学应用

肌在出生后可以变长或变短。杂技演员及体操运动员能作出超出一般人运动范围的动作，长期练习骨骼肌使之变长是重要原因。骨骼肌长期不作充分运动，肌可以变短。

不适当地固定某肌于一缩短位置或肌的腱被切断，都会发生肌挛缩。这种肌挛缩在一定时间内可以恢复，但久之可能造成肌纤维变性而被结缔组织替代，从而引起运动障碍。因此，当身体某一部分受伤后，应尽可能地及早使这部分肌作全幅度的运动。

（四）肌的命名

肌的命名是根据它们的某一或某些特征进行的。依据形态：如三角肌；依据结构：如半腱肌；依据功能：如屈肌、伸肌；依据位置：如肋间肌；依据肌束方向：如横肌、直肌；依据组成：如二头肌、三头肌；依据起止点：如胸锁乳突肌。体内多数肌是综合上述几个方面的特征命名的，如肱三头肌、腹内斜肌等。了解肌的命名原则有助于学习和记忆。

（五）肌的辅助结构

在肌活动的影响下，肌周围的结缔组织转化成一些辅助结构，对肌起保护和协助作用。

1. **筋膜** fascia　遍布全身，分浅筋膜和深筋膜两种（图 1-1-67）。

（1）**浅筋膜** superficial fascia：亦称皮下筋膜，由疏松结缔组织构成，位于真皮之下，包被身体各部，内富有脂肪。脂肪组织的多少因身体的部位、性别及营养状态而不同。浅动脉、浅静脉、皮神经、淋巴管走行于浅筋膜内。浅筋膜具有维持体温和保护深部结构的作用。

（2）**深筋膜** deep fascia：亦称固有筋膜，由致密结缔组织构成，位于浅筋膜的深面，它包被体壁、肌和血管神经等。在四肢，深筋膜插入肌群之间，并附着于骨，构成肌间隔，分隔肌群。深筋膜包绕肌群构成筋膜鞘。病理情况下，筋膜鞘可潴留脓液，限制炎症扩散。在腕、踝部，深筋膜增厚形成支持带，对深部的肌腱起支持和约束作用。深筋膜还包绕血管、神经，形成血管神经鞘。

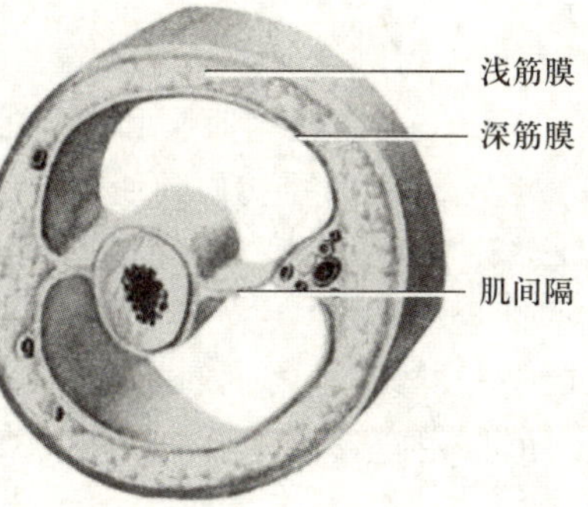

图 1-1-67　筋膜

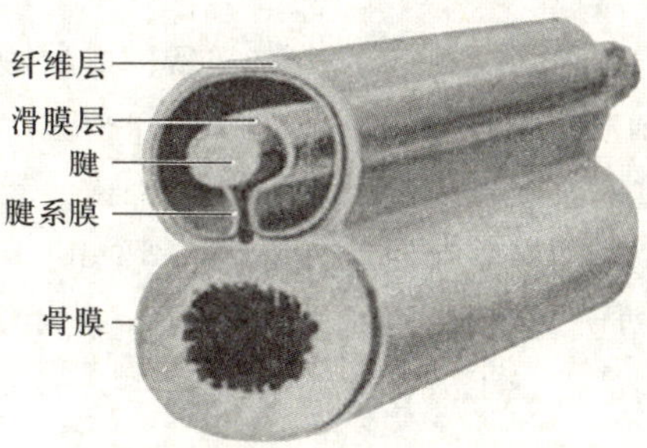

图 1-1-68　腱鞘

2. **滑膜囊** synovial bursa　为封闭的结缔组织小囊，壁薄，内有滑液，多存在于腱与骨面相接触处，以减少两者间的摩擦。有的滑膜囊在关节附近与关节腔相通。滑膜囊炎症可影响肢体局部的运动功能。

3. **腱鞘** tendinous sheath　是包围在肌腱外面的鞘管（图 1-1-68），存在于活动度较大的部位。

腱鞘分**纤维层**和**滑膜层**两部分。外部是深筋膜增厚形成的纤维层。内部为双层套管状的滑膜层，一层紧贴在纤维层内面，另一层包被在肌腱的表面，两层之间含少量的滑液，使肌腱在鞘内能自由滑动。腱滑膜层从骨面移行到肌腱的部分称**腱系膜**，供应腱的血管、神经由此通过。

二、头颈肌

（一）头肌

头肌分为面肌和咀嚼肌两部分。

1. **面肌**　面肌多起自颅骨，止于面部皮肤，主要分布于面部口、眼、鼻等孔裂周围，有环形肌和辐射肌两种，收缩时闭合或开大孔裂，同时牵动面部皮肤显示出喜、怒、哀、乐等各种表情，故面肌又称表情肌（图 1-1-69）。

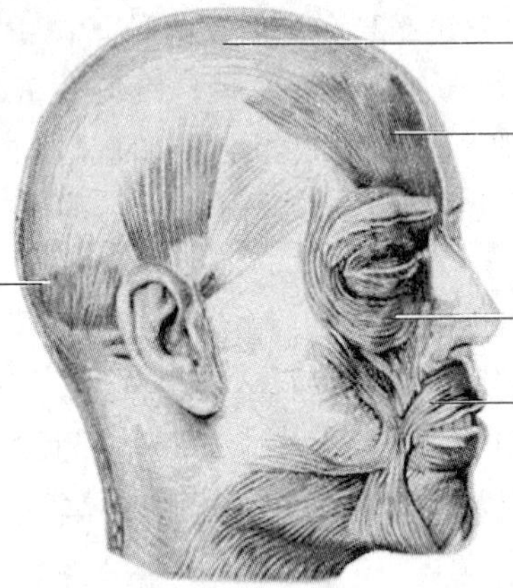

图 1-1-69　面肌

在颅盖中线两侧各有 1 块扁阔的**枕额肌** occipitofrontalis，它由 2 个肌腹和中间的**帽状腱膜**构成。前方的肌腹位于额部皮下，称**额腹**，止于眉部皮肤，收缩时可提眉并使额部皮肤出现皱纹。后方的肌腹位于枕部皮下，称**枕腹**，起自枕骨，收缩时向后牵拉帽状腱膜。

眼裂周围有**眼轮匝肌** orbicularis oculi 环绕，收缩时闭合眼裂。

口裂周围有**口轮匝肌** orbicularis oris 环绕，收缩时闭合口裂。口裂周围还有一些辐射状肌，位于口唇的上、下方，收缩时可向各方牵引口唇和口角。在面颊深部有 1 块**颊肌** buccinator，紧贴口腔侧壁。

2. **咀嚼肌**　咀嚼肌配布于下颌关节周围，参加咀嚼运动，共 4 对。

（1）**颞肌** temporalis：起自颞窝，肌束呈扇形向下会聚，止于下颌骨的冠突。

（2）**咬肌** masseter：起自颧弓，纤维斜向后下止于下颌角外面（图 1-1-70）。

（3）**翼内肌** medial pterygoid：起自翼突，纤维方向同咬肌，止于下颌角内面。

（4）**翼外肌** lateral pterygoid：起自翼突，向后外止于下颌颈（图 1-1-71）。

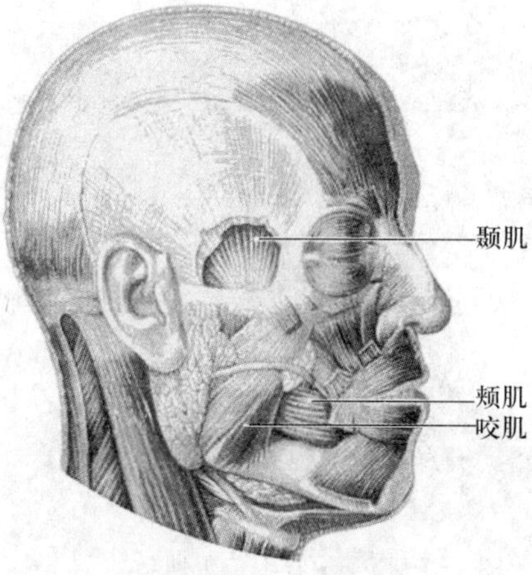

图 1-1-70　颞肌和咬肌

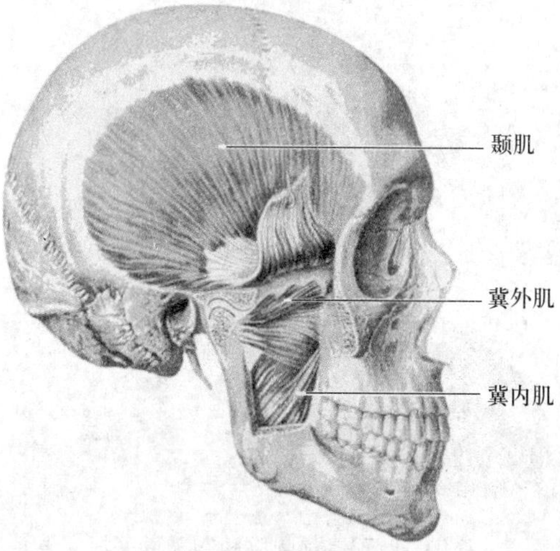

图 1-1-71　翼内肌和翼外肌

头肌的概括总结见表 1-1-1：

表 1-1-1　头　　肌

肌群名称		起点	止点	作用
面肌	额肌	帽状腱膜	眉部皮肤	提眉，下牵皮肤
	枕肌	上项线	帽状腱膜	后牵头皮
	眼轮匝肌	环绕眼裂周围		闭合眼裂
	口轮匝肌	环绕口裂周围		闭合口裂
	颊肌	面颊深层	口角	使唇颊贴紧牙齿，帮助咀嚼和吸吮，牵口角向外
咀嚼肌	颞肌	颞窝	下颌骨冠突	上提下颌（闭口）
	咬肌	颧弓	下颌骨的咬肌粗隆	
	翼内肌	翼窝	下颌骨内面	
	翼外肌	翼突外侧	下颌颈	两侧收缩拉下颌向前（张口），单侧收缩拉下颌向对侧

（二）颈肌

颈肌分浅、深两群。

1. **浅群**

（1）**颈阔肌** platysma：位于颈部浅筋膜中，为扁阔的皮肌，收缩时拉口角向下，并使颈部出现皱褶。

（2）**胸锁乳突肌** sternocleidomastoid：位于颈部两侧皮下，以两个头分别起自胸骨柄和锁骨内侧端，斜向后上方，止于颞骨乳突。作用：一侧收缩使头向同侧倾斜，脸转向对侧；两侧同时收缩使头后仰（图 1-1-72）。

（3）舌骨上肌群：位于舌骨与下颌骨之间。

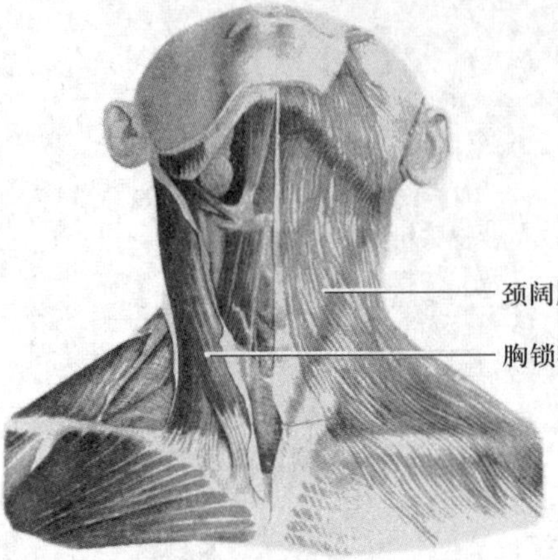

图 1-1-72 颈阔肌和胸锁乳突肌

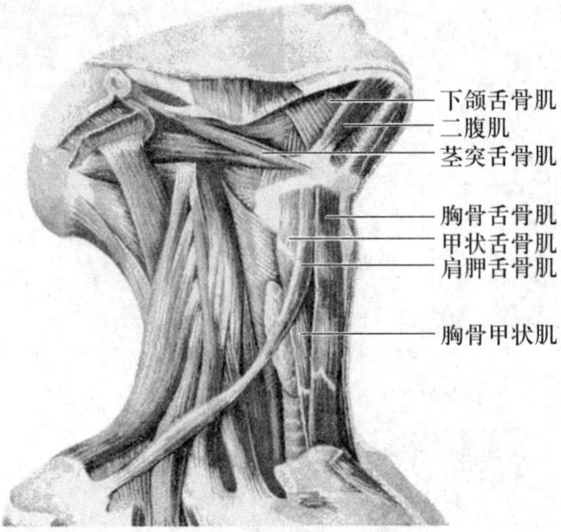

图 1-1-73 舌骨上、下肌群

（4）舌骨下肌群：位于颈前正中线两侧，居喉、气管、甲状腺的前方（图 1-1-73）。

舌骨上、下肌群能固定舌骨和喉或使之上、下移动，配合张口、吞咽和发音等动作。

2. **深群** 颈部深群肌主要有**前斜角肌** scalenus anterior、**中斜角肌** scalenus medius 和**后斜角肌** scalenus posterior。各肌均起自颈椎横突，前、中斜角肌止于第 1 肋，后斜角肌止于第 2 肋。前、中斜角肌与第 1 肋之间的三角形间隙称**斜角肌间隙**，锁骨下动脉和臂丛由此进入腋窝。3 块斜角肌双侧同时收缩可上提第 1、2 肋，助深吸气，单侧收缩使颈侧屈（图 1-1-74）。

头颈部的肌性标志主要有颞肌、咬肌、胸锁乳突肌等。

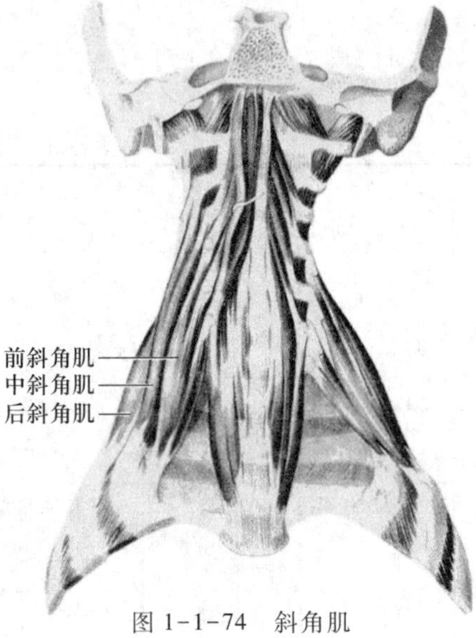

图 1-1-74 斜角肌

面肌与皱纹

困扰现代人的敏感话题之一是在面部的不同部位出现了皱纹。皱纹从哪里来？我们的面肌多起于颅骨，止于皮肤，面肌收缩时皮肤即在与它收缩的方向成直角处产生皱纹。随着年龄的增长，皮肤细胞水分减少，皮下组织萎缩，真皮内弹性纤维减少，皮肤变薄，渐渐失去弹性发生退行性老化，即皱纹形成或松垂。表情肌的活动更易加深皱纹：额部横纹是枕额肌额腹活动过度形成的横行皱纹，鱼尾纹是眼轮匝肌活动过度形成的横行或斜行皱纹，口唇部皱纹是口轮匝肌活动过度形成的放射状纵行皱纹。因此，要延缓皱纹的产生与加重，限制表情肌的过度收缩是必要的。

三、躯干肌

躯干肌可分为背肌、胸肌、膈、腹肌和会阴肌。

（一）背肌

背肌分浅、深两群。

1. **浅群肌**　均起自脊柱的不同部位，止于上肢骨（图 1-1-75）。

（1）**斜方肌** trapezius：位于项部和背上部的浅层，一侧呈三角形，两侧合起来呈斜方形。起点很广，从枕外隆凸向下直达第 12 胸椎，上部的肌束斜向外下方，中部的平行向外，下部的斜向外上方，止于肩胛冈、肩峰和锁骨的外侧 1/3。收缩时使肩胛骨向脊柱靠拢，上部肌束可上提肩胛骨（耸肩），下部肌束使肩胛骨下降。斜方肌瘫痪出现“塌肩”。

（2）**背阔肌** latissimus dorsi：为全身最大的扁肌，位于背的下半部及胸的后外侧。以腱膜起自第 6 胸椎以下的全部胸椎棘突和髂嵴后份，肌束向外上方集中，止于肱骨小结节嵴。收缩时使臂内收、内旋和后伸。

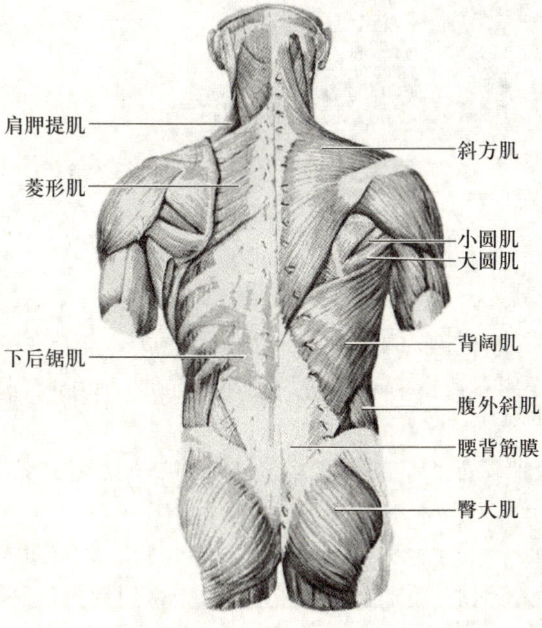

图 1-1-75　背肌

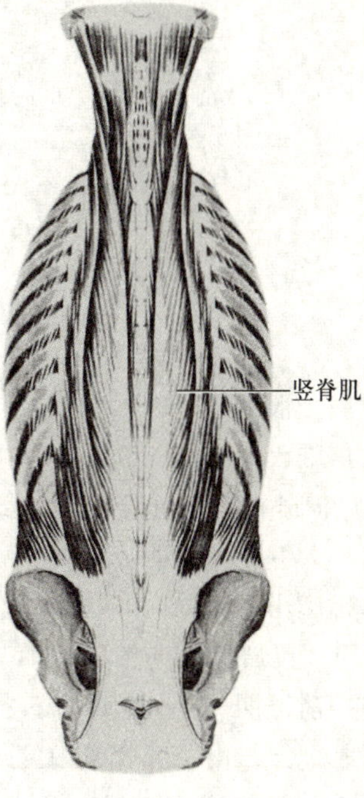

图 1-1-76　竖脊肌

2. **深群肌**　深层主要有**竖脊肌** erector spinae，又称骶棘肌（图 1-1-76），为背肌中最长、最大的肌，位于背部深层全部椎骨棘突两侧的纵沟内。起自骶骨背面和髂嵴后份，向上分出多条肌束，分别止于椎骨、肋骨及枕骨。收缩时使脊柱后伸。对维持人体直立起重要作用。

胸腰筋膜 thoracolumbar fascia 包绕竖脊肌，构成竖脊肌鞘，分前、后两层，后层在腰部显著增厚，也是背阔肌的起始腱膜。

（二）胸肌（图1-1-77）

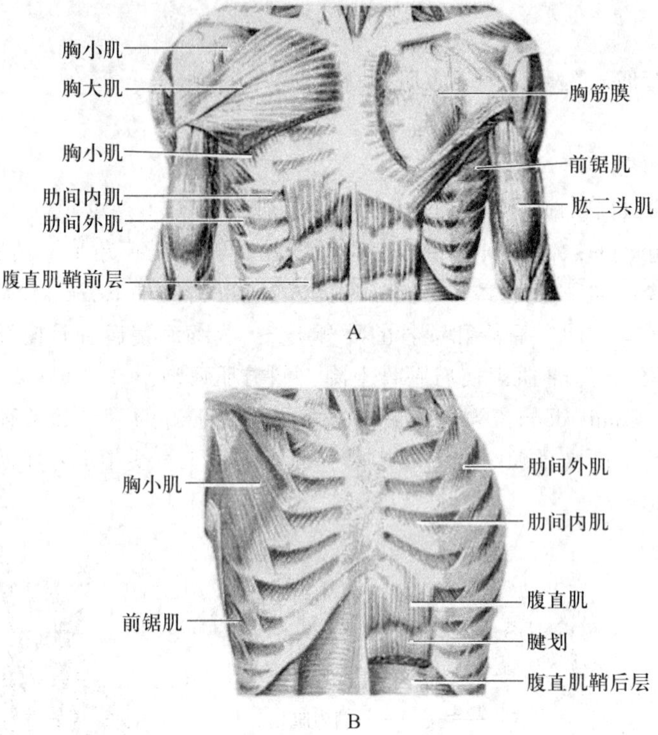

图1-1-77　胸肌

A. 浅层；B. 深层

1. 胸上肢肌

（1）**胸大肌** pectoralis major：位置表浅，呈扇形，起自锁骨内侧半、胸骨和第1~6肋软骨，肌束向外汇集，止于肱骨大结节嵴。作用：使肩关节内收、旋内和前屈。如上肢固定，可上提躯干，还可提肋助吸气。

（2）**胸小肌** pectoralis minor：位于胸大肌深面，呈三角形，起自第3~5肋，止于肩胛骨喙突。作用：拉肩胛骨向前下方。

（3）**前锯肌** serratus anterior：位于胸廓侧壁，以数个肌齿起自第1~8肋，肌束斜向后上，经肩胛骨的前方止于肩胛骨内侧缘。作用：拉肩胛骨向前和紧贴胸廓，下部肌束拉肩胛骨下角旋外，助臂上举。

2. 胸固有肌

（1）**肋间外肌** intercostales externi：位于各肋间隙的浅层，起自上位肋骨下缘，肌束斜向前下，止于下位肋骨上缘。作用：提肋，助吸气。

（2）**肋间内肌** intercostales interni：位于肋间外肌深面，起自下位肋骨上缘，止于上位肋骨下缘，肌束方向与肋间外肌相反。作用：降肋，助呼气。

（三）膈

膈 diaphragm 位于胸、腹腔之间，为向上膨隆呈穹隆状的扁肌。周围部分为肌质，起自剑突后面、下 6 对肋的内面、第 2～3 腰椎体的前面。肌纤维向中央止于**中心腱**（图 1-1-78）。膈在椎体前面的部分呈锥形，称膈脚。

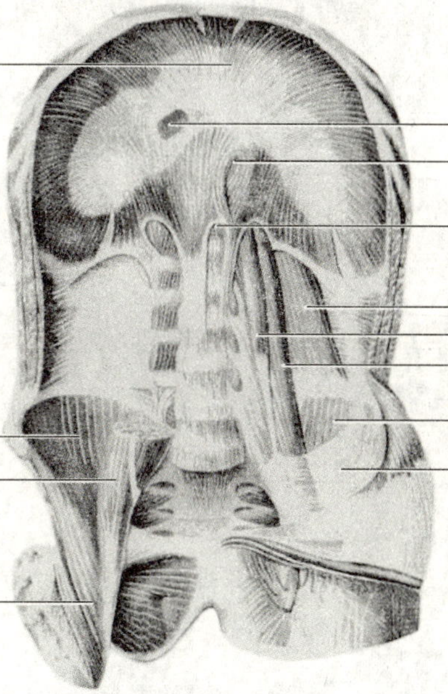

图 1-1-78　膈、腰方肌

膈上有 3 个裂孔：**主动脉裂孔**在第 12 胸椎前方，有主动脉和胸导管通过；**食管裂孔**在主动脉裂孔的左前上方，约在第 10 胸椎水平，有食管和迷走神经通过；**腔静脉孔**在食管裂孔右前上方的中心腱内，约在第 8 胸椎水平，有下腔静脉通过。

作用：膈是主要的呼吸肌，收缩时，膈穹隆下降，胸腔容积扩大，助吸气；舒张时，膈穹隆上升恢复原位，胸腔容积减小，助呼气。膈与腹肌同时收缩，则能增加腹压，协助排便、分娩等活动。双侧膈肌麻痹可出现呼吸困难。

（四）腹肌

腹肌参与腹壁的组成，按其部位可分为前外侧群和后群两部分。

1. **前外侧群**（图 1-1-79）

（1）**腹直肌** rectus abdominis：位于腹前壁正中线的两旁，居腹直肌鞘内，上宽下窄，起自耻骨嵴，向上止于胸骨剑突和第 5～7 肋软骨前面。肌的全长被 3～4 条横行的**腱划**分成几个肌腹。腱划与腹直肌鞘的前层紧密结合，不能分离。

（2）**腹外斜肌** obliquus externus abdominis：位于腹前外侧壁的浅层，为宽阔扁肌，以锯齿状起自下 8 个肋骨的外面，肌纤维斜向前下，近腹直肌外侧缘移行为腱膜，经过腹直肌前面，参与构成腹直肌鞘的前层，至腹正中止于白线。

腹外斜肌腱膜的下缘增厚卷曲连于髂前上棘与耻骨结节之间，称**腹股沟韧带** inguinal ligament。该韧带的内侧端分出一小束腱纤维向下后方返折至耻骨梳，称**腔隙韧带**（陷窝韧带）lacunar ligament（图 1-1-80）。

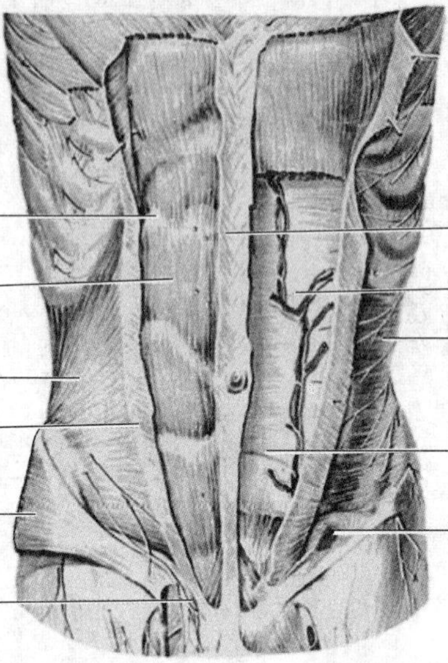

图 1-1-79 腹肌前外侧群

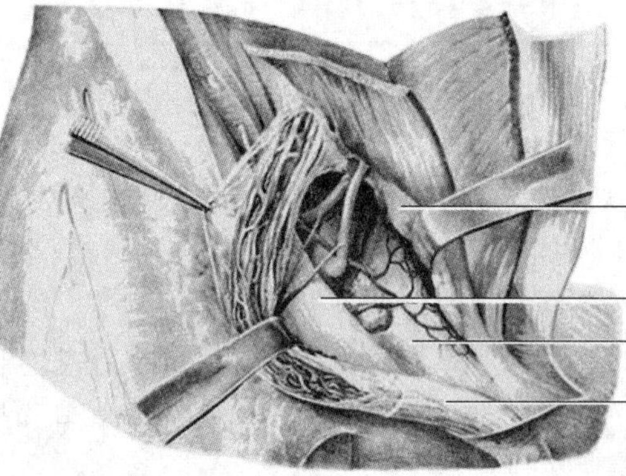

图 1-1-80 腹股沟区（1）

在耻骨结节的外上方，腹外斜肌腱膜形成一近似三角形的裂孔，称**腹股沟管浅（皮下）环** superficial inguinal ring（图 1-1-81）。

（3）**腹内斜肌** obliquus internus abdominis：位于腹外斜肌深面。起自胸腰筋膜、髂嵴和腹股沟韧带的外侧半，肌束呈扇形展开，上部肌束行向前上与腹外斜肌的肌束交叉，绝大部分肌束行至腹直肌外侧缘移行为腱膜，分前、后两层包裹腹直肌，参与构成腹直肌鞘的前层及后层，在腹正中止于白线。

腹内斜肌下部肌束呈弓形，越过男性精索或女性子宫圆韧带，延为腱膜，止于耻骨梳。男性腹内斜肌最下部发出一些细散的肌纤维包绕精索和睾丸，称**提睾肌** cremaster，收缩时上提睾丸。

（4）**腹横肌** transversus abdominis：位于腹内斜肌深面，起自下 6 根肋骨的内面、胸腰筋膜、髂嵴和腹股沟韧带的外侧 1/3，肌束横行向前延为腱膜，腱膜越过腹直肌后面参与构成腹直肌鞘后层，止于白线。

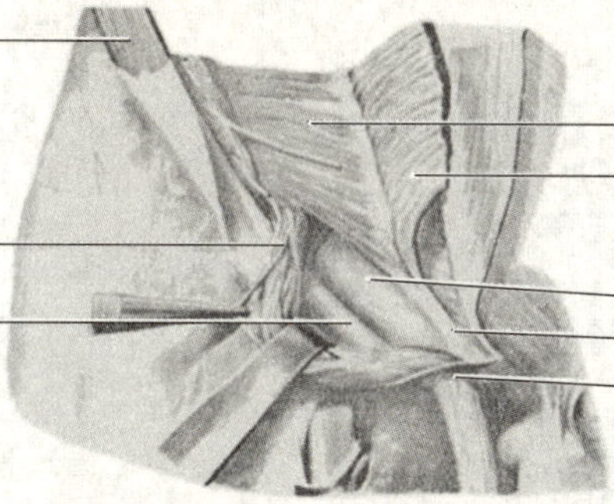

A

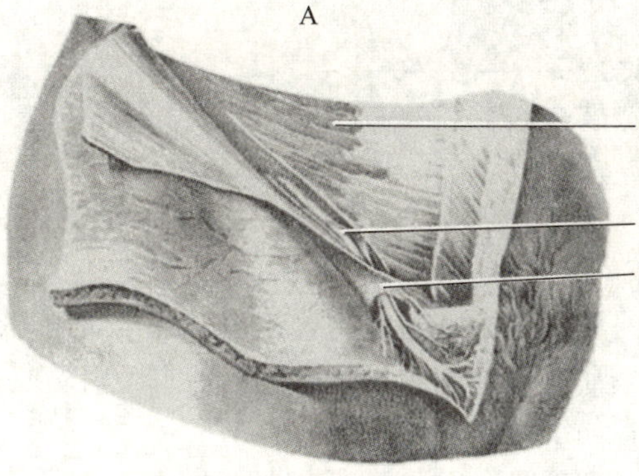

B

图 1-1-81 腹股沟区（2）

A. 男性；B. 女性

腹横肌最下部肌束亦呈弓形越过男性精索或女性子宫圆韧带，腱膜与腹内斜肌腱膜汇合形成**腹股沟镰** inguinal falx 或称**联合腱** conjoint tendon，止于耻骨梳。腹横肌最下部分亦有肌束下降参与提睾肌。

腹前外侧群肌形成牢固而有弹性的腹壁，保护和固定腹腔器官。腹肌收缩时可增加腹内压，协助排便、分娩、呕吐和咳嗽等功能；可使脊柱前屈、侧屈和旋转，还可降肋协助呼气。

（5）**腹直肌鞘** sheath of rectus abdominis：包绕腹直肌，由腹前外侧壁 3 块扁肌的腱膜构成，分前、后两层（图 1-1-82）。腹外斜肌腱膜与腹内斜肌腱膜的前层愈合成前层，腹内斜肌腱膜的后层与腹横肌腱膜愈合成后层。但在脐下 4~5 cm 处，3 块扁肌的腱膜全部位于腹直肌前面，参与构成腹直肌鞘的前层，使后层缺如，腹直肌鞘的后层由于腱膜在此中断形成一凸向上的弧形界线，称**弓状线** arcuate line，又称半环线。弓状线以下，腹直肌后面直接与腹横筋膜相贴。

（6）**白线** linea alba：位于腹前壁正中线上，左、右腹直肌鞘之间，由两侧 3 层扁肌的腱膜交织而成。上方起自胸骨剑突，下方止于耻骨联合。白线上宽下窄，坚韧而少血管，常作为腹部手术入路的切口。约在白线的中点有疏松的瘢痕组织环，即**脐环**，是腹壁的一个薄弱点，若腹腔内容物由此膨出，则形成脐疝。

（7）**腹股沟管** inguinal canal：位于腹前外侧壁的下部，腹股沟韧带内侧部的上方，由外上斜向内下，长 4~5 cm，为腹前壁 3 层扁肌之间的一条斜行裂隙，男性的精索或女性的子宫圆韧带由此通过。

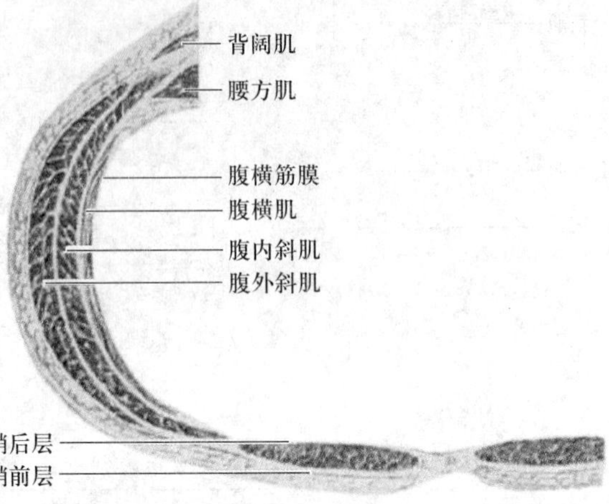

图 1-1-82　腹直肌鞘

管的内口称**腹股沟管深（腹）环** deep inquinal ring，位于腹股沟韧带中点上方约一横指处，为腹横筋膜向外的突口。管的外口称**腹股沟管浅（皮下）环**。管有 4 个壁：前壁为腹外斜肌腱膜和腹内斜肌，后壁为腹横筋膜和腹股沟镰，上壁为腹内斜肌和腹横肌的弓状下缘，下壁为腹股沟韧带（图 1-1-80，图 1-1-81）。

腹股沟管是腹壁下部的薄弱区之一，为斜疝的好发部位。

2. **后群**　有两对肌：腰大肌和腰方肌。腰大肌在下肢肌中叙述。

腰方肌 quadratus lumborum 位于腹后壁脊柱两侧（图 1-1-78）。收缩时降第 12 肋，单侧收缩使脊柱侧屈。

3. **腹部筋膜**

（1）**浅筋膜**：腹上部为一层，在脐以下分浅、深两层。浅层内富含脂肪，称 Camper 筋膜；深层为膜性层，称 Scarpa 筋膜。

（2）**深筋膜**：分别包被腹壁各肌。在腹横肌的内面贴着一层广阔的腹横筋膜。

（五）会阴肌

会阴肌是指封闭小骨盆下口的肌，主要有肛提肌、会阴浅横肌、会阴深横肌、尿道括约肌等。

1. **肛提肌** levator ani　为一对宽的扁肌，会合成漏斗状。肛提肌起自小骨盆腔的前壁和外侧壁的内面，肌束行向后下及内侧，止于阴道壁、直肠壁和尾骨尖。作用：封闭小骨盆下口的大部分；承托盆腔器官，对阴道和肛管起括约作用（图 1-1-83）。

盆膈：由肛提肌及覆盖在肛提肌上、下面的盆膈上、下筋膜构成，有直肠通过。

2. **会阴深横肌** deep transverse muscle of perineum　位于小骨盆下口的前下部，肌束横行紧张于两侧坐骨支之间。

3. **尿道括约肌** sphincter of urethra　位于会阴深横肌前方，肌束呈环形围绕尿道。在女性，此肌还环绕阴道，称**尿道阴道括约肌**。

尿生殖膈：由会阴深横肌和尿道括约肌及覆盖在它们上、下面的尿生殖膈上、下筋膜构成，男性有尿道通过，女性有尿道和阴道通过。

躯干部的肌性标志主要有斜方肌、背阔肌、竖脊肌、胸大肌、腹直肌等。

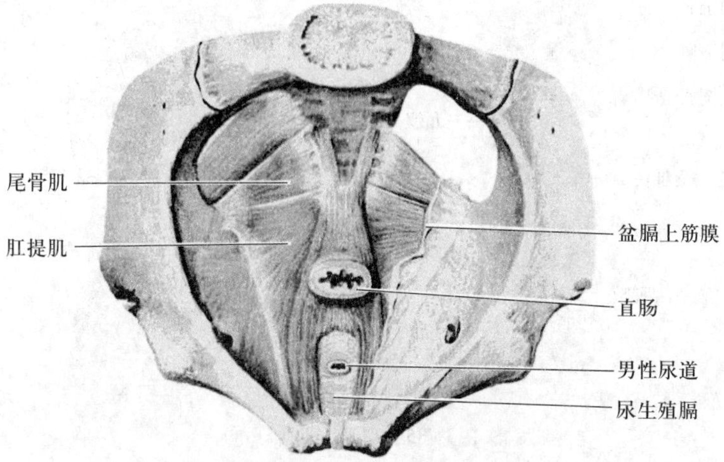

图 1-1-83 会阴肌

四、四肢肌

（一）上肢肌

上肢肌分为肩肌、臂肌、前臂肌和手肌。

1. **肩肌** 配布于肩关节周围，能运动肩关节，增强肩关节的稳固性（图 1-1-84，图 1-1-85）。

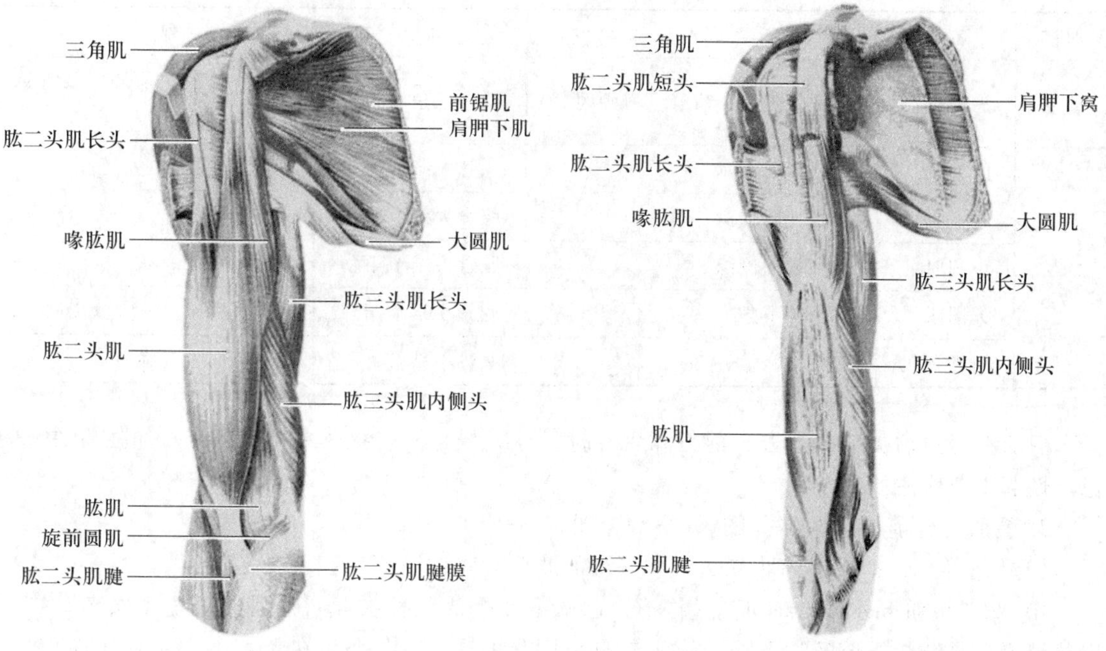

图 1-1-84 肩肌和臂肌前群

A. 浅层；B. 深层

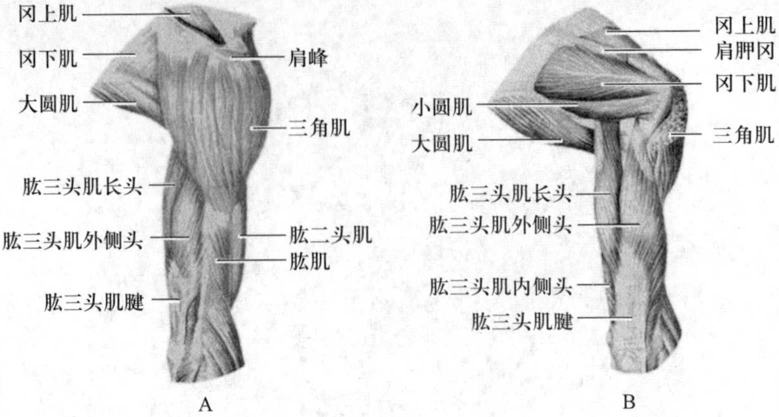

图 1-1-85　肩肌和臂肌后群

A. 浅层；B. 深层

三角肌 deltoid：位于肩部，呈三角形。起自锁骨外侧端、肩峰和肩胛冈，肌束从前、后和外侧包围肩关节，集中止于肱骨外侧的三角肌粗隆。作用：外展肩关节，前部肌束收缩可使肩关节前屈和旋内，后部肌束收缩可使肩关节后伸和旋外。

肱骨上端由于三角肌的覆盖，肩部呈圆隆形。分布于三角肌的腋神经受损可致该肌瘫痪萎缩，此圆隆消失，出现“方形肩”。三角肌中部可作为肌内注射的部位。

肩肌的概括总结见表 1-1-2。

表 1-1-2　肩　　肌

肌群	名称	起点	止点	作用
浅层	三角肌	锁骨外侧端、肩峰、肩胛冈	肱骨三角肌粗隆	肩关节外展，前屈、旋内或后伸、旋外
深层	冈上肌	肩胛骨冈上窝	肱骨大结节上份	肩关节外展
	冈下肌	肩胛骨冈下窝	肱骨大结节中份	肩关节旋外
	小圆肌	肩胛骨外侧缘	肱骨大结节下份	
	大圆肌	肩胛骨下角	肱骨小结节嵴	肩关节后伸、内收及旋内
	肩胛下肌	肩胛下窝	肱骨小结节	肩关节内收、旋内

肩肌在经过肩关节的上方、前方和后方时，腱纤维与关节囊纤维相交织，对加强肩关节的稳定性起重要作用。

2. **臂肌**　分前、后两群（图 1-1-84，图 1-1-85）。

（1）前群：包括浅层的肱二头肌和深层的肱肌和喙肱肌。

1）**肱二头肌** biceps brachii：呈梭形，起端有 2 个头。长头起自肩胛骨的盂上结节，穿过肩关节囊，沿肱骨结节间沟下降；短头起自肩胛骨的喙突。2 个头在臂前下部合成 1 个肌腹，向下移行为肌腱止于桡骨粗隆。作用：屈肘关节，使前臂旋后，还可协助屈肩关节。

2）**喙肱肌** coracobrachialis：位于肱二头肌短头的后内方，止于肱骨中部内侧。作用：协助肩关节屈和内收。

3）**肱肌** brachialis：位于肱二头肌下半部的深面，止于尺骨粗隆。作用：屈肘关节。

（2）后群：**肱三头肌** triceps brachii 起端有 3 个头，长头起自肩胛骨的盂下结节，内侧头和外侧头均起自肱骨背面，3 个头会合后以肌腱止于尺骨鹰嘴。作用：伸肘关节。

3. **前臂肌**　位于尺、桡骨的周围，分前、后两群（图 1-1-86，图 1-1-87）。

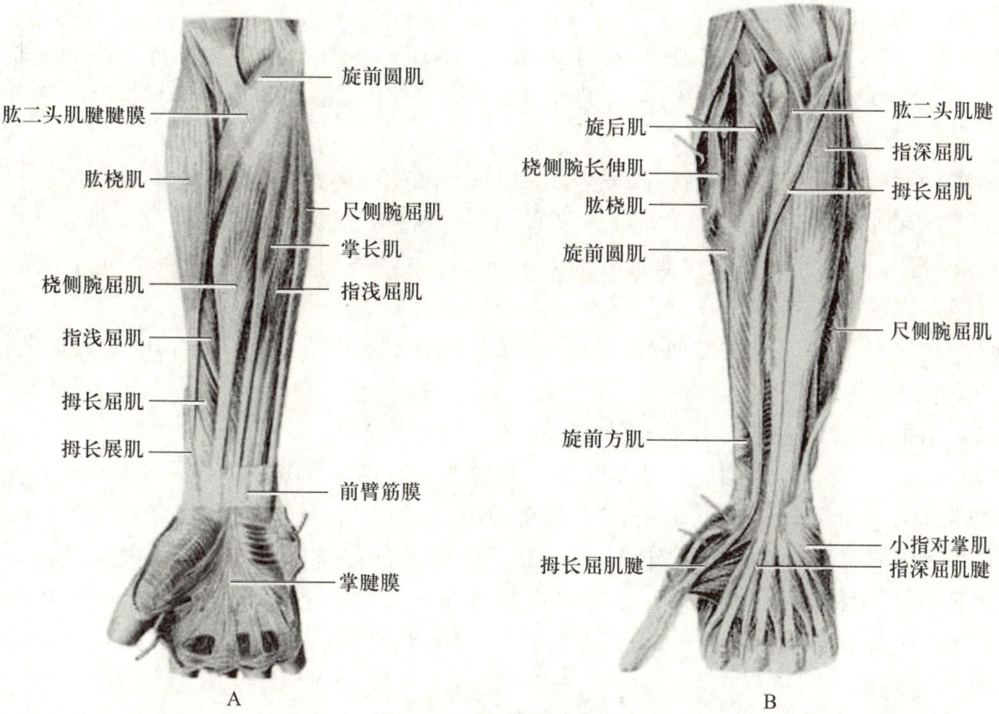

图 1-1-86　前臂肌前群

A. 浅层；B. 深层

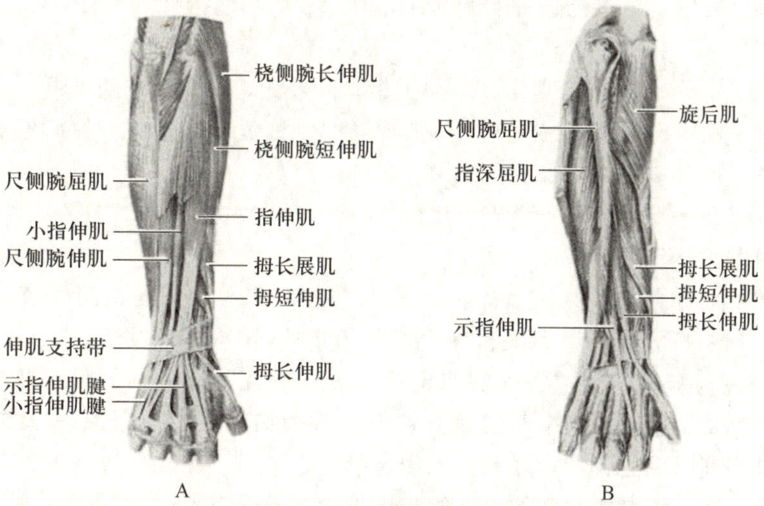

图 1-1-87　前臂肌后群

A. 浅层；B. 深层

（1）前群：共9块肌，分4层排列。

1）第一层：5块，自桡侧向尺侧依次为**肱桡肌** brachioradialis、**旋前圆肌** pronator teres、**桡侧腕屈肌** flexor carpi radialis、**掌长肌** palmaris longus 和**尺侧腕屈肌** flexor carpi ulnaris。肱桡肌起自肱骨外上髁上方，向下止于桡骨茎突，作用为屈肘关节。其余四肌皆起自肱骨内上髁及附近的前臂深筋膜，向下分别止于桡骨中段外侧面、第2掌骨底、掌腱膜和豌豆骨。掌长肌屈腕关节，另3块肌的作用与名称基本一致。

2）第二层：1块。**指浅屈肌** flexor digitorum superficialis 起自肱骨内上髁、尺骨和桡骨前面，经腕管和手掌分别进入第2～5指的屈肌腱鞘。作用：屈近节指间关节、屈掌指关节和屈腕。

3）第三层：2块。**拇长屈肌** flexor pollicis longus 位于桡侧，**指深屈肌** flexor digitorum profundus 位于尺侧。两肌起自桡、尺骨上端的前面和骨间膜，肌腱经腕管入手掌。拇长屈肌止于拇指远节指骨，屈拇指。指深屈肌移行为4条肌腱，在指浅屈肌的深面下行，止于第2～5指的远节指骨，屈第2～5指。

4）第四层：1块。**旋前方肌** pronator quadratus 是方形小肌，贴在桡、尺骨远端的前面。作用是使前臂旋前。

（2）后群：共10块肌，分浅、深两层排列。

1）浅层：5块，自桡侧向尺侧依次为：**桡侧腕长伸肌** extensor carpi radialis longus、**桡侧腕短伸肌** extensor carpi radialis brevis、**指伸肌** extensor digitorum、**小指伸肌** extensor digiti minimi 和**尺侧腕伸肌** extensor carpi ulnaris。这5块肌共同起自肱骨外上髁，桡侧腕长、桡侧腕短伸肌和尺侧腕伸肌止于掌骨，伸腕；指伸肌向下移行为4条肌腱，分别到达第2～5指的指背扩展为**指背腱膜**，止于中节和远节指骨，伸指、伸腕；小指伸肌肌腱移行为小指指背腱膜，伸小指。

2）深层：5块，自上外向下内依次为**旋后肌** supinator、**拇长展肌** abductor pollicis longus、**拇短伸肌** extensor pollicis brevis、**拇长伸肌** extensor pollicis longus 和**示指伸肌** extensor indicis。除旋后肌起自尺骨近侧，止于桡骨上端的前面，其余4肌均起自桡、尺骨背面，分别止于拇指和食指。各肌的作用与名称一致。

4. **手肌** 短小，配布于手的掌面，运动手指，分外侧、内侧和中间三群（图1-1-88）。

（1）外侧群：较为发达，在手掌拇指侧形成隆起，称**鱼际** thenar。共4块肌，分别为**拇短展肌**、**拇短屈肌**、**拇对掌肌**、**拇收肌**。作用与名称一致。

（2）内侧群：在手掌小指侧，形成**小鱼际** hypothenar。共3块肌，分别为**小指短屈肌**、**小指展肌**、**小指对掌肌**。作用与名称一致。

（3）中间群：位于掌心，共11块。4块蚓状肌屈掌指关节，伸指间关节；3块骨间掌侧肌使手指内收（向中指靠拢）；4块骨间背侧肌使手指外展（远离中指）。

5. **上肢的筋膜与腱鞘** 臂内、**外侧肌间隔**由臂部的深筋膜发出，附于肱骨上，分隔前、后肌群。**腕掌侧韧带**、**腕背侧韧带**和**屈肌支持带（腕横韧带）**是前臂深筋膜在腕部附近明显增厚形成。手掌中间的深筋膜特别强韧，称**掌腱膜**。

经过腕部的屈腕、屈指肌腱和伸腕、伸指肌腱均有腱滑膜鞘包裹。

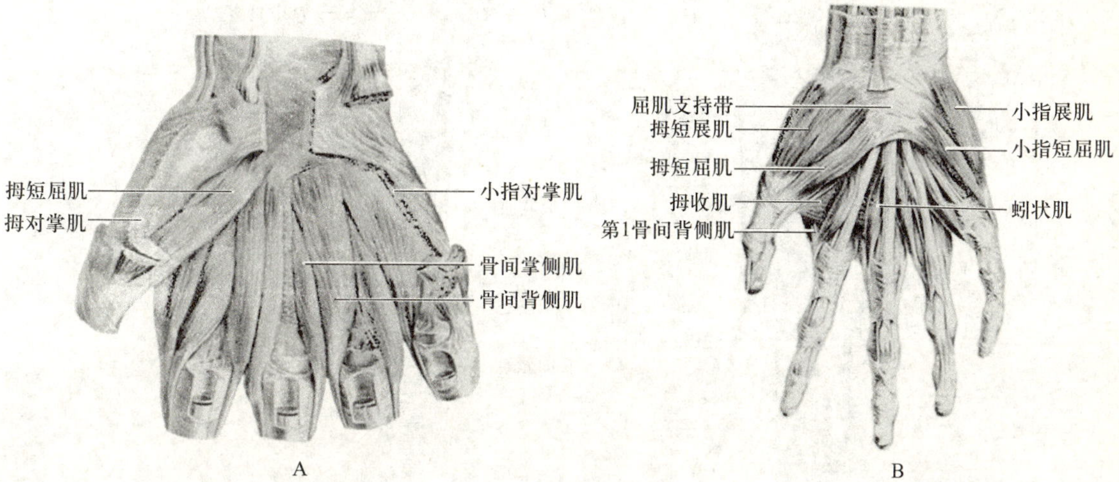

图 1-1-88　手肌

A. 浅层；B. 深层

（二）下肢肌

下肢肌分为髋肌、大腿肌、小腿肌和足肌。

1. **髋肌**　位于髋关节周围，起自骨盆，止于股骨，主要运动髋关节。髋肌分前、后两群（图 1-1-89，图 1-1-90）。

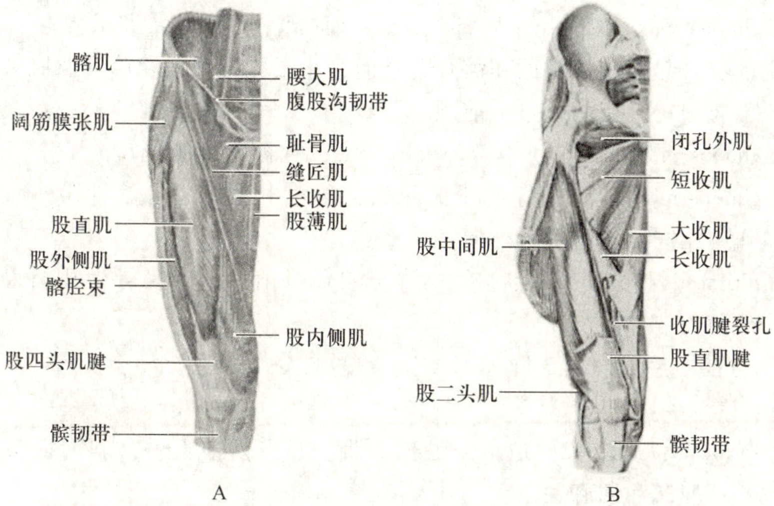

图 1-1-89　髋肌和大腿肌（前面）

A. 浅层；B. 深层

（1）前群

1）**髂腰肌** iliopsoas：由腰大肌和髂肌组成，起自腰椎体侧面和髂窝。两肌向下会合，经腹股沟韧带深面止于股骨小转子。作用：使髋关节前屈和旋外，下肢固定时可使躯干前屈。

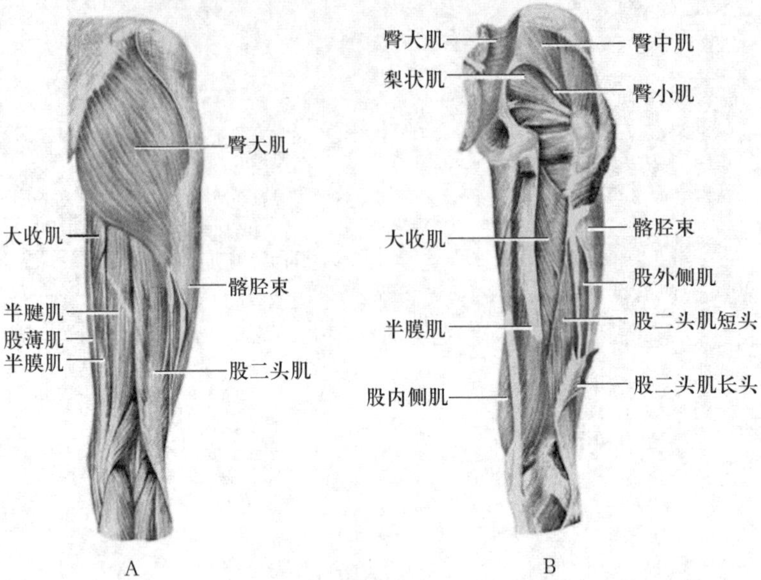

图 1-1-90 髋肌和大腿肌（后面）

A. 浅层；B. 深层

2）**阔筋膜张肌** tensor fasciae latae：位于大腿上部前外侧，起自髂前上棘，肌腹在阔筋膜两层之间，向下移行为**髂胫束**，止于胫骨外侧髁。作用：紧张阔筋膜并屈髋。

（2）后群：主要位于臀部，又称臀肌。

1）**臀大肌** gluteus maximus：位于臀部浅层，大而肥厚，形成特有的隆起。此肌的外上部为肌内注射常用部位。起自骶骨背面和髂骨翼外面，止于股骨臀肌粗隆和髂胫束。作用：使髋关节伸和外旋，下肢固定时能防止躯干前倾。

2）**臀中肌** gluteus medius：位于臀部外上方，大部分被臀大肌覆盖。

3）**臀小肌** gluteus minimus：位于臀中肌深面，与臀中肌皆起自髂骨翼外面，一起止于股骨大转子。两肌作用相同：使髋关节外展。

4）**梨状肌** piriformis：位于臀中肌内下方。起自骶骨前面，穿坐骨大孔至臀部，止于股骨大转子。作用：使髋关节外旋。

2. **大腿肌**　分前、后和内侧 3 群（图 1-1-89，图 1-1-90）。

（1）前群

1）**缝匠肌** sartorius：扁带状，是全身最长的肌。起自髂前上棘，斜向内下方，止于胫骨上端内侧面。作用：屈髋和屈膝关节。

2）**股四头肌** quadriceps femoris：是全身体积最大的肌，有 4 个头：股直肌、股内侧肌、股外侧肌和股中间肌。股直肌起自髂前下棘，其余 3 个头均起自股骨，4 头合并向下移行为腱，包绕髌骨前面和两侧，向下续为髌韧带，止于胫骨粗隆。作用：伸膝关节，股直肌还可屈髋关节。

（2）内侧群：位于大腿内侧，共 5 块。由外向内有**耻骨肌** pectineus、**长收肌** adductor longus 和**股薄肌** gracilis。**短收肌** adductor brevis 在耻骨肌和长收肌深面，**大收肌** adductor magnus 在上述肌的深面。这一群肌均起自耻骨支和坐骨支，除股薄肌止于胫骨上端内侧，其余各肌都止于股骨粗线。大收肌下端有一腱与股骨之间形成**收肌腱裂孔**，有股血管通过。内侧群肌的作用：使髋关节内收。

（3）后群

1）**股二头肌** biceps femoris：位于股后部外侧，长头起自坐骨结节，短头起自股骨粗线，两头会合，以长腱止于腓骨头。

2）**半腱肌** semitendinosus：位于股后内侧，腱细长，约占肌的一半。起自坐骨结节，止于胫骨上端。

3）**半膜肌** semimembranosus：位于半腱肌深面，上部是扁薄的腱膜，起自坐骨结节，止于胫骨内侧髁。

后群肌的主要作用：屈膝关节，伸髋关节。

3. **小腿肌** 分前、后和外侧三群（图 1-1-91）。

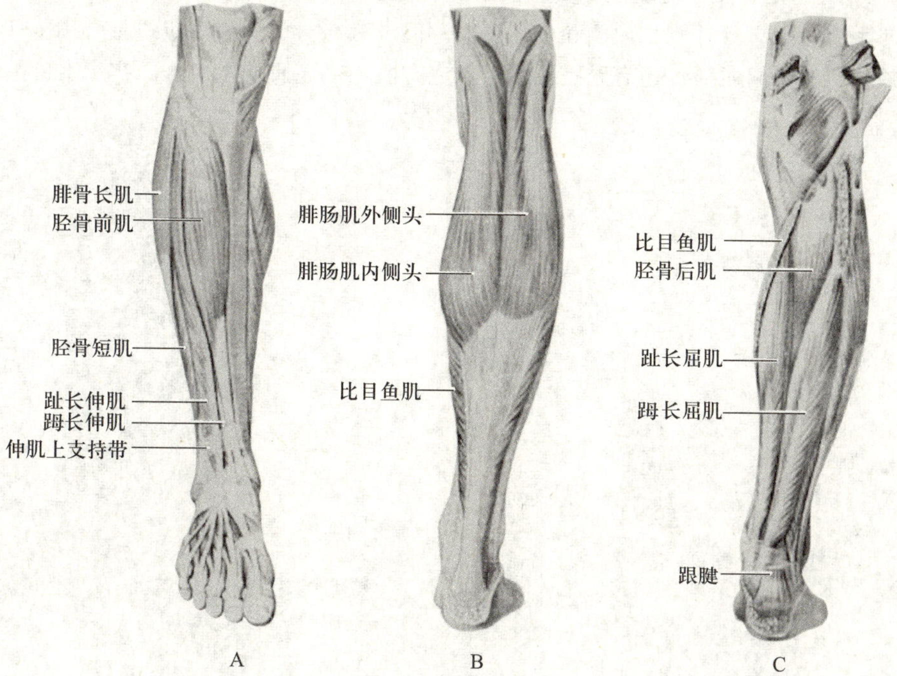

图 1-1-91 小腿肌

A. 前面；B. 后面浅层；C. 后面深层

（1）前群：位于小腿前面。从内侧向外侧依次为**胫骨前肌** tibialis anterior、**踇长伸肌** extensor hallucis longus 和**趾长伸肌** extensor digitorum longus。3 块肌均起自胫、腓骨上端和骨间膜，下行至足背，胫骨前肌止于内侧楔骨和第 1 跖骨底，踇长伸肌止于踇趾远节趾骨，趾长伸肌分成 4 条腱止于第 2~5 趾。胫骨前肌能使足背屈、内翻，其余两肌作用与名称一致，并能屈足背。

（2）外侧群：位于腓骨外侧，由浅入深依次为**腓骨长肌** peroneus longus 和**腓骨短肌**

peroneus brevis。两肌的腱经外踝后方至足底，长肌止于内侧楔骨和第1跖骨，短肌止于第5跖骨粗隆。作用：使足外翻和跖屈。此外，两肌对维持足弓起重要作用。

（3）后群：位于小腿后面，分浅、深两层。

1）浅层：有强大的**小腿三头肌** triceps surae，在小腿后方形成膨隆的外形，它由**腓肠肌** gastrocnemius 和**比目鱼肌** soleus 组成。腓肠肌以2个头分别起自股骨内、外侧髁，比目鱼肌在腓肠肌深面，起自胫、腓骨上端，两肌在小腿中部会合，向下移行为粗大的**跟腱** tendo calcaneus，止于跟骨结节。作用：使足跖屈，腓肠肌还能屈膝关节。站立位时，能固定踝关节和膝关节，防止身体前倾。

2）深层：由内侧向外侧依次为**趾长屈肌** flexor digitorum longus、**胫骨后肌** tibialis posterior 和**䠀长屈肌** flexor hallucis longus。它们均起自胫、腓骨后面和骨间膜，向下的肌腱经内踝后方行至足底。趾长屈肌腱分成4条止于第2~5趾，䠀长屈肌止于䠀趾。两肌的作用：使足跖屈和屈趾。胫骨后肌至足底后止于足舟骨和楔骨，作用是使足跖屈和内翻。

4. **足肌** 分为足背肌和足底肌。足背肌有具伸趾作用的䠀短伸肌和**趾短伸肌**。足底肌的配布和作用与手肌相似，分外侧、内侧和中间三群，但没有与对掌肌相对应的肌（图1-1-92）。中间群除足蚓状肌和骨间肌外，还有**趾短屈肌**和**足底方肌**。足底肌的主要作用在于维持足弓。

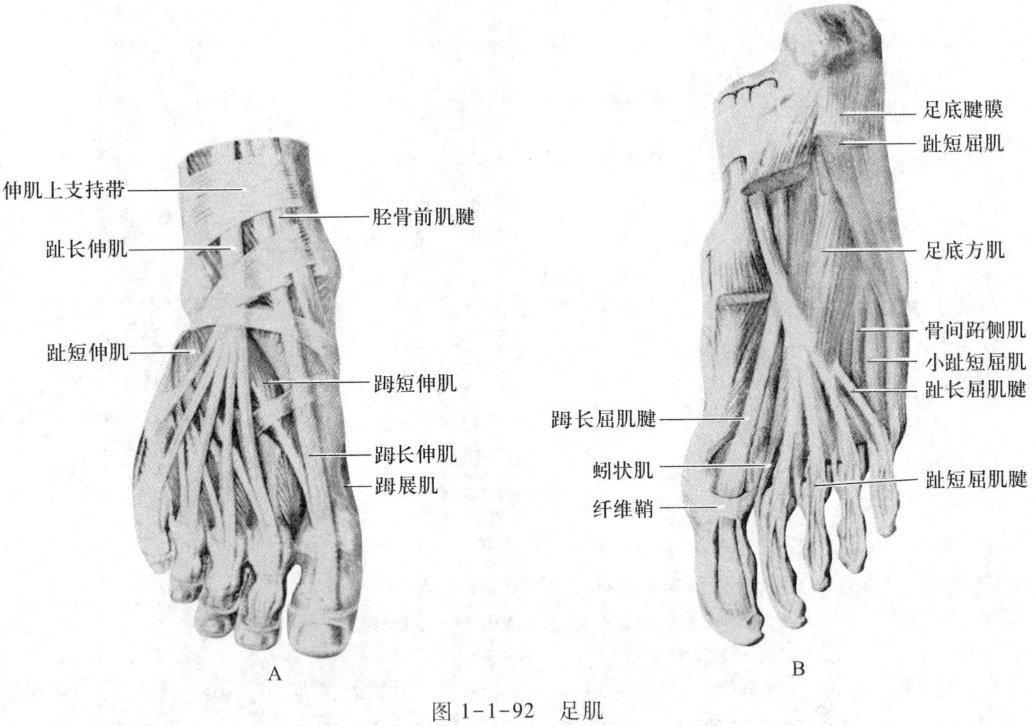

图1-1-92 足肌

A. 浅层；B. 深层

四肢的主要肌性标志有三角肌、肱二头肌、肱三头肌、肱桡肌、鱼际、小鱼际、臀大肌、股四头肌、股二头肌、小腿三头肌等。

5. **下肢筋膜** 大腿的深筋膜很发达，称**阔筋膜**，呈鞘状包绕大腿各肌。阔筋膜的外侧部分最厚，称**髂胫束**。在趾骨结节外下方约 3 cm 处，阔筋膜形成一卵圆形薄弱区，称**卵圆孔**（或**隐静脉孔**），有大隐静脉、淋巴管等穿行。小腿的深筋膜在踝关节附近增厚，形成伸肌和屈肌支持带，有约束肌腱的作用。小腿肌的肌腱在经过踝关节周围时，都有腱滑膜鞘包绕。足底深筋膜在足底中间部增厚，称**足底腱膜**，有增强足纵弓的作用。

（邓香群）

思考题

1. 试述骨的形态、结构、理化特性及其临床联系。
2. 试述椎骨的形态、各部椎骨的特点及其辨认方法。
3. 试述肩胛骨、肱骨、髋骨、股骨的主要结构及临床联系。
4. 试述男、女性骨盆的区别及临床意义。
5. 试述关节的基本结构及其与运动的关系。
6. 试述肩、肘、髋、膝关节的结构特点、运动及临床联系。
7. 左侧胸锁乳突肌损伤可出现哪些症状？为什么？
8. 参与呼吸的肌主要有哪些？各有何作用？
9. 试述腹前、外侧壁肌的位置、层次和形态结构。
10. 试述腹股沟管的结构及临床意义。
11. 参与肩关节屈、伸运动的肌有哪些？
12. 使肘关节屈、伸和前臂旋前、旋后的肌各有哪些？
13. 运动髋关节、膝关节的肌有哪些？

第二章　消化系统

重点内容提示

消化系统的组成及上、下消化道的概念；口腔的分部，口腔前庭、固有口腔及咽峡的概念；牙的形态，牙的萌出及换牙的时间和牙式；舌的形态，舌乳头及颏舌肌的功能；腮腺、舌下腺和下颌下腺的位置及腺管的开口部位；咽的分部及其交通；食管的分部，生理性狭窄的部位及其临床意义；胃的形态、位置及分部；小肠的分部，十二指肠的分部及其主要结构，空肠、回肠的主要区别；大肠的分部，盲肠、结肠的形态特征，回盲瓣、阑尾的位置及其根部的体表投影，结肠的分部，直肠、肛管的形态、位置、毗邻及其黏膜的结构特点；肝的形态、位置、毗邻及肝的上、下界体表投影；胆囊的位置、形态，胆囊底的体表投影，胆囊三角的概念及其临床意义；肝外胆道系统的组成，胆总管的位置及毗邻，胆汁的排出途径；胰的位置、分部及导管的开口部位。

消化系统 digestive system 由**消化管**和**消化腺**组成（图 1-2-1）。其主要功能是消化食物、吸收营养、排出食物残渣。口腔和咽还参与语言和呼吸活动。舌尚有味觉功能。

消化管 digestive canal 为中空性器官，包括口腔、咽、食管、胃、小肠（分为十二指肠、空肠和回肠）和大肠（分为盲肠、阑尾、结肠、直肠和肛管）。临床上通常将口腔至十二指肠这一段消化管称为**上消化道**，把空肠及其以下的消化管称为**下消化道**。

消化腺 alimentary gland 包括大消化腺和小消化腺两种。大消化腺有口腔腺（腮腺、舌下腺和下颌下腺）、肝和胰；小消化腺是位于消化管壁内的众多小腺体，如胃腺和肠腺等。其分泌液排入消化管腔内，对食物进行化学性消化。

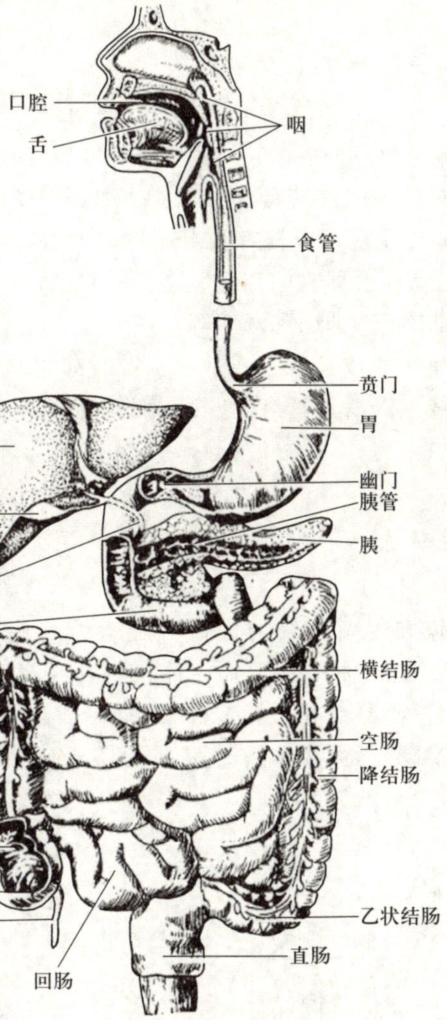

图 1-2-1　消化系统示意图

第一节　概　　述

一、内脏的概念

在解剖学上通常把消化、呼吸、泌尿、生殖四个系统的器官合称为**内脏** viscera。研究内脏各器官的位置和形态结构的科学称**内脏学** splanchnology。内脏包括众多器官，其中绝大部分位于胸腔、腹腔和盆腔内，借孔道直接或间接与外界相通，其主要功能是保障机体与外界进行物质交换，以供机体的新陈代谢和繁殖后代之需要。

二、内脏器官的一般形态和结构

内脏器官的形态不尽相同，根据其结构可分为实质性器官和中空性器官两大类。

1. **实质性器官** 多属腺体，具有分泌功能，如肝、胰等。此类器官的表面包有结缔组织被膜，并伸入其器官的实质内，分器官为若干叶、段和小叶等，如肝叶、肝段、肝小叶，肺叶、肺段和肺小叶等。实质性器官的神经、血管和淋巴管及导管等集中于一凹陷部位出入，该部位称为器官的门，如肝门、肺门和肾门等。

2. **中空性器官** 呈管状或囊状，内部有空腔，如胃、肠、喉、气管、膀胱、子宫等。其管壁一般由3~4层组成。以消化管为例，其管壁由内向外依次为黏膜、黏膜下层、肌层和外膜层四层。

三、胸、腹部的标志线和腹部的分区

消化、呼吸、泌尿和生殖系统的大部分器官位于胸腔、腹腔和盆腔内，其位置在正常情况下相对较固定，但因体型、性别、体位、呼吸运动和器官的功能状态不同等原因，器官的位置和形态有一定的变化幅度。为了便于描述各器官的位置、毗邻和体表投影，供临床检查、诊断之需要，通常在胸、腹部的体表确定若干标志线和分区（图1-2-2，图1-2-3）。

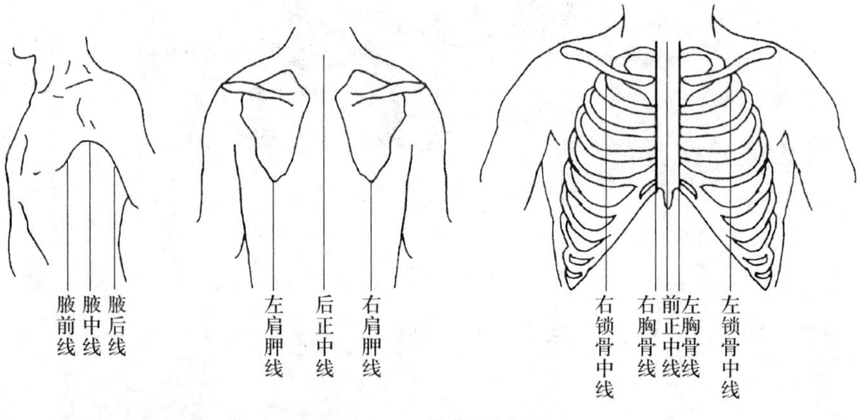

图1-2-2 胸部标志线

（一）胸部的标志线

1. **前正中线** 沿胸壁前面正中所作的垂线。
2. **胸骨线** 沿胸骨外侧缘所作的垂线。
3. **锁骨中线** 经锁骨中点所作的垂线。在男性，相当于经乳头所作的垂线。
4. **胸骨旁线** 经胸骨线与锁骨中线之间的中点所作的垂线。
5. **腋前线** 经腋前襞所作的垂线。

6. **腋后线**　经腋后襞所作的垂线。

7. **腋中线**　经腋前、后线的中点所作的垂线。

8. **肩胛线**　经肩胛骨下角所作的垂线。

9. **后正中线**　沿身体后面正中所作的垂线。

（二）腹部的标志线和分区

在腹部的前面通常采用两条横线和两条垂线将腹部分成9个区。上横线是两肋弓最低点（第10肋的最低点）之间的连线，下横线是两髂结节之间的连线；两垂线分别是通过两侧腹股沟韧带中点所作的垂线。

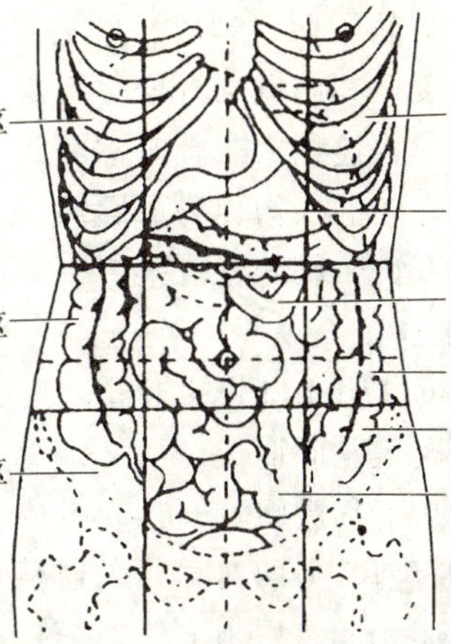

图 1-2-3　腹部标志线与分区

上述两横线与两垂线将腹部分为9个区，分别是**左季肋区**、**腹上区**、**右季肋区**、**左腹外侧区（左腰区）**、**脐区**、**右腹外侧区（右腰区）**、**左腹股沟区（左髂区）**、**腹下区（耻区）**、**右腹股沟区（右髂区）**。

在临床上也常用简便方法，即通过脐作一水平线和一垂线，将腹部分为**左上腹部**、**右上腹部**、**左下腹部**和**右下腹部**4个区。

第二节　消化管

一、口腔

口腔 oral cavity 是消化管的起始部，前借口裂通外界，向后经咽峡与咽相续，其前壁为上、下唇，侧壁为颊，上壁为腭，下壁为口腔底。口腔内有牙、舌等器官（图 1-2-4）。口腔以上、下牙弓（包括牙槽突、牙列和牙龈）分为前外侧部的**口腔前庭** oral vestibule 和后内侧部的**固有口腔** oval cavity proper 两部分。前者为上、下唇和颊与上、下牙弓和牙龈之间的狭窄间隙，后者为舌所在的空间。当上、下颌的牙列咬合时，口腔前庭与固有口腔之间可借第三磨牙后方的间隙相通。临床上当病人牙关紧闭时，可借此通道置开口器或插管，以注入药物和营养物质或避免对舌的咬伤。

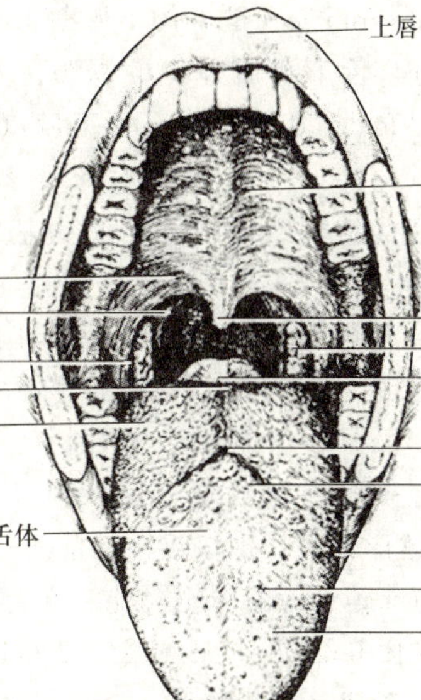

图 1-2-4　口腔及咽峡

（一）唇与颊

口唇 oral lips 和**颊** cheek 由皮肤、皮下组

织、肌（口轮匝肌、颊肌）和黏膜构成。口唇构成口腔的前壁，分为**上、下唇**。两唇之间的裂隙称**口裂**，其两侧结合处称**口角**。上唇的外面正中线上有一纵行浅沟，称为**人中**，是人类特有的结构，昏迷病人急救时常在此处进行针刺或指压刺激，使病人苏醒。颊构成口腔的侧壁。颊与上唇之间的浅沟称为**鼻唇沟**，为颊与上唇之间的分界线。在上颌第二磨牙相对的颊黏膜上有腮腺管开口于**腮腺管乳头**。

（二）腭

腭 palate 构成口腔的上壁，其前 2/3 为**硬腭** hard palate，主要以上颌骨的腭突和腭骨水平板为基础覆盖黏膜而成，后 1/3 为**软腭** soft palate，主要由骨骼肌和黏膜构成。软腭前接硬腭，后部斜向后下称**腭帆** palatine velum。腭帆后缘游离，中央有一向下的突起，称**腭垂** uvula。腭垂的两侧有前、后两对弓形的黏膜皱襞，分别连于舌根和咽的侧壁，前方的一对称为**腭舌弓** palatoglossal arch，后方的一对称**腭咽弓** palatopharyngeal arch。两弓之间的窝称**扁桃体窝** tonsillar fossa，容纳**腭扁桃体** palatine tonsil。腭垂、两侧的腭舌弓与舌根共同围成**咽峡** isthmus of fauces，是口腔与咽的分界线（图 1-2-4）。

（三）舌

舌 tongue 位于口腔底，为表面被覆黏膜的肌性器官，具有协助咀嚼、吞咽、感受味觉和辅助发音的功能。

1. **舌的形态** 舌分为上、下两面。上面称**舌背**，其后部以呈“人”字形的**界沟** terminal sulcus 分为前 2/3 的**舌体** body of tongue 和后 1/3 的**舌根** root of tongue，舌体的前端称**舌尖** apex of tongue。舌的下面光滑，在其正中线上有一连于口腔底的黏膜皱襞，称**舌系带** lingual frenulum，其根部的两侧各有一小圆形黏膜隆起，称**舌下阜** sublingual caruncle，是下颌下腺管和舌下腺大管的开口处。舌下阜后外侧的黏膜隆起称**舌下襞** sublingual fold，其深面埋有**舌下腺**（图 1-2-5，图 1-2-6）。

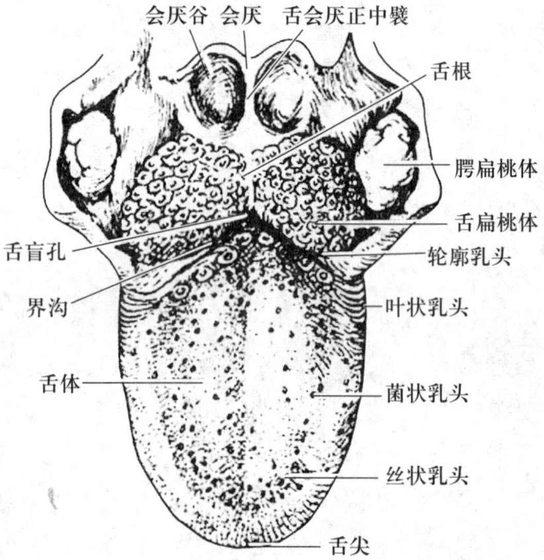

图 1-2-5 舌的背面

2. **舌的结构** 舌以骨骼肌为基础，表面被覆黏膜而构成。

（1）舌黏膜：舌的黏膜呈淡红色，舌背和舌两侧的黏膜上有许多小突起，称**舌乳头** lingual papillae。根据形态与功能的不同，舌乳头分为 4 种：**丝状乳头** filiform papillae 数量最多，呈白色，具有一般感觉功能；**菌状乳头** fungiform papillae 呈钝圆形，鲜红色；**轮廓乳头** vallate papillae 体形最大，排在界沟的前方；**叶状乳头** foliate papillae 在人类为退化的结构。后 3 种乳头中含有味蕾，具有味觉功能。在舌根的黏膜内有许多由淋巴组织构成的大、小不等的结节，称**舌扁桃体** lingual tonsil（图 1-2-5）。

（2）舌肌：为骨骼肌，分**舌内肌**和**舌外肌**两种（图 1-2-7）。舌内肌是指舌本身的肌，起止均在舌内，收缩时改变舌的形状；舌外肌起于舌外，止于舌内，收缩时改变舌的位置。舌外

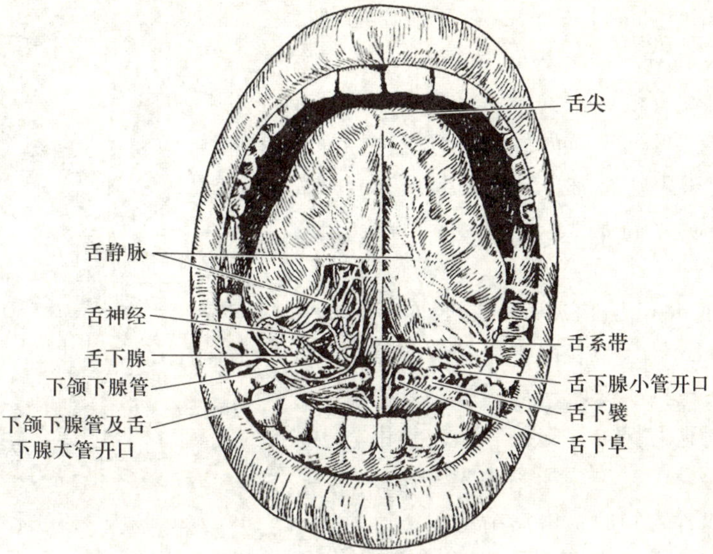

图 1-2-6　舌的下面

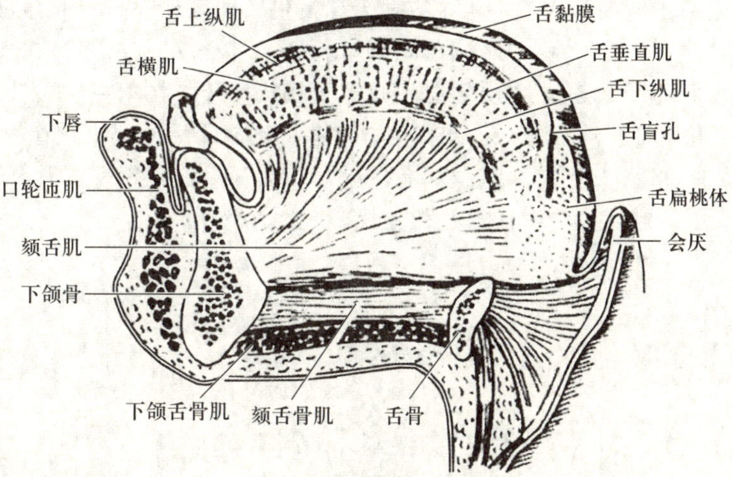

图 1-2-7　舌的矢状面

肌中最有临床意义的是**颏舌肌** genioglossus，该肌起自下颌体内面中线的两侧，肌纤维呈扇形止于舌。双侧颏舌肌同时收缩拉舌向前下方（伸舌），单侧收缩时可使舌伸向对侧。当一侧颏舌肌瘫痪时，舌尖偏向瘫痪侧。

（四）牙

牙 teeth 嵌于上、下颌骨的牙槽内，是人体最坚硬的器官，具有咬切、撕裂、研磨食物和辅助发音等功能。

1. 牙的形态与结构　牙分为**牙冠、牙颈、牙根**三部分（图 1-2-8）。暴露于口腔内的称**牙冠** crown of tooth，色白而光泽；嵌于牙槽内的称**牙根** root of tooth；介于牙冠与牙根之间被牙龈包绕的部分称为**牙颈** neck of tooth。

牙的内腔称**牙腔** dental cavity，在牙冠内的部分称**牙冠腔** pulp chamber，在牙根内的部分称**牙根管** root canal，牙根尖端有**根尖孔**，牙的血管、淋巴管和神经由此出入牙腔，并与牙腔内的结缔组织合称为**牙髓** dental pulp。由于牙髓周围是坚硬的牙质，当牙髓发炎时，牙腔内压力增高而压迫其神经，可产生剧烈的疼痛。

牙主要由**牙质** dentine 构成，牙冠表面有一层白色光泽的**釉质** enamel，牙根表面有**牙骨质** cement，并借牙周膜固定于牙槽内。**牙龈、牙周膜、牙槽骨**共同构成**牙周组织**，对牙有保护、支持和固定作用。牙龈是富含血管的口腔黏膜，包被牙颈和牙槽骨；牙周膜是连于牙根与牙槽骨之间的致密结缔组织，使牙根固定于牙槽内。老年人由于牙龈和骨膜血管萎缩退化，营养降低，牙根及牙周组织萎缩，牙逐渐松动脱落。恒牙脱落后，局部牙槽骨被吸收而萎缩。

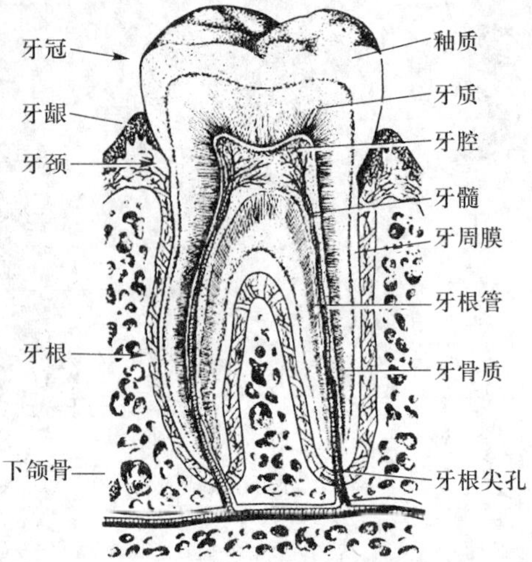

图 1-2-8　牙的结构

2. **牙的名称及萌出时间**　人的一生中有两套牙发生，即**乳牙** deciduous teeth 和**恒牙** permanent teeth。人出生后，一般在 6 个月左右开始萌出乳牙，3 岁左右出齐，共 20 个。乳牙分**乳切牙、乳尖牙**和**乳磨牙**。6 岁左右乳牙开始脱落，更换成**恒牙**，在 12~14 岁出齐。恒牙分为**切牙、尖牙、前磨牙**和**磨牙**。第三磨牙萌出较晚，有些人到成年后才萌出，称为**迟牙**，甚至终生不萌出。成人恒牙有 28~32 个。切牙、尖牙只有一个牙根，前磨牙一般只有一个牙根，上颌磨牙有 3 个牙根，下颌磨牙有 2 个牙根（图 1-2-9）。

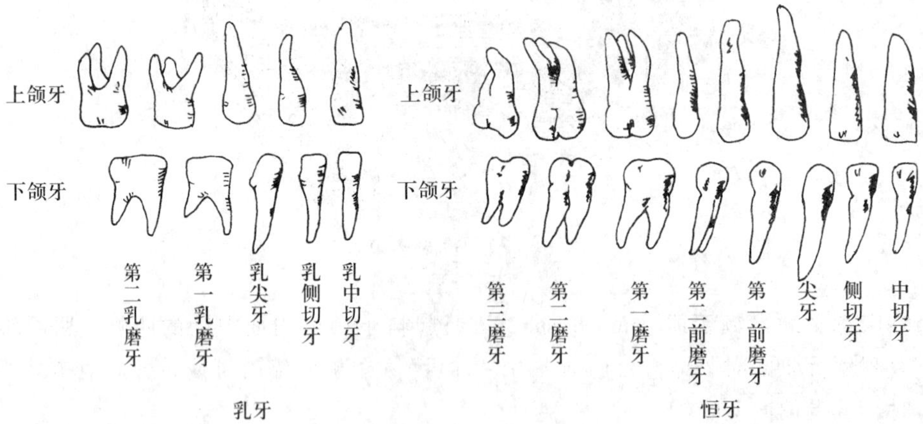

图 1-2-9　牙

3. **牙的排列与牙式**　牙呈对称性排列。临床上为了记录牙的位置，以被检查的方位为准，用“+”记号记录牙的排列形式，即**牙式**。用罗马数字 Ⅰ ~ Ⅴ 表示乳牙，用阿拉伯数字 1~8 表示恒牙。例如，“⌊Ⅳ”表示左上颌第 1 乳磨牙，“5⌉”表示右下颌第 2 前磨牙。具体表示如下：

乳牙：	右	上颌	Ⅴ	Ⅳ	Ⅲ	Ⅱ	Ⅰ	Ⅰ	Ⅱ	Ⅲ	Ⅳ	Ⅴ	上颌	左
		下颌	Ⅴ	Ⅳ	Ⅲ	Ⅱ	Ⅰ	Ⅰ	Ⅱ	Ⅲ	Ⅳ	Ⅴ	下颌	
			第二乳磨牙	第一乳磨牙	乳尖牙	乳侧切牙	乳中切牙							

恒牙：	右	上颌	8	7	6	5	4	3	2	1	1	2	3	4	5	6	7	8	上颌	左
		下颌	8	7	6	5	4	3	2	1	1	2	3	4	5	6	7	8	下颌	
			第三磨牙	第二磨牙	第一磨牙	第二前磨牙	第一前磨牙	尖牙	侧切牙	中切牙										

（五）口腔腺

口腔腺 oral glands 又称**唾液腺** salivary gland，是开口于口腔内各种腺体的总称。口腔腺分为大、小唾液腺两种，能分泌唾液，有消化食物、湿润口腔、清洁口腔的功能。小唾液腺包括唇腺、颊腺等，大唾液腺包括腮腺、下颌下腺和舌下腺 3 对（图 1-2-10）。

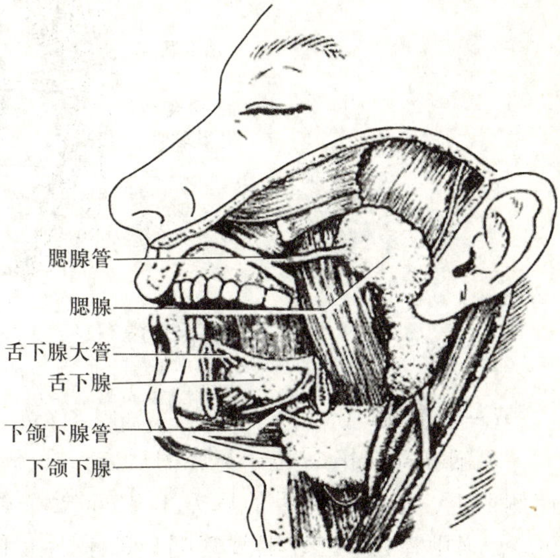

图 1-2-10 大唾液腺

1. **腮腺** parotid gland 为最大的一对口腔腺，整体略呈三角楔形，居外耳道的前下方、咬肌后缘与下颌后窝内。**腮腺管** parotid duct 发自腮腺的前缘，在颧弓下方一横指处向前越过咬肌表面，穿颊肌开口于与上颌第二磨牙牙冠相对的颊黏膜上。

2. **下颌下腺** submandibular gland 呈卵圆形，位于下颌骨下缘与二腹肌前、后腹围成的下颌下三角内，其腺管开口于**舌下阜**。

3. **舌下腺** sublingual gland 位于口腔底舌下襞的深面。其腺管分大、小导管两种，一条大导管与下颌下腺管共同开口于舌下阜，多条小导管直接开口于舌下襞表面。

二、咽

咽 pharynx 是消化道与呼吸道的共同通道，呈前后略扁的漏斗形肌性管道，位于第 1~6 颈椎前方，上附于颅底，下至第 6 颈椎体下缘续于食管，全长约 12 cm。咽的前壁不完整，自上而下分别与鼻腔、口腔和喉腔相通。因此，咽以软腭后缘和会厌上缘为界，自上而下分为鼻咽、口咽和喉咽 3 部分（图 1-2-11）。

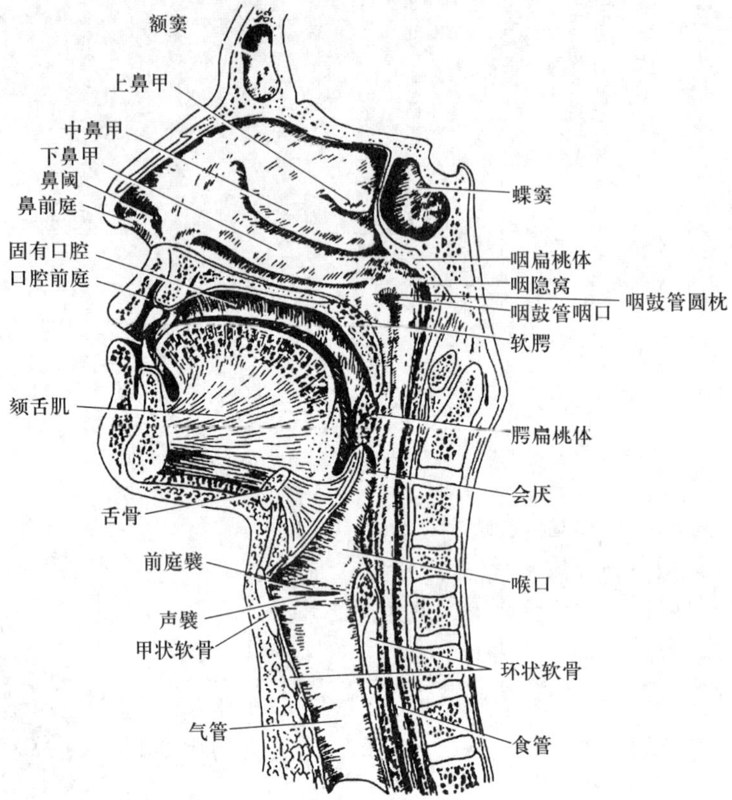

图 1-2-11 头颈部正中矢状切面

（一）鼻咽

鼻咽 nasopharynx 位于鼻腔的后方，介于软腭与颅底之间，向前经鼻后孔通鼻腔。在其两侧壁上，正对下鼻甲的后方 1.0 cm 处，各有一**咽鼓管咽口** pharyngeal opening of auditory tube，通中耳鼓室。在咽鼓管咽口的前、上和后方有一弧形的隆起，称为**咽鼓管圆枕** tubal torus，是临床检查寻找咽鼓管咽口的标志。咽鼓管圆枕的后方与咽后壁之间的纵行深窝称为**咽隐窝** pharyngeal recess，是鼻咽癌好发的部位。在咽后壁上部的黏膜内有丰富的淋巴组织，称为**咽扁桃体** pharyngeal tonsil，幼儿时期较发达，6~7 岁时开始萎缩，10 岁以后则完全退化。

（二）口咽

口咽 oropharynx 位于会厌上缘与软腭之间，向前经咽峡通口腔。口咽的前壁经咽峡邻舌根的后部，此处有一纵行黏膜皱襞与会厌相连，称**舌会厌外侧襞** lateral glossoepiglottic fold，是异物易滞留之处。**舌会厌正中襞** median glossoepiglottic fold 位于口咽后壁中央，该襞两侧各有一凹陷，称**会厌谷** epiglottic vallecula。

在口咽的外侧壁腭舌弓与腭咽弓之间的腭扁桃体窝内容纳**腭扁桃体** palatine tonsil。它是咽部最大的淋巴组织，呈扁卵圆形，除内侧面外，均包有扁桃体囊。内侧面被有被覆上皮，并陷入扁桃体实质内，形成深浅不一的**扁桃体隐窝** tonsillar crypts，窝内易存留和繁殖细菌，使其成为感染灶。

腭扁桃体、咽扁桃体、舌扁桃体在鼻腔和口腔通咽处共同形成一个淋巴环，称**咽淋巴环** lymphatics of pharynx，具有重要的防御功能。

（三）喉咽

喉咽 laryngopharynx 位于喉的后方，介于会厌上缘与环状软骨下缘平面之间，向下续于食管，向前借喉口通喉腔。在喉口的两侧各有一深窝，称**梨状隐窝** piriform recess（图 1-2-12）。

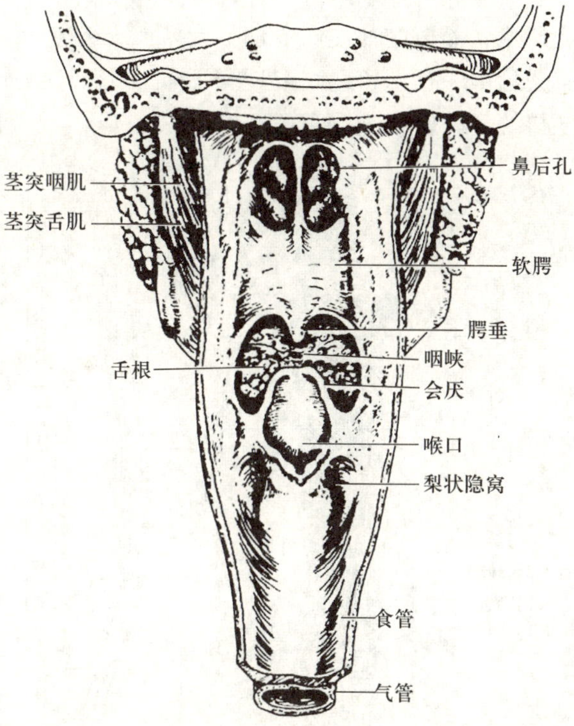

图 1-2-12 咽腔（后面）

咽食管憩室

咽食管憩室是其管壁向外突出所形成的囊袋状结构。根据其结构的不同，可分为假性憩室和真性憩室。若憩室壁仅由黏膜和黏膜下层组成，则为假性憩室，当管道蠕动时，内镜检查可见黏膜皱襞及憩室的囊袋消失；若憩室管壁由黏膜、黏膜下层和肌层构成，则为真性憩室。根据产生的机制不同，可将憩室分为牵拉性憩室和内压性憩室两种。前者是由于管壁固定于发炎结构而被牵拉所致；后者则因管壁肌层有先天性或后天性的薄弱区，当吞咽时管腔内压力增高而从薄弱区向外膨出。内压性憩室多发生在咽与食管交界处。根据其膨出的位置可分为咽后壁憩室和咽侧壁憩室。

三、食管

（一）食管的位置与分部

食管 esophagus 为一前后略扁的肌性管道，上端在第 6 颈椎体下缘水平续咽，下行穿膈食管裂孔，下端在腹腔内第 11 胸椎体左侧与胃的贲门相连，全长约 25 cm。整个食管均贴近脊柱的前方下行，自上而下其前方分别与气管、左主支气管、心包相邻。按其行程可分为颈部、胸部和腹部 3 部（图 1-2-13）。**食管颈部**长约 5 cm，上自第 6 颈椎体下缘接咽，下至胸骨颈静脉切迹水平；**食管胸部**长约 18 cm，自颈静脉切迹至膈的食管裂孔处；**食管腹部**最短，长1~2 cm，自膈食管裂孔处至胃的贲门处。

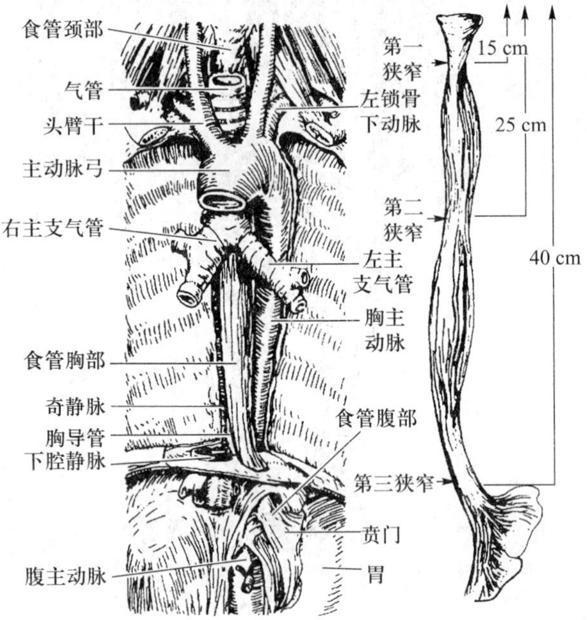

图 1-2-13 食管的位置及三个狭窄

（二）食管的狭窄

食管由于本身的结构特点和邻近器官的影响，全长有 3 个生理性狭窄（图 1-2-13）。第一狭窄（又称颈狭窄）位于食管的起始处，距中切牙约 15 cm；第二狭窄（又称支气管狭窄）位于左主支气管后方与之交叉处，相当于第 4、5 胸椎之间的椎间盘水平，距中切牙约 25 cm；第三狭窄（又称膈狭窄）位于食管穿膈食管裂孔处，相当于第 10 胸椎水平，距中切牙约 40 cm。食管的三个狭窄是异物易滞留和肿瘤的好发部位。临床上进行食管内插管时要注意其狭窄，防止损伤食管壁。

四、胃

胃 stomach 是消化管最膨大的部分，上接食管，下续十二指肠，具有容纳食物、初步消化食物和吸收水分及小分子物质等功能。其形状可随胃内容物的多少、体位、体型和年龄等情况不同而有差异。成人胃的一般容量约为 1 500 ml，新生儿胃的容量约为 50 ml。

（一）胃的形态与分部

1. **胃的形态** 胃有两壁、两缘和两口。两壁为朝向前上方的胃前壁和朝向后下方的胃后壁。两缘为上、下缘。上缘凹向右上方，称**胃小弯** lesser curvature of stomach，其最低点弯曲成角，称**角切迹** angular incisure，是胃体部与幽门部在胃小弯的分界标志；下缘凸向左下方，称**胃大弯** greater curvature of stomach。胃的入口称**贲门** cardia，接食管；出口称**幽门** pylorus，通十二指肠（图 1-2-14）。在活体，幽门前方可见**幽门前静脉**，是手术中识别幽门的标志。

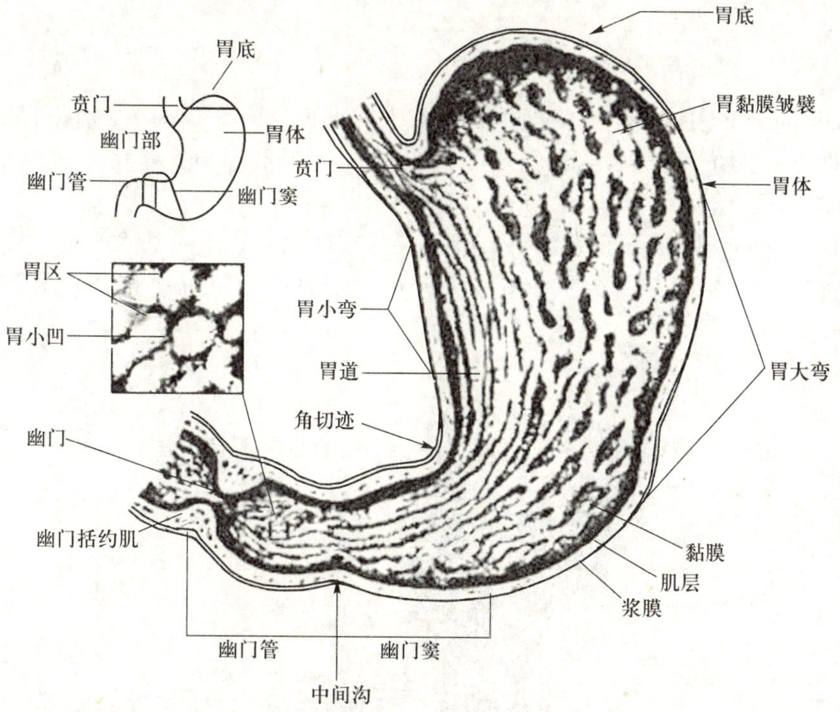

图 1-2-14 胃的形态、分部及胃壁的结构

2. **胃的分部** 胃可分为**贲门部** cardiac part、**胃底** fundus of stomach、**胃体** body of stomach 和**幽门部** pyloric part 四部分。贲门部是指贲门附近的部分，它与胃体和胃底的分界不明显；胃底部位于贲门左上方，即高出贲门平面以上的部分；胃体居胃的中部；角切迹至幽门的部分称幽门部（临床上又称为胃窦）。幽门部在胃大弯侧有一称为**中间沟**的浅沟，以此沟为界，将幽门部分为右侧的**幽门管** pyloric canal 和左侧的**幽门窦** pyloric antrum 两部分。胃小弯近幽门部是溃疡病和肿瘤的好发部位。

（二）胃的位置与毗邻

胃的位置常因体位、体型和胃的紧张度及充盈度不同而有较大的变化。一般情况下，中等充盈程度的胃大部分居左季肋区，小部分居腹上区。贲门位于第 11 胸椎体的左侧，幽门位于第1腰椎体的右侧。胃前壁的右侧部被肝左叶掩盖，左侧部与膈相邻，其中间部与腹前壁相贴，是临床上触诊胃的部位。胃后壁与左肾、左肾上腺、胰、脾等相邻。

（三）胃壁的结构

胃壁有四层结构，其中肌层发达，由内斜行、中环行和外纵行三层平滑肌组成。在幽门处环行肌增厚，形成**幽门括约肌** pyloric sphincter，有控制胃内容物的排空和防止肠内容物反流入胃的作用。在婴幼儿，若幽门括约肌肥厚，则可造成**先天性幽门梗阻**。活体胃黏膜柔软，血供丰富，呈橘红色，胃空虚时形成众多的黏膜皱襞，在胃小弯处常见有4~5条较恒定的纵行皱襞。在幽门处，胃幽门括约肌表面的胃黏膜突入管腔内形成环行皱襞，称**幽门瓣** pyloric valve（图1-2-14）。

五、小肠

小肠 small intestine 上接幽门，下连盲肠。成人的小肠全长5~7 m，是消化管最长的一段，是消化和吸收的主要场所。小肠全长可分为十二指肠、空肠和回肠三部分。

（一）十二指肠

十二指肠 duodenum 为小肠的起始部，介于胃与空肠之间，全长约25 cm，大部分紧贴腹后壁，位置较深，呈"C"字形，从右侧包绕胰头，全长可分为上部、降部、水平部和升部四部分（图1-2-15）。

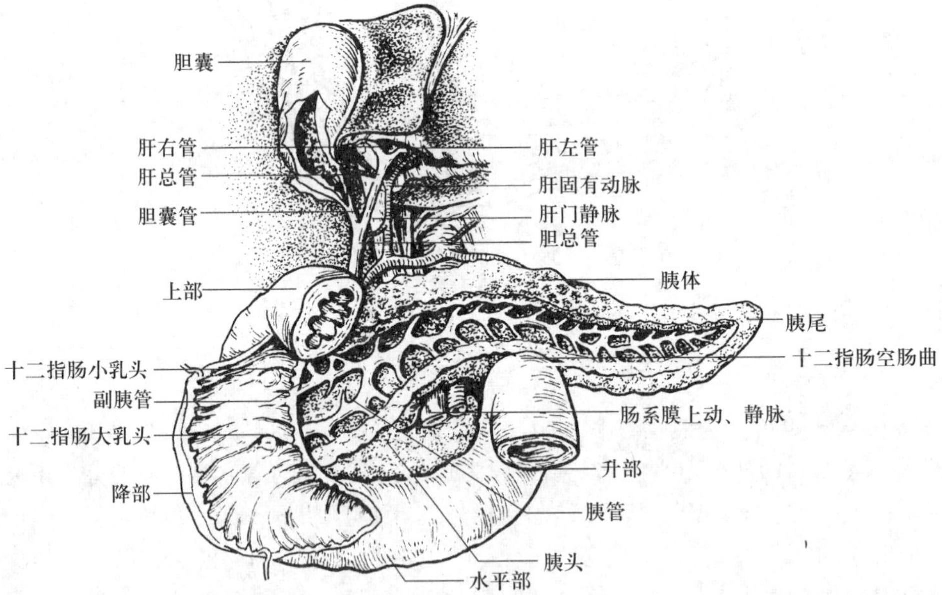

图1-2-15 十二指肠和胰

1. **上部** superior part 长约5 cm，在第1腰椎体的右侧起自胃的幽门，走向右后方至肝门下方急转向下移行为十二指肠降部，转折处称**十二指肠上曲**。上部与幽门相接约2.5 cm的一段肠管管壁较薄，黏膜面较光滑，又称**十二指肠球**，是十二指肠溃疡的好发部位。

2. **降部** descending part　沿第1～3腰椎右侧下降，至第3腰椎体水平转向左侧移行为水平部，转折处称**十二指肠下曲**。降部的后内侧壁上有一纵行黏膜皱襞，称**十二指肠纵襞** longitudinal fold of duodenum，其下端有**十二指肠大乳头** major duodenal papilla，是胆总管和胰管的共同开口处，距中切牙约75 cm，可作为临床上插放十二指肠引流管深度的参考值。在十二指肠大乳头的上方，有时可见**十二指肠小乳头**，是副胰管的开口处。

3. **水平部** horizontal part　又称**下部**，在第3腰椎水平横过下腔静脉和腹主动脉的前面，向左移行为升部，全长约10 cm。水平部的前方有肠系膜上动、静脉跨过。由于此部介于肠系膜与腹主动脉的夹角处，当肠系膜上动脉起点过低时，可压迫其水平部而引起十二指肠腔淤滞、扩大甚至梗阻，称肠系膜上动脉压迫综合征（Wilkie综合征）。

4. **升部** ascending part　长2～3 cm，自第3腰椎左侧斜向左上至第2腰椎左侧急转向前下方，形成**十二指肠空肠曲** duodenojejunal flexure，移行为空肠。十二指肠空肠曲的后上壁被**十二指肠悬肌** suspensory muscle of duodenum 固定于腹后壁。十二指肠悬肌由肌纤维和结缔组织构成，表面被有腹膜，临床上又称Treitz韧带，是手术中确认空肠起始部的重要标志。

（二）空肠与回肠

空肠 jejunum 和**回肠** ileum 迂回盘曲成肠襻，位于结肠形成的方框内，并借腹膜形成的小肠系膜连于腹后壁，故又称系膜小肠，其活动度较大。肠管与系膜相连的缘称**系膜缘**，系膜缘处的肠壁与两层腹膜围成**系膜三角**，此处肠壁无浆膜，不易愈合，小肠切除吻合时应妥善缝合，以免形成肠瘘和感染扩散。

空肠起自十二指肠空肠曲，占空、回肠全长近端的2/5，回肠约占全长的3/5，两者之间无明显的界限，回肠末端续于盲肠。约有2%的人在回肠末端距回盲瓣1 m的范围内，其肠壁上可见一囊状突起，称**梅克尔（Meckel）憩室**，是胚胎时期卵黄蒂未完全消失的遗迹，发炎时易误诊为阑尾炎。空、回肠的比较见图1-2-16及表1-2-1。

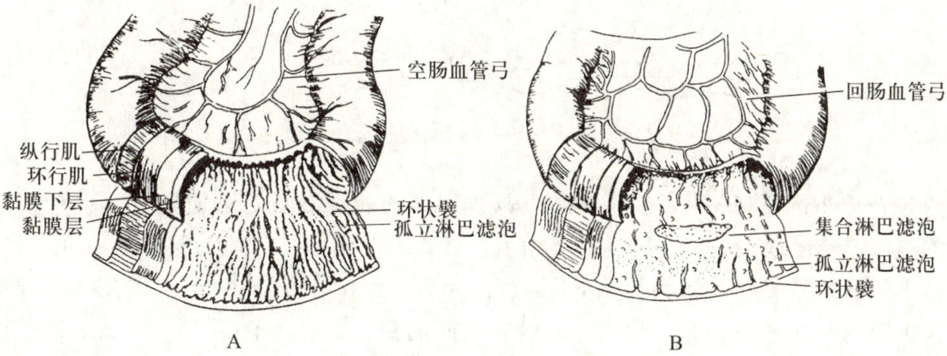

图1-2-16　空、回肠比较

A. 空肠；B. 回肠

表 1-2-1 空、回肠比较

项目	空肠	回肠
位置	腹腔的左上部	腹腔的右下部
长度	占空、回肠近端的 2/5	占空、回肠远端的 3/5
管壁	较厚	较薄
管径	较粗大	较细小
环状皱襞	高而密	低而稀疏
淋巴小结	孤立淋巴滤泡	集合淋巴滤泡
血管	较丰富	较稀少
颜色	呈粉红色	呈淡红色

六、大肠

大肠 large intestine 长约 1.5 m，在空、回肠周围形成一方框，可分为**盲肠**、**阑尾**、**结肠**、**直肠**和**肛管**五部分。大肠的主要功能是吸收水分、分泌黏液和形成粪便。

除阑尾、直肠和肛管外，在盲肠与结肠的表面具有三种特征性结构，即**结肠带**、**结肠袋**和**肠脂垂**。这些特征是肉眼鉴别结肠与小肠的标志（图 1-2-17）。

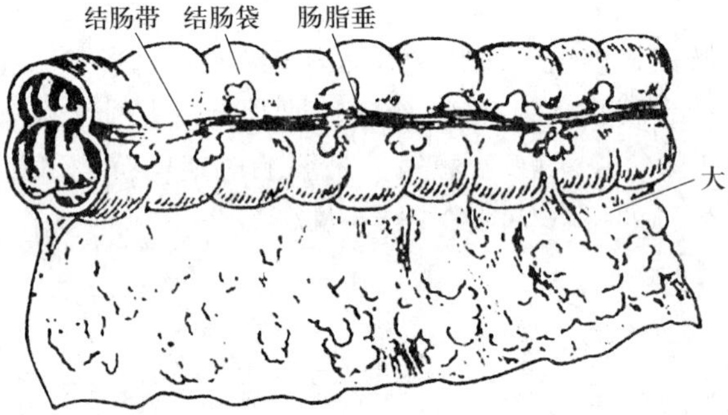

图 1-2-17 结肠的特征

结肠带 colic bands 有 3 条，由肠壁纵行肌增厚而形成，沿肠的纵轴排列。3 条结肠带汇集于阑尾的根部。**结肠袋** haustra of colon 是由于结肠带较肠管短，致使肠管壁形成众多由横沟间隔向外膨出的囊袋状突起。**肠脂垂** epiploic appendices 是沿结肠带两侧分布的众多脂肪组织形成的浆膜小突起。在结肠腔面，相当于结肠袋之间的横沟处，环行肌增厚使黏膜向腔内突起，形成**结肠半月襞** semilunar folds of colon。

（一）盲肠

盲肠 cecum 是大肠的起始部，呈囊状居右髂窝内，长 6~8 cm。其左侧连回肠，向上续为升结肠。回肠末端开口于盲肠内侧壁，在开口处形成上、下两片半月形的黏膜皱襞，称**回盲瓣** ileocecal valve。此瓣可控制回肠内容物进入盲肠的速度，也可防止大肠内容物反流入小肠。在回盲瓣下方约 2 cm 处有阑尾的开口（图 1-2-18A）。

（二）阑尾

阑尾 vermiform appendix 是连于盲肠后内侧壁上的一蚓状盲管状结构，长 6~8 cm。阑尾的末端游离，其位置变化较大（图 1-2-18B）。据国人资料统计，以回肠后位和盲肠下位多见，盆位次之。阑尾根部的位置较恒定，在三条结肠带的汇集处（沿结肠带向下追踪是寻找阑尾的可靠方法），其根部的体表投影在右髂前上棘与脐连线的中、外 1/3 交点处，此处称**麦氏点** McBurney。当急性阑尾炎时，此处压痛最明显。

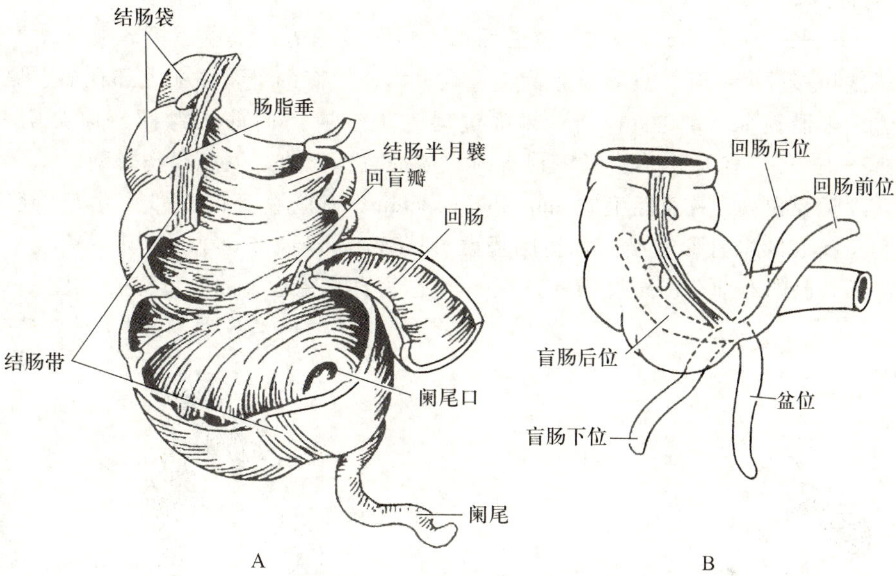

图 1-2-18 盲肠与阑尾

A. 阑尾开口部位；B. 阑尾位置的变化

阑尾代尿道治疗尿道狭窄

以阑尾代尿道是利用显微外科技术治疗尿道狭窄的新方法。由于阑尾各层结构与尿道近似，其内径平均 6.0 mm，有完整的黏膜及环、纵行肌，并且在阑尾根部的环行肌较厚，有类似括约肌的功能，移植后由于吻合口狭窄而导致尿路再度狭窄等不良现象比用大隐静脉、膀胱黏膜或浆膜等材料少见。通过带蒂移植，成活率高。

（三）结肠

结肠 colon 是介于盲肠与直肠之间的一段大肠，整体呈方框状，包绕在空、回肠的周围，可分为升结肠、横结肠、降结肠和乙状结肠四部分。

1. **升结肠** ascending colon 自右髂窝起于盲肠，沿右腹外侧区上升，至肝右叶下方转向左形成**结肠右曲（肝曲）** right colic flexure 移行为横结肠。

2. **横结肠** transverse colon 自结肠右曲向左横行至左季肋区，于脾的下方形成**结肠左曲**

（**脾曲**）left colic flexure 移行为降结肠。横结肠被腹膜完全包被，并借其系膜连于腹后壁，活动度较大，常下垂成弓形，最低点有时可达脐平面。

3. **降结肠** decending colon 自左季肋区续于结肠左曲，沿左腹外侧区下降，至左髂嵴水平续于乙状结肠。

4. **乙状结肠** sigmoid colon 自左髂嵴水平续于降结肠，呈“乙”字形弯曲，至第3骶椎平面移行为直肠。乙状结肠借其系膜连于左髂窝和骨盆侧壁，活动度较大，老年人易引起肠扭转。

（四）直肠

直肠 rectum 长10～14 cm，位居于盆腔后部，骶骨的前方，上端平第3骶椎水平接乙状结肠，向下穿盆膈移行为肛管。直肠并非笔直，在矢状面上有两个弯曲：上部在骶、尾骨前面下降，凸向后，称**骶曲** sacral flexure；下部绕过尾骨尖形成凸向前的弯曲，称**会阴曲** perineal flexure（图1-2-19）。临床上作直肠镜检查时，应注意其弯曲，以免损伤肠壁。

直肠下段肠腔膨大，称**直肠壶腹** ampulla of rectum，其肠腔面有2～3个由环行肌和黏膜共同形成的突向肠腔的半月形皱襞，称**直肠横襞** transverse folds of rectum。其中位置最恒定、最大的一个位于直肠的右前壁，距肛门约7 cm，可作为直肠镜检查的定位标志（图1-2-20）。

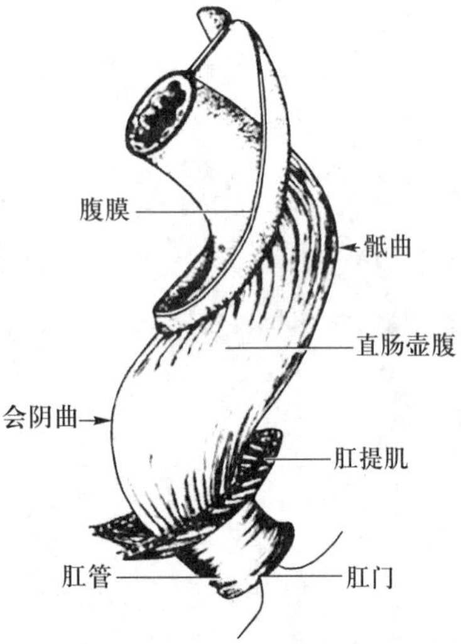

图1-2-19 直肠与肛管外形

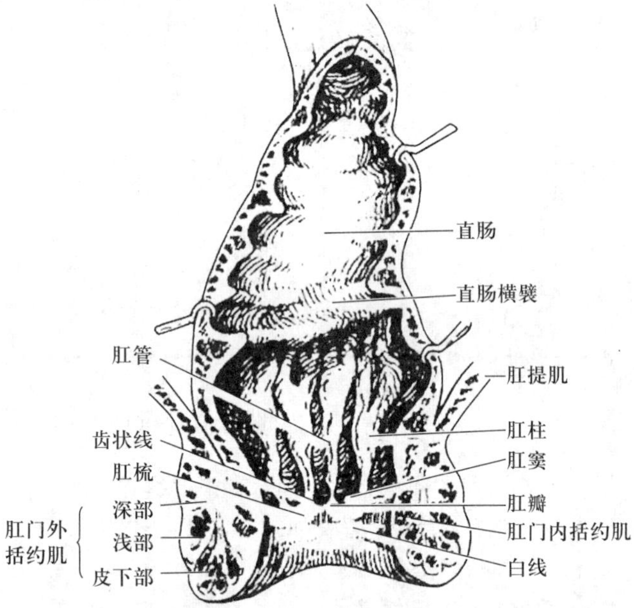

图1-2-20 直肠与肛管（内面）

（五）肛管

肛管 anal canal 为盆膈以下的消化管，上续直肠，下终于**肛门** anus，长3～4 cm（图1-2-20）。肛管内面的黏膜形成6～10条纵行的黏膜皱襞，称**肛柱** anal columns。在相邻肛柱的下端有半月形的黏膜皱襞，称**肛瓣** anal valves。肛瓣与相邻肛柱下端围成的小隐窝称**肛窦** anal sinuses，常有粪屑存积，易诱发感染而引起肛窦炎。

肛柱的下端与肛瓣的边缘连成锯齿状的环形线，称**齿状线** dentate line（又称**肛皮线**）。此线是黏膜与皮肤的分界线。齿状线上、下方的上皮组织、血管、淋巴管、神经的分布来源以及体液回流方向完全不同。

在距肛门 1~1.5 cm 处，活体上可见一浅蓝色的环形线，称白线 white line（或 Hilton 线），此处相当于肛门内、外括约肌的交界处。在齿状线与白线之间有一宽约 1 cm 的环状区，称肛梳 anal pecten 或痔环。在肛柱的黏膜下层和肛梳的皮下组织中有丰富的静脉丛，若静脉丛曲张淤血而突起，则形成痔。

肛管周围有肛门内、外括约肌环绕。**肛门内括约肌** sphincter ani internus 由肛管下部的环行平滑肌增厚而成，有协助排便的作用。**肛门外括约肌** sphincter ani externus 是围绕肛门内括约肌周围的骨骼肌，可随意识括约肛门，控制排便。手术时应注意防止其损伤，以免造成大便失禁。

第三节 消 化 腺

消化腺 alimentary gland 包括口腔腺、肝、胰及分布在消化管壁内的胃腺、肠腺等小腺体。其主要功能是分泌消化液，参与对食物的消化。口腔腺已前述，本节只讲述肝和胰。

一、肝

肝 hepar 是人体最大的消化腺，具有接受双重血液供应的特点，血管极为丰富。肝具有分泌胆汁、参与代谢、储存糖原、解毒和防御等功能，在胚胎时期尚有造血功能。我国成年男性肝平均重 1 300 g，女性肝平均重 1 220 g。

（一）肝的形态

肝在活体呈棕红色，质软而脆，遭受暴力打击时易破裂而引起大出血。肝外形呈不规则的楔形，可分为膈、脏两面，前、后、左、右四缘。**膈面** diaphragmatic surface 隆凸，与膈相邻，借呈矢状位的**镰状韧带** falciform ligament of liver 分肝为左、右两叶（图 1-2-21）。膈面的后部无腹膜被覆的部分称为**肝裸区** bare area of liver；**脏面** visceral surface 朝向后下方，与腹腔的器官相邻，凹凸不平。脏面有呈“H”形的沟，即左、右纵沟和横沟（图 1-2-22）。右纵沟的前部为**胆囊窝** fossa for gallbladder 容纳胆囊，右纵沟的后部为**腔静脉沟** sulcus for vena cava，容纳下腔静脉。腔静脉沟的上部有肝左、右、中静脉离肝注入下腔静脉，此处称为**第二肝门** secondary porta of liver。左纵沟的前部为**肝圆韧带** ligamentum teres hepatis，是胚胎时期脐静脉退化后的遗迹，后部为**静脉韧带** ligamentum venosum，是胚胎时期静脉导管退化后的遗迹。连于左、右纵沟的是横沟，称**肝门** hepatic porta，是肝固有动脉、肝门静脉和肝左、右管、淋巴管和神经等出入之处。出入肝门的结构被结缔组织包绕形成**肝蒂** hepatic pedicle。肝的脏面被上述三条沟分为**肝右叶** right lobe of liver、**肝左叶** left lobe of liver、**肝方叶** quadrate lobe of liver 和**肝尾状叶** caudate lobe of liver。

肝的前缘（又称下缘）薄而锐利，是肝膈面与脏面的界线。前缘上有**胆囊切迹**和**肝圆韧带切迹**。胆囊底常露出肝的前缘与腹前壁相接触。肝的右缘、后缘圆钝，左缘薄而锐利。

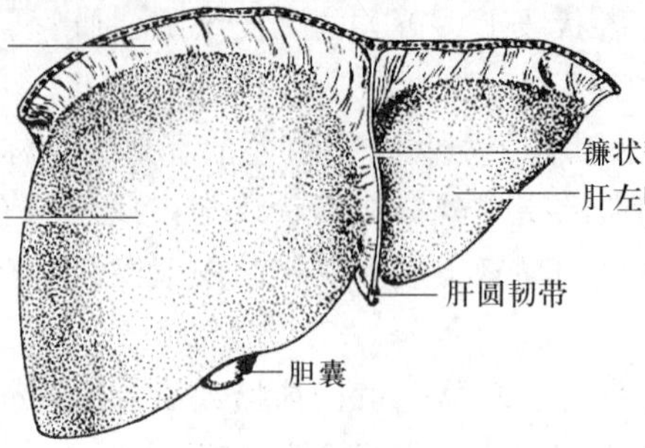

图 1-2-21 肝的膈面

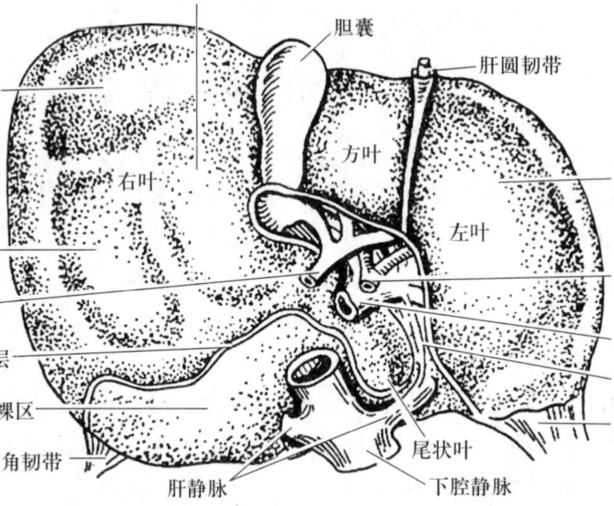

图 1-2-22 肝的脏面

（二）肝的位置与毗邻

肝大部分位居右季肋区和腹上区，小部分居左季肋区。肝的绝大部分被胸廓所掩盖，仅在腹上区剑突下露出，直接与腹前壁接触。当右季肋区或腹上区遭受暴力打击或肋骨骨折时，可导致肝破裂。

肝的上界与膈穹隆一致，在右锁骨中线平第 5 肋，左锁骨中线平第 5 肋间隙。肝下界的右侧与右肋弓大体一致，腹上区剑突下方 3～4 cm。正常成年人在右肋弓下缘一般触不到肝。3 岁以下的幼儿，由于肝的体积相对较大，肝下界可低于右肋弓下缘 1～2 cm，7 岁以上的儿童在右肋弓下缘不能触及肝。

肝的膈面小部分贴近腹前壁，大部分被膈覆盖。肝左叶上面借膈邻近心包和心，肝右叶上面借膈邻近右侧胸膜腔和右肺。肝右叶脓肿时，炎症向上波及右侧胸膜腔和肺。在肝脏面，肝右叶自前向后分别与结肠右曲、十二指肠、右肾和右肾上腺相邻，肝左叶大部分与胃前壁相接触，左叶后部与食管的腹部相邻。

（三）肝的分叶与分段

肝内的管道可分为**格利森系统**（Glisson system）和肝静脉系统两部分。肝门静脉和肝固有动脉的分支及肝管的属支在肝内伴行，其外周有纤维结缔组织鞘包绕而构成格利森系统。通常以肝内缺少格利森系统分布的肝组织（肝裂）为界，按格利森系统在各叶、各段分支的分布区，将肝分成左、右两半，5 叶，6 段。临床肝外科根据这些分叶、分段进行定位诊断或施行肝段、肝叶或半肝切除术（图 1-2-23，图 1-2-24）。

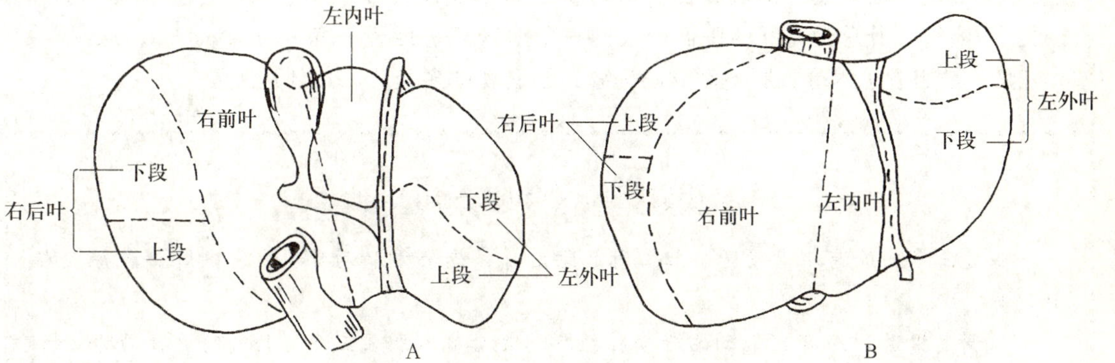

A B

图 1-2-23 肝的分叶与分段解剖示意图

A. 脏面；B. 膈面

- 肝
  - 左半肝
    - 左外叶
      - 上段
      - 下段
    - 左内叶
  - 右半肝
    - 尾状叶
      - 尾状叶左段
      - 尾状叶右段
    - 右前叶
    - 右后叶
      - 上段
      - 下段

图 1-2-24 肝的分叶与分段结构图

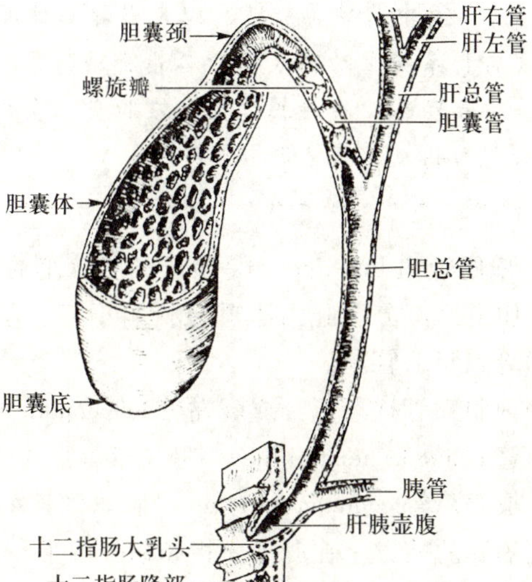

图 1-2-25 胆囊及肝外胆道

（四）肝外胆道系统

肝外胆道系统包括胆囊及输胆管道。

1. **胆囊** gallbladder　是储存和浓缩胆汁的囊状器官，其容量为 40～60 ml。位居肝右叶脏面的胆囊窝内，其上面借结缔组织与肝相连，下面游离，表面被有腹膜，并与十二指肠上曲、结肠右曲相邻。胆囊呈梨形，可分为**胆囊底**、**胆囊体**、**胆囊颈**和**胆囊管**四部分（图 1-2-25）。**胆囊底** fundus of gallbladder 是胆囊突向前下方的盲端，钝圆，略膨大，多露出于肝的前下缘，并与腹前壁相接触。胆囊底的体表投影在右锁骨中线与右肋弓相交处的稍下方，胆囊炎时，此处有压痛；**胆囊体** body of gallbladder 是胆囊的主体部分，与胆囊底之间无明显的界线；**胆囊颈** neck of gallbladder 是胆囊逐渐缩细的部分，向左侧弯转续于胆囊管；**胆囊管** cystic duct 长 3~4 cm，直径约 0.3 cm。胆囊内面衬有黏膜，胆囊底和体的黏膜呈蜂窝状，而胆囊颈与胆囊管的黏膜形成螺旋状的皱襞，称**螺旋襞** spiral fold，可节制胆汁的进出，同时亦是胆囊结石易嵌钝之处。胆囊管、肝总管与肝的脏面围成的三角形区域称**胆囊三角** cystohepatic triangle，又称 Calot 三角，是胆囊手术寻找胆囊动脉的标志，胆囊动脉多经此三角到达胆囊。

胆囊三角（Calot 三角）

胆囊三角内除有胆囊动脉、胆囊淋巴结之外，尚有右肝动脉、异常副肝管和异常右肝动脉。

据调查报道，约有 87%的右肝动脉经肝总管后方入胆囊三角，13%的右肝动脉经肝总管前方入胆囊三角。右肝动脉向上入肝之前与胆囊管平行走行，其中有 30%的右肝动脉位居胆囊管旁 1.0 cm 范围内，故术中易将右肝动脉误认为胆囊管而结扎。据报道，约 16%的人在胆囊三角内有异常的副肝管，其直径多数为肝总管的 1/3~1/2（1.5~2 mm），术中需妥善处理，以免引起胆汁漏。据调查，有 18%的人有异常右肝动脉，它们发自肠系膜上动脉或胃十二指肠动脉等。有异常右肝动脉的人，此动脉可为肝右叶的唯一供养动脉。有时胆囊动脉在胆囊三角内发自异常右肝动脉。因此，术中结扎胆囊动脉时，勿伤及异常右肝动脉。

2. **输胆管道** bile duct　是将肝细胞分泌的胆汁输送到十二指肠腔的管道，可分为肝内胆道和肝外胆道两部分。肝内胆道包括胆小管、小叶间胆管等，肝外胆道包括肝左、右管、肝总管，胆囊和胆总管等。

肝内胆小管逐渐汇合成**肝左管** left hepatic duct 和**肝右管** right hepatic duct，出肝后很快汇合成**肝总管** common hepatic duct。肝总管在肝十二指肠韧带内下行，并在其韧带内与胆囊管以锐角汇合成**胆总管** common bile duct。胆总管长 4~8 cm，直径 0.3~0.6 cm，位于肝固有动脉右侧和肝门静脉的前方，在肝十二指肠韧带内下行，经十二指肠上部的后方，至胰头与十二指肠降部之间与胰管汇合，共同斜穿十二指肠降部的后内侧壁，两者汇合处形成略膨大的**肝胰壶腹** hepatopancreatic ampulla（又称 Vater **壶腹**），开口于十二指肠大乳头。在肝胰壶腹和胆总管末端管壁内，有环形平滑肌增厚形成的**肝胰壶腹括约肌** sphincter of hepatopancreatic ampulla（**Oddi 括约肌**）。空腹时肝胰壶腹括约肌保持收缩状态，由肝细胞分泌的胆汁经肝左、右管以及肝总管、胆囊管进入胆囊储存和浓缩。进食后，特别是进食高脂肪食物后，肝胰壶腹括约肌舒张，胆囊收缩，胆囊内的胆汁经胆囊管、胆总管、肝胰壶腹、十二指肠大乳头排入十二指肠，参与对脂肪的消化和吸收。胆道可因结石、肿瘤或蛔虫等造成胆汁排出受阻而并发胆囊炎、胆管炎或阻塞性黄疸等疾病。

二、胰

胰 pancreas 是人体的第二大消化腺，呈灰红色，质地柔软，略呈三棱柱状。胰位于胃的后方，横置于腹后壁，相当于第 1~3 腰椎水平。全长可分为头、体、尾三部分（图 1-2-15）。

胰头 head of pancreas 较膨大，位于第 2 腰椎的右侧，被十二指肠包绕，其下部有一向左后上的**钩突** uncinate process。胰头后面与胆总管、肝门静脉和下腔静脉相邻。当胰头肿瘤或炎性肿大时，可压迫胆总管和肝门静脉而引起阻塞性黄疸或腹水。

胰体 body of pancreas 为胰的中间大部分，横过第 1 腰椎体的前方，并与腹主动脉、肠系膜上动脉、左肾、左肾上腺相邻。胰体前面借网膜囊与胃后壁相邻。当胃后壁溃疡穿孔或癌肿时，常与胰粘连，给手术治疗增加了难度。

胰尾 tail of pancreas 较细，伸入左季肋区与脾门相邻。

胰管 pancreatic duct 起自胰尾，纵贯胰实质的全长，沿途接受各小叶间导管的汇入，其末端与胆总管汇合成肝胰壶腹，开口于十二指肠大乳头。在胰头上部胰管的上方，常有一条**副胰管** accessory pancreatic duct，开口于十二指肠小乳头。

胰的手术进路

胰的解剖联属较为复杂，其手术难度及危险性相对较大，正确地选择胰手术进路是取得满意手术显露之关键。常用的手术进路有多种，其中经胃结肠韧带进路显露最佳，且操作相对简单。切开胃结肠韧带的少血管区（保留胃网膜血管），向右扩展至幽门下方，向左直达脾门附近，从十二指肠上曲至胰尾显露充分，且可查视胰的全貌。在急性胰腺炎时，也常以此进路为引流途径。视手术需要，亦可切开十二指肠外侧沟的腹膜，游离十二指肠以探查胰头后面。

（曹述铁　杜　萍）

思考题

1. 牙的形态和结构如何？恒牙和乳牙如何表示？
2. 咽居何处？可分为哪几部？各部有哪些重要结构？
3. 简述食管的分部、生理狭窄及其临床意义。
4. 简述胃的形态、位置和毗邻关系，以及十二指肠的分部和重要结构。
5. 试述空、回肠在形态和结构上的差异，阑尾的位置及其根部的体表投影。
6. 试述直肠的外形特征和直肠镜下能见到的正常结构。
7. 简述肝的位置、形态、出入肝门的结构及肝上、下界的体表投影。
8. 简述肝外胆道的组成，胆囊的位置、形态及胆囊底部的体表投影。

第三章　呼 吸 系 统

重点内容提示

呼吸系统的组成及上、下呼吸道的概念；鼻黏膜的分部及结构特点，鼻易出血区的位置；鼻旁窦的名称、位置及开口部位，上颌窦的形态特点及临床意义；喉的位置，喉软骨、喉腔的分部与形态特点，环甲韧带和声门下腔的临床意义；气管的位置、分部与毗邻，气管切开常选用的部位，气管隆嵴的位置及临床意义；左、右主支气管的形态特点；肺的位置和形态，肺门与肺根的概念，肺上、下界的体表投影；胸腔、胸膜、胸膜腔的概念，壁胸膜的分部，肋膈隐窝的概念、位置及临床意义；胸膜下界的体表投影；纵隔的概念、境界与分部。

呼吸系统 respiratory system 由呼吸道和肺组成（图 1-3-1）。**呼吸道**包括鼻、咽、喉、气管和各级支气管，临床上通常把鼻、咽、喉称为**上呼吸道**，把气管和各级支气管称为**下呼吸道**。

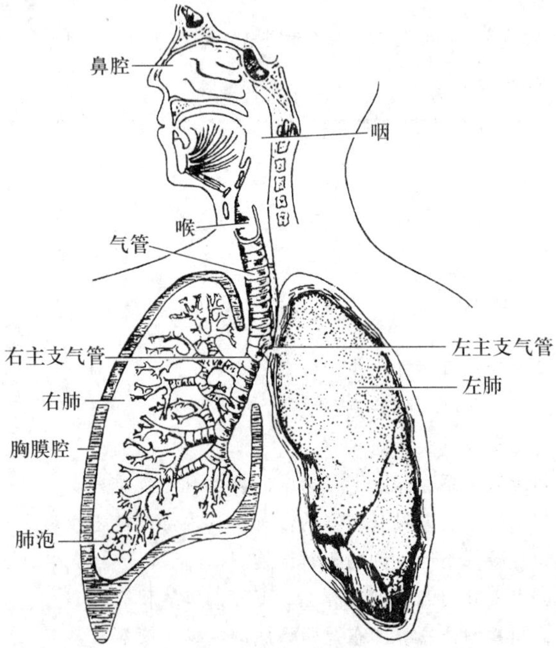

图 1-3-1　呼吸系统示意图

呼吸系统的主要功能是执行人体与外界环境之间的气体交换。人体通过呼吸运动，不断地吸入外界的新鲜空气，呼出二氧化碳，从而保证人体新陈代谢活动的正常进行。呼吸道是传送气体的一系列管道，肺是进行气体交换的器官，鼻又是嗅觉器官，喉还有发音的功能。

第一节　呼　吸　道

一、鼻

鼻 nose 是呼吸道的起始部，又是嗅觉器官，并辅助发音。鼻可分为外鼻、鼻腔和鼻旁窦三部分。

（一）外鼻

外鼻 external nose 位于面部中央，是以鼻骨和鼻软骨为支架，外被皮肤和少量皮下组织而成。外鼻上端较窄，与额部相连，称**鼻根** root of nose；下端明显向前突隆，称**鼻尖** apex of nose；鼻根与鼻尖之间的隆嵴称**鼻背** back of nose；鼻尖两侧的隆起部分称**鼻翼** wings of nose，在呼吸困难时，可出现鼻翼扇动；鼻翼下方的开口称**鼻孔** nostrils。鼻根和鼻背部皮肤较薄而松弛；鼻翼和鼻尖部皮肤则较厚，含丰富的皮脂腺和汗腺，是疖肿和痤疮的好发部位。

（二）鼻腔

鼻腔 nasal cavity 是以骨和软骨为支架所围成的不规则腔隙，内面衬有黏膜和皮肤。鼻腔被一纵行的**鼻中隔** nasal septum 分为左、右两部分。鼻中隔由犁骨、筛骨垂直板和鼻中隔软骨被以黏膜而成。鼻中隔的位置常略偏向一侧，故两侧鼻腔大小和形态多不对称。每侧鼻腔向前下经鼻孔通外界，向后经**鼻后孔** choanae 通鼻咽。每侧鼻腔又以**鼻阈** nasal limen 为界，分为前部的**鼻前庭**和后部的**固有鼻腔**两部分。

1. **鼻前庭** nasal vestibule　为鼻腔的前下部、鼻翼内面的宽大部分，内衬以皮肤，生有鼻毛，有过滤空气、阻挡尘埃的作用。鼻前庭缺乏皮下组织，当有炎症或疖肿时疼痛较为剧烈。

2. **固有鼻腔** nasal cavity proper（图 1-3-2）　是鼻腔的主要部分，由骨性鼻腔被覆黏膜而成。在鼻腔的外侧壁，自上而下有上、中、下三个**鼻甲** nasal concha 突向鼻腔。三个鼻甲的下方各有一裂隙，分别称上、中、下**鼻道**。在上鼻甲的后上方与鼻腔顶壁之间有一凹陷，称**蝶筛隐窝** sphenoethmoidal recess。

鼻黏膜因结构和功能的不同，可分为嗅区和呼吸区两部分。**嗅区** olfactory region 位于上鼻甲平面以上及与其相对应的鼻中隔上部黏膜，活体呈苍白或淡黄色，内含有嗅细胞，具有感受嗅觉的功能；**呼吸区** respiratory region 的范围较大，是固有鼻腔黏膜除嗅区以外的部分，活体呈粉红色，富含血管、黏液腺和纤毛，对吸入的空气起加温、湿润及净化尘埃和细菌的作用。鼻中隔前下部的黏膜较薄，血管丰富而表浅，易引起出血，故称此区为**易出血区**（或 Little 区）。

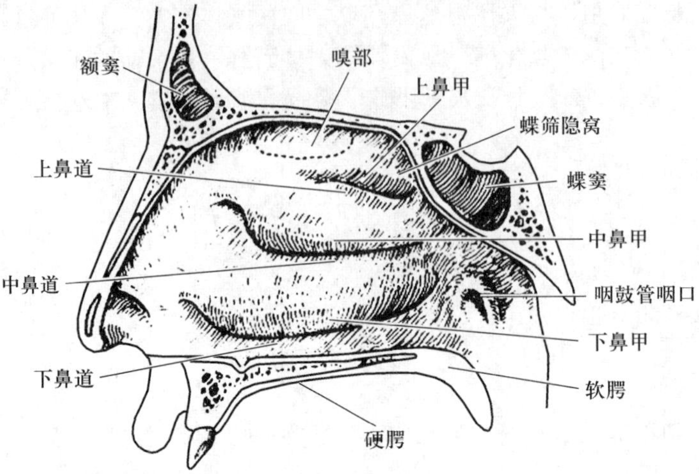

图 1-3-2　鼻腔外侧壁结构

（三）鼻旁窦

鼻旁窦 paranasal sinuses 又称副鼻窦，为骨性鼻旁窦内衬黏膜而成，均开口于鼻腔，能温暖和湿润空气，对发音产生共鸣作用。鼻旁窦包括上颌窦、额窦、筛窦和蝶窦四对，分别位于同名的颅骨内（图 1-3-3，图 1-3-4）。

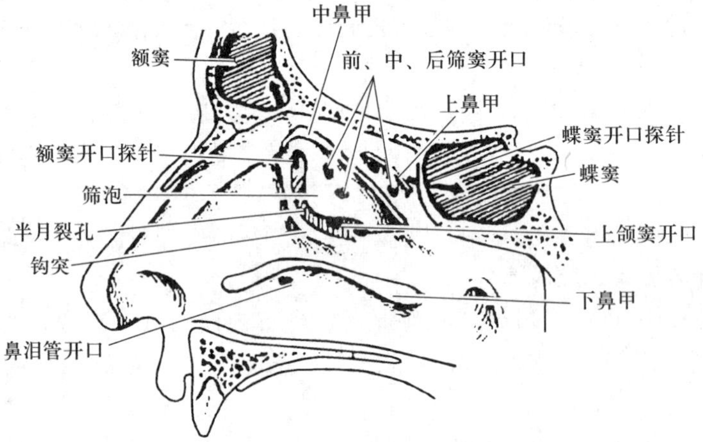

图 1-3-3　鼻旁窦的开口

1. **额窦** frontal sinus　位于额骨额鳞下部的两层骨板之间，大致相当于两侧眉弓的深面，左、右两侧常不对称。额窦开口于中鼻道。

2. **筛窦** ethmoidal sinus　位于筛骨迷路内，是众多相互连通的筛窦小房的总称。每一侧的筛窦可分为前、中、后三组，其中前组和中组开口于中鼻道，后组开口于上鼻道。

3. **蝶窦** sphenoidal sinus　位于蝶骨体内，常被薄骨板分隔为左、右不对称的两个腔隙，分别经其前壁的窦口开口于蝶筛隐窝。

4. **上颌窦** maxillary sinus　位于上颌骨体内，是鼻旁窦中最大的一对。上颌窦的上壁与眶腔相邻，两者之间仅隔较薄的骨板，当上颌窦肿瘤或炎症时，可经此壁侵入眶；下壁由上颌骨牙槽突构成，上颌窦底与上颌第 2 前磨牙和第 1、2 磨牙的牙根紧邻，两者之间仅隔薄层骨质，

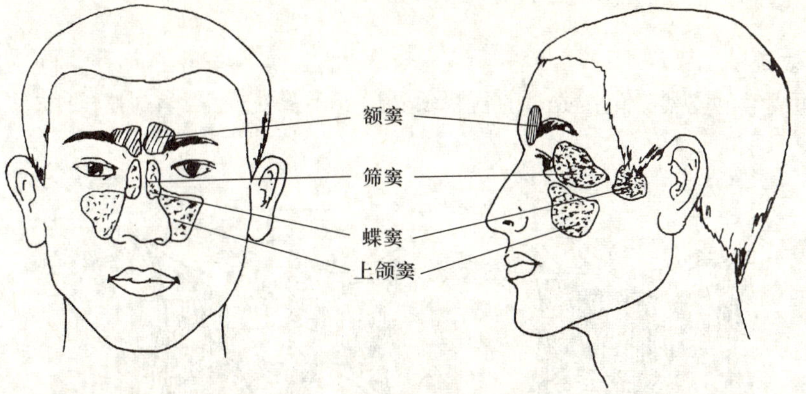

图 1-3-4 鼻旁窦的体表投影

上颌牙根的感染极易蔓延至上颌窦内；前壁（又称面壁）中央部骨质较薄，是上颌窦根治手术的入路之一，上颌窦炎症时该处可有压痛；上颌窦内侧壁即为鼻腔外侧壁的一部分，相当于中、下鼻道的外侧部分，靠近下鼻甲骨附着处的下方骨质较薄，是上颌窦穿刺的进针部位。上颌窦开口于中鼻道，其开口部位高于窦底，不易引流，是上颌窦易患炎症的原因之一，临床上慢性鼻窦炎中，以慢性上颌窦炎最为多见。

脑脊液鼻漏

脑脊液鼻漏常由颅前窝骨折所致，亦可由筛板缺损引起，此时脑膜膨出，突入鼻腔内，称自发性脑脊液鼻漏。由骨折引起的脑脊液鼻漏称创伤性脑脊液鼻漏，通常在6~8周后消失而自行痊愈。

二、咽

见消化系统。

三、喉

喉 larynx既是呼吸管道，又是发音器官，是以软骨为基础，借韧带、关节和肌肉等构成的管状器官。

（一）喉的位置与毗邻

喉位于颈前部中份。成年人的喉相当于第 5~6 颈椎高度，上借甲状舌骨膜与舌骨相连，向下与气管相续；小儿喉的位置比成年人高，随着年龄的增长，喉的位置逐渐降低；成年女性喉的位置一般比成年男性的略高。喉的活动范围较大，可随吞咽或发音而上、下移动。喉的前面被舌骨下肌群覆盖，后面紧邻喉咽，其两侧为颈部的大血管、神经和甲状腺侧叶。

（二）喉软骨

喉软骨构成喉的支架，包括成对的杓状软骨以及不成对的甲状软骨、环状软骨和会厌软骨（图 1-3-5）。

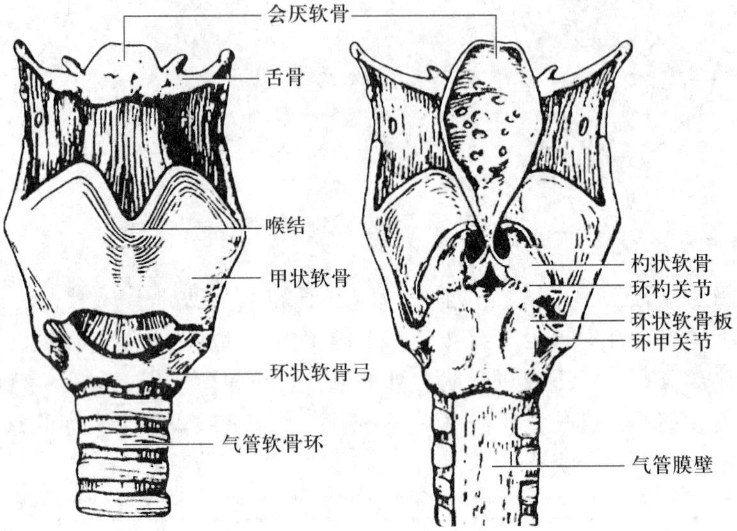

图 1-3-5 喉软骨及其连接

1. **甲状软骨** thyroid cartilage 是喉软骨中最大的一块，位于甲状舌骨膜与环状软骨之间，并构成喉的前外侧壁。甲状软骨由左、右两块近似方形的软骨板在前方正中线处愈合而成，愈合部的上端向前突出，称**喉结** laryngeal prominence，成年男性喉结尤为明显。两软骨板的后缘游离，并向上、下各伸出一对突起，分别称**上角**和**下角**。上角借韧带连舌骨大角，下角与环状软骨相关节。

2. **环状软骨** cricoid cartilage 位于甲状软骨下方，向下接气管，形如指环，是喉软骨中唯一呈完整环形的软骨，对保持呼吸道的畅通具有重要作用，损伤后易致喉腔狭窄。环状软骨分为环状软骨弓和环状软骨板两部分。环状软骨弓居前方，低而窄，呈弓状，平对第 6 颈椎，是颈部的重要标志之一。环状软骨板位于后方，高而宽，呈板状，其上缘两侧各有一对与杓状软骨相关节的关节面。在环状软骨板与环状软骨弓的移行部两侧，各有一与甲状软骨下角相关节的关节面。

3. **会厌软骨** epiglottic cartilage 位于甲状软骨的后上方，上宽下窄，形似树叶。会厌软骨上缘游离，下端借韧带连于甲状软骨上切迹的后下方。会厌软骨表面被以黏膜，构成**会厌** epiglottis。吞咽时，喉上提，会厌盖住喉口，阻止食物进入喉腔。

4. **杓状软骨** arytenoid cartilage 位于环状软骨后部上缘，左、右各一，呈锥体形，有一尖、一底、两突起。底朝下，与环状软骨板上缘关节面构成环杓关节。由底向前伸出的突起称**声带突** vocal process，有声韧带附着；由底向外侧伸出的突起称**肌突** muscular process，有肌附着。

（三）喉的连结

喉的连结包括喉软骨之间的连结以及喉与舌骨、喉与气管之间的连结。

1. **环甲关节** cricothyroid joint　由环状软骨外侧面与甲状软骨下角构成，属联合关节。甲状软骨在冠状轴上做前倾和复位运动，使声带紧张或松弛。

2. **环杓关节** cricoarytenoid joint　由环状软骨板上缘的关节面与杓状软骨底构成。杓状软骨可沿此关节的垂直轴做旋转运动，使声带突向内、外侧转动，声门开大或缩小。同时，杓状软骨亦能向侧方滑动。

3. **弹性圆锥** conus elasticus　又称**环甲膜**，为由弹性纤维构成的膜状结构（图1-3-6），自甲状软骨前角的后面向后下附着于环状软骨上缘和杓状软骨声带突。此膜上缘游离，紧张于甲状软骨前角与杓状软骨声带突之间，称**声韧带** vocal ligament，是构成声带的基础。弹性圆锥的前部较厚，张于甲状软骨下缘与环状软骨弓上缘之间，称**环甲正中韧带** median cricothyroid ligament。当急性喉阻塞时，为抢救病人生命，可在环甲正中韧带处施行穿刺术，以建立暂时的通气道。

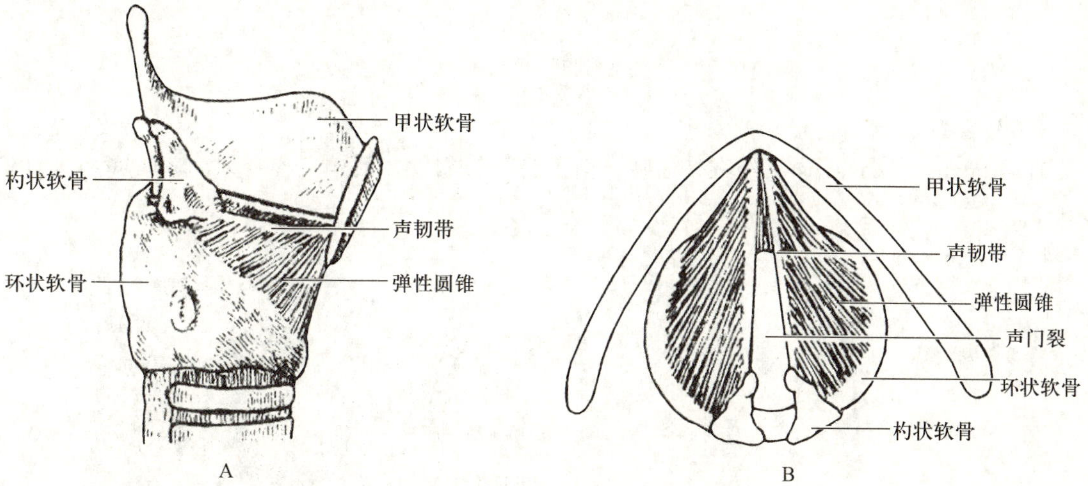

图1-3-6　弹性圆锥

A. 侧面；B. 上面

4. **甲状舌骨膜** thyrohyoid membrane　是连于甲状软骨上缘与舌骨之间的结缔组织膜。

5. **环气管韧带** cricotracheal ligament　是自环状软骨下缘连于第一气管软骨环之间的结缔组织膜。

（四）喉肌

喉肌属于骨骼肌，附着于喉软骨的内、外侧面。按其功能可分为两群：外侧群主要有环甲肌，主要作用于环甲关节，使声带紧张或松弛；内侧群主要有环杓后肌、环杓侧肌、甲杓肌、杓横肌和杓斜肌等，作用于环杓关节，使声门开大或缩小（图1-3-7）。

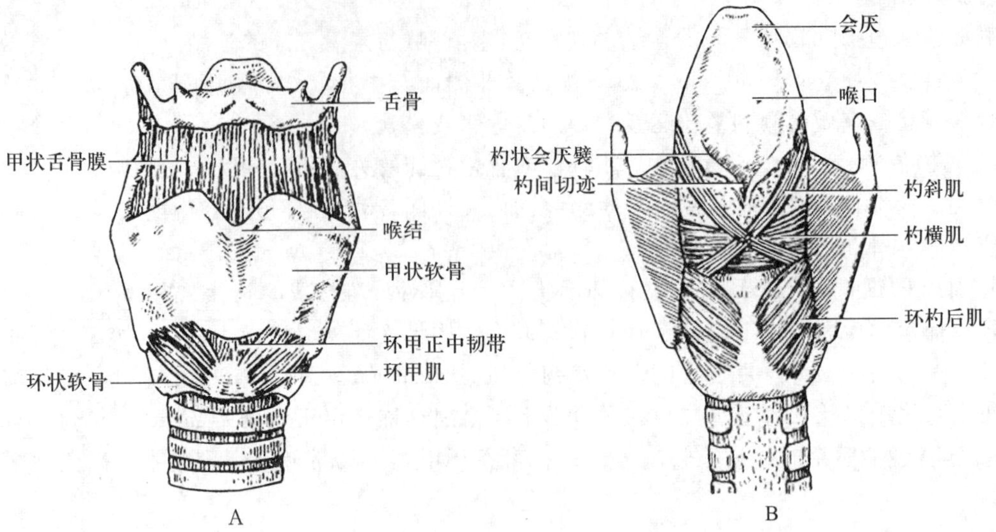

图 1-3-7　喉肌

A. 前面；B. 后面

（五）喉腔

喉腔 laryngeal cavity 向上经喉口通咽，向下与气管相续，其入口称**喉口** aditus laryngis（图 1-3-8）。

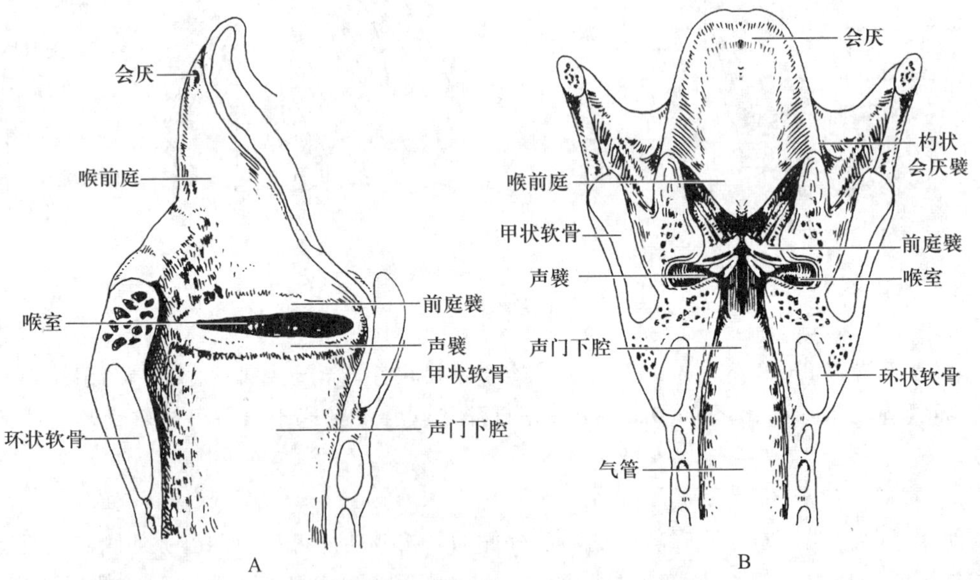

图 1-3-8　喉腔

A. 正中矢状面；B. 冠状面

喉口朝向后上方，由会厌上缘、杓状会厌襞和杓间切迹围成。喉腔内衬黏膜，在其中部的侧壁上有两对自外侧壁呈前后方向突入喉腔中的黏膜皱襞。上方的一对称**前庭襞** vestibular fold，活体呈粉红色，在左、右前庭襞之间有呈前窄后宽的裂隙，称**前庭裂** vestibular fissure；下方的一对称**声襞** vocal fold，在活体上颜色较浅，较前庭襞更为突向喉腔，两声襞及杓状软骨基底部之间的裂隙称**声门裂** fissure of glottis，是喉腔中最狭窄的部位。通常所称的**声带** vocal cord 是由声襞及其襞内的声韧带和声带肌构成，是发音的结构。声带是声带息肉、声带小结和癌肿的易发部位。

喉腔借两对黏膜皱襞分为三部分：① 从喉口至前庭裂之间的部分称**喉前庭** laryngeal vestibule。② 前庭裂与声门裂之间的部分称**喉中间腔** intermediate cavity of larynx，在喉腔三部分中其容积最小。喉中间腔向两侧突至前庭襞与声襞之间的隐窝，称**喉室** ventricle of larynx。③ 声门裂至环状软骨下缘之间的部分称**声门下腔** infraglottic cavity，此腔呈上窄下宽，且黏膜下组织疏松，炎症时易引起水肿，特别是婴幼儿因喉腔较窄小，水肿时易引起喉阻塞而导致呼吸困难。

声带麻痹

声带麻痹是由于神经损伤所致。双侧外展声带肌瘫痪是单侧瘫痪的 2 倍。但亦有人认为单侧声带肌瘫痪者多于双侧，左侧多于右侧。单侧者可因心脏、肺或食管的病变和产伤所致，双侧者可由于产伤、颅内出血、脑膜膨出、大脑发育不全等所致。

四、气管与主支气管

（一）气管

气管 trachea 位于颈前正中食管的前方，上接环状软骨，向下入胸腔，至胸骨角平面分为左、右主支气管，其分叉处称**气管杈** bifurcation of trachea。在气管杈的底壁上偏左，有一上凸的半月形软骨隆嵴，称**气管隆嵴** carina of trachea，是支气管镜检查的定位标志（图 1-3-9）。按气管的位置和行程，可分为气管颈部和气管胸部两部分。

气管全长约 10~12 cm，由 16~20 个呈“C”字形的软骨环以及各软骨环之间的环状韧带、平滑肌和结缔组织所构成。气管腔面衬贴有黏膜。气管软骨环后壁的缺口由平滑肌和结缔组织构成的膜壁所封闭。临床上急性喉阻塞时，常在第 3~5 气管软骨环处施行气管切开术。

（二）主支气管

主支气管 principal bronchus 是气管的第一级分支，即左、右主支气管。

右主支气管平均长 2~3 cm，较粗，走向陡直，与气管中线延长线形成 22°~25°的夹角。右肺通气量较左肺通气量大，故气管内异物多坠入右主支气管。

左主支气管平均长 4~5 cm，较细，走向倾斜，与气管中线的延长线形成 35°~40°的夹角。

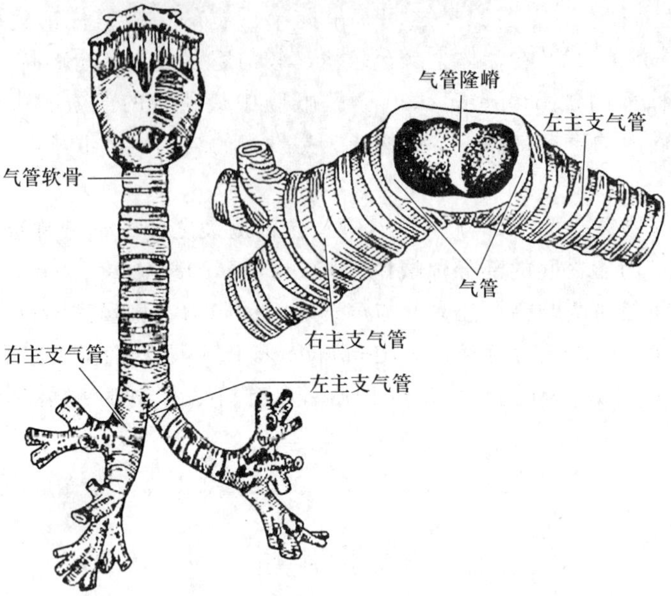

图 1-3-9 气管与主支气管

第二节 肺

一、肺的位置和形态

肺 lungs 左、右各一，居胸腔内，纵隔的两侧，膈的上方。因右侧膈下有肝以及心脏位置偏左，故右肺宽短，左肺狭长。

肺表面被覆有脏胸膜，光滑润泽。肺质软，呈海绵状，富有弹性。透过脏胸膜可见多边形的肺小叶轮廓。肺表面的颜色可随年龄和职业的不同而异。幼儿的肺呈淡红色；成人由于吸入空气中的尘埃沉积于肺内，肺呈深灰色或蓝黑色，部分呈棕黑色，吸烟者为甚。肺内含有空气，相对密度小于1.0，故入水不沉。而未经呼吸的肺，质实而重，入水则沉。法医常借此特点判断死婴系出生前或出生后死亡。

肺的形态呈半圆锥形，具有一尖、一底、两面、三缘（图 1-3-10，图 1-3-11）。

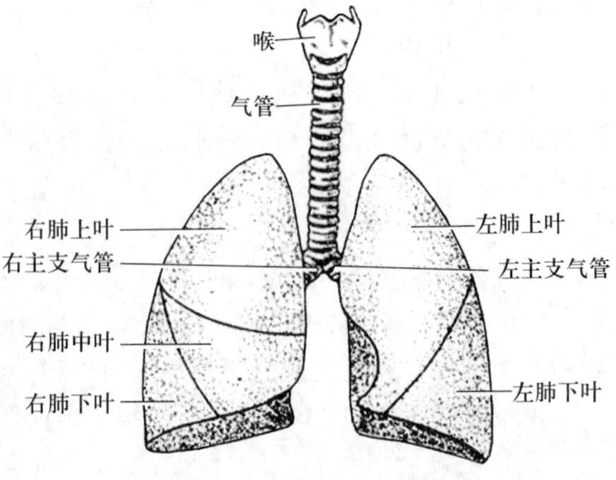

图 1-3-10 气管、支气管和肺

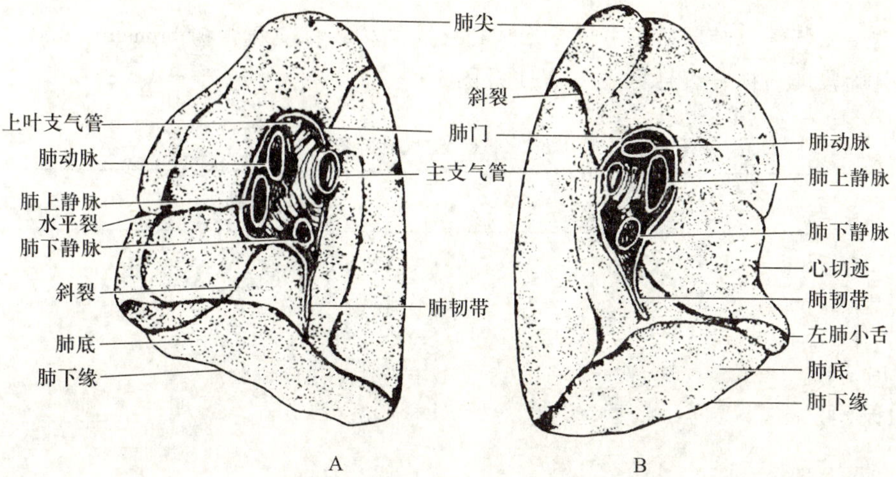

图 1-3-11 左、右肺内侧面

A. 右肺；B. 左肺

肺尖 apex of lung 钝圆，经胸廓上口突至颈根部，高出锁骨内侧 1/3 上方 2~3 cm；**肺底** base of lung（又称膈面）贴于膈肌上面，因受膈肌压迫，肺底呈半月形凹陷；**肋面** costal surface 圆凸，邻近肋和肋间隙；**纵隔面** mediastinal surface（又称内侧面）与纵隔相邻，其中央有一椭圆形的凹陷，称**肺门** hilum of lung，是主支气管、肺动脉、肺静脉、神经和淋巴管等出入肺的部位。这些出入肺门的结构被结缔组织包绕，构成**肺根** root of lung。肺根内的结构由前向后依次为肺静脉、肺动脉和主支气管。自上而下，左肺根内各结构的排列为肺动脉、左主支气管、肺静脉，右肺根为右肺上叶支气管、肺动脉、肺静脉。在肺门处还有数个大小不等的肺门淋巴结。肺**前缘**薄而锐利。右肺前缘近于垂直，左肺前缘下部有**心切迹** cardiac notch，在心切迹下方有一舌状突起，称**肺小舌** lingula of lung。肺**后缘**圆钝。肺的**下缘**较薄，并随呼吸而上下移动。肺借叶间裂分为数叶。左肺借由后上斜向前下的**斜裂** oblique fissure 分为上、下两叶；右肺除有斜裂外，还有一起自斜裂的**水平裂** horizontal fissure，将右肺分为上、中、下三叶。

二、肺内支气管和支气管肺段

左、右主支气管在肺门附近分出肺叶支气管，左肺有上、下肺叶支气管，右肺有上、中、下肺叶支气管。各肺叶支气管及其分支和他们所属的肺组织称为一个**肺叶** pulmonary lobe。各肺叶支气管在相应的肺叶内再分出 2~5 支肺段支气管。每一肺段支气管及其分支和它们所属的肺组织称**支气管肺段** bronchopulmonary segments，简称**肺段**。各肺段呈圆锥形，尖朝向肺门，底朝向肺表面。按肺段支气管的分支分布，左、右肺各分为 10 个肺段，各相邻肺段之间有薄层结缔组织间隔。肺段支气管的分支与肺动脉的分支伴行，肺静脉的分支走行于相邻肺段之间。因此，每个肺段构成了肺的形态学和功能学上的基本单位。由于支气管肺段在结构和功能上的相对独立性，临床上常以支气管肺段为单位施行定位诊断或肺段切除。

左、右主支气管入肺后反复分支，形成树枝状结构，称**支气管树** bronchial tree。

两肺各肺段的名称、编号见表 1-3-1 及图 1-3-12。

表 1-3-1 支气管肺段

右肺		左肺		
上叶	尖段（SⅠ）	上叶	尖段（SⅠ）	尖后段（SⅠ+SⅡ）
	后段（SⅡ）		后段（SⅡ）	
	前段（SⅢ）		前段（SⅢ）	
中叶	外侧段（SⅣ）		上舌段（SⅣ）	
	内侧段（SⅤ）		下舌段（SⅤ）	
下叶	上段（SⅥ）	下叶	上段（SⅥ）	
	内侧底段（SⅦ）		内侧底段（SⅦ）	内前底段（SⅦ+SⅧ）
	前底段（SⅧ）		前底段（SⅧ）	
	外侧底段（SⅨ）		外侧底段（SⅨ）	
	后底段（SⅩ）		后底段（SⅩ）	

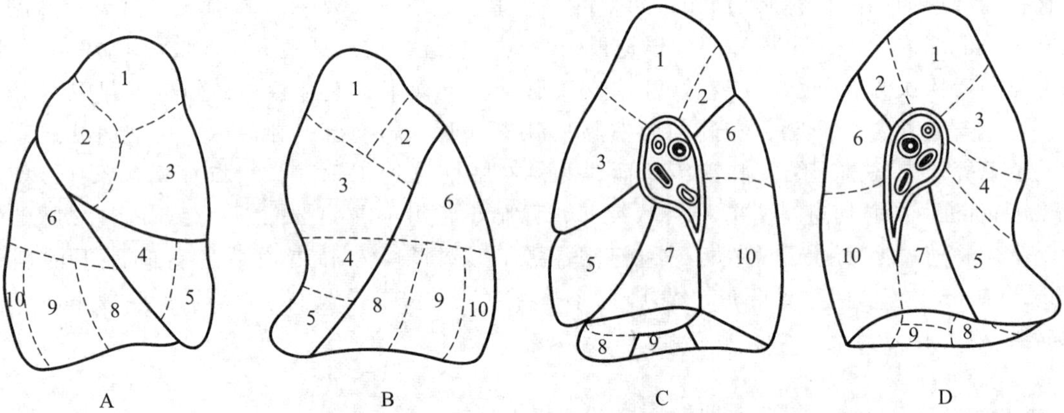

图 1-3-12 支气管肺段模式图

A. 右肺外侧面；B. 左肺外侧面；C. 右肺纵隔面；D. 左肺纵隔面。1. 尖段；2. 后段；3. 前段；4. 外侧段（右肺）或上舌段（左肺）；5. 内侧段（右肺）或下舌段（左肺）；6. 上段；7. 内侧底段；8. 前底段；9. 外侧底段；10. 后底段

肺的非呼吸功能

肺的非呼吸功能包括免疫、分泌激素、分泌神经递质和代谢功能。肺内存在着特异性和非特异性免疫防御装置。非特异性免疫装置主要包括纤毛-黏液排送系统和肺泡巨

噬细胞的吞噬作用。特异性免疫系统有体液免疫和细胞免疫。体液免疫包括终末细支气管以上分泌的IgA、LgE等免疫球蛋白，终末细支气管以下分泌的IgG、IgM等。参与细胞免疫的细胞有巨噬细胞和少量淋巴细胞。

肺具有广泛的代谢功能，参与糖、蛋白质、脂肪的代谢以及肺泡表面活性物质、血管活性物质、凝血酶等的合成、释放、激活和代谢。肺组织内散在存在着神经内分泌细胞，具有广泛的内分泌功能。

肺产生的激素和神经递质有儿茶酚胺、组胺、缓激肽、5-羟色胺和前列腺素等。肺毛细血管内皮细胞可将血管紧张素-Ⅰ激活成高活性的血管紧张素-Ⅱ。肺能灭活5-羟色胺、前列腺素、去甲肾上腺素、乙酰胆碱和缓激肽等。肺通过产生和灭活双重机制来维持体内某些激素和递质的动态平衡。

第三节　胸　膜

一、胸腔、胸膜和胸膜腔的概念

胸腔 thoracic cavity 由胸廓与膈围成，上界为胸廓上口并与颈相连，下界为膈，与腹腔分隔。胸腔内有中间的纵隔及左、右两侧的肺和胸膜腔（图1-3-13）。

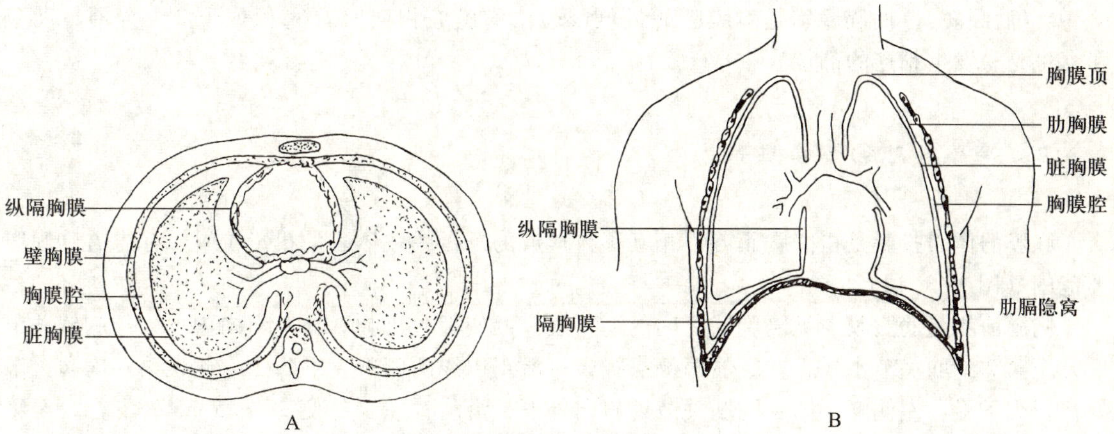

图1-3-13　胸膜与胸膜腔示意图
A. 水平面；B. 冠状面

胸膜 pleura 是一层薄而光滑的浆膜，可分为脏胸膜与壁胸膜两部分。**脏胸膜** visceral pleura 被覆于肺的表面，**壁胸膜** parietal pleura 衬贴在胸壁的内面、膈的胸腔面和纵隔的两侧。胸膜具有分泌和吸收浆液的功能。

胸膜腔 pleural cavity 是由脏胸膜与壁胸膜在肺根处相互移行所构成的密闭的潜在浆膜腔（图 1-3-13），左、右各一，互不相通，腔内呈负压，内含少量的浆液。脏、壁两层胸膜在肺根下方相互移行重叠，形成三角形的皱襞，称**肺韧带** pulmonary ligament。肺韧带呈额状位，连于肺与纵隔之间，有固定肺的作用。

胸膜腔的存在使肺可随膈、胸廓的运动而扩张和缩小，完成气体的吸入和呼出。胸膜炎、气胸或胸腔积液则可影响肺的呼吸功能。

二、胸膜的分部和胸膜隐窝

1. **脏胸膜** 紧贴肺表面，并深入肺叶间裂内。

2. **壁胸膜** 按其贴附部位不同可分为四部分：

（1）**胸膜顶** cupula of pleura：是肋胸膜与纵隔胸膜向上延续的移行部，突出胸廓上口，覆盖在肺尖上方，高出锁骨内侧 1/3 上方 2~3 cm。

（2）**肋胸膜** costal pleura：衬贴于肋与肋间肌的内面，由于肋胸膜与肋间肌之间有胸内筋膜存在，故易剥离。

（3）**纵隔胸膜** mediastinal pleura：贴附于纵隔的两侧面，其中部向外侧包绕肺根移行于脏胸膜，在肺根下方前、后两层重叠，构成肺韧带，有固定肺的作用，亦是肺手术的标志。

（4）**膈胸膜** diaphragmatic pleura：贴附于膈的胸腔面，与膈紧密相连，不易剥离。

在壁胸膜各部相互转折处，相邻的壁胸膜之间形成潜在的间隙，即使在深吸气时肺缘也不能伸入其内，此处的胸膜腔称**胸膜隐窝** pleural recesses（又称**胸膜窦**）。最大、最重要的一对胸膜隐窝是位于左、右侧肋胸膜与膈胸膜转折处的半环形间隙，称**肋膈隐窝** costodiaphragmatic recess（**肋膈窦**）。肋膈隐窝是胸膜腔的最低部位，胸膜腔积液时首先积聚于此。同时，肋膈隐窝也是易发生粘连的部位。

三、胸膜与肺的体表投影

胸膜的体表投影是指壁胸膜各部相互移行形成的反折线在体表的投影位置，标志着胸膜腔的范围（图 1-3-14）。

胸膜前界是肋胸膜与纵隔胸膜之间的返折线。两侧都起自胸膜顶，斜向内下，经胸锁关节后方至第 2 胸肋关节水平，左、右两侧靠拢，再沿正中线两侧垂直下降，右侧至第 6 胸肋关节处移行为下界，左侧降至第 4 胸肋关节处斜向外下，沿胸骨左缘外侧 2~2.5 cm 处下行，至第 6 肋软骨后方移行为下界。由于两侧胸膜前界上、下两端彼此相互分开，在胸骨后面形成上、下两个三角形间隙。上方为**胸腺区** region of thymus，内有胸腺或胸腺遗迹和结缔组织；下方为**心包区** pericardial region，其间显露心包和心。

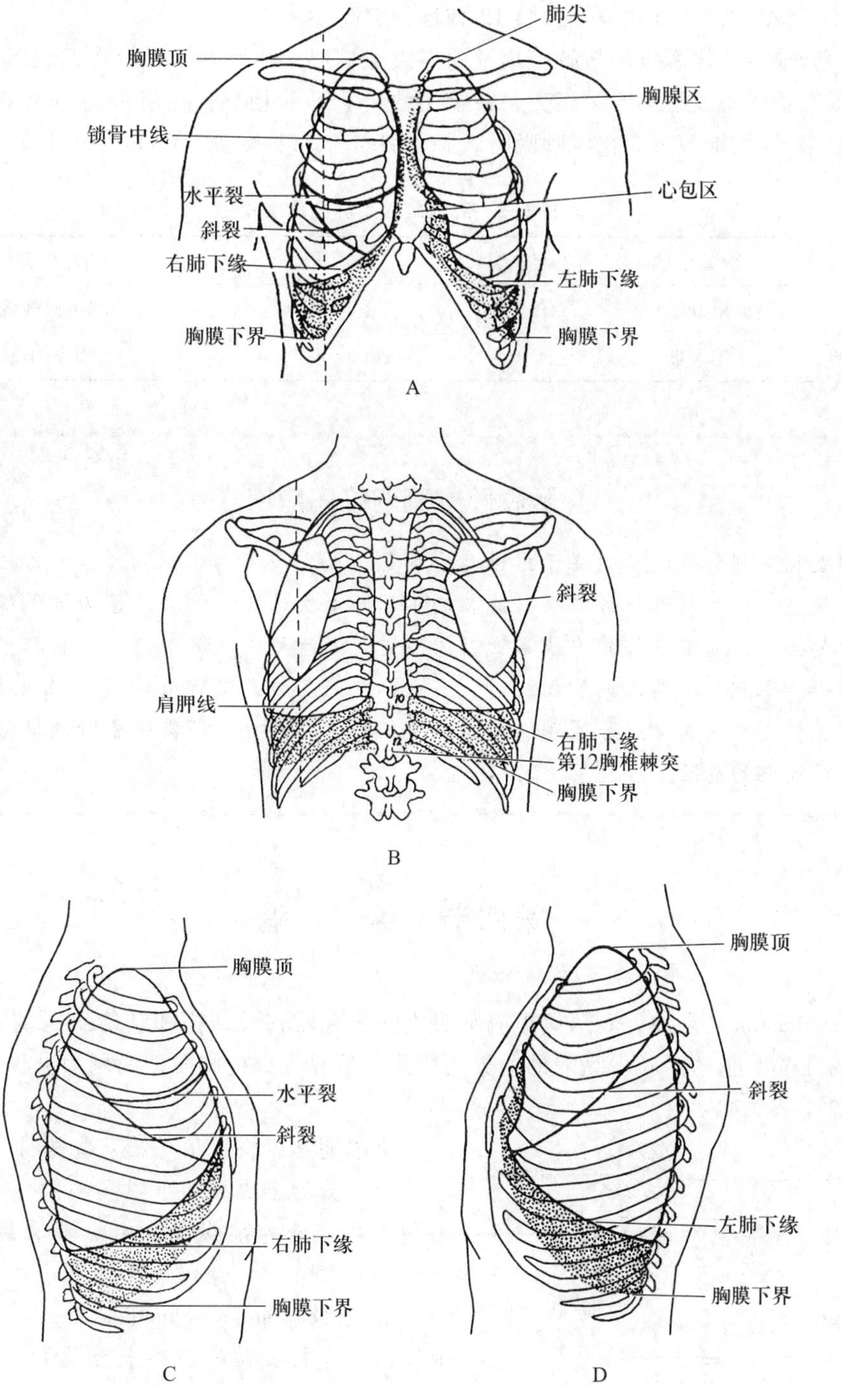

图 1-3-14 肺和胸膜的体表投影

A. 前面；B. 背面；C. 右侧面；D. 左侧面

胸膜下界是肋胸膜与膈胸膜的返折线。右侧起自第 6 胸肋关节处，左侧起自第 6 肋软骨中点的后方，两侧均斜行向外下方，在锁骨中线与第 8 肋相交，在腋中线与第 10 肋相交，在肩胛线与第 11 肋相交，在脊柱旁平对第 12 胸椎棘突高度。

肺尖、肺前界的体表投影与胸膜顶及前界大致相似；肺下界体表投影比胸膜下界约高出 2 个肋骨，即在锁骨中线与第 6 肋相交，在腋中线与第 8 肋相交，在肩胛线与第 10 肋相交，在脊柱旁平对第 10 胸椎棘突。在深呼吸时，肺下界可上、下移动 3.0 cm（表 1-3-2）。

表 1-3-2 肺与胸膜下界的体表投影

	锁骨中线	腋中线	肩胛线	脊柱旁
肺下界	第 6 肋	第 8 肋	第 10 肋	第 10 胸椎棘突
胸膜下界	第 8 肋	第 10 肋	第 11 肋	第 12 胸椎棘突

胸膜腔穿刺的临床应用

胸膜腔穿刺引流的目的在于排出其中的气体或积液，以维持胸膜腔的负压，使肺处于膨胀状态，故穿刺部位可根据引流物的不同而有所选择。例如，张力性气胸时，引流的目的是排气，通常在锁骨中线第 2 肋间隙进行。此处伤及胸廓内血管和肺根结构的可能性甚小。血胸、脓胸或胸腔积液时，多选择在腋后线或肩胛线的第 7~8 肋间隙进行，以尽可能抽光积液。胸膜腔穿刺除勿伤胸壁的血管神经外，还需避免针刺过深而伤及肺组织造成气胸的危险。

第四节 纵 隔

纵隔 mediastinum 是左、右两侧纵隔胸膜之间所有器官、结构和结缔组织的总称。纵隔稍偏左，上窄下宽，前短后长。纵隔的前界为胸骨，后界为脊柱胸段，两侧为纵隔胸膜，上界为胸廓上口，下界为膈。

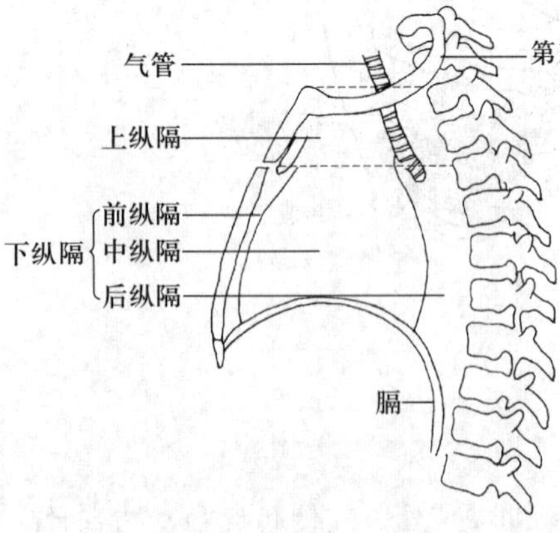

图 1-3-15 纵隔的分部

纵隔通常以胸骨角与第 4 胸椎体下缘之间的连线为界，分为**上纵隔**和**下纵隔**两部分。下纵隔又以心包为界，分为**前纵隔**、**中纵隔**和**后纵隔**三部分（图 1-3-15）。

1. **上纵隔** superior mediastinum 自前向后主要有胸腺、左右头臂静脉、上腔静脉、左右膈神经、迷走神经、喉返神经、主动脉弓及其三大分支、食管、气管、胸导管和淋巴管等。

2. **前纵隔** anterior mediastinum 位居胸骨体与心包之间，其内有胸腺的下部或部分胸腺遗迹、纵隔前淋巴结、胸廓内血管及疏松结缔组织等。前纵隔是胸腺瘤、皮样囊肿和淋巴瘤的好发部位。

3. **中纵隔** middle mediastinum 位居前、后纵隔之间，其内有心包、心脏及出入心的大血管根部、奇静脉弓、膈神经、心包膈血管和淋巴结等。

4. **后纵隔** posterior mediastinum 位居心包后面与脊柱胸部之间，内有主支气管、食管、胸主动脉、胸导管、奇静脉、半奇静脉、胸交感干及淋巴结等。后纵隔为支气管囊肿、神经瘤、主动脉瘤及膈疝的好发部位。

（曹述铁）

思考题

1. 简述鼻旁窦的概念，鼻旁窦的位置、开口部位及功能。
2. 试述喉腔的分部及声门下腔的位置、结构特点和临床意义。
3. 简述左、右主支气管的形态特点及临床意义。
4. 试述肺和胸膜的体表投影。

第四章 泌尿系统

重点内容提示

泌尿系统组成；肾的外形、位置、剖面结构、被膜层次及各层的结构特点；肾门的概念、体表投影和肾蒂组成；输尿管的形态、起止、行程和三个狭窄的位置；膀胱的形态、位置和毗邻，膀胱三角的位置。

泌尿系统 urinary system 由肾、输尿管、膀胱及尿道组成（图 1-4-1），它是人体代谢产物的主要排泄系统。机体代谢过程中所产生的废物（如尿素、尿酸及多余的水分和某些无机盐

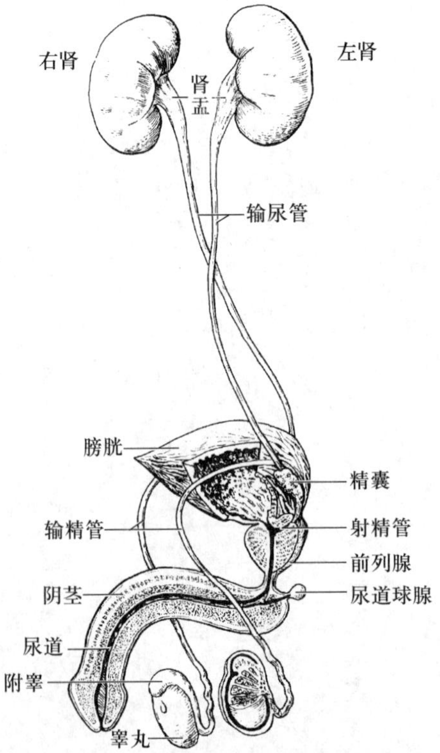

图 1-4-1　男性泌尿生殖系统模式图

等）随血液循环运送至肾，在肾内形成尿液，经输尿管流入膀胱暂时储存，当尿液达到一定量时，经尿道排出体外。其排出的废物不仅数量大、种类多，其质和量还常随体内环境的改变而变化。因此，泌尿系统（尤其是肾）不仅是排泄器官系统，而且对保持体内环境的稳定、维持水电解质和酸碱平衡起着重要的作用。当肾的功能发生障碍时，由于代谢产物蓄积于体液中，破坏了机体内环境的相对稳定，从而影响到机体新陈代谢的正常进行，严重时可出现尿毒症，危及生命。

第一节 肾

一、肾的形态

肾 kidney 是成对的实质性器官，形似蚕豆，新鲜时呈红褐色，质软而光滑。肾的大小因人而异，男性略大于女性。肾可分为上、下两端，前、后两面和内、外两缘。一般肾的上端宽而薄，下端窄而厚。前面较隆凸，朝前外侧；后面较平坦，贴腹后壁。外侧缘隆凸，内侧缘中部凹陷，称**肾门** renal hilum，是肾的血管、肾盂、淋巴管和神经出入肾的门户。出入肾门的这些结构被结缔组织包裹在一起，总称为**肾蒂**。肾蒂中主要结构的排列关系是：由前向后依次为肾静脉、肾动脉和肾盂，从上向下依次为肾动脉、肾静脉和肾盂。右侧肾蒂较左侧短，故临床上右肾手术较为困难。肾门向肾实质内凹陷形成的腔称为**肾窦** renal sinus，内有肾动脉、肾静脉的主要分支和属支、肾小盏、肾大盏、肾盂、神经、淋巴管和脂肪组织等。

二、肾的结构

在肾的冠状切面上，可将肾分为肾皮质和肾髓质两部分（图 1-4-2）。

肾皮质 renal cortex 主要位于肾的浅层，富含血管，新鲜标本呈红褐色。主要由肾小体和肾小管组成，肉眼可见密布的红色点状颗粒（为肾小体）。肾皮质深入肾髓质的部分称**肾柱** renal columns。

肾髓质 renal medulla 位于肾皮质深部，血管较少，色淡，由许多密集的肾小管组成。肾髓质形成 15~20 个**肾锥体** renal pyramids。肾锥体的基底朝向皮质，尖端圆钝，朝向肾窦，称**肾乳头** renal papillae，突入肾小盏内。2~3 个肾乳头合并为一个肾小盏。肾乳头上有许多**乳头孔** papillary foramina，肾生成的尿液经乳头孔流入肾小盏内。

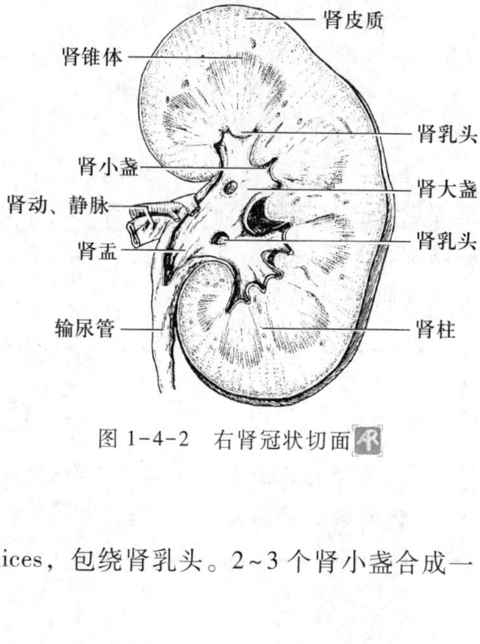

图 1-4-2 右肾冠状切面

肾窦内有 7~8 个呈漏斗状的**肾小盏** minor renal calices，包绕肾乳头。2~3 个肾小盏合成一个**肾大盏** major renal calices。每侧肾有 2~3 个肾大盏，再汇合成一个前后扁平、形似漏斗状的**肾盂** renal pelvis。肾盂出肾门后弯行向下，逐渐变细移行为输尿管。

三、肾的位置

肾位于脊柱两旁，腹膜的后方，紧贴腹后壁的上部，属腹膜外位器官（图 1-4-3）。肾的长轴向外下方倾斜。因受肝的影响，右肾比左肾低半个椎体的高度。左肾上端平第 11 胸椎下缘，下端平第 2 腰椎下缘，第 12 肋横过其后面中部，右肾上端平第 12 胸椎上缘，下端平第 3 腰椎上缘，第 12 肋横过其后面上部，肾门约平第 1 腰椎，距后正中线约 5 cm（图 1-4-4）。在竖脊肌的外侧缘与第 12 肋下缘所形成的夹角部位称为**肾区**（肋脊角），肾盂肾炎患者叩击和触压该区时常可引起疼痛。肾的位置存在个体差异，一般女性略低于男性，儿童低于成人，新生儿的肾位置更低，有时下端可达髂嵴附近。

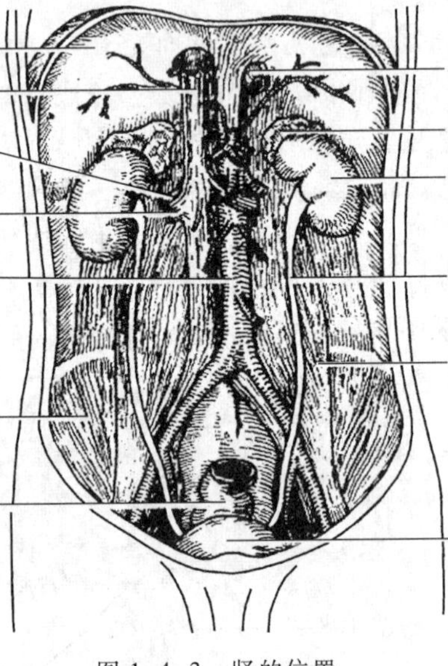

图 1-4-3 肾的位置

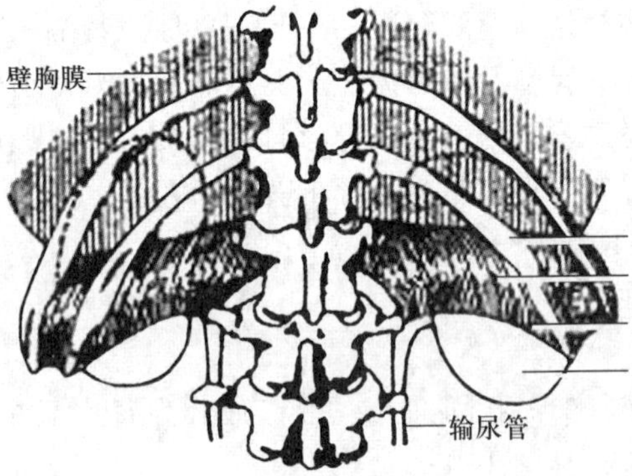

图 1-4-4 肾的体表投影（后面）

肾的上方邻接肾上腺，左肾前上部与胃底后面相邻，中部和内侧与胰尾及脾血管毗邻，下部邻近空肠及结肠左曲。右肾前上部与肝右叶相邻，下部与结肠右区相邻，内侧缘邻近十二指肠降部。两肾后面的上三分之一部与膈和肋膈隐窝相邻，下三分之二部由内向外与腰大肌、腰方肌及腹横肌相邻。

肾的毗邻及意义

两肾的后面上 1/3 部与膈相贴，膈的后方即是胸膜腔延伸而成的肋膈隐窝。有时由于该处膈肌纤维缺乏，肾后面与膈胸膜之间仅隔以脂肪组织。肾后面下部贴邻腰大肌、腰方肌和腹横肌。上述肾与周围器官的复杂毗邻关系在临床上十分重要。因为肾的病变可能转移到邻近器官，而邻近器官的疾病也可波及肾。

四、肾的被膜

肾的被膜有三层，由内向外依次为纤维囊、脂肪囊和肾筋膜（图 1-4-5）。

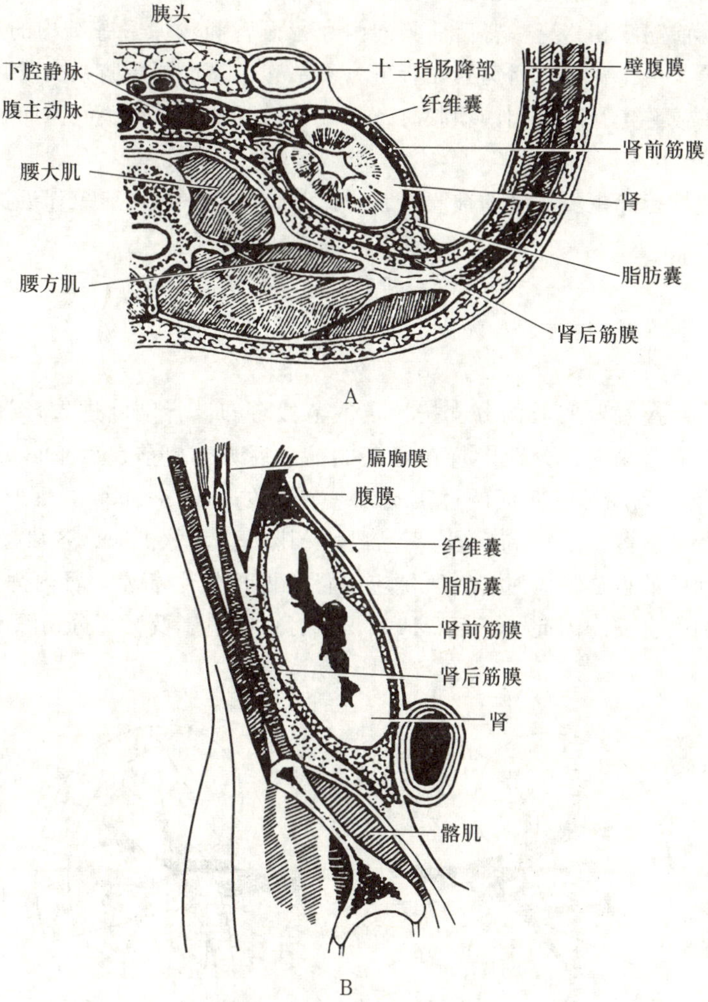

图 1-4-5　肾的被膜

A. 平第 1 腰椎水平切面；B. 经右肾矢状切面

1. **纤维囊** fibrous capsule　由坚韧的致密结缔组织和少量的弹性纤维构成，包裹于肾实质的表面，正常时与肾实质连接疏松，易于剥离。但在病理情况下与肾实质粘连，则剥离困难。

在肾破裂或肾部分切除时应缝合此膜。在肾门处，纤维膜分为两层，一层贴于肾实质表面，另一层包被肾窦内结构的表面，并移行为肾血管鞘，随血管进入肾实质。

2. **脂肪囊** adipose capsule　是位于肾纤维囊外周的脂肪层，在肾的边缘部和下端较为丰富。脂肪经肾门深入到肾窦内，填充于各管道结构和神经之间。脂肪囊对肾起弹性垫样保护作用，临床上作肾囊封闭，就是将药物注入肾脂肪囊内。

3. **肾筋膜** renal fascia　位于脂肪囊的外面，包被肾和肾上腺的周围，它发出的结缔组织小梁穿过脂肪囊与纤维囊相连，为肾的主要固定结构。肾筋膜分为前、后两层，分别称为肾前筋膜和肾后筋膜，两者在肾上腺的上方和肾的外侧缘相互粘连，在肾的下方两层分开，其间有输尿管通过。在肾的内侧，肾前筋膜被覆于肾血管的前面，并且与腹主动脉和下腔静脉表面的结缔组织及对侧的肾前筋膜相移行。肾后筋膜向内经肾血管和输尿管等结构的后方附于腰大肌、椎体和椎间盘筋膜。由于肾前、后筋膜在肾下方不粘连，当周围脂肪减少或肾的固定结构薄弱时，可出现肾下垂或游走肾。肾周围积脓时，脓液可沿肾前、后筋膜间隙向下蔓延至髂窝或大腿根部。

肾正常位置的维持除主要靠肾的被膜外，肾血管、腹膜、腹内压及邻近器官的承托等也起一定的作用。

五、肾的血管与肾段

肾动脉 renal artery 在肾实质的分支按一定的节段分布。肾动脉进入肾门之前，通常分为前、后两干，再进入肾窦内，分别走行在肾盂的前、后方。由前、后干再分出**肾段动脉** segmental artery。每支肾段动脉分布区的肾实质为一个**肾段** renal segment。每个肾分为 5 个肾段，即上段、上前段、下前段、下段和后段。各肾段由其同名动脉供应，各段动脉分支之间无吻合。当某一肾段动脉的血流障碍时，它所供应的肾段即可发生坏死。肾内静脉无一定节段性，相互之间有丰富的吻合支。因此，了解肾段知识对肾血管造影及肾部分切除术有重要的临床意义（图 1-4-6）。

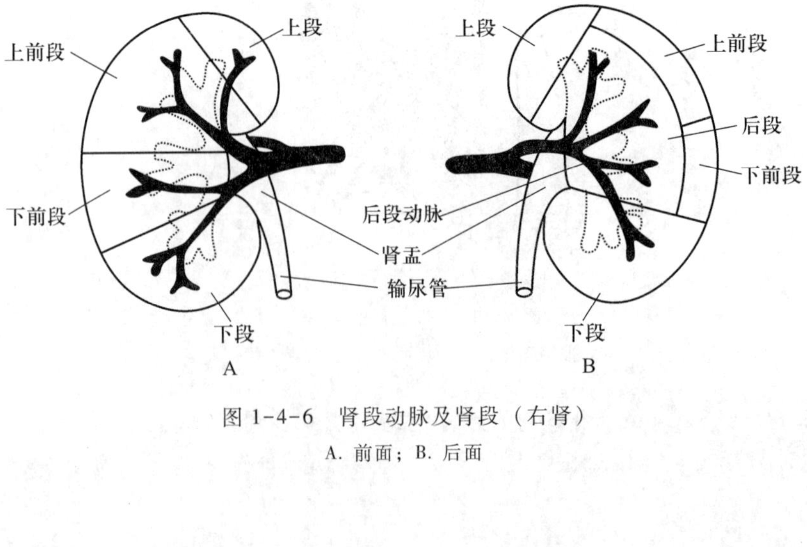

图 1-4-6　肾段动脉及肾段（右肾）

A. 前面；B. 后面

肾衰竭晚期的理想疗法——肾移植

肾衰竭晚期最理想的治疗方法就是肾移植。肾移植（俗称换肾）是把一个来自供体的健康肾移植到尿毒症患者的身体内，以代替无功能病肾的工作，发挥其正常功能。其方法为：修整好肾周组织、肾血管和输尿管，将供体肾静脉与受体髂外静脉端侧吻合，供体肾动脉与受体髂内动脉或髂外动脉端侧吻合。切开膀胱，将供体输尿管断端与膀胱黏膜开口吻合。肾移植一旦获得成功，病人可完全恢复健康，长期生存。

第二节　输　尿　管

输尿管 ureter 左、右各一，是细长的肌性管道，位于腹后壁腹膜的后方，起于肾盂，终于膀胱，全长 25~30 cm，管径 0.5~1.0 cm。管壁有较厚的平滑肌层，可进行节律性的蠕动，使尿液流入膀胱。

输尿管的行程与分部：根据输尿管的行程和位置，将其分为三部。

1. **输尿管腹部**　位于腹后壁，起于肾盂，沿腰大肌表面下降，至小骨盆上口处，左、右输尿管分别跨过左髂总动脉的末端和右髂外动脉起始部的前面，进入盆腔移行为盆部。

2. **输尿管盆部**　起自小骨盆入口处，先沿盆侧壁向后下行，然后转向前内达膀胱底。在男性，有输精管绕过此部末端前方至其内侧；在女性，距子宫颈外侧 2 cm 处，有子宫动脉从外侧向内侧越过输尿管前方，故行子宫切除术处理子宫动脉时，应注意区别，以免误伤输尿管。

3. **输尿管壁内部**　为输尿管斜穿膀胱底的部分，长 1.5~2.0 cm，以输尿管口开口于膀胱底内面。当膀胱充盈时，膀胱内压力增高挤压壁内部，使管腔闭合，防止尿液反流入输尿管。由于输尿管的蠕动，尿液仍可不断地流入膀胱。

输尿管全长有三处生理性狭窄：① 肾盂与输尿管移行处；② 在小骨盆上口与髂血管交叉处；③ 壁内部。这三个狭窄常是输尿管结石易滞留之处。

输尿管的毗邻及意义

右侧输尿管因与回盲部及阑尾相毗邻，故右髂窝脓肿或盲肠后位阑尾炎时，可累及输尿管而致尿中出现红细胞和脓细胞，应注意鉴别诊断。左侧输尿管与降结肠和乙状结肠系膜相毗邻，故在直肠手术切断或分离乙状结肠系膜时，应注意保护输尿管。

第三节 膀 胱

膀胱 urinary bladder（图 1-4-7） 为储尿的囊状肌性器官，其形状、大小、位置及壁的厚薄均随尿液的充盈程度不同而异。正常人膀胱的平均容量为 300~500 ml，最大容量可达 800 ml。新生儿膀胱的容量约为成人的 1/10。老年人由于肌的紧张力降低，容积增大。女性膀胱容量较男性为小。

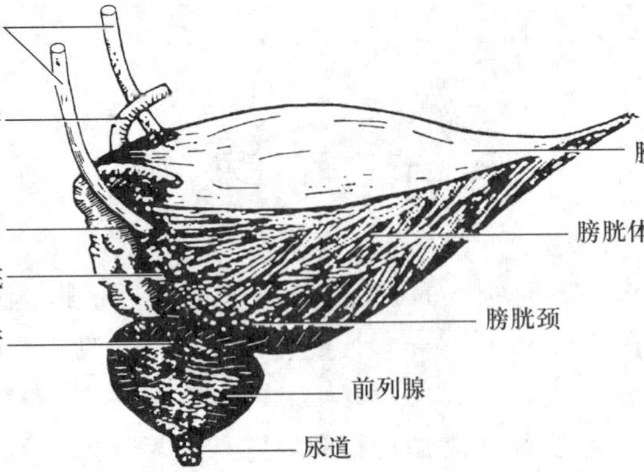

图 1-4-7 膀胱（侧面）

一、膀胱的形态和膀胱壁的结构

膀胱空虚时呈三棱锥体形，可分为尖、体、底、颈四部。**膀胱尖**细小，朝向前上方。**膀胱底**近似三角形，朝向后下方。膀胱尖与膀胱底之间的部分为**膀胱体**。膀胱的最下部缩细称**膀胱颈**，以**尿道内口** internal urethral orifice 与尿道相接。膀胱各部之间无明显界限。膀胱充盈时呈卵圆形。

膀胱空虚时，膀胱壁的内面由于肌层的收缩而形成许多黏膜皱襞；当膀胱充盈时，皱襞可全部消失。但在膀胱底部的内面有一个三角形区域，位于两输尿管口与尿道内口之间，称**膀胱三角** trigone of bladder。由于此区内缺少黏膜下层，黏膜与肌层紧密相连，无论膀胱处于空虚或充盈时，黏膜均保持平滑状态，不形成皱襞。膀胱三角是肿瘤、结核和结石的好发部位。两输尿管口之间的横行皱襞称**输尿管间襞** interureteric fold，在活体呈苍白色，是临床上作膀胱镜检查时寻找输尿管口的标志（图 1-4-8）。

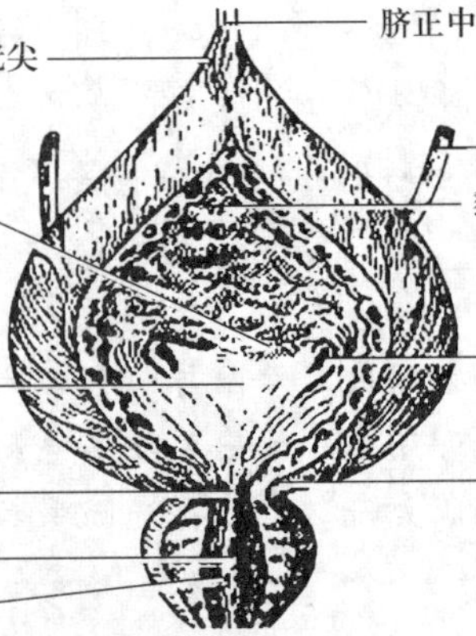

图 1-4-8 膀胱和前列腺（前面）

二、膀胱的位置和毗邻

成人的膀胱位于盆腔的前部。其前方为耻骨联合。后方在男性为精囊、输精管壶腹和直肠（图 1-4-9），在女性为子宫和阴道。膀胱的下方，在男性邻接前列腺，女性邻接尿生殖膈。

膀胱空虚时，膀胱尖一般不超过耻骨联合上缘；充盈时，膀胱尖可上升到耻骨联合以上，腹膜返折线也随之上移，膀胱前下壁直接与腹前壁相贴，此时，在耻骨联合上方行膀胱穿刺术，不会伤及腹膜和污染腹膜腔（图 1-4-10）。

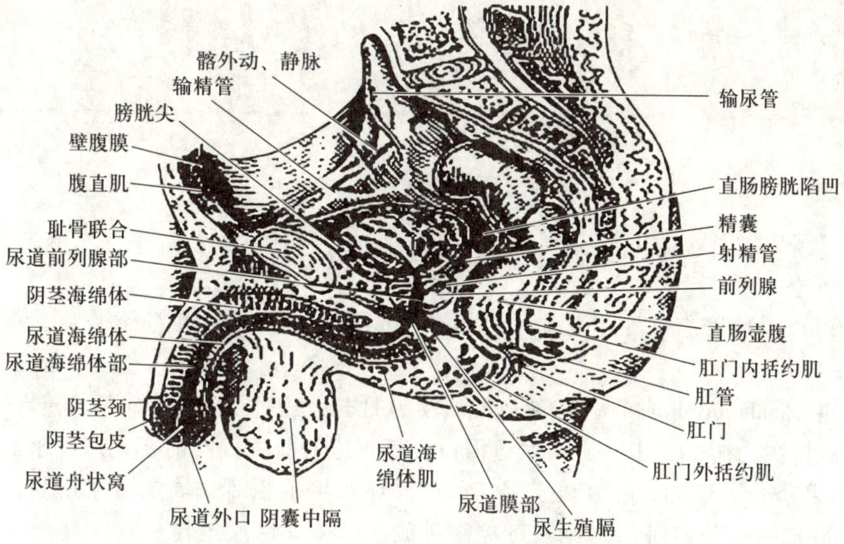

图 1-4-9　男性骨盆（正中矢状切面）

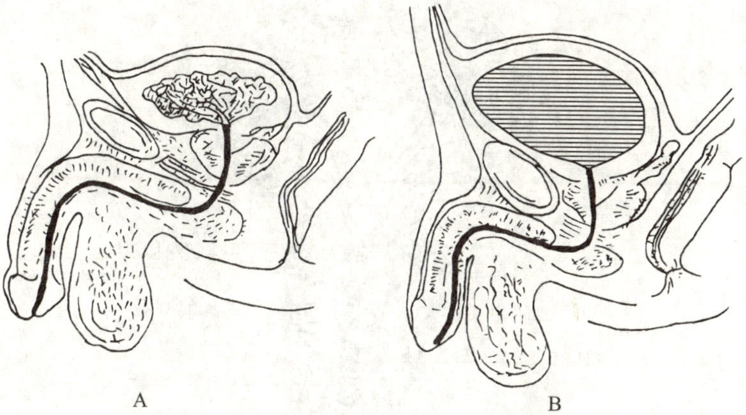

图 1-4-10　膀胱的形态位置（膀胱与腹膜的关系）

A. 空虚的膀胱；B. 充盈的膀胱

新生儿膀胱位置比成人高，大部分位于腹腔内，随年龄的增长和盆腔的发育而逐渐降入盆腔，至青春期达成人位置。老年人因盆底肌松弛，膀胱的位置更低。

膀胱和尿潴留

膀胱是一个囊状的肌性储尿器官，在神经系统的支配下充盈和排空。当膀胱充满尿液而排出障碍时产生尿潴留。引起尿潴留的原因主要有两种：一是尿道梗阻，二是排尿反射功能障碍。前者可因膀胱结石、尿道结石、异物、肿瘤及盆腔脏器病变的压迫而引起，后者则因麻醉手术后、中枢神经损伤、炎症和某些药物等原因引起。当尿液储存过多时，则会引起疼痛，甚至膀胱麻痹、破裂。因此，尿潴留患者必须及时恢复排尿，并注意解除病因。

第四节 尿 道

尿道 urethra 是膀胱与体外相通的一段排尿管道。男、女性尿道差异很大，男性尿道见男性生殖系统。

女性尿道 female urethra（图 1-4-11）较男性尿道短，宽而直，长 3~5 cm，直径约 0.6 cm，仅有排尿功能。起于膀胱的尿道内口，经阴道的前方行向前下，穿过尿生殖膈，以**尿道外口** external orifice of urethra 开口于阴道前庭。穿尿生殖膈时，周围有**尿道阴道括约肌** urethrovaginal sphincter（骨骼肌）环绕，可控制排尿。由于女性尿道短、宽、直，故易引起逆行性尿路感染。

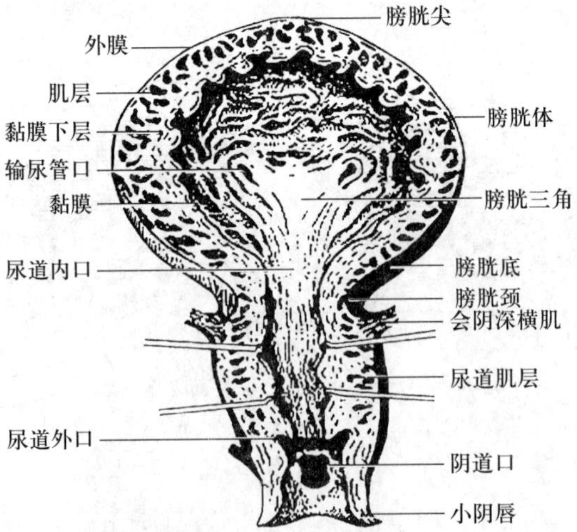

图 1-4-11 女性尿道（前面）

为什么尿路感染多见于女性?

尿路感染是由病原微生物引起的常见病和多发病，临床上常见的有肾盂肾炎、膀胱炎、尿道炎，其主要症状为尿频、尿急、尿痛等膀胱刺激症状，尿液检查可见细菌和脓细胞等。

尿路感染女性多于男性，因女性尿道的结构特点是短、宽、直，尿道外口开口于阴道前庭，距阴道和肛门较近，易受污染。有些女性不注意外阴部卫生，特别是月经期、妊娠期和新婚蜜月期，由于内分泌的变化或性生活的影响，细菌乘虚而入，逆行而上，从而导致尿路感染。

（路兰红）

思考题

1. 试述泌尿系统的组成。
2. 试述肾的外形、位置、剖面结构和被膜的层次。
3. 解释肾门、肾蒂、肾窦、肾区及膀胱三角的概念。
4. 描述输尿管的起止、分部和三个狭窄的部位。
5. 简述膀胱的形态、位置和毗邻。
6. 试述尿液的产生及排出途径。

第五章　生 殖 系 统

重点内容提示

男、女性内生殖器组成；睾丸、附睾的形态和位置；输精管的行程、分部及结扎部位；精索的概念及主要成分；男性尿道的分部、狭窄、弯曲和功能；卵巢的形态和位置；输卵管的位置、形态和分部；子宫的位置、形态、分部及固定装置；输精管的位置、形态和分布。

生殖系统 reproductive system 包括男性生殖器和女性生殖器。男、女性生殖器又分别分为内生殖器和外生殖器两部分。内生殖器多位于盆腔内，主要包括产生生殖细胞的生殖腺和输送生殖细胞的生殖管道；外生殖器则露于体表，为性的交接器官。生殖器的主要功能是产生生殖细胞和分泌性激素。

第一节　男性生殖器

男性内生殖器由生殖腺（睾丸）、输送管道（附睾、输精管、射精管）和附属腺体（精囊、前列腺、尿道球腺）组成。睾丸的主要功能是产生精子和分泌男性激素。睾丸产生的精子先储存于附睾内，当射精时经输精管、射精管和尿道排出体外。精囊、前列腺和尿道球腺分泌的液体与精子共同合成精液，供给精子营养并有利于精子的活动（图 1-5-1）。男性外生殖器包括阴囊和阴茎。

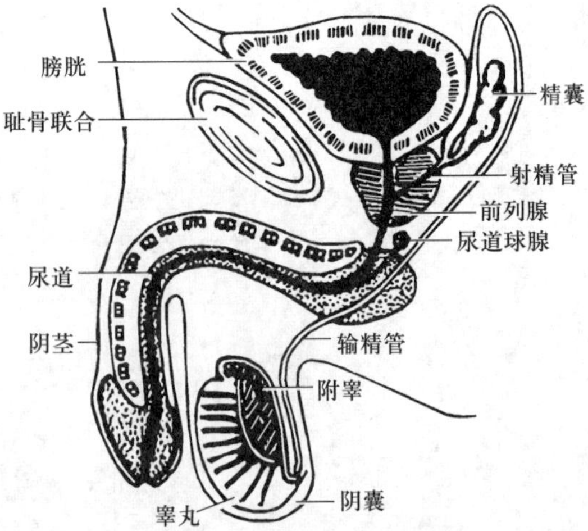

图 1-5-1　男性生殖系统概观

一、内生殖器

（一）睾丸

1. **位置和形态**　**睾丸** testis（图 1-5-2）位

于阴囊内，左、右各一，一般左侧略低于右侧。睾丸呈扁椭圆形，表面光滑，分为前、后两缘，上、下两端和内、外两面。前缘游离，后缘有血管、神经和淋巴管出入，并与附睾和输精管的睾丸部相接触。上端被附睾头遮盖，下端游离。外侧面较隆凸，与阴囊壁相贴；内侧面较平坦，与阴囊隔相依。新生儿的睾丸相对较大，性成熟期以前发育较慢，随着性成熟迅速生长，老年人的睾丸随着性功能的衰退而萎缩变小。

2. **睾丸的结构**　睾丸的表面有一层坚厚的纤维膜，称**白膜**。白膜在睾丸的后缘增厚并凸入睾丸内形成**睾丸纵隔**。从纵隔发出许多睾丸小隔，呈扇形伸入睾丸实质并与白膜相连，将睾丸实质分为100~200个睾丸小叶。每个小叶内含有2~4条盘曲的精曲小管，其上皮能产生精子。精曲小管之间的结缔组织称**睾丸间质**，内有分泌男性激素的间质细胞。精曲小管汇合成精直小管，进入睾丸纵隔内吻合成睾丸网。从睾丸网发出12~15条睾丸输出小管，经睾丸后缘上部进入附睾头（图1-5-2）。

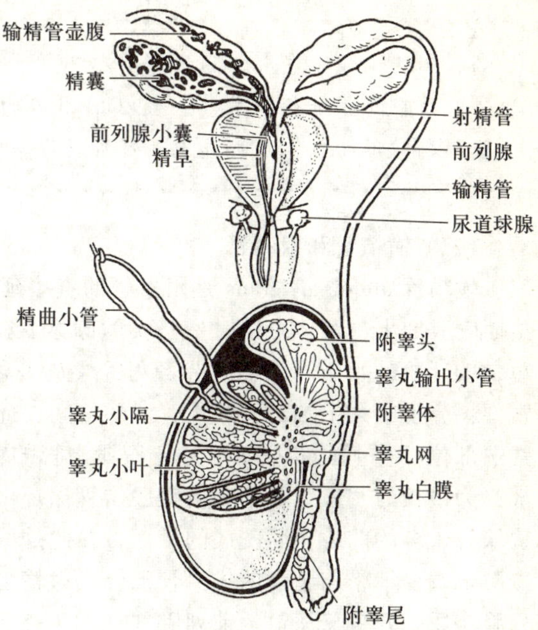

图1-5-2　睾丸和附睾的结构及排精管道

睾丸的功能除产生精子外，还能分泌男性激素，从而促进男性生殖器的发育和第二性征的出现。

（二）附睾

附睾 epididymis 呈新月形，紧贴睾丸的上端和后缘。上端膨大为附睾头，中部为附睾体，下端为附睾尾。附睾尾向后上弯曲移行为输精管。附睾头由睾丸输出小管盘曲而成，输出小管的末端汇合成一条附睾管。附睾管迂曲盘回而成附睾体和尾，附睾管的末端续连输精管。

附睾的功能除暂时储存精子外，其分泌的附睾液还供给精子营养，促进精子进一步成熟。附睾为结核的好发部位。

睾丸下降及其临床意义

睾丸约在胚胎的第6~7周由胚盘中胚层的生肾节开始形成，最初由尿生殖系膜悬吊于体腔腰部的两侧。后来因胚体生长，腰部直立，引带缩短而下降，至第3个月末达髂窝。第7个月时，下降至腹股沟管深环处，同时向前推移壁腹膜形成鞘突，至第8个月降至阴囊内。此后，腹膜鞘突上部闭锁，形成鞘韧带；下部不闭锁而围绕睾丸和附睾形成睾丸鞘膜，其中的腔隙称鞘膜腔。如果出生后3~5个月睾丸未降入阴囊内而滞留于腹腔、腹股沟管深环处、腹股沟管内或腹股沟管浅环处，均称隐睾。因腹腔内温度较高，不适于精子发育，隐睾可引起不孕。此外，隐睾发生肿瘤的机会是正常人的近50倍，故应及早进行手术（一般以5~6岁为宜），将其拉入阴囊或作自体睾丸移植。如果腹膜鞘突不闭锁，可形成先天性腹股沟斜疝和交通性鞘膜积液。

（三）输精管和射精管

输精管 ductus deferens 是附睾管的直接延续，长约 50 cm，管径 3 mm，管壁较厚，肌层发达而管腔细小，活体触摸时呈坚实的圆索状。输精管行程较长，可分为四部：① 睾丸部：最短，较迂曲，始于附睾尾，沿睾丸后缘及睾丸的内侧上行，至睾丸的上端进入精索部。② 精索部：介于睾丸上端与腹股沟管浅环之间，此段输精管位置表浅，容易触及，为结扎输精管的常选部位。③ 腹股沟管部：位于腹股沟管的精索内。疝修补术时，注意勿伤及输精管。④ 盆部：为最长的一段，输精管由腹股沟管深环出腹股沟管后弯向内下，沿盆腔侧壁行向后下，经输尿管末端的前方至膀胱底的后面，在此处两侧输精管逐渐靠近并扩大成输精管壶腹。输精管壶腹末端变细，与精囊的排泄管汇合成**射精管** ejaculatory duct。射精管长约 2 cm，向前下穿前列腺实质，开口于尿道的前列腺部（图 1-5-3）。

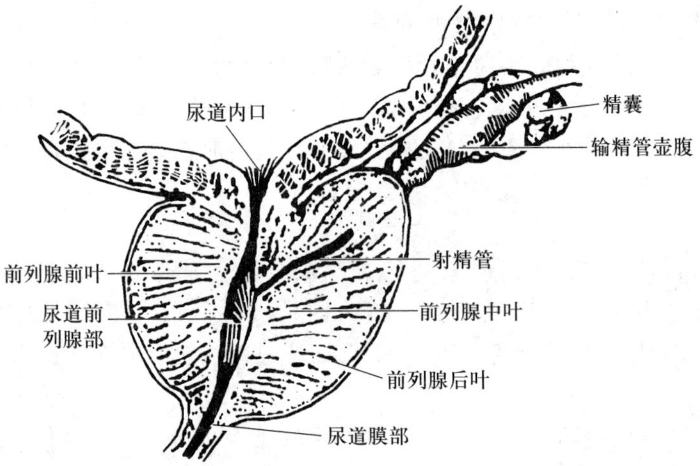

图 1-5-3 前列腺的矢状面

精索 spermatic cord 为一对柔软的圆索状结构，从腹股沟管深环穿经腹股沟管，延至睾丸的上端。精索内主要有输精管、睾丸血管、输精管血管、神经、淋巴管和鞘韧带等。自腹股沟管浅环以下，精索表面包有 3 层被膜，从内向外依次为精索内筋膜、提睾肌和精索外筋膜。

（四）精囊

精囊 seminal vesicle 又称精囊腺（图 1-5-4），为一对长椭圆形的囊状器官，表面凹凸不平，位于膀胱底后方及输精管壶腹的外侧。其排泄管与输精管壶腹的末端汇合成射精管。精囊分泌黄色黏稠的液体，参与精液的组成。

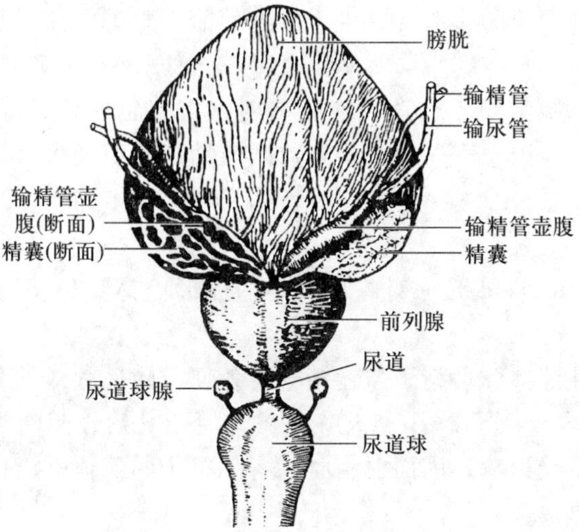

图 1-5-4　精囊、前列腺和尿道球腺（后面）

（五）前列腺

前列腺 prostate 为不成对的实质性器官，位于膀胱与尿生殖膈之间，包绕尿道的起始部，呈前后稍扁的栗子形，重 8～20 g。上端宽大，称前列腺底，邻接膀胱颈；下端尖细，称前列腺尖。体的后面较平坦，中间有一纵行浅沟，称前列腺沟，活体直肠指检可扪及此沟，患前列腺肥大时，此沟消失。近前列腺底的后缘处有一对射精管穿入，斜向前下方，开口于尿道前列腺部的后壁上。

前列腺一般分为五个叶：前叶、中叶、后叶和两侧叶（图 1-5-5）。前叶很小，位于尿道前方。中叶呈楔形，位于尿道的前列腺部与射精管之间。左、右侧叶分别位于尿道和中叶的两侧。当前列腺肥大（尤其是中叶和侧叶肥大）时，可压迫尿道而引起排尿困难甚至尿潴留。后叶是前列腺肿瘤的好发部位。

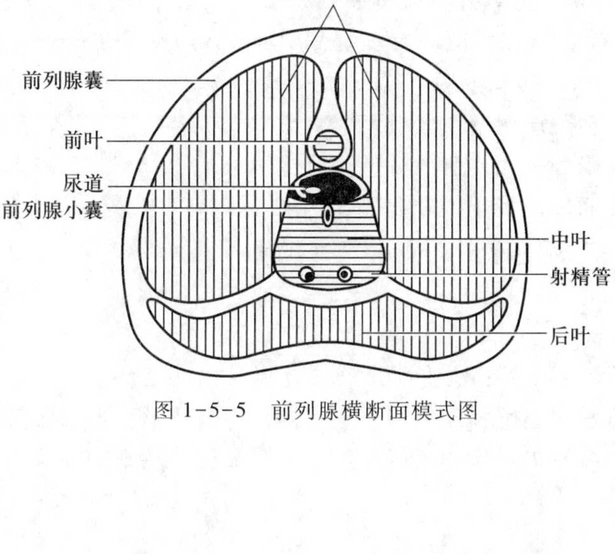

图 1-5-5　前列腺横断面模式图

前列腺由腺组织、平滑肌和结缔组织构成，其表面包有筋膜鞘，称前列腺囊，囊与前列腺之间有前列腺静脉丛。前列腺的排泄管开口于尿道的前列腺部。前列腺分泌乳白色液体参与精液的组成。

小儿的前列腺较小，腺组织不发达。性成熟期腺组织迅速生长。中年以后腺组织逐渐退化，结缔组织增生。老年人因激素平衡失调，前列腺结缔组织增生，如增生过多过快则引起前列腺肥大。

（六）尿道球腺

尿道球腺 bulbourethral gland 是一对豌豆大小的球形腺体，位于会阴深横肌内，以细长的排泄管开口于尿道球部。

精液为乳白色弱碱性液体，由精子与输精管道各部及附属腺体的分泌物混合而成。正常男性每次射精量2~5 ml，内含精子2亿~5亿个。输精管结扎后，阻断了精子的排出路径，但各附属腺体分泌物的排出不受影响，因而射精时仍有无精子的液体排出体外。

二、外生殖器

（一）阴囊

阴囊 scrotum 是位于阴茎后下方的囊袋状结构。阴囊壁由皮肤和肉膜组成（图1-5-6）。阴囊的皮肤薄而柔软，颜色深暗，成人生有少量的阴毛，正中有一纵行阴囊缝。**肉膜** dartos coat 为浅筋膜，内含平滑肌纤维，平滑肌可随外界温度的变化而舒缩，以调节阴囊内的温度，使其温度低于体温1~2℃，有利于精子的发育与生存。肉膜在中线向深部发出阴囊中隔，将阴囊分为左、右两腔，分别容纳左、右睾丸、附睾及精索等。

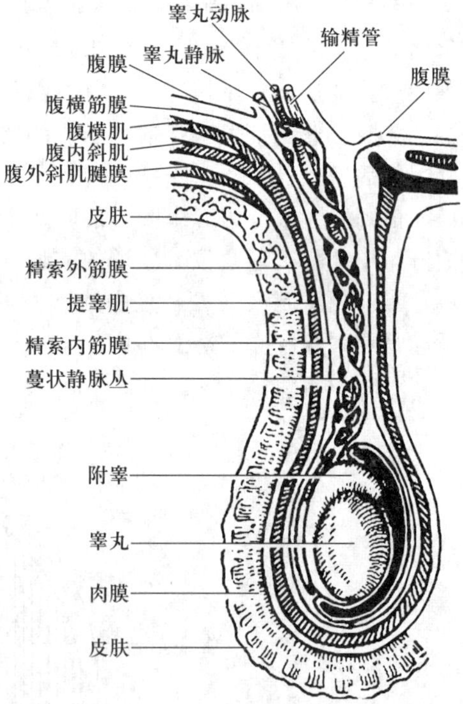

图1-5-6 阴囊结构及其内容模式图

在阴囊肉膜的深面有包绕睾丸和精索的被膜，由外向内为：① 精索外筋膜：是腹外斜肌腱膜的延续。② 提睾肌：来自腹内斜肌和腹横肌，有上提睾丸的作用。③ 精索内筋膜；来自腹横筋膜。④ 睾丸鞘膜：来源于腹膜，分为壁层和脏层，壁层紧贴精索内筋膜内面，脏层包贴睾丸和附睾表面。脏、壁两层在睾丸的后缘处相互移行，共同围成封闭的鞘膜腔，内有少量浆液。腔内可因炎症液体增多，形成睾丸鞘膜积液。

（二）阴茎

阴茎 penis（图1-5-7）为男性的性交器官，可分为头、体、根三部分。后端为阴茎根，附于耻骨下支、坐骨支和尿生殖膈。中部为阴茎体，呈圆柱形，悬于耻骨联合的前下方。前端膨大为阴茎头，其尖端有呈矢状位的尿道外口。阴茎头后方较细的部分为阴茎颈。

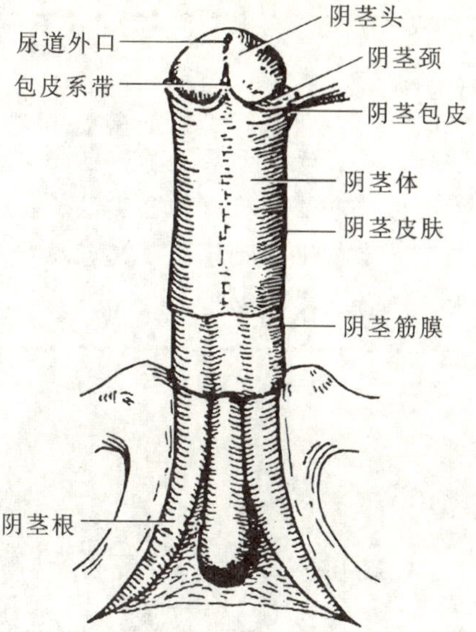

图 1-5-7 阴茎的腹侧面

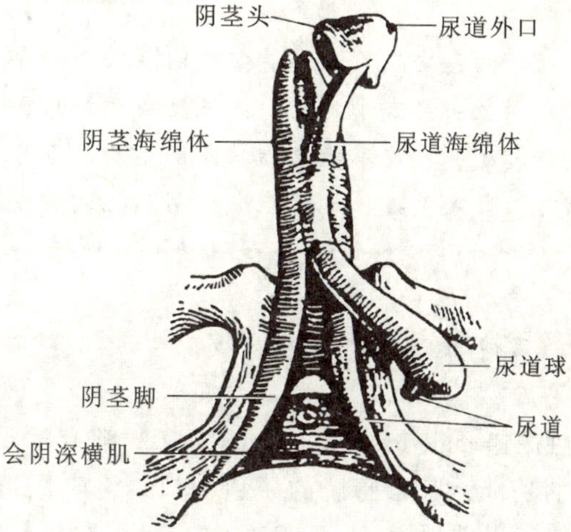

图 1-5-8 阴茎的结构

阴茎主要由两个阴茎海绵体和一个尿道海绵体组成（图 1-5-8），外面包以筋膜和皮肤。**阴茎海绵体** cavernous body of penis 左、右各一，位于阴茎的背侧。左、右阴茎海绵体紧密结合向前延伸，前端变细嵌入阴茎头后面的凹陷内。阴茎海绵体后端分开，形成左、右阴茎脚，分别附于两侧的耻骨下支和坐骨支。**尿道海绵体** cavernous body of urethra 位于阴茎海绵体的腹侧，尿道贯穿其全长。尿道海绵体中部呈圆柱状，其前、后端均膨大，前端膨大为**阴茎头**，后端膨大为**尿道球** bulb of urethra。尿道球位于两阴茎脚之间，附于尿生殖膈的下面。每个海绵体的表面均包有一层坚厚的纤维膜，称**海绵体白膜**。海绵体由许多海绵体小梁和腔隙组成，腔隙与血管相通。当腔隙充血时，阴茎即变粗变硬而勃起。三个海绵体外面共同包有阴茎深、浅筋膜和皮肤（图 1-5-9）。阴茎的皮肤薄而柔软，富有伸展性，它在阴茎前方返折成双层的皮肤皱襞包绕阴茎头，称**阴茎包皮** prepuce of penis。在阴茎头腹侧中线上，包皮与尿道外口下端相连的皮肤皱襞称**包皮系带** frenulum of prepuce。作包皮环切手术时，注意勿伤及包皮系带，以免影响阴茎的正常勃起。

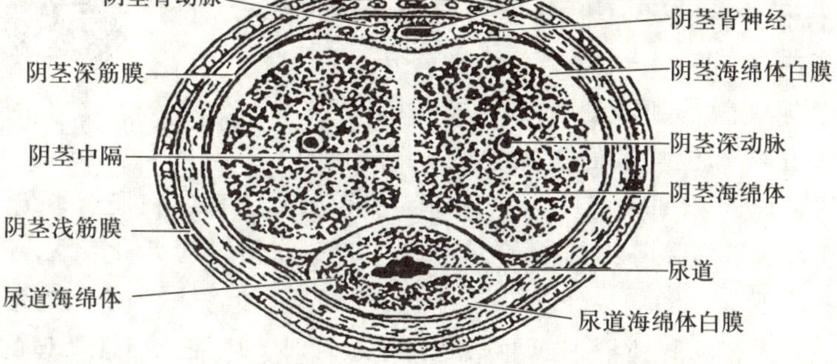

图 1-5-9 阴茎横断面

包茎应行包皮环切术

幼儿的包皮较长，包着整个阴茎头。随年龄增长，包皮逐渐向后退缩，包皮口逐渐扩大，阴茎头显露于外表。如果至成年以后，阴茎头仍被包皮被覆，称包皮过长。如果包皮口过小，包皮不能退缩暴露阴茎头，则称为包茎。在以上两种情况下，包皮腔内易存留污垢导致炎症，也可能成为阴茎癌的诱发因素，应行包皮环切术。

三、男性尿道

男性尿道 male urethra（图 1-5-10）兼有排尿和排精的功能，起自膀胱的尿道内口，终于尿道外口。成年男性尿道长 16～22 cm，管径平均 5～7 mm，全长可分为 3 部分，即前列腺部、膜部和海绵体部。临床上称前列腺部和膜部为**后尿道**，海绵体部为**前尿道**。

1. **前列腺部** prostatic part　为尿道贯穿前列腺的部分，长约 3 cm，管腔中部扩大呈梭形，是尿道中最宽和最易扩张的部分，其后壁上有射精管和前列腺排泄管的开口。

2. **膜部** membranous part　为尿道贯穿尿生殖膈的部分，短而窄，长约 1.2 cm，其周围有尿道膜部括约肌环绕，该肌为骨骼肌，可控制排尿。

3. **海绵体部** cavernous part　为尿道贯穿尿道海绵体的部分，长约 15 cm。尿道球内最宽处称**尿道球部**，尿道球腺的排泄管开口于此。在阴茎头内的尿道扩大称**尿道舟状窝**。

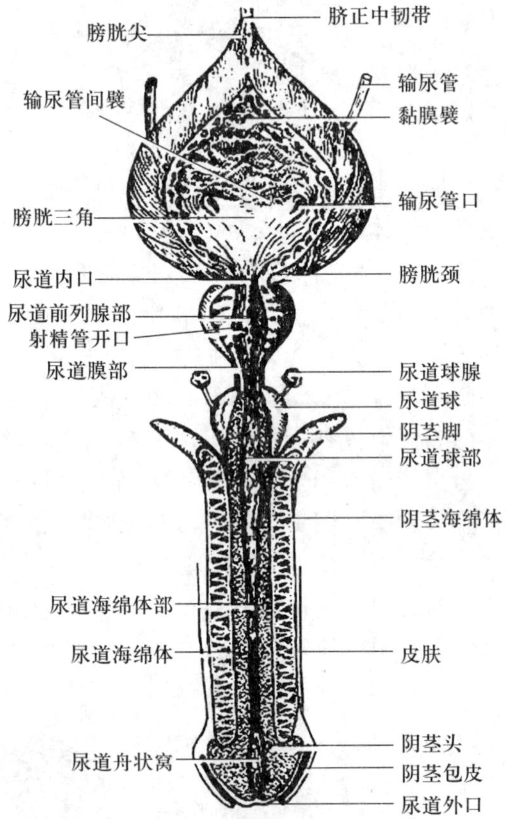

图 1-5-10　男性尿道（前面）

男性尿道在行径中粗细不等，有三处狭窄、三处扩大和两个弯曲（图 1-5-11）。三处狭窄分别位于尿道内口、尿道膜部和尿道外口。尿道结石常易嵌顿在这些狭窄部位。三处扩大分别位于尿道前列腺部、尿道球部和舟状窝。两个弯曲：一为**耻骨下弯**，在耻骨联合下方，凹向前上方，为尿道前列腺部、膜部和海绵体部的起始段，此弯曲恒定无变化；另一个弯曲为**耻骨前弯**，在耻骨联合的前下方，凹向后下方，位于海绵体部，如将阴茎向上提起，此弯曲即可消失。临床上给男性病人行膀胱镜检查或导尿插入导尿管时，应注意男性尿道的三处狭窄和两个弯曲的解剖特点。

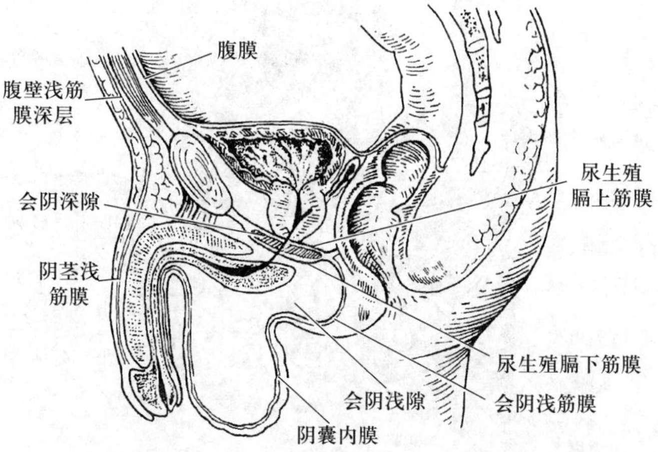

图 1-5-11 会阴筋膜模式图（矢状切面）

尿道瓣膜

尿道前列腺部可有先天性异常的黏膜折叠，形成瓣膜，影响排尿。有这样畸形的幼儿排尿困难，膀胱膨胀，两肾发生肾积水。有时则以尿路感染或膀胱结石的病象为主，应注意鉴别诊断。遇此异常应早期手术，切除瓣膜。

第二节 女性生殖器

女性内生殖器由生殖腺（卵巢）、输送管道（输卵管、子宫和阴道）和附属腺（前庭大腺）组成，外生殖器即**女阴** female pudendum（图 1-5-12）。卵巢是产生卵子和分泌女性激素的器官。卵巢产生的卵子成熟后突破卵巢表面排至腹膜腔，再经输卵管腹腔口进入输卵管，在输卵管内受精后移至子宫，植入子宫内膜发育成为胎儿。成熟的胎儿分娩时，出子宫口经阴道娩出。卵子在输卵管内如未受精，即退化而被吸收。

一、内生殖器

（一）卵巢

卵巢 ovary 为女性生殖腺，左、右各一，位于盆腔内，贴靠在小骨盆侧壁的卵巢窝内。

卵巢呈扁卵圆形，略呈灰红色，被子宫阔韧带的后层所包绕，可分为内、外两面，前、后

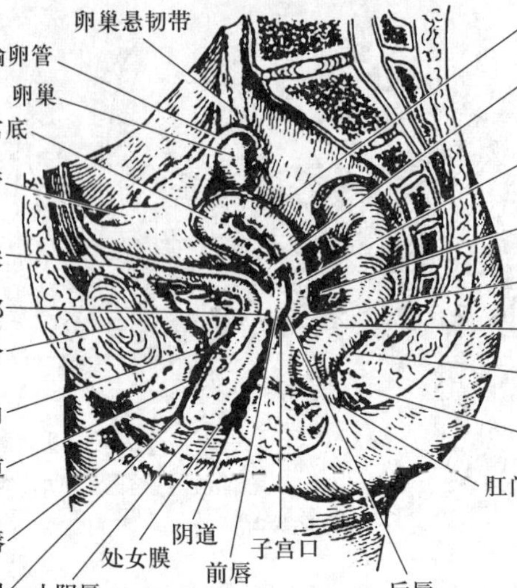

图 1-5-12 女性骨盆正中矢状切面

两缘和上、下两端（图 1-5-13）。外侧面贴于盆腔侧壁的卵巢窝（相当于髂内、外动脉起始部之间的夹角内）；内侧面朝向盆腔，与小肠相邻；后缘游离，称游离缘；前缘借卵巢系膜连于子宫阔韧带，称系膜缘，其中部有血管、神经等出入，称**卵巢门** hilum of ovary；上端与输卵管伞相接触，又称输卵管伞端，并有**卵巢悬韧带** suspensory ligament of ovary 相连；下端借**卵巢固有韧带** proper ligament of ovary 连于子宫的两侧，此韧带由结缔组织和平滑肌纤维构成，表面盖以腹膜。

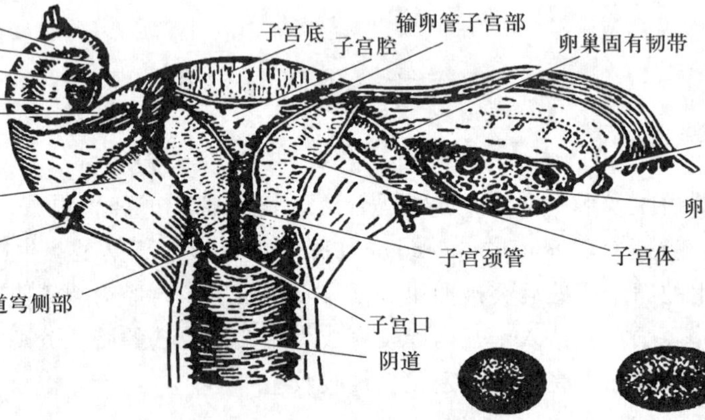

图 1-5-13 女性内生殖器（前面）

成年女性的卵巢约为 4 cm×3 cm×1 cm，但卵巢的大小和形状随年龄的增长而变化，幼女的卵巢较小，表面光滑。性成熟期卵巢最大，以后由于多次排卵，卵巢表面出现瘢痕，显得凹凸不平。35~40 岁卵巢开始缩小，50 岁左右逐渐萎缩而月经停止，即绝经。

（二）输卵管

输卵管 uterine tube（图 1-5-13）是一对细长而弯曲的肌性管道，长 10~14 cm，左、右各一，连于子宫底的两侧，包裹于子宫阔韧带的上缘内，其外侧端以**输卵管腹腔口** abdominal orifice of uterine tube 开口于腹膜腔，内侧端连于子宫，以输卵管子宫口开口于子宫腔。故女性腹膜腔经输卵管、子宫、阴道可与外界相通。输卵管由外侧向内侧分为四部：

1. **输卵管漏斗** infundibulum of uterine tube　为输卵管外侧端的膨大部分，呈漏斗状。漏斗中央有输卵管腹腔口通向腹膜腔，卵巢排出的卵子由此进入输卵管。漏斗末端的边缘形成许多细长的指状突起，称**输卵管伞**，盖于卵巢表面，手术时常以此作为识别输卵管的标志。

2. **输卵管壶腹** ampulla of uterine tube　约占输卵管全长的 2/3，粗而弯曲，血管丰富。卵子通常在此部受精。受精卵经输卵管子宫口入子宫腔，植入子宫内膜中发育成胎儿。若受精卵未能移入子宫而在输卵管或腹膜腔内发育，即称为宫外孕。

3. **输卵管峡** isthmus of uterine tube　短而直，腔狭窄，壁较厚，血管较少，水平向内移行为输卵管子宫部。峡部是输卵管结扎术的常选部位。

4. **输卵管子宫部**　为输卵管贯穿子宫壁的一段，直径最细，约 1 mm，以输卵管子宫口通子宫腔。

输卵管的毗邻

左侧输卵管与小肠、乙状结肠相邻，右侧输卵管与阑尾和右侧输尿管的第二个狭窄位置靠近。因此，右侧输卵管炎、阑尾炎和右侧输尿管结石的疼痛部位近似，临床上应注意鉴别诊断。

（三）子宫

子宫 uterus（图 1-5-12，图 1-5-13）是一壁厚腔小的肌性器官，胎儿在此发育成长。

1. **子宫的形态**　成年未产妇的子宫呈前、后略扁，倒置的梨形，长 7~9 cm，最大宽径4~5 cm，厚 2~3 cm。子宫分为底、体、颈三部：**子宫底** fundus of uterus 为输卵管子宫口以上圆凸的部分；**子宫颈** neck of uterus 为下端呈细圆柱状的部分，子宫颈为肿瘤的好发部位；**子宫体** body of uterus 为子宫底与子宫颈之间的部分。子宫颈在成人长 2.5~3.0 cm，其下端伸入阴道内的部分称**子宫颈阴道部** vaginal part of cervix，在阴道以上的部分称**子宫颈阴道上部** supravaginal part of cervix。子宫颈阴道上部的上端与子宫体相接且较狭细的部分称**子宫峡** isthmus of uterus。非妊娠期，子宫峡不明显，长约 1 cm；妊娠期，子宫峡逐渐伸展变长，形成“子宫下段”，至妊娠末期可延长至 7~11 cm，峡壁逐渐变薄。产科常在此处进行剖腹取胎术，可避免进入腹膜腔，以减少感染的机会。

子宫的内腔较狭窄，可分为上、下两部分。上部由子宫底和子宫体围成，称**子宫腔** cavity of uterus。子宫内腔的下部在子宫颈内，称**子宫颈管** canal of cervix of uterus。子宫腔呈三角形，底向上，两侧角通输卵管，尖向下，通子宫颈管。子宫颈管呈梭形，上口通子宫腔，下口通阴道，称**子宫口** orifice of uterus。未产妇的子宫口为圆形，边缘光滑整齐；经产妇的子宫口呈横裂状，子宫口的前、后缘分别称前唇和后唇，后唇较长，位置也较高。

2. **子宫的位置**　子宫位于盆腔的中央，在膀胱与直肠之间，下端突入阴道，两侧有输卵管、卵巢和子宫阔韧带。临床上将输卵管和卵巢统称**子宫附件**，附件炎即指输卵管炎和卵巢炎。成年未孕的子宫底位于小骨盆上口平面以下，子宫颈下端在坐骨棘平面稍上方。成年女性子宫的正常位置呈前倾前屈位。前倾是指整个子宫向前倾斜，子宫的长轴与阴道的长轴形成一个向前开放的钝角，稍大于90°。前屈是指子宫底与子宫颈之间形成的向前弯曲，亦呈钝角，约为170°。子宫的位置异常是女性不孕的原因之一，常见的为子宫后倾后屈，即子宫后倒。但子宫有较大的活动性，当人体直立、膀胱空虚时，子宫体伏于膀胱上面，几乎与地面平行。膀胱和直肠的充盈程度可影响子宫的位置。

3. **子宫的固定装置**　维持子宫正常位置的韧带主要有以下4条。

（1）**子宫阔韧带** broad ligament of uterus：由双层腹膜构成，呈冠状位，由子宫前、后面的腹膜向盆侧壁延伸而成。其上缘游离，包裹输卵管，上缘外侧1/3为卵巢悬韧带。下缘和外侧缘连至盆壁移行于盆壁的腹膜。阔韧带前层覆盖子宫圆韧带，后层包被卵巢，两层间有血管、淋巴管、神经和结缔组织等。子宫阔韧带可限制子宫向两侧移位（图1-5-13，图1-5-14）。

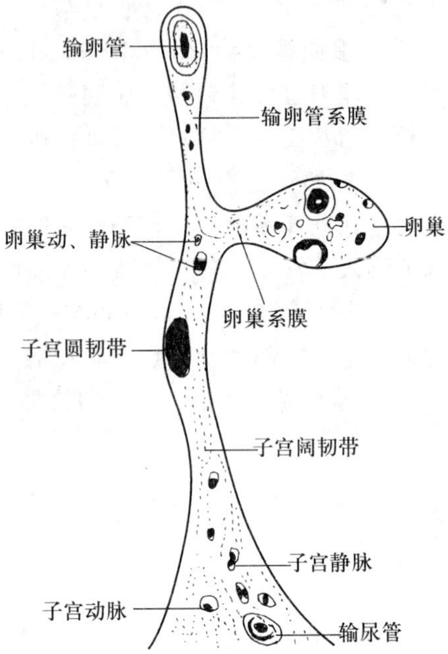

图1-5-14　子宫阔韧带矢状断面

（2）**子宫圆韧带** round ligament of uterus：由平滑肌和结缔组织构成，呈圆索状，全长12~14 cm。起于子宫前面两侧，输卵管子宫口的下方，在阔韧带前层腹膜的覆盖下向前外侧弯行达盆腔侧壁，继而经腹股沟管出浅环，分成许多纤维束，止于阴阜和大阴唇的皮下。它是维持子宫前倾的主要结构。

（3）**子宫主韧带** cardinal ligament of uterus（图1-5-15）：为子宫阔韧带下部两层腹膜之间的一些纤维结缔组织束和平滑肌纤维，较强韧，将子宫颈阴道上部连于骨盆侧壁，是维持子宫颈正常位置、防止子宫向下脱垂的主要结构。

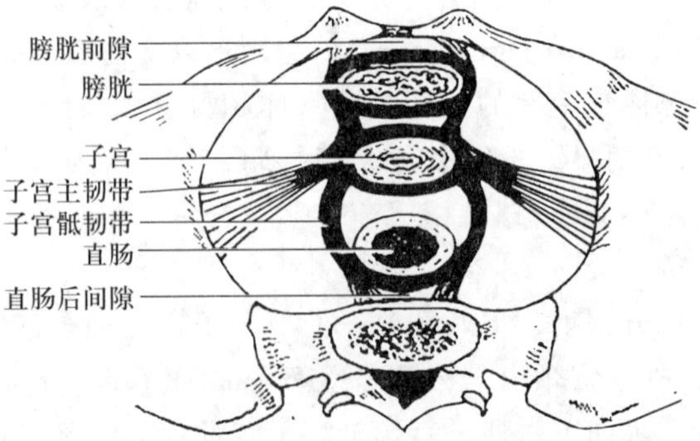

图1-5-15　子宫固定装置模式图

（4）**子宫骶韧带** uterosacral ligament（图 1-5-15）：由平滑肌和结缔组织构成，起自子宫颈阴道上部后面，向后绕过直肠的两侧，止于第 2、3 骶椎前面的筋膜。此韧带表面覆盖的腹膜形成弧形皱襞，为直肠子宫襞。此韧带向后上牵引子宫颈，与子宫圆韧带协同，维持子宫的前屈位。

除上述韧带外，阴道、尿生殖膈和盆底肌的承托等因素对子宫位置的固定也起很大作用。如果子宫的固定装置薄弱或损伤，可导致子宫位置异常，形成不同程度的子宫脱垂，严重者子宫可脱出阴道。

4. 子宫的年龄变化　新生儿子宫高出小骨盆上口，输卵管和卵巢位于髂窝内，子宫颈较子宫体长而粗。性成熟前期，子宫体迅速发育，壁增厚。性成熟期，子宫颈和子宫体的长度几乎相等。经产妇的子宫较大，壁厚，内腔也大。绝经期后，子宫萎缩变小，壁变薄。

（四）阴道

阴道 vagina（图 1-5-12，图 1-5-13）为前后略扁连接子宫和外生殖器的肌性管道，是女性的性交接器官，也是排出月经和娩出胎儿的管道，由黏膜、肌层和外膜组成，富于伸展性。阴道下端以**阴道口** vaginal orifice 开口于阴道前庭。阴道的上端较宽，包绕子宫颈阴道部，两者之间形成的环形凹陷称**阴道穹** fornix of vagina。阴道穹分为前、后部和两侧部，以阴道穹后部为最深，并与直肠子宫陷凹紧密相邻，两者之间仅隔以阴道后壁和腹膜。临床上可经阴道穹后部穿刺以引流直肠子宫陷凹内的积液或积血，进行诊断和治疗。

阴道位于小骨盆腔中央，前有膀胱和尿道，后邻直肠。如邻接部位损伤，可发生尿道阴道瘘或直肠阴道瘘，致使尿液或粪便进入阴道。阴道下部穿尿生殖膈处，膈内的尿道阴道括约肌对阴道有括约作用。

（五）前庭大腺

前庭大腺 greater vestibular gland 又称 Bartholin 腺，形如豌豆，位于前庭球后端的深面，其导管向内侧开口于阴道前庭、阴道口的两侧（图 1-5-16）。该腺相当于男性的尿道球腺，其分泌物有润滑阴道口的作用。如因炎症导管阻塞，可形成前庭大腺囊肿。

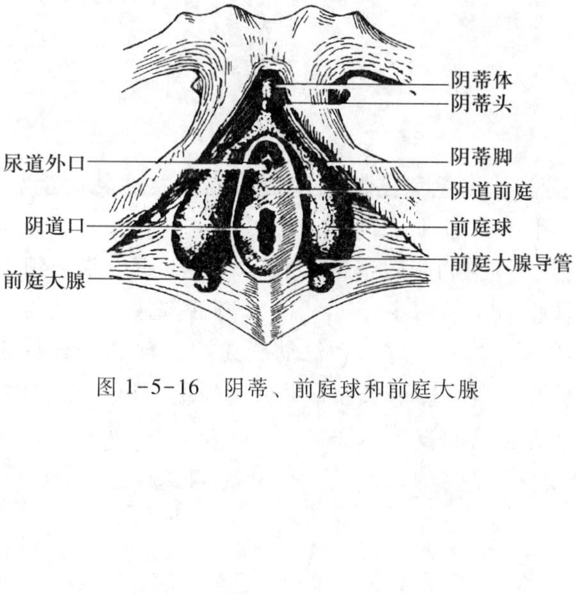

图 1-5-16　阴蒂、前庭球和前庭大腺

二、外生殖器

女性外生殖器又称**女阴**（图 1-5-17），包括阴阜、大阴唇、小阴唇、阴蒂、阴道前庭和前庭球等。

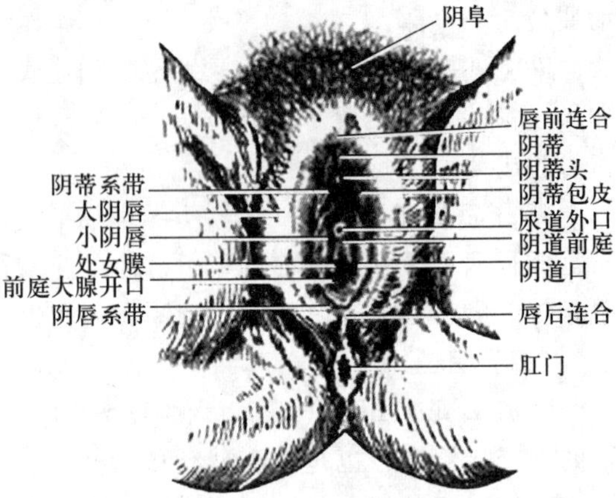

图 1-5-17 女性外生殖器

1. **阴阜** mons pubis 为耻骨联合前面的皮肤隆起，皮下富有脂肪，性成熟期以后皮肤生有阴毛。

2. **大阴唇** greater lips of pudendum 为一对纵长隆起的皮肤皱襞。大阴唇的前端和后端左、右互相连合，形成唇前和唇后连合。

3. **小阴唇** lesser lips of pudendum 是位于大阴唇内侧的一对较薄的皮肤皱襞，表面光滑无阴毛。两侧小阴唇后端互相连合形成阴唇系带。小阴唇的前端分为两个小皱襞，内侧在阴蒂下面与对侧结合成阴蒂系带，向上连于阴蒂，外侧在阴蒂背面与对侧连合形成阴蒂包皮。

4. **阴道前庭** vaginal vestibule 是位于小阴唇之间的裂隙，其前部有尿道外口，后部有较大的阴道口，阴道口两侧各有一个前庭大腺的开口。处女的阴道口周缘有环形或半月形的黏膜皱襞，称处女膜，破裂后成为处女膜痕。

5. **阴蒂** clitoris 位于尿道外口的前方，由两个阴蒂海绵体组成，相当于男性的阴茎海绵体。后端以两个阴蒂脚附于耻骨下支和坐骨支，两脚在前方结合成阴蒂体，表面盖以阴蒂包皮。露于表面的阴蒂头富有神经末梢，感觉灵敏。

6. **前庭球** bulb of vestibule 相当于男性的尿道海绵体，呈蹄铁形，分为两个外侧部和一个中间部。外侧部较大，位于大阴唇的深面。中间部细小，位于阴蒂体与尿道外口之间的皮下（图1-5-16）。

三、乳房

1. **位置** 乳房位于胸前外侧壁深筋膜的浅面。成年女性乳房境界的内侧缘达胸骨旁线，外侧缘可达腋中线附近，平第 2~7 肋之间。

2. **结构** 乳房由皮肤、乳腺和脂肪组织构成。乳腺组织被脂肪组织分隔为 15~20 个乳腺叶，乳腺叶又分为若干乳腺小叶（图 1-5-18）。胸壁浅筋膜不但形成整个乳腺的包囊，同时还伸入乳腺之间，形成纤维束，连于皮肤和深筋膜之间，称乳房悬韧带或 Cooper 韧带，对乳房起固定和支持作用。乳腺癌侵及乳房悬韧带并使之短缩，出现局部皮肤凹陷或乳头内陷，外观呈橘皮样改变，是诊断乳腺癌的重要体征之一。

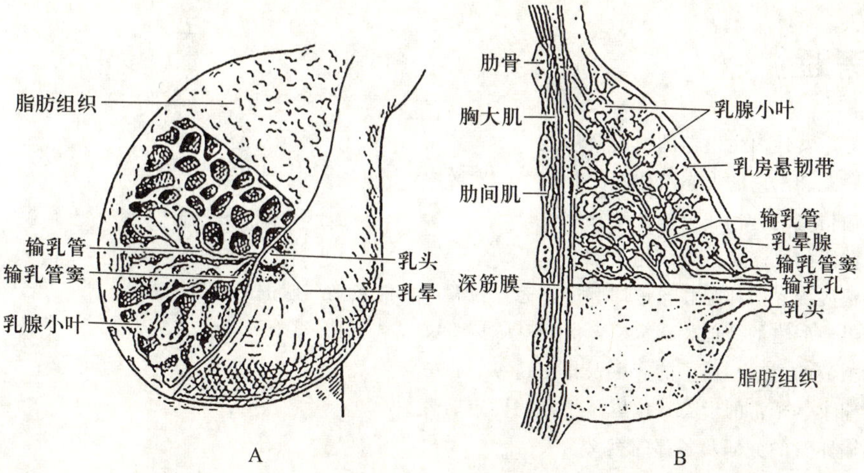

图 1-5-18　女性乳房

A. 前面；B. 矢状切面

四、会阴

会阴 perineum 有广义和狭义之分。狭义的会阴即产科会阴，是指肛门与外生殖器之间的狭小区域。由于分娩时此区承受的压力较大，易发生撕裂，因此，助产时应注意保护此区。广义的会阴是指盆膈以下封闭骨盆下口的全部软组织，呈菱形，其前界为耻骨联合下缘，后界为尾骨尖，两侧界为耻骨下支、坐骨支、坐骨结节和骶结节韧带。以两侧坐骨结节的连线为界，将会阴分为前、后两个区域。前方者为**尿生殖三角**（尿生殖区），男性有尿道通过，女性有尿道和阴道通过。后方者为**肛门三角**（肛区），有肛管通过（图 1-5-19）。会阴的结构除男、女生殖器外，主要是肌肉和筋膜。

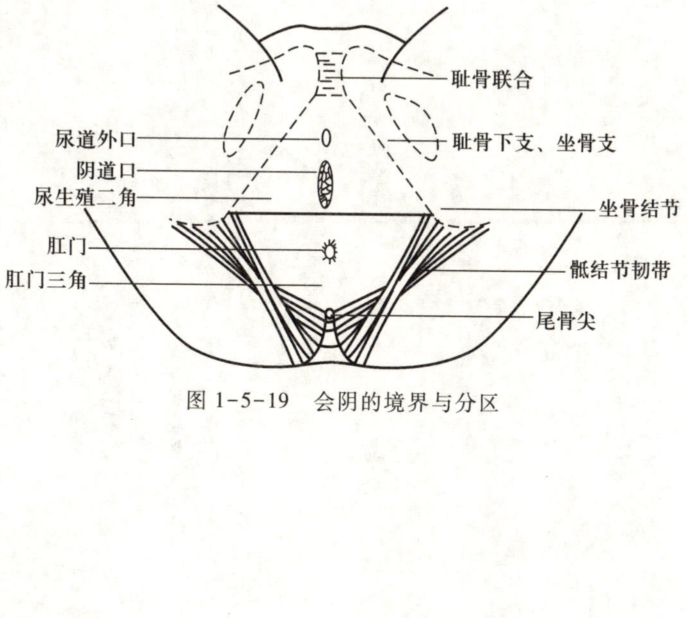

图 1-5-19　会阴的境界与分区

（夏凤岐）

思考题

1. 简述男、女性内生殖器的组成及功能。
2. 简述睾丸和附睾的形态及位置。
3. 试述输精管的行程、分部及结扎部位。
4. 简述精索的概念及主要结构。
5. 简述精囊腺、前列腺和尿道球腺的形态、位置、功能及前列腺的毗邻和意义。
6. 简述男性尿道的分部、狭窄、弯曲及其临床意义。
7. 简述精液的组成、精子的产生及排出途径。
8. 试述卵巢、子宫的形态、位置及子宫的固定装置。
9. 简述输卵管的分部及各部的意义。

第六章　腹　　膜

重点内容提示

腹膜和腹膜腔的概念，腹膜的解剖生理特点；腹膜与脏器的关系，腹膜内位器官、腹膜间位器官和腹膜外位器官；大网膜的位置，小网膜的位置和分部，网膜囊与网膜孔的位置；镰状韧带、冠状韧带、胃脾韧带、脾肾韧带的形成和位置；肠系膜的位置及小肠系膜根的走向，横结肠系膜、乙状结肠系膜和阑尾系膜的位置；直肠膀胱陷凹、膀胱子宫陷凹和直肠子宫陷凹的位置及其临床意义。

一、概述

腹膜 peritoneum 是一层薄而光滑的浆膜，由间皮和少量的结缔组织构成，覆盖于腹腔各壁、骨盆壁的内面和腹、盆腔脏器的表面，呈半透明状（图 1-6-1）。

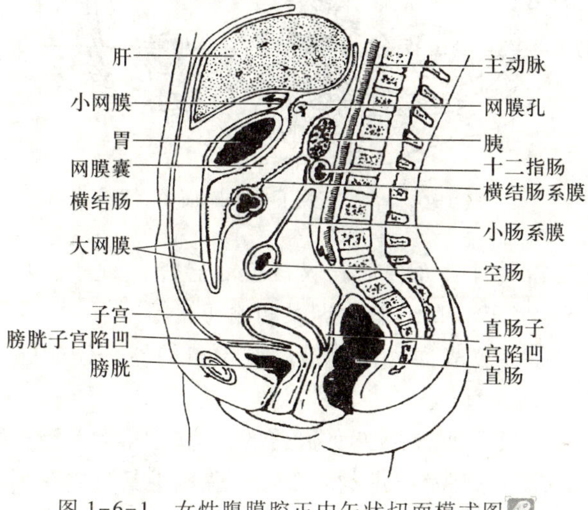

图 1-6-1　女性腹膜腔正中矢状切面模式图

按其分布的部位不同，可把腹膜分为**壁腹膜** parietal peritoneum 和**脏腹膜** visceral peritoneum。衬于腹、盆壁内表面的腹膜称壁腹膜，贴覆于腹、盆腔脏器表面的腹膜称脏腹膜。

壁腹膜和脏腹膜相互延续、相互移行，其共同围成的潜在性浆膜腔隙称**腹膜腔** peritoneal cavity。男性腹膜腔为一完全封闭的腔隙，而女性则借输卵管腹腔口，经输卵管、子宫、阴道与外界相通。这种特点增加了感染的机会。

腹腔和腹膜腔在解剖学上是两个不同的概念。**腹腔**是指盆膈以上由腹壁和膈围成的腔，其内容包括腹、盆腔诸器官；而腹膜腔则为套在腹腔内腹膜之间的腔隙，仅含少量的浆液。

腹膜具有分泌、吸收、保护、防御、支持、修复等功能：① 分泌少量浆液（正常情况下100~200 ml），起润滑和减少脏器间摩擦的作用。② 支持和固定脏器。③ 吸收腹膜腔内的液体和空气等。一般认为腹上部的腹膜吸收能力较强，因此，临床上对腹膜炎或手术后的病人多采取半卧位，这样，腹膜腔的炎性渗出液或脓液可因重力作用而聚集于盆腔，以免这些液体被更多更快地吸收入机体，引起不良反应。④ 防御功能。腹膜和腹膜腔内的浆液中含有大量的巨噬细胞，可吞噬细菌和有害物质。⑤ 修复和再生功能。腹膜腔的浆液中含有纤维素，其粘连作用可促进伤口的愈合和炎症的局限化。如果手术操作粗暴或腹膜在空气中暴露时间过长，也可因此作用而造成肠袢纤维性粘连等后遗症。

二、腹膜与腹盆腔脏器的关系

根据腹、盆腔器官被腹膜覆盖范围的大小不同，可将腹、盆腔脏器分为三类，即腹膜内位器官、腹膜间位器官、腹膜外位器官（图 1-6-2）

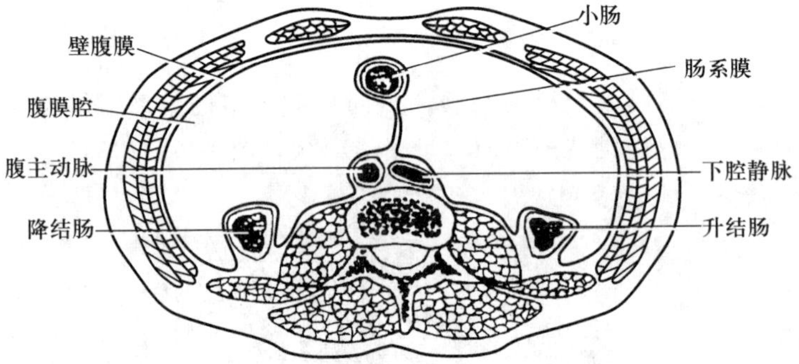

图 1-6-2 腹膜腔下部横断面模式图

1. **腹膜内位器官** 是指器官表面都被腹膜覆盖的器官，如胃、十二指肠上部、空肠、回肠、盲肠、阑尾、横结肠、乙状结肠、脾、卵巢和输卵管等。

2. **腹膜间位器官** 是指器官表面大部分被腹膜覆盖的器官，如肝、胆囊、升结肠、降结肠、子宫、充盈的膀胱和直肠上段等。

3. **腹膜外位器官** 是指仅一面被腹膜所覆盖的器官，如肾、肾上腺、输尿管、胰、十二指肠降部和升部、直肠中部和下部及空虚的膀胱等。临床上又称腹膜后位器官。

了解腹膜与脏器的关系有重要的临床意义。如腹膜内位器官的手术必须通过腹膜腔，而肾、输尿管等腹膜外位器官的手术则不必打开腹膜腔便可进行手术，可避免腹膜腔被污染和术后粘连等。

三、腹膜形成的主要结构

腹膜从腹、盆壁内面移行至器官表面，或从一个器官移行于另一个器官，形成了各种不同的结构，如网膜、系膜、韧带等。这些腹膜结构不仅对器官起着连接和固定作用，也是血管和神经出入脏器的途径。

（一）网膜

网膜 omentum 为双层腹膜皱襞，其间有血管、淋巴管、神经和结缔组织等，包括小网膜、大网膜和网膜囊（图 1-6-1，图 1-6-3，图 1-6-4）。

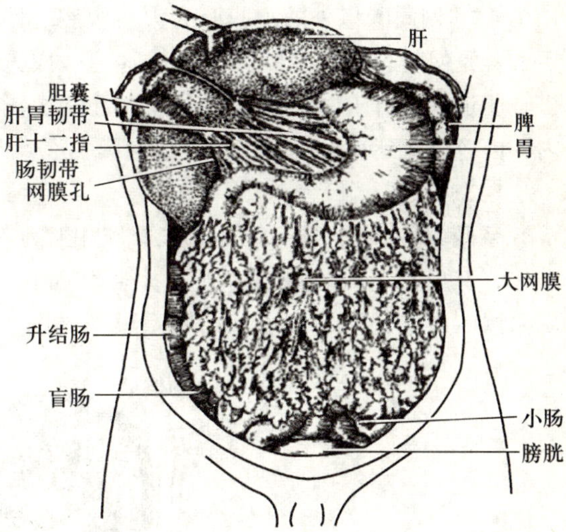

图 1-6-3 网膜

1. **小网膜** lesser omentum 是从肝门移行于胃小弯和十二指肠上部的双层腹膜结构，可分为两部分。连接肝与胃小弯的部分称**肝胃韧带** hepatogastric ligament，其内含有胃左、右血管，胃左、右淋巴结和胃的神经等。在胃小弯处，两层腹膜分别移行于胃前、后面的腹膜脏层，在胃大弯处两层又会合，移行于大网膜。连接肝与十二指肠上部的小网膜部分称**肝十二指肠韧带** hepatoduodenal ligament，内有胆总管、肝固有动脉、门静脉等。其中胆总管居于右侧，肝固有动脉在胆总管的左侧，门静脉居两者之间的后方。这种位置关系对手术时确认上述结构尤为重要。小网膜的右侧为游离缘，该缘的后方为**网膜孔** omental foramen，通过网膜孔可进入胃后方的网膜囊。

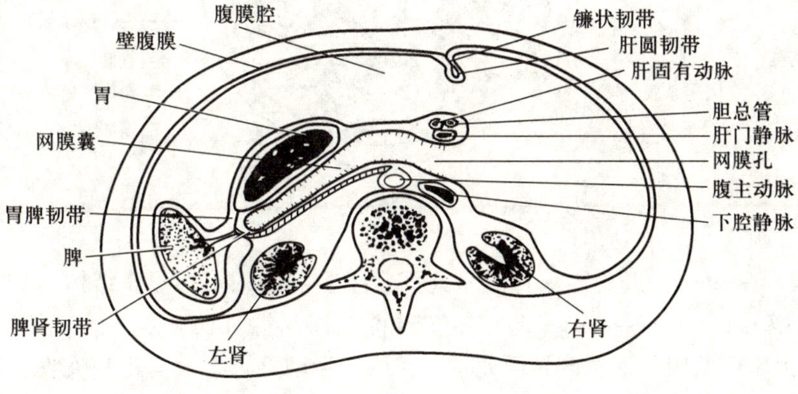

图 1-6-4 网膜囊和网膜孔（通过第 1 腰椎水平切面）

2. **大网膜** greater omentum 连于胃大弯和横结肠之间，形成围裙状覆盖于空、回肠和横结肠的前面。大网膜由四层腹膜构成，前两层自胃大弯和十二指肠上部向下悬垂至骨盆上缘，再返折向上形成后两层至横结肠、横结肠系膜和腹后壁的腹膜。在成人，四层腹膜常已愈合在一起。有时，大网膜的前两层和横结肠相愈着，特别是右侧半更常见，在这种情况下，自胃大弯至横结肠的一部分大网膜称**胃结肠韧带** gastrocolic ligament。大网膜内含有丰富的血管、脂肪和巨噬细胞等，具有重要的防御功能。活体上大网膜的下垂部分常可移动位置，当腹膜腔内有炎症时，大网膜可包围病灶并粘连，防止炎症扩散蔓延，故有腹腔卫士之称。小儿的大网膜较短，当遇有下腹部的炎症（如阑尾炎穿孔等）时，大网膜则无法使炎症局限，故易形成弥漫性腹膜炎。

3. **网膜囊** omental bursa 是位于小网膜和胃后方的扁窄间隙，又称小腹膜腔（图 1-6-1，图 1-6-4）。网膜囊以外的腹膜腔为大腹膜腔。网膜囊的右侧为网膜孔，位于肝十二指肠韧带右缘后方，是网膜囊与大腹膜腔的唯一通道。成人网膜孔可容纳 1~2 指。手术时可经网膜孔指检、探查胆道等。由于网膜囊是一个盲囊且位置较深，当胃后壁穿孔时，开始胃内容物只局限于囊内，内容物增到一定量时，方可经网膜孔进入大腹膜腔，给疾病的早期诊断增加了一定的困难。

（二）系膜

系膜 mesentery 是壁腹膜与脏腹膜相互延续移行、形成许多将肠管连至腹后壁的双层腹膜结构，其内有出入该器官的血管、神经、淋巴管、淋巴结和脂肪等。主要的系膜有肠系膜、阑尾系膜、横结肠系膜和乙状结肠系膜等（图 1-6-1，图 1-6-5）。

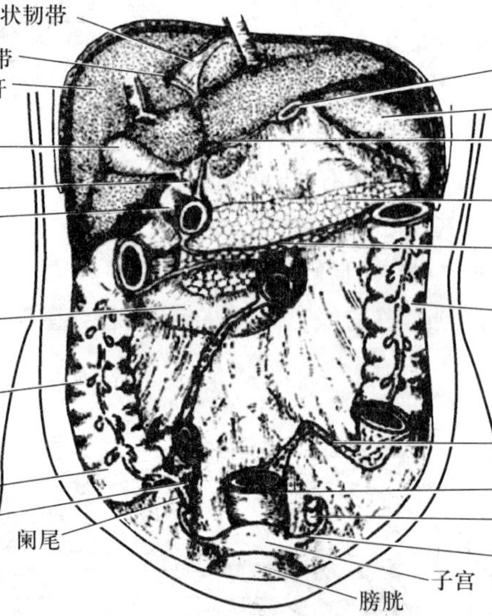

图 1-6-5 腹膜形成的结构

1. **肠系膜** mesentery 是将空、回肠系连固定于腹后壁的双层腹膜结构，其附于腹后壁的部分称**肠系膜根** radix of mesentery，起自第 2 腰椎左侧，斜向右下方，止于右骶髂关节前方，长约 15 cm。由于肠系膜长而宽阔，因此空、回肠的活动性大，对消化和吸收有促进作用，但也容易发生肠扭转、肠套叠等急腹症。肠系膜两层间含有肠系膜上血管的分支和属支、淋巴管、神经、脂肪及大量的肠系膜淋巴结等。

2. **阑尾系膜** mesoappendix 将阑尾系连于肠系膜下方，呈三角形。系膜的游离缘内有阑尾血管、淋巴管和神经等，故阑尾切除术时，应从系膜游离缘进行血管结扎。

3. **横结肠系膜** transverse mesocolon 是将横结肠系连于腹后壁的横位双层腹膜结构，其根部起自结肠右曲，向左止于结肠左曲。系膜两层间含有横结肠血管、淋巴管、淋巴结和神经丛等。

4. **乙状结肠系膜** sigmoid mesocolon 是将乙状结肠系连于左下腹的双层腹膜结构，其根部附着于左髂窝和骨盆左后壁。该系膜较长，故乙状结肠活动度较大，因而易发生肠扭转。系膜两层间含有乙状结肠血管、直肠上血管、淋巴管、淋巴结和神经丛等。

（三）韧带

韧带 ligament 是连于腹盆壁与器官之间或连接相邻器官之间的腹膜结构，对器官有固定作用。

1. **肝的韧带** 肝的下方有肝胃韧带和肝十二指肠韧带已前述，肝的上方有镰状韧带、冠状韧带和三角韧带。镰状韧带是位于膈穹隆下方与肝上面之间呈矢状位的双层腹膜结构，在前正中线的右侧，其游离缘内含有肝圆韧带。肝圆韧带是由胚胎时期的脐静脉闭锁而成。由于镰状韧带常偏前正中线的右侧，因此，脐以上腹壁正中切口需向下延长时，应偏向中线左侧，以免损伤肝圆韧带及伴随其走行的附脐静脉。冠状韧带是膈下面与肝上面的腹膜结构，呈冠状位，分前、后两层，两层之间无腹膜被覆的肝表面称为肝裸区。冠状韧带左、右两端，前、后两层彼此黏合增厚，形成左、右三角韧带。

2. **脾的韧带** 主要包括胃脾韧带和脾肾韧带。胃脾韧带是连于胃底和脾门之间的双层腹膜结构，内有胃短血管、胃网膜左血管、脾和胰的淋巴管及淋巴结等。脾肾韧带是脾门连至左肾前面的双层腹膜结构，其内有脾血管、胰尾、淋巴管和神经丛等。

（四）隐窝和陷凹

肝肾隐窝 hepatorenal recess 位于肝右叶的下面、右肾及结肠右曲之间，仰卧时为腹膜腔最低处，是液体易于积聚的部位。

陷凹 pouch 主要位于盆腔内。男性在直肠与膀胱之间有**直肠膀胱陷凹** rectovesical pouch。女性在膀胱与子宫之间有**膀胱子宫陷凹** vesicouterine pouch，直肠与子宫之间有**直肠子宫陷凹** rectouterine pouch，也称 Douglas 腔，较深，与阴道后穹间仅隔一层薄的阴道后壁和腹膜。站立或半卧位时，男性直肠膀胱陷凹、女性直肠子宫陷凹是腹膜腔最低部位，故腹膜腔内积液常聚积于这些陷凹内。

腹膜的临床意义

腹膜具有丰富的神经末梢，对各种刺激极为敏感。壁腹膜为躯体神经分布，脏腹膜为内脏神经分布，因而两者感觉不同，壁腹膜比脏腹膜敏感。壁腹膜对热、化学、机械（如针刺）刺激敏感，脏腹膜对牵拉、膨胀等刺激敏感。另外，由于支配壁腹膜的脊神经也支配相应节段的皮肤和躯干肌，故腹膜壁层受刺激的病人，其相应节段的皮肤也出现疼痛，且定位准确。例如，临床检查病人时，用手指按压患部出现压痛，突然松压又会出现反跳痛。反跳痛出现的原因是由于突然松压时，脏腹膜的牵拉刺激反应所致。

（夏凤岐）

思考题

1. 简述腹膜和腹膜腔的概念及腹膜的生理功能。
2. 说出腹腔手术后的病人常取半卧位的理由。
3. 简述腹、盆腔器官和腹膜的被覆情况、分类以及各类分别包括的器官。
4. 简述小网膜和大网膜的位置并说出肝十二指肠韧带内通过的主要结构。
5. 简述网膜囊和网膜孔的位置及临床意义。
6. 简述腹膜形成的系膜及位置。
7. 简述男性和女性腹膜腔的最低部位及临床意义。

第七章　内分泌系统

重点内容提示

甲状腺、肾上腺以及垂体的位置和形态；甲状旁腺和松果体的位置。

内分泌系统 endocrine system 由弥散于机体内部的内分泌腺和内分泌组织构成，是神经系统以外机体的一个重要调节系统（图 1-7-1）。其主要功能是参与机体新陈代谢和生长发育，对体内器官、系统的功能活动进行调节，这种调节属于体液调节。

内分泌腺 endocrine gland 又称无管腺，是指存在于机体内的具有一定形态结构的器官（如甲状腺、甲状旁腺、肾上腺和垂体等），其特点是腺体无导管，体积小，血液供应丰富。**内分泌组织** endocrine tissue 以细胞团的形式分散存在于机体的其他器官或组织内（如胰腺内的胰岛、睾丸内的间质细胞和卵巢内的卵泡等）。内分泌腺和内分泌组织分泌的物质统称为**激素** hormone。激素能透过毛细血管和毛细淋巴管直接进入血液或淋巴，随血液循环运送到全身各处，作用于特定器官或组织。激素的特点是量微、作用大、具有特异性（即某种激素只针对特定的器官或细胞发挥作用）。

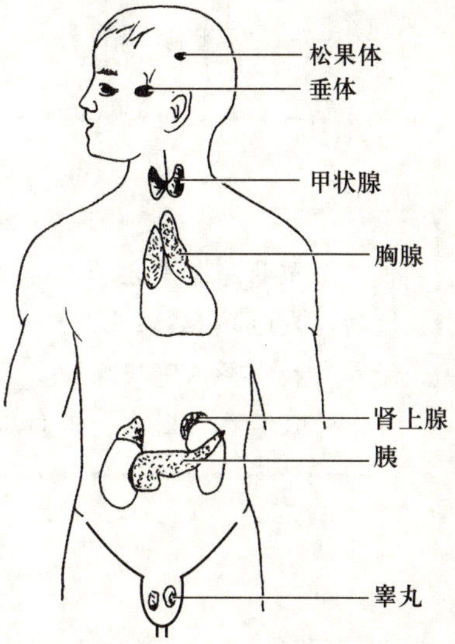

图 1-7-1　内分泌概观

人体在内分泌系统与神经系统的双重调节下，达到身体内、外环境之间的相对平衡稳定和协调统一。一方面，内分泌系统受到神经系统的控制和调节，神经系统直接作用于内分泌腺，通过内分泌腺分泌的激素作用于效应器官或细胞，间接地调节人体各器官的功能，这种调节属于神经体液调节；另一方面，内分泌系统也影响神经系统的生长发育和功能活动，如甲状腺分泌的甲状腺激素可影响脑的正常发育和基本功能的发挥。此外，神经系统的某些部分（如下丘脑）本身具有内分泌功能，通过体液调节的方式影响许多器官的功能活动。

本章仅对内分泌器官（如甲状腺、甲状旁腺、肾上腺、垂体和松果体）的位置、形态及其功能作简要描述。内分泌组织及其功能将在组织学和生理学中叙述。

第一节 甲 状 腺

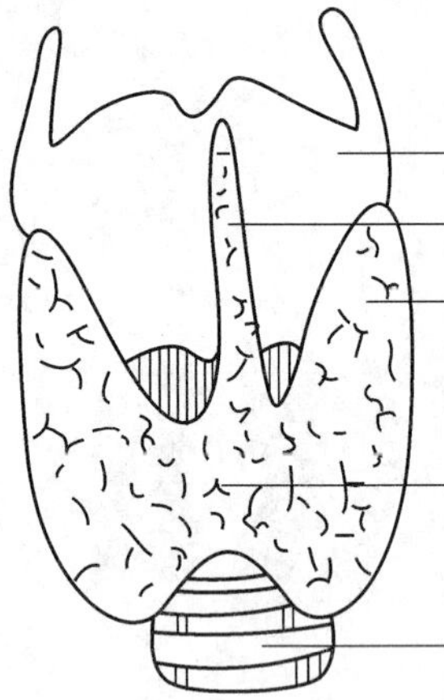

图 1-7-2 甲状腺（前面）

甲状腺 thyroid gland（图 1-7-2）位于颈前部舌骨下肌群深面，略呈“H”形，质地柔软，呈棕红色，分为左、右两个侧叶，中间以峡部相连。侧叶贴于喉下部和气管上部的两侧，上端可达甲状软骨中部，下端至第 6 气管软骨环，峡部一般位于第 2～4 气管软骨环的前方，从峡部向上伸出一个长短不一的锥状叶（有时缺如），甚至长达舌骨。甲状腺借筋膜形成的韧带固定于喉软骨上，故吞咽时甲状腺可随喉上下移动。甲状腺体积的大小依年龄、性别和功能状态不同而有差异，青春期和妊娠期略有增大。

甲状腺分泌甲状腺激素，可调节机体的基础代谢，影响机体正常生长发育，尤其是在骨骼和神经系统的发育方面较为重要。

甲状腺的分泌与疾病

若甲状腺激素分泌不足（功能低下），成人则患黏液性水肿（皮肤变厚、毛发脱落、性功能减退），婴幼儿易患呆小病；若甲状腺激素分泌旺盛（功能亢进），表现为基础代谢异常和突眼性甲状腺肿。当甲状腺肿大时，如果向后内侧压迫喉与气管，可出现声音嘶哑、呼吸和吞咽困难；若向后外侧压迫交感干，可出现瞳孔缩小和上睑下垂等征象。

第二节 甲 状 旁 腺

甲状旁腺 parathyroid gland（图 1-7-3）每侧有两对，呈棕黄色，近扁椭圆形，似黄豆大小。上一对甲状旁腺位置比较恒定，多位于甲状腺侧叶后面的上、中 1/3 交界处附近，下一对甲状旁腺常位于甲状腺侧叶后缘下端的近甲状腺下动脉附近。甲状旁腺多附着于甲状腺侧叶后面的纤维囊上，有时也可包埋于甲状腺组织内。

甲状旁腺分泌甲状旁腺素，能调节机体内钙和磷的代谢，维持血液中钙离子浓度的平衡。

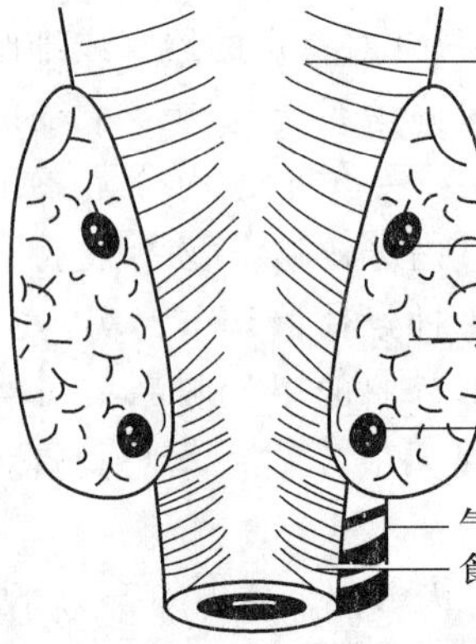

图 1-7-3 甲状腺和甲状旁腺（后面）

甲状旁腺的分泌与疾病

若甲状旁腺功能亢进，则可引起钙离子从骨质中移出而进入血液，导致骨质疏松，容易发生骨折；当甲状旁腺素分泌不足时，可引起血钙浓度下降。故甲状腺切除手术时，应注意保留甲状旁腺，否则会引起血钙下降，出现手足抽搐甚至死亡。

第三节　肾　上　腺

肾上腺 suprarenal gland（图 1-7-4）位于肾的上内方，左、右各一，呈黄色，左肾上腺近似半月形，右肾上腺呈三角形。肾上腺实质可分为浅部的皮质和深部的髓质两部分。

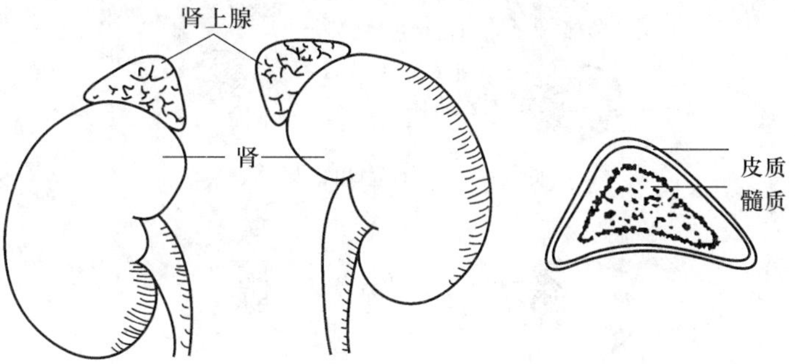

图 1-7-4　肾上腺

A. 肾上腺的位置；B. 肾上腺的剖面

肾上腺皮质分泌肾上腺皮质激素，具有调节水、盐代谢和糖、蛋白质代谢的作用。此外，还可分泌性激素。肾上腺髓质分泌肾上腺素和去甲肾上腺素，能使心跳加快、心收缩力加强和小动脉收缩，以维持血压，调节内脏平滑肌的活动。

第四节　垂　　体

垂体 hypophysis（图 1-7-5）是不成对的器官，呈椭圆形，色灰红。位于蝶骨体上面的垂体窝内，上端借漏斗连于下丘脑。因胚胎发生、结构和功能不同分为前方的**腺垂体** adenohypophysis（垂体前叶）和后方的**神经垂体** neurohypophysis（垂体后叶）两部分。

垂体是机体内最重要的内分泌腺，可以分泌多种调控其他内分泌腺的激素。腺垂体能分泌生长激素、促甲状腺激素、促肾上腺皮质激素、催乳素、黑色素细胞刺激素、促性腺激素等，其主要功能是促进机体的生长发育和影响其他内分泌腺（如甲状腺、肾上腺和性腺等）的活动。神经垂体由下丘脑延伸发育而来，没有内分泌功能，只能暂时储存和释放由下丘脑运来的抗利尿激素（ADH）和催产素（OT）。抗利尿激素作用于肾，增加肾对水的重吸收，减少水分由尿排出，使血压升高；催产素有促进子宫收缩和乳腺泌乳的功能。

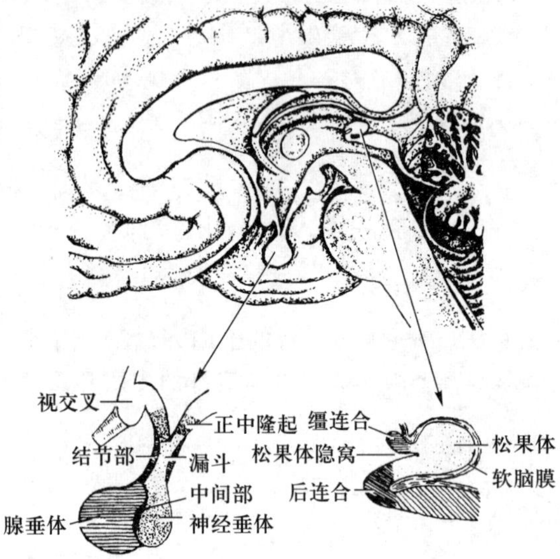

图 1-7-5 垂体和松果体

第五节 胸 腺

参见第八章第二节淋巴系统。

第六节 松 果 体

松果体 pineal body（图 1-7-5）位于背侧丘脑的后上方，为一淡红色的椭圆形小体，以细柄连于第三脑室顶的后部。儿童期较发达，一般 7 岁以后开始退化，结缔组织增生，成年后可有钙盐沉积，甚至钙化形成脑砂，可作为 X 线诊断颅内占位病变、口腔牙齿正畸的定位标志。

松果体分泌的激素主要是抑制性腺成熟的作用，它可以直接抑制腺垂体分泌细胞的分泌，也可通过抑制下丘脑释放因子，间接地降低腺垂体激素的合成与分泌。

（赵 森）

思考题

1. 试述甲状腺的位置和形态。
2. 叙述肾上腺的位置和形态。

第八章 循环系统

重点内容提示

心的位置、外形，心腔的结构及主要沟通关系；心壁的结构、心传导系统、心的血管、心包的组成及心的体表投影；肺循环的血管；主动脉的分部、走行及分支；头颈部、上肢、胸部、腹部、盆部及下肢动脉主干及主要分支，体循环静脉主干及其合成、收集范围；头颈部静脉主干及属支，上、下肢的浅静脉及属支；肝门静脉的组成及侧支吻合；淋巴管道的组成、特点，九条淋巴干的名称，胸导管的起止、行程、收集范围；淋巴结的形态、结构及全身主要淋巴结群的分布；脾的位置、形态及功能。

脉管系统 angiological system 是人体内执行运输功能的连续封闭的管道系统，由心血管系统和淋巴系统两部分组成，其中分别循环流动着血液和淋巴，淋巴最终汇入静脉。因此，淋巴管道常被看做是静脉的辅助管道。

脉管系统的主要功能是把从肺摄入的氧和消化系统吸收的营养物质运送到全身器官的组织和细胞，同时又将组织与细胞的代谢产物（如二氧化碳、尿酸、尿素、肌酐等）运送到肺、肾、皮肤等器官排出体外，以维持机体新陈代谢的正常进行。机体的内分泌器官和散在的内分泌细胞所分泌的激素及生物活性物质也通过脉管系统运送到靶器官和靶细胞，以实现体液调节。另外，心血管系统对维持身体内环境理化特性的相对稳定及机体的防御能力等均起重要作用。

脉管系统还具有重要的内分泌功能。心肌细胞及血管平滑肌能产生和分泌激素或其他生物活性物质，参与机体多种功能的调节。

第一节 心血管系统

一、概述

（一）组成

心血管系统 cardiovascular system 包括心、动脉、毛细血管和静脉。

1. **心** heart 是中空的肌性器官，主要由心肌构成，是心血管系统的“动力泵”，借心腔中部的房间隔和室间隔分为互不相通的左、右两个半心。每个半心又分为上方的心房和下方的心室，同侧的心房和心室之间借房室口相通。心房接纳静脉，心室发出动脉。在房室口和动脉出口处均有瓣膜，瓣膜可顺血流而开启，逆血流而关闭，保证血液在心内的定向流动。

2. **动脉** artery 是由心室发出将血液运送到身体各部的管道，可分为大动脉、中动脉及小动脉，最后移行为毛细血管。动脉管壁较厚，管腔断面呈圆形。动脉管壁的结构与功能密切相关。大动脉的管壁以弹性纤维为主，弹性较大，当心室射血时被动扩张，当心室舒张时管壁弹性回缩，促使血液不断向前流动。中、小动脉（尤其是小动脉）中膜平滑肌较发达，可在神经体液调节下收缩或舒张，以改变血管管腔的大小，从而影响局部血流量和血流阻力，借以维持和调节血压。

3. **静脉** vein 是引导血液回心房的血管。按其管径大小也分为大、中、小三种。小静脉由组织间隙中的毛细血管汇合而成，逐级汇合成中静脉、大静脉，最后注入心房。静脉管壁薄，弹性小，管腔大，血液流速慢，血容量大。

4. **毛细血管** capillary 是连接动、静脉末梢彼此吻合呈网状的微细血管，管径约 6~9 μm。全身除软骨、角膜、毛发、牙釉质外，都分布有毛细血管。毛细血管的管壁薄，通透性大，血流缓慢，是血液与血管外组织液进行物质交换的场所。在代谢旺盛的器官（如肝），毛细血管的密度较大；在代谢较低的器官（如肌腱），毛细血管较稀疏。毛细血管的开放和关闭与组织器官的功能状态有关。

（二）血液循环

血液由心室射出，经动脉、毛细血管、静脉返回心房，这种周而复始循环不止的过程称血液循环。根据循环途径不同，可分为体循环和肺循环（图 1-8-1）。

1. **体循环** systemic circulation 又称大循环，血液由左心室射出，经主动脉及其各级分支到达全身毛细血管，血液在此与周围组织、细胞进行物质和气体交换，再经各级静脉，最后通过上、下腔静脉及心的冠状窦返回右心房。体循环的特点是路程长、流经范围广，其主要功能是以含氧高和营养物质丰富的动脉血营养全身各部，并将代谢产物运回心。

2. **肺循环** pulmonary circulation 又称小循环，血液由右心室射出，经肺动脉干及其各级分支到达肺泡毛细血管进行气体交换，再经肺静脉进入左心房。肺循环的特点是路程短，血液只通过肺，其主要功能是为血液加氧并排出二氧化碳。

（三）血管吻合及侧支循环

人体的血管吻合形式多种多样。除经动脉—毛细血管—静脉相通连外，动脉与动脉、静脉与静脉甚至动脉与静脉之间，可借吻合支或交通支彼此相连，形成**血管吻合** vascular anastomosis。常见的血管吻合类型如下（图 1-8-2）。

1. **动脉间吻合** 人体内许多部位两条不同来源的动脉干之间可借交通支相连，如脑底动脉环；在经常活动或易受压的部位，其邻近的多条动脉分支间常互相吻合形成动脉网，如关节动脉网；在经常改变形态的器官，两动脉末端或其分支可直接吻合形成动脉弓，如手、胃肠的动脉弓等。这些吻合均有缩短循环途径和时间、调节局部血流量的作用。

2. **静脉间吻合** 远比动脉间吻合丰富，除具有与动脉相似的吻合形式外，常在脏器壁内或在脏器周围形成静脉丛，以保证腔壁受压或脏器扩大时血流通畅。另外，在浅静脉之间常吻合有丰富的静脉弓（网）。

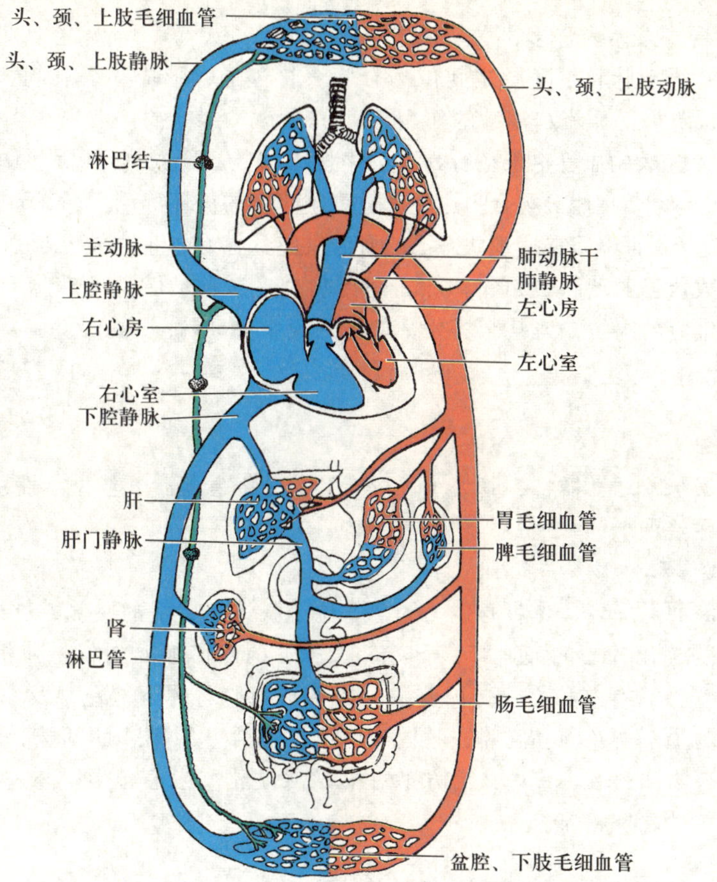

图 1-8-1 脉管系统模式图

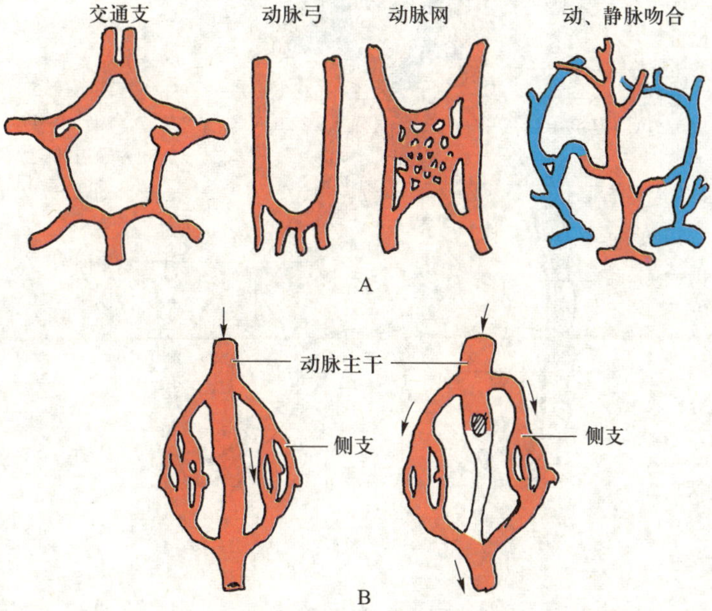

图 1-8-2 血管的吻合及侧支循环

A. 血管的吻合形式；B. 侧支吻合及侧支循环

3. **动静脉吻合**　人体内许多部位（如指尖、趾端、唇、鼻、消化道黏膜、生殖器勃起组织和甲状腺等处）小动脉和小静脉之间借吻合管直接连通，形成动静脉吻合。这种吻合具有缩短循环途径、调节局部血流和温度的作用。

4. **侧支吻合**　较大的血管主干在行程过程中发出与其平行的侧副管。侧副管与发自主干不同高度的返支彼此吻合，称侧支吻合。这种通过侧支建立的循环称**侧支循环** collateral circulation。侧支循环的建立对于保证器官在病理状态下的血液供应具有十分重要的意义（图 1-8-2）。

体内还有少数器官的动脉与相邻动脉之间无吻合，这种动脉称**终动脉** end artery。终动脉阻塞时可导致所供应的组织缺血甚至坏死，如视网膜中央动脉。

二、心

心是心血管系统的动力器官，其大小、形态和位置随着年龄、体型、性别、生理功能和健康状况不同而存在差别。

（一）心的位置和外形

心斜位于胸腔的纵隔内，外裹心包，约 2/3 位于身体正中线的左侧，1/3 在正中线的右侧（图 1-8-3）。上方连出入心的大血管；下方邻接膈；两侧借纵隔胸膜与肺相邻；前方大部分被肺和胸膜所覆盖，只有左肺心切迹内侧的一小部分与胸骨体下部左半及左侧第 4～5 肋软骨相邻，故临床上为了不伤及肺和胸膜，心内注射应在胸骨左缘第 4 肋间隙，距胸骨左缘 0.5～1 cm处进针，将药物注入右心室内；后方平对第 5～8 胸椎并隔心包后壁与左主支气管、食管、左迷走神经和胸主动脉等相邻。

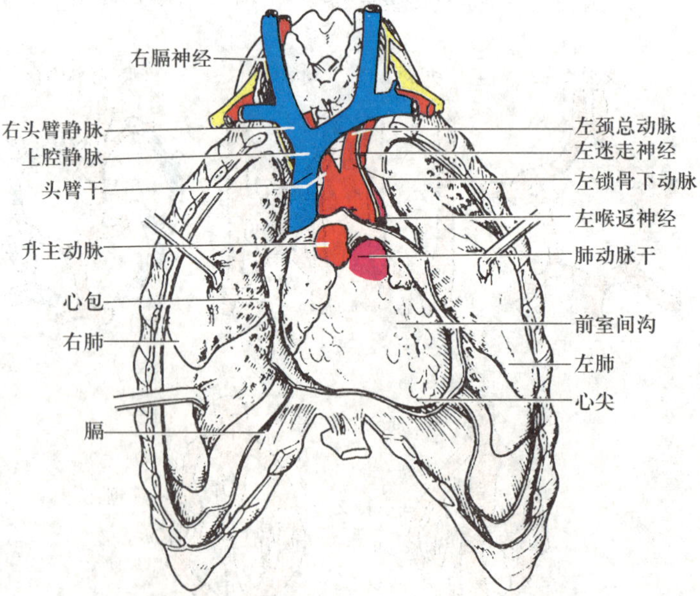

图 1-8-3　心的位置

心近似于前后略扁的圆锥体，大小似本人握紧的拳头。心可分为一尖、一底、两面、三缘和表面的四条沟。心的纵轴呈斜向，自右后上斜向左前下，与身体矢状面和水平面均呈 45°角

（图 1-8-4，图 1-8-5）。

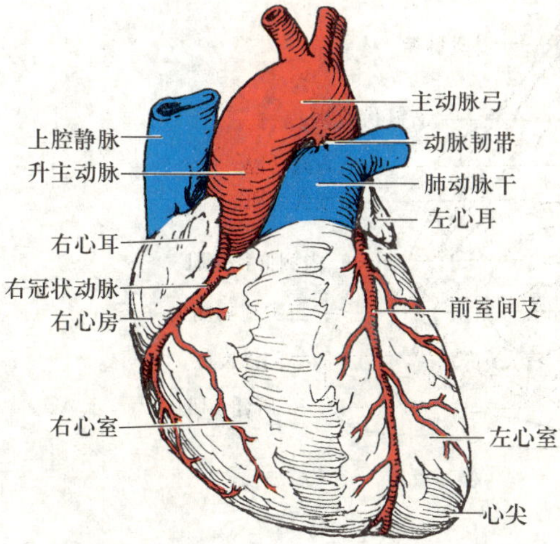

图 1-8-4 心的外形和血管（前面）

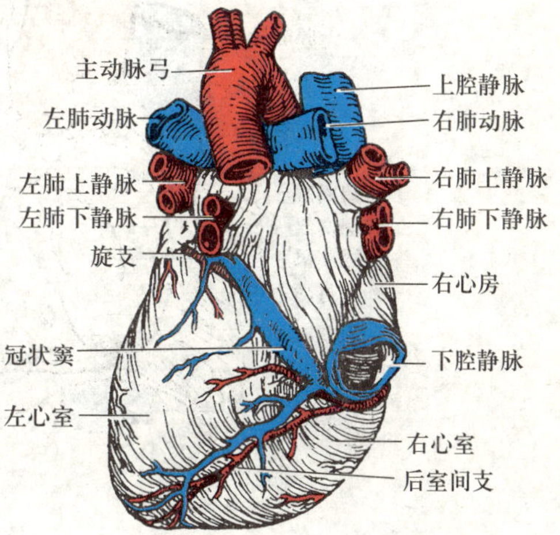

图 1-8-5 心的外形和血管（后面）

1. **心尖** cardiac apex　钝圆，朝向左前下方，由左心室构成，与左胸前壁贴近，在左侧第 5 肋间隙锁骨中线内侧 1～2 cm 处，可看到或扪及心尖搏动。

2. **心底** cardiac base　朝向右后上方，主要由左心房和小部分的右心房构成。上、下腔静脉分别从上、下开口于右心房，左、右上下肺静脉分别从两侧注入左心房。

3. **两个面**　心的胸肋面（前面）朝向前方，大部分由右心房和右心室构成，小部分由左心耳和左心室构成。心的膈面（下面），几乎呈水平位，朝向下后，隔心包与膈紧贴，该面约 2/3 由左心室构成，1/3 由右心室构成。

4. **三个缘**　心的下缘较锐利，接近水平位，介于膈面与胸肋面之间，由右心室和心尖构成。心的右缘垂直钝圆，由右心房构成。心的左缘钝圆，斜向左下，绝大部分由左心室构成，仅上方一小部分由左心耳参与。

5. **四条沟**　心表面有四条沟，**冠状沟** coronary sulcus 又称房室沟，近乎额状位，靠近心底处，近似环形，前方被肺动脉干所中断。冠状沟右上方是心房，左下方是心室，是心房和心室在心表面的分界标志。前室间沟和后室间沟分别在心室的胸肋面和膈面，前、后室间沟从冠状沟走向心尖的右侧，两沟在心尖右侧的会合处稍凹陷，称心尖切迹。前后室间沟是左、右心室在心表面的分界标志。上述各沟内由心的血管和脂肪填充。房间沟位于心底部的右心房与右上、下肺静脉交界处，其位置与房间隔后缘一致，是左、右心房在心表面的分界标志。房间沟与后室间沟、冠状沟相交处称房室交点 crux。

（二）心各腔的形态

1. **右心房** right atrium　是心右上的部分，壁薄而腔大（图 1-8-6）。右心房可分为前、后两部，前部称固有心房，后部为腔静脉窦。两部之间以表面的界沟及腔面的界嵴分界。

（1）**固有心房**：构成右心房的前部，其向左前方突出的部分称**右心耳** right auricle。在固有心房内面，有许多大致平行排列的肌束，称为梳状肌，在心耳处，肌束交织成网，似海绵状。当心功能发生障碍时，心耳处血流缓慢，易淤滞形成血栓，栓子一旦脱落，可致血管

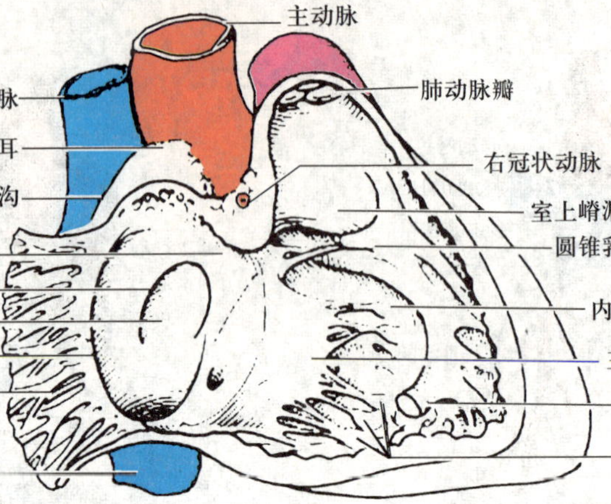

图 1-8-6 右心房和右心室内部结构

堵塞。

（2）**腔静脉窦**：位于右心房的后部，内有上、下腔静脉口和冠状窦口。在腔静脉窦的上方有上腔静脉口，下方有下腔静脉口；在下腔静脉口与右房室口之间有冠状窦口，3 个入口分别引导人体上、下半身和心壁的静脉血汇入右心房。

右心房的后内侧壁主要由房间隔形成，其中下部有一卵圆形的凹陷，称为**卵圆窝** fossa ovalis，此处薄弱，为胚胎时期卵圆孔闭锁后的遗迹。卵圆窝是房间隔缺损的好发部位，也是心导管穿刺从右心房进入左心房的理想部位。

右心房有 1 个出口，即右房室口，位于右心房的前下部，右心房的血液由此流入右心室。

2. **右心室** right ventricle 构成胸肋面的大部，是最靠前的一个心腔，位于右心房的前下方，壁厚 3~4 mm（图 1-8-6）。右心室腔呈尖端向下的锥体形，被位于右房室口与肺动脉口之间一弓形肌性隆起（即室上嵴）分成后下方的流入道（窦部）和前上方的流出道（漏斗部）两部分。

（1）流入道：从右房室口延伸至右心室尖。其内面形成许多纵横交错的肌性隆起，称肉柱。基底部附着于室壁，尖端突入室腔的锥状肌隆起称**乳头肌** papillary muscles。各乳头肌的尖端发出数条腱索呈放射状分别连于相邻两个尖瓣上。室腔内有一条横过室腔至室间隔下部的肌束，称隔缘肉柱，又称节制索，内含心传导系的纤维，故在右心室手术时，要注意勿损伤隔缘肉柱，以免发生传导阻滞。隔缘肉柱有防止心室过度扩张的作用。

右心室流入道的入口是**右房室口** right atrioventricular orifice，口周围环绕有由致密结缔组织构成的纤维环。环上附有 3 个三角形的瓣膜，为右房室瓣，又称**三尖瓣** tricuspid valve，三尖瓣的游离缘借腱索连于乳头肌。在结构和功能上，纤维环、三尖瓣、腱索和乳头肌是一个整体，称**三尖瓣复合体** tricuspid valve complex（图 1-8-7）。

（2）流出道：又称**动脉圆锥** conus arteriosus 或**漏斗部**，位于右心室前上方，呈锥体状，上端为肺动脉口，通向肺动脉干，口周缘纤维环上附有 3 个袋口向上的半月形的**肺动脉瓣** valve of pulmonary trunk。每个瓣膜游离缘的中央有一个半月瓣小结，在右心室舒张时有利于肺动脉口的闭合。

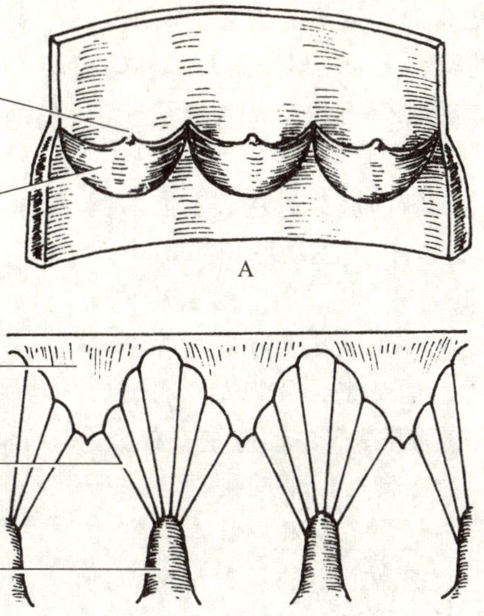

图 1-8-7　心瓣膜模式图

A. 肺动脉瓣；B. 三尖瓣

3. **左心房** left atrium　位于右心房的左后方，构成心底的大部，是最靠后的一个心腔（图 1-8-8）。其突向右前方的部分称**左心耳** left auricle，内有与右心耳相似的结构。左心耳因与二尖瓣邻近，为心外科常用手术入路之一。左心房的后部腔面光滑，后壁两侧各有左肺上、肺下静脉和右肺上、肺下静脉 4 个入口。左心房的前下方是通向左心室的**左房室口** left atrioventricular orifice。

4. **左心室** left ventricle　位于右心室的左后方，室腔呈圆锥形，锥底被左房室口和主动脉口所占据。壁厚为右心室的 3 倍，达 9~12 mm。左心室腔以二尖瓣前瓣为界可分为左后方的流入道和右前方的流出道两部分（图 1-8-8）。

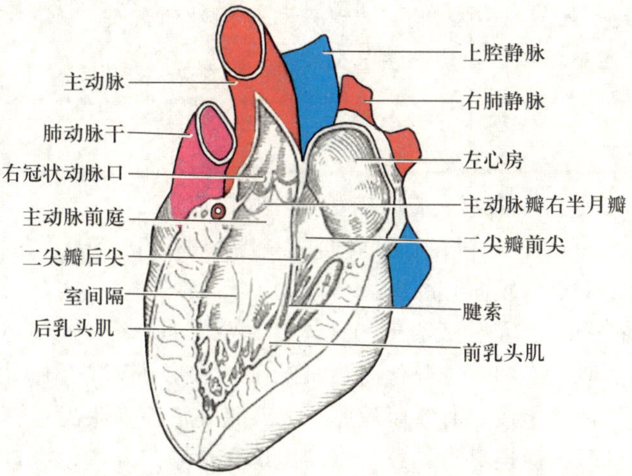

图 1-8-8　左心房和左心室的内部结构

（1）流入道：又称为窦部，位于二尖瓣前瓣的左后方，入口是左房室口，口周缘纤维环上附有2个近似三角形的瓣膜，为左房室瓣，又称**二尖瓣** mitral valve。二尖瓣借助腱索连于乳头肌上，左心室乳头肌较右心室强大。纤维环、二尖瓣、腱索、乳头肌合称**二尖瓣复合体** mitral complex。

（2）流出道：又称主动脉前庭，为左心室前内侧的部分，壁光滑，流出道的出口为**主动脉口** aortic orifice，口周围的纤维环上附有3个袋口向上的半月形瓣膜，称**主动脉瓣** aortic valve。每个瓣膜与相对的主动脉壁之间的衣袋状间隙称主动脉窦，分为左、右、后3个窦。左、右冠状动脉分别开口于主动脉左、右窦。

心如同一个“血泵”，瓣膜类似泵的闸门，保证了心内血液的定向流动。左、右心房和左、右心室的收缩与舒张是同步的，但心房和心室的舒缩是交替进行的。心室收缩，二尖瓣和三尖瓣关闭，主动脉瓣和肺动脉瓣开放，血液由心室射入动脉；心室舒张，二尖瓣和三尖瓣开放，主动脉瓣和肺动脉瓣关闭，血液由心房射入心室（图1-8-9）。

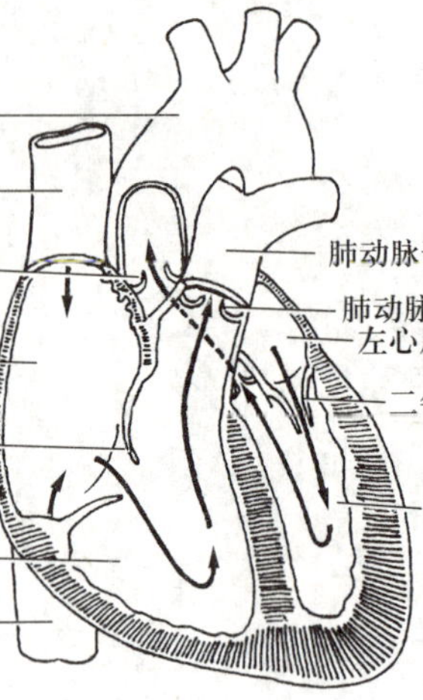

图1-8-9 心脏各腔的血流方向

心脏——生命之泵

心脏之所以跳动不已，循环之所以长流无歇，其潜能来自它的种系和个体发生史。蚂蚁、苍蝇、蚊子等也有心脏，但只是单腔的收缩囊，无心房心室。随着进化，动物由水生转为陆生，由鱼类单循环的静脉心（一个心房和一个心室）发展到两栖和爬行类双循环的三腔心和四腔心（青蛙有两个心房和一个心室），动脉血和静脉血开始分流。直到鸟类，左、右半心才分隔完毕。哺乳动物和人的心脏更趋完善，成为“完全双循环”或称“复合式心脏”，这种结构可以满足机体活动的需要。血液在大循环里流动一圈需要20~25 s，在小循环里流动一圈只需要4~5 s。

（三）心的结构

1. **心壁的结构** 心壁由心内膜、心肌层和心外膜构成。

（1）**心内膜** endocardium：是衬在心腔内面的一层光滑的薄膜，与出入心的大血管内皮相延续。心的各瓣膜就是由心内膜向心腔内折叠而成。

（2）**心肌层** myocardium：是构成心壁的主体，主要由心肌纤维构成（图1-8-10）。

心肌纤维分普通心肌纤维和特殊分化的心肌纤维，心房肌和心室肌由普通心肌纤维构成。心房肌较薄，由浅、深两层组成。心室肌较厚，尤其是左心室肌最发达。心室肌分三层，其走行是浅层斜行，中层环行，深层纵行。致密结缔组织在房室口、主动脉口和肺动脉口形成四个纤维环和左、右纤维三角（图1-8-11），是心纤维性支架，又称**心纤维骨骼** fibrous skeleton。

心纤维骨骼是心瓣膜、心房肌和心室肌的附着处。心房肌和心室肌不相延续，均附着在纤维支架上。因此，心房、心室可以分别收缩。心尖处的心壁肌最薄，临床上外科手术可在此插入器械或引流管。

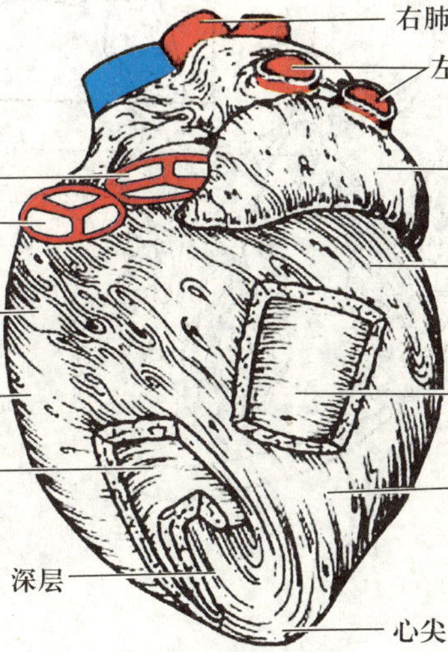

图 1-8-10　心壁肌层

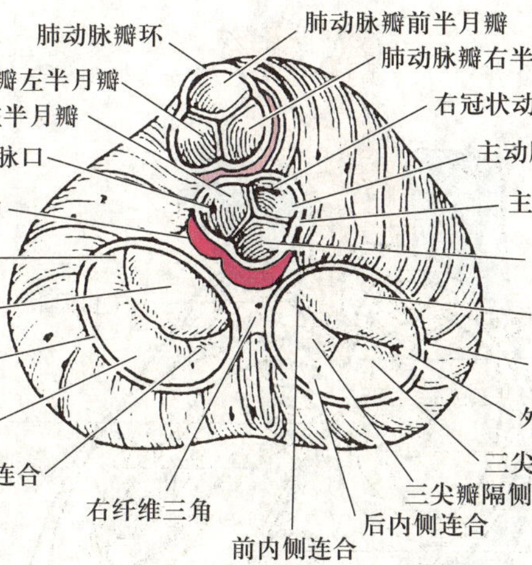

图 1-8-11　心瓣膜和瓣环（上面）

（3）**心外膜** epicardium：属浆膜性心包的脏层，紧贴心肌层的表面，是一层透明光滑的浆膜。

2. **房间隔与室间隔**　房间隔位于左、右心房之间，由两层心内膜间夹有少量心房肌纤维和结缔组织构成，卵圆窝处最薄。室间隔可分为肌部和膜部两部分。肌部较厚，由肌组织覆盖心内膜而成，占据室间隔的前下大部分。膜部位于心房与心室交界处，此处无心肌，是室间隔最薄的部分，也是室间隔缺损的好发部位（图 1-8-12）。

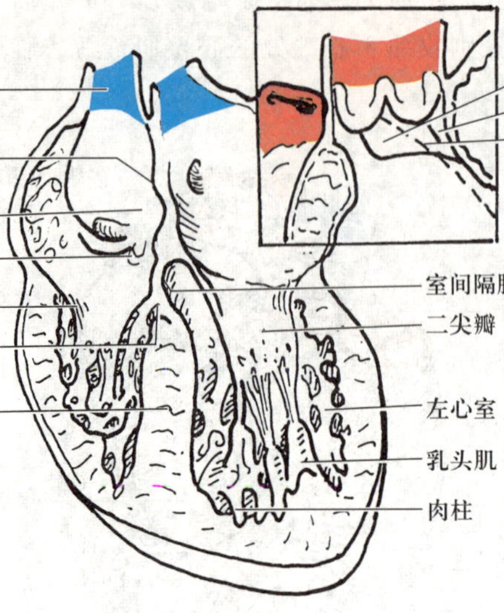

图 1-8-12 房间隔和室间隔

（四）心的传导系统

心的传导系统由特殊心肌纤维组成，包括窦房结、房室结、房室束、左右束支和 Purkinje 纤维网，其主要功能是产生兴奋和传导冲动，维持心正常节律性搏动（图 1-8-13）。

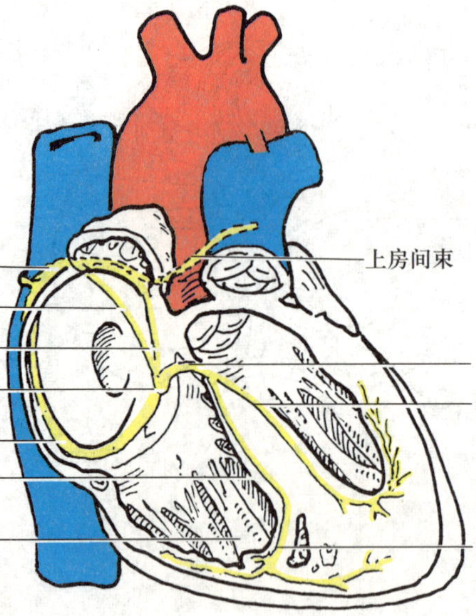

图 1-8-13 心传导系统

1. **窦房结** sinuatrial node 是心的正常起搏点，位于上腔静脉与右心房交界处，界沟上部的心外膜下，呈长梭形，从心表面用肉眼不易辨认。窦房结动脉从结的中央部穿过。

2. **房室结** atrioventricular node 位于房间隔下部右侧，冠状窦口前上方的心内膜深面，呈扁椭圆形。房室结的主要功能是将来自窦房结的冲动下传至心室，保证心房收缩后再开始心室的收缩。

3. **房室束** atrioventricular bundle 又称His束，起自房室结前端，穿右纤维三角向前下行，沿室间隔膜部的后下缘至室间隔肌部的上缘分为左、右束支。

4. **左、右束支**

（1）**左束支** left bundle branch：沿室间隔左侧心内膜下走行，在肌性室间隔上、中1/3交界处分为2支，分别行至前、后乳头肌根部，并交织成网续于Purkinje纤维，分布于整个左心室内面。

（2）**右束支** right bundle branch：呈细长圆索状，沿室间隔右侧心内膜下向前下弯行，经隔缘肉柱至右心室分支形成Purkinje **纤维**，分布于右心室壁。

5. **Purkinje纤维网** 左、右束支的分支在心内膜下交织成网，形成心内膜下Purkinje纤维网。由该网发出的纤维进入心室壁内，形成心肌内Purkinje纤维网。

房室束、左右束支和Purkinje纤维网的功能是将心房传来的兴奋迅速传播到整个心室。

结间束的功能

窦房结产生的兴奋经何途径传至心房和房室结的问题，迄今尚无形态学方面的证据，但从功能的角度证实有结间束的存在。按这种理论，结间束有三条，即前结间束、中结间束和后结间束，分别经心房达房室结。

（五）心的血管

1. **动脉** 营养心的动脉来自左、右冠状动脉。它们发自升主动脉根部的主动脉左、右窦。

（1）**右冠状动脉** right coronary artery：起于主动脉右窦（图1-8-4，图1-8-5），行于右心耳与肺动脉干根部之间，沿冠状沟向右行，绕过心的右缘至房室交点处，分为后室间支和左室后支，其中后室间支为主干的延续，沿后室间沟走行并与前室间支相吻合。其主要分支有（图1-8-14）：① 窦房结支，约60%起于右冠状动脉的起始段1~2 cm以内，沿右心耳的内侧面向上腔静脉口的方向走行，分布于窦房结；② 动脉圆锥支，分布于动脉圆锥上部，与前室间支的动脉圆锥支吻合；③ 右室前支，一般2~3支，较粗大，分布于右心室前壁；④ 右缘支，较恒定，沿心下缘左行，分布于附近的心室壁；⑤ 后室间支，较粗，沿后室间沟走行，分支分布于后室间沟两侧的心室壁和室间隔后1/3部；⑥ 左室后支，向左行，分支至左心室膈壁的右侧部分和后乳头肌。

右冠状动脉的分支分布于右心房、右心室、室间隔后1/3（图1-8-14）、左室后壁、窦房结及房室结。右冠状动脉发生阻塞可引起后壁心肌梗死和房室传导阻滞。

（2）**左冠状动脉** left coronary artery：起于主动脉左窦，向左行于肺动脉干和左心耳之间，随即分为前室间支和旋支（图1-8-4，图1-8-5）。

前室间支 anterior interventricular branch 又称前降支，沿前室间沟走行，绕心尖切迹至后室间沟与后室间支吻合。前室间支分布于左室前壁、右室前壁和室间隔前2/3（图1-8-14）。主要分支有：① 动脉圆锥支，平肺动脉口水平起始，右行与右冠状动脉的动脉圆锥支吻合；

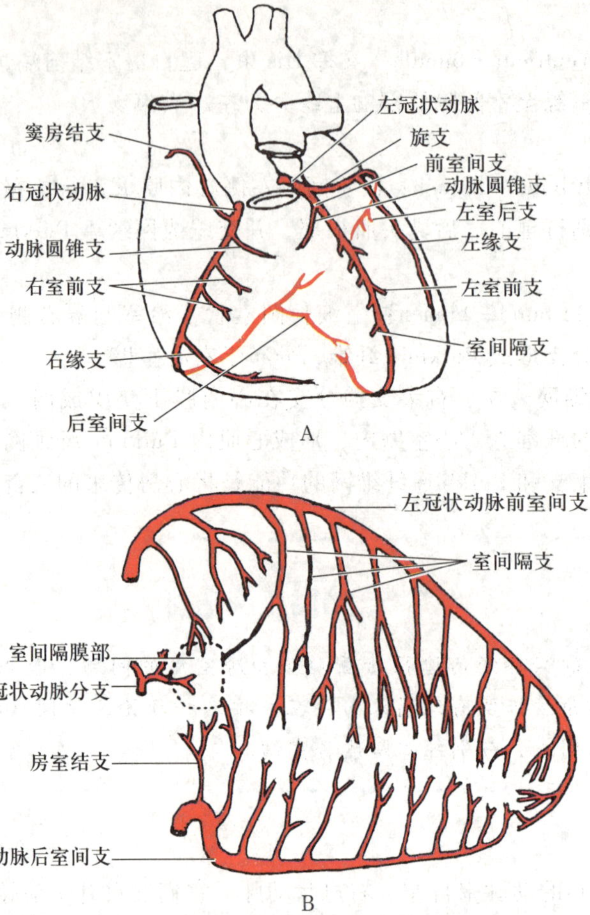

图 1-8-14 心的动脉

A. 冠状动脉；B. 室间隔的动脉

② 左室前支，细小，多为 3~4 支，左行分布于前室间沟附近的左室前壁；③ 右室前支，细小，多为 3~4 支，右行分布于前室间沟附近的右室前壁；④ 室间隔支，多为 12~17 支，向后穿入室间隔内，分布于室间隔的前 2/3。

旋支 circumflex branch 沿冠状沟向左行，绕心左缘至左心室膈面，多在心左缘与后室间沟之间的中点附近分支而终。旋支分布于左心房以及左心室左侧面、膈面和窦房结（40%）。旋支闭塞时常引起左室侧壁或膈壁心肌梗死。主要分支如下：① 左缘支，较恒定，斜行至心左缘，分布于心左缘及邻近的左室壁；② 左室后支，多为 1 支，也有 2~3 支者，分布于左室隔面的外侧部；③ 窦房结支，约 40%的人起于旋支的始端。

（3）冠状动脉的分布类型：左、右冠状动脉在心胸肋面的分布较恒定，但在膈面的分布范围变异较大。根据左、右冠状动脉在心膈面分布区的大小分为 3 型（图 1-8-15）：① 右优势型，右冠状动脉分布于右心室膈面和左心室膈面的一部分，此型占 71.35%；② 均衡型，左冠状动脉旋支和右冠状动脉分别分布于左、右心室隔面的一部分，互不逾越后室间沟，此型占 22.92%；③ 左优势型，左冠状动脉旋支分布于左心室膈面和右心室膈面的一部分，此型占5.73%。

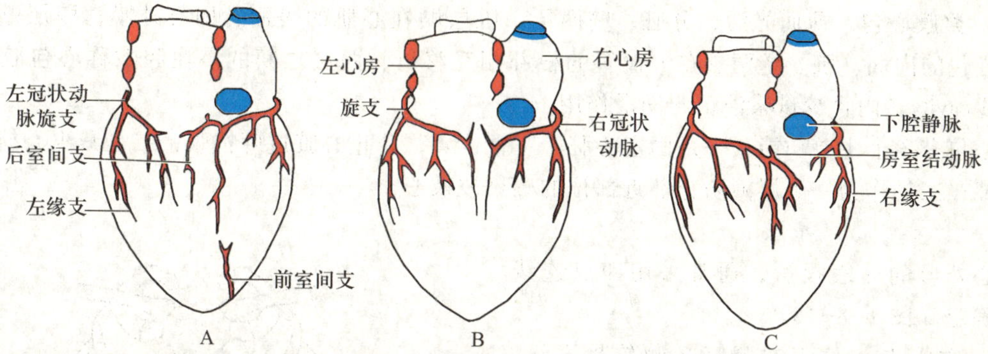

图1-8-15 冠状动脉的分布类型示意图

A. 右优势型；B. 均衡型；C. 左优势型

2. **静脉** 心壁的静脉绝大部分汇入冠状窦，再经冠状窦口注入右心房。

冠状窦 coronary sinus 位于心膈面左心房与左心室之间的冠状沟内，其右端注入右心房的冠状窦口（图1-8-16）。其主要属支有：① **心大静脉**：与前室间支伴行，斜向左上至冠状沟，绕心左缘注入冠状窦左端；② **心中静脉**：与后室间支伴行，注入冠状窦右端；③ **心小静脉**：在冠状沟内，与右冠状动脉伴行，向左注入冠状窦右端。此外，还有位于心壁内的小静脉直接开口于各心腔（主要是右心房），称为心最小静脉。起于右心室前壁跨过冠状沟注入右心房的称心前静脉。

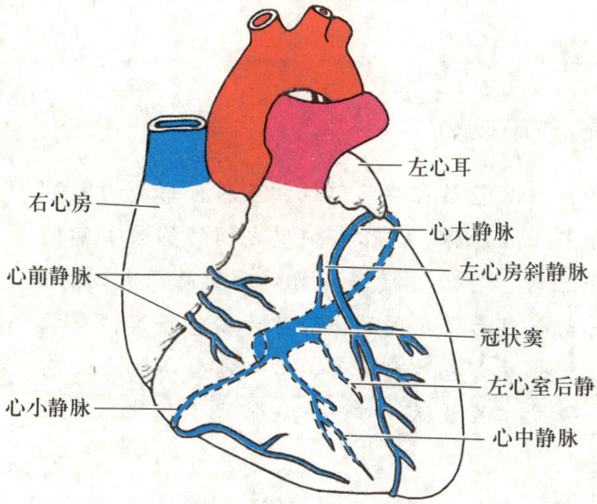

图1-8-16 心的静脉示意图（前面）

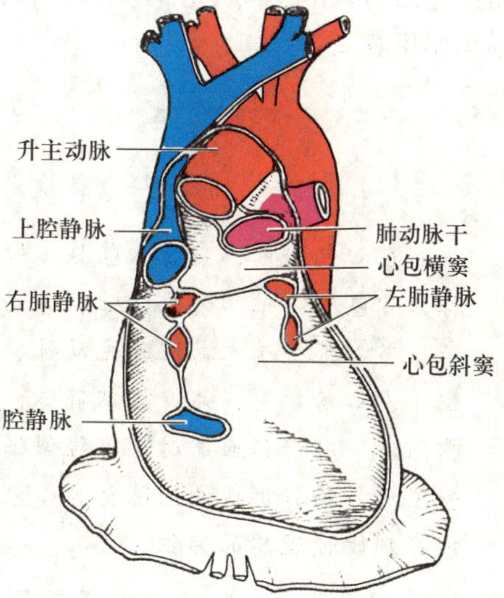

图1-8-17 心包

（六）心包

心包 pericardium 是包裹心和出入心大血管根部的纤维浆膜囊，分为外层的纤维心包和内层的浆膜心包（图1-8-17）。

1. **纤维心包** 是坚韧的纤维性结缔组织囊，上方与出入心的大血管外膜相续，下方与膈的中心腱愈着。

2. **浆膜心包** 薄而光滑，分脏、壁两层。脏层贴在心肌的表面，即心外膜；壁层贴在纤维性心包的内面。脏、壁两层在大血管的根部相互移行，两层之间的潜在腔隙称**心包腔** pericardial cavity，内含少量浆液，起润滑作用。

心包有3个主要功能：一是固定心脏于正常位置，防止心脏过度扩张；二是减少心搏动时的摩擦；三是作为一个屏障防止邻近部位的感染波及心。

（七）心的体表投影

心外形的体表投影，通常采用四点连线法来确定（图1-8-18）。

1. **左上点** 位于左侧第2肋软骨下缘，距胸骨左缘约1.2 cm。

2. **右上点** 位于右侧第3肋软骨上缘，距胸骨右缘约1 cm。

3. **左下点** 即心尖位置，位于左侧第5肋间隙，距前正中线7~9 cm。

4. **右下点** 位于右侧第6胸肋关节处。

左、右上点的连线为心上界，左、右下点的连线为心下界，右上、下点之间略向右凸的弧形连线为心的右界，左上、下点之间略向左凸的弧形连线为心的左界。了解心外形的体表投影，对叩诊时判断心界是否扩大等具有临床实用意义。

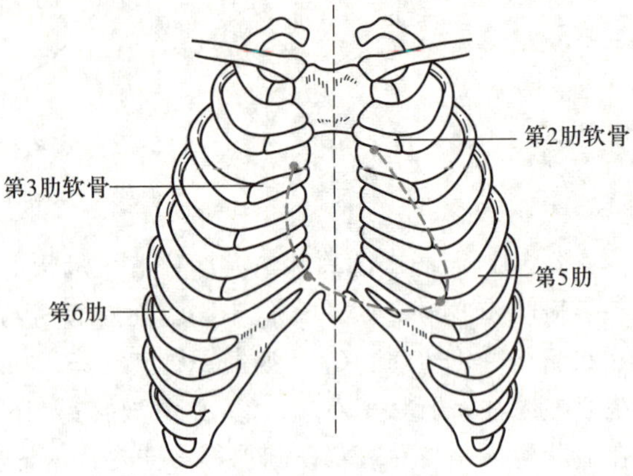

图1-8-18 心及心瓣膜的体表投影

心包窦的位置及临床意义

在心包腔内，浆膜心包脏、壁两层反折，以及壁层在某些部位相互移行形成的间隙称为心包窦。位于升主动脉、肺动脉干后壁与上腔静脉、左心房前壁之间的称为心包横窦，当心直视手术需阻断主动脉、肺动脉血流时，可通过横窦从前向后钳夹两大动脉；位于左心房后壁，左、右肺静脉，下腔静脉与心包后壁之间的间隙称为心包斜窦，手术需阻断下腔静脉血流时，可经斜窦下部进行；位于心包腔前下部、心包前壁与膈上心包壁层反折移行形成的间隙称为心包前下窦，该处位置最低，心包积液常存于此处，是心包穿刺比较理想的部位。

三、肺循环的血管

（一）肺循环的动脉

肺动脉干 pulmonary trunk 是一粗短的动脉干，起自右心室，在升主动脉根部的前方向左后上斜行，至主动脉弓的下方分为左、右肺动脉（图 1-8-4）。

左肺动脉 left pulmonary artery 较短，经左主支气管前方横行向左至左肺门，分上、下 2 支进入左肺上、下叶。

右肺动脉 right pulmonary artery 较长，经升主动脉和上腔静脉后方横行向右至右肺门，分 3 支进入右肺上、中、下叶。

在肺动脉干分叉处稍左侧有一纤维性的结缔组织索，称**动脉韧带** arterial ligament，连于主动脉弓的下缘，是胚胎时期动脉导管闭锁后的遗迹（图 1-8-4）。动脉导管如在生后 6 个月尚未闭锁，则称动脉导管未闭，是最常见的先天性心脏病的一种，可予以结扎治疗。

（二）肺循环的静脉

肺静脉 pulmonary vein 左、右各两条，分别为左上、下肺静脉和右上、下肺静脉。肺静脉起自肺门，向内注入左心房。

四、体循环的动脉

体循环的动脉是将血液由心运送到全身各器官的血管。它由左心室发出的主动脉及各级分支组成。动脉的分支进入器官前的一段称为**器官外动脉**，进入器官后的分支称为**器官内动脉**。

器官外动脉分布的特点：① 人体左、右对称，动脉分支也有对称性，躯干部的动脉可分为壁支和脏支，壁支有明显的节段性；② 动脉常与静脉、神经伴行，形成血管神经束；③ 动脉多走在身体的屈侧、深部或安全隐蔽处；④ 动脉常以最短距离到达所营养的器官；⑤ 动脉的管径及分布形式多与器官的形态、大小和功能有关（图 1-8-19）。

器官内动脉分布的特点：① 实质性器官（如肝、肾）的动脉自器官的门进入，呈放射状分布，常作为器官分叶或分段的基础；② 空腔性器官（如肠、胃）的动脉呈横行型、纵行型或放射状分布。

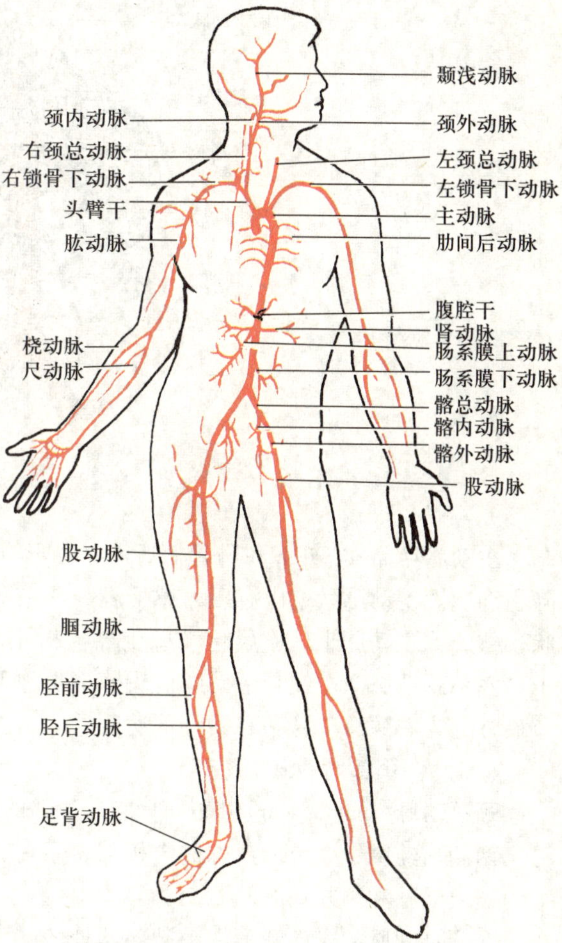

图 1-8-19 动脉分布概况

主动脉 aorta（图 1-8-20）是体循环的动脉主干，起自左心室，根据它的行程可分为升主动脉、主动脉弓和降主动脉。降主动脉又分为胸主动脉和腹主动脉。腹主动脉下行至第 4 腰椎体下缘分为左、右髂总动脉。

升主动脉 ascending aorta 在胸骨左缘后方

平对第 3 肋间隙起自左心室，向右前上方斜行，达右侧第 2 胸肋关节处续为主动脉弓。升主动脉的根部发出左、右冠状动脉，分支分布于心。

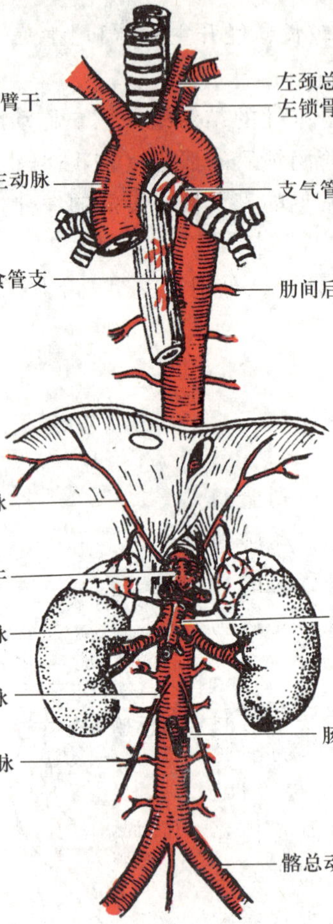

图 1-8-20　主动脉走行及分布概况

主动脉弓 aortic arch 在胸骨柄后面，弓形弯向左后方，至第 4 胸椎体下缘左侧向下延续为降主动脉。主动脉弓壁内有压力感受器，具有调节血压的作用。主动脉弓下方有 2~3 个粟粒状小体，称主动脉小球，属化学感受器。由主动脉弓的凸侧自右向左发出三大分支，即头臂干、左颈总动脉和左锁骨下动脉。头臂干也称无名动脉，短而粗，向右上斜行，至右侧胸锁关节后方分为右颈总动脉和右锁骨下动脉。

(一) 头颈部的动脉

颈总动脉 common carotid artery 是头颈部的动脉主干，右侧发自头臂干，左侧起于主动脉弓。两侧均经胸锁关节的后方进入颈部，沿食管、气管和喉的外侧上升，至甲状软骨上缘高度分为颈内动脉和颈外动脉。

在颈总动脉的末端和颈内动脉起始处的膨大部分称**颈动脉窦** carotid sinus，是压力感受器，当血压升高时，可反射性地引起心跳变慢，血管扩张，血压下降。在颈总动脉分叉处的后方有一个扁椭圆形小体，称**颈动脉小球** carotid glomus，是化学感受器，能感受血液中二氧化碳和氧浓度的变化。当血液中二氧化碳浓度升高时，可反射性地促使呼吸加深加快。

在胸锁乳突肌的前缘相当于环状软骨平面可触及颈总动脉搏动，当头面部出血压迫面动脉和颞浅动脉效果不佳时，可向后将颈总动脉压向第 6 颈椎横突前结节（颈动脉结节）上进行急救止血。

1. **颈外动脉** external carotid artery　发自颈总动脉，先位于颈内动脉的前内侧，后经其前方转至前外侧上行，穿腮腺实质至下颌颈高度分为颞浅动脉和上颌动脉两个终支（图 1-8-21）。颈外动脉发出的主要分支有：

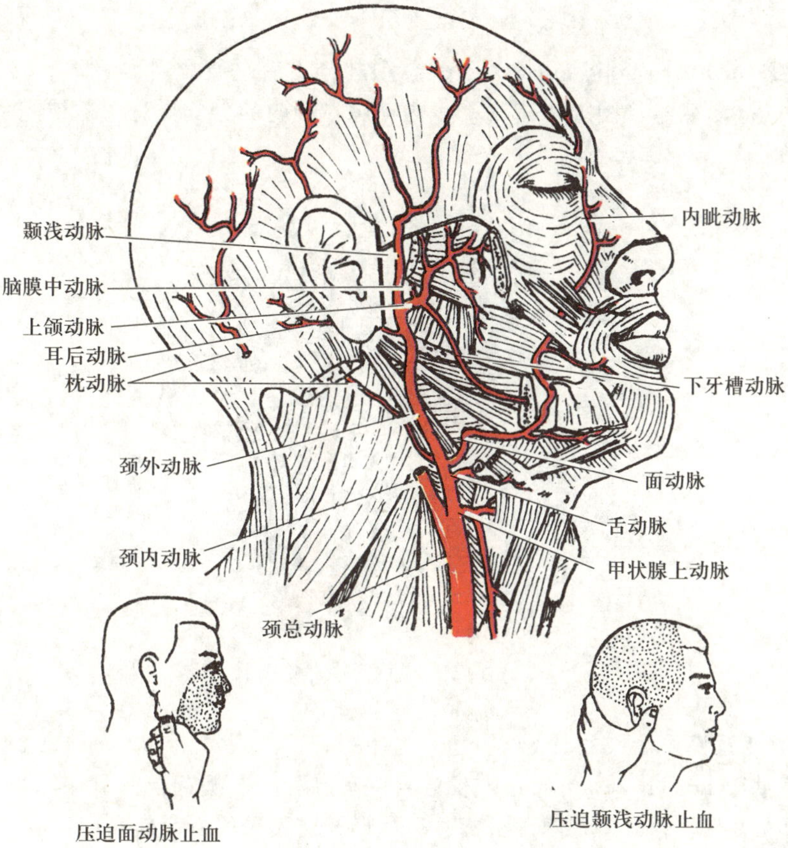

图 1-8-21　颈外动脉及其分支

（1）**甲状腺上动脉** superior thyroid artery：发自颈外动脉的起始处，向前下方行走，分布于甲状腺上部和喉。

（2）**舌动脉** lingual artery：在甲状腺上动脉稍上方起自颈外动脉，向前内行，经舌骨舌肌深面至舌，分支营养舌、舌下腺和腭扁桃体等。

（3）**面动脉** facial artery：约平下颌角高度发出，经下颌下腺的深面前行，于咬肌前缘越过下颌骨下缘至面部，经口角和鼻翼的外侧迂曲上行至眼内眦改称为**内眦动脉**。面动脉分支分布于面部、下颌下腺和腭扁桃体等。面动脉在咬肌前缘越过下颌骨体下缘处，在活体可触及其搏动。面部出血时，在咬肌前缘绕下颌骨下缘处把面动脉压向下颌骨，可达到止血的目的。

（4）**颞浅动脉** superficial temporal artery：在外耳门前方上行，越颧弓根部至颞部皮下，其分支分布于腮腺和额、颞、顶部软组织。在活体，耳屏和颧弓根部附近可触及颞浅动脉搏动。头前外侧部出血时，可在耳屏前把颞浅动脉压向颞骨进行止血。

（5）**上颌动脉** maxillary artery：经下颌颈深面入颞下窝，沿途分支分布于外耳道、鼓室、硬脑膜、牙齿及牙龈、鼻腔、咀嚼肌等处。其中分布于硬脑膜的一支称**脑膜中动脉**，在下颌颈深面发出后向上穿棘孔入颅中窝，分前、后支紧贴颅骨内面行走，分布于硬脑膜。脑膜中动脉的前支行经颅骨翼点内面，翼点处骨折时易受损伤，引起硬膜外血肿。

颈外动脉除以上主要分支外，还有**枕动脉、耳后动脉和咽升动脉**，分别分布于枕部、耳后和咽。

2. **颈内动脉** internal carotid artery　自颈总动脉分出后垂直上升至颅底，穿颈动脉管入颅腔，分支分布于脑和视器（图 1-8-22）。颈内动脉在颅内的分支详见中枢神经系统。

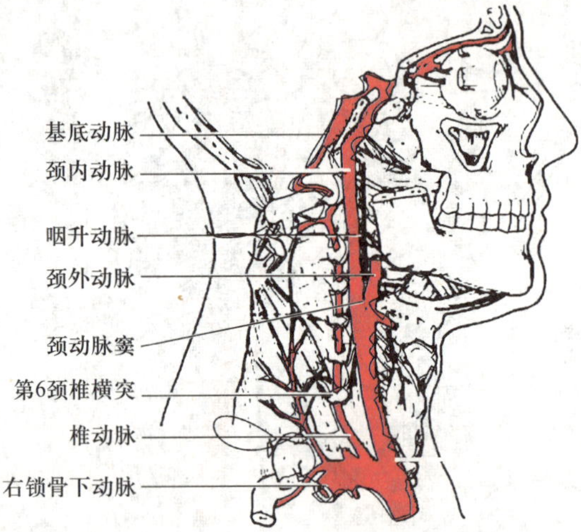

图 1-8-22　颈内动脉和椎动脉

（二）锁骨下动脉及上肢的动脉

1. **锁骨下动脉** subclavian artery　左侧起自主动脉弓，右侧起于头臂干（图 1-8-23）。锁骨下动脉从胸锁关节后方斜向外至颈根部，呈弓形经胸膜顶前方穿斜角肌间隙，至第 1 肋外缘移行为腋动脉。上肢出血时，可在锁骨中点上方的锁骨上窝处向后下方把锁骨下动脉压向第 1 肋进行止血。

锁骨下动脉发出的主要分支有：

（1）**椎动脉** vertebral artery：从前斜角肌内侧锁骨下动脉的上壁发出，向上穿经第 6~1 颈椎横突孔，经枕骨大孔入颅腔，分支分布于脑和脊髓（图 1-8-22）。

（2）**胸廓内动脉** internal thoracic artery：从椎动脉起始处的相对侧发出，向下入胸腔，沿第 1~6 肋软骨后面（距胸骨外侧缘约 1.5 cm）下降，分支分布于胸前壁、心包、乳房和膈（图 1-8-23）。其较大的终支为腹壁上动脉，穿膈肌进入腹直肌鞘内，与腹壁下动脉相吻合。

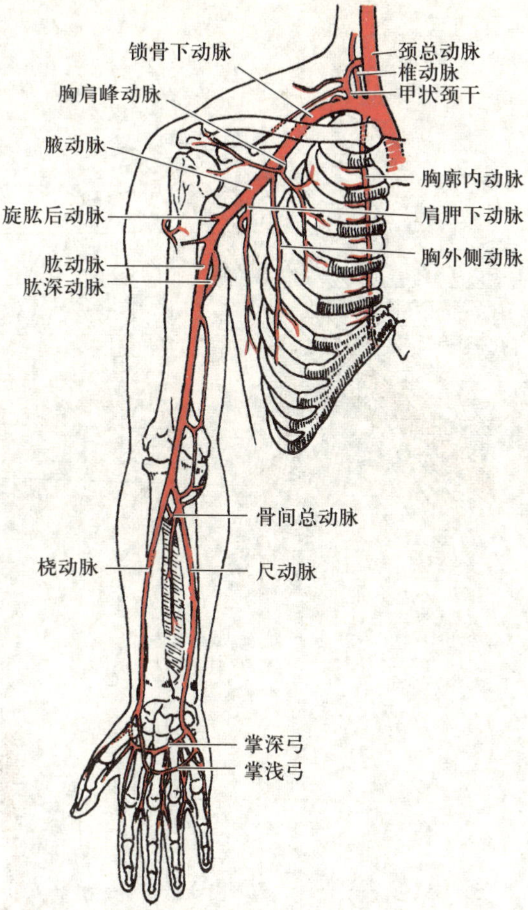

图 1-8-23 上肢的动脉

（3）**甲状颈干** thyrocervical trunk：在椎动脉起点外侧以短干起自锁骨下动脉，立即分为**甲状腺下动脉**、**肩胛上动脉**等数支，分布于咽、喉、气管和食管以及肩部肌等处。

2. **腋动脉** axillary artery 在第 1 肋外侧缘处续于锁骨下动脉，行于腋窝深部，至大圆肌下缘处移行为肱动脉（图 1-8-24）。发出的主要分支有胸肩峰动脉、胸外侧动脉、肩胛下动脉、旋肱后动脉，主要分布于肩部、胸前外侧部、乳房等处。

（1）**胸肩峰动脉** thoracoacromial artery：分布于肩峰、三角肌和胸大、小肌等。

（2）**胸外侧动脉** lateral thoracic artery：分支至胸肌、前锯肌和乳房。

（3）**肩胛下动脉** subscapular artery：分为胸背动脉和旋肩胛动脉，前者分布于背阔肌和前锯肌，后者向后至冈下窝，分布于附近诸肌。

3. **肱动脉** brachial artery 在大圆肌下缘续腋动脉，沿肱二头肌内侧沟伴正中神经下行至肘窝，平桡骨颈高度分为桡动脉和尺动脉（图 1-8-25）。在肘窝的内上方，肱二头肌腱内侧肱动脉位置表浅，能触及到搏动，此处是测量血压时听诊的部位。肱动脉的主要分支是**肱深动脉** deep brachial artery，伴桡神经，绕桡神经沟下行，分支分布于肱三头肌和肱骨。前臂和手部出血时，可在臂中部肱二头肌的内侧把肱动脉压向肱骨止血。

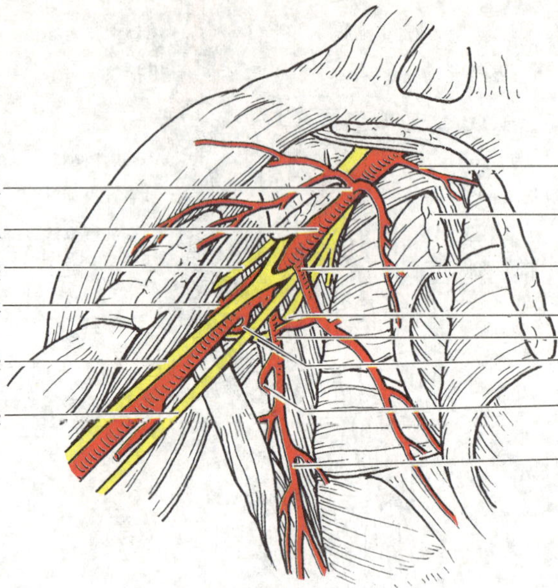

图 1-8-24 腋动脉及其分支

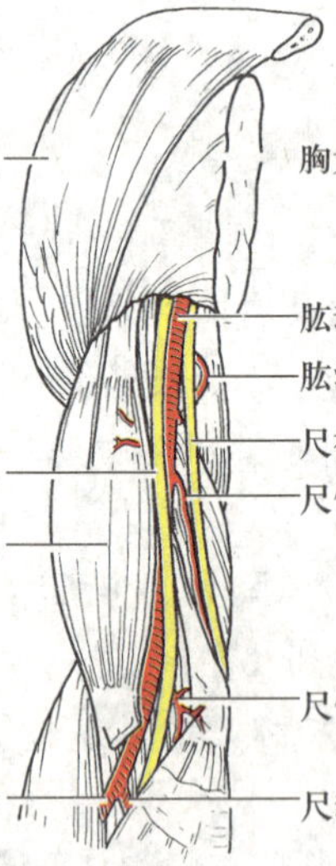

图 1-8-25 肱动脉及其分支

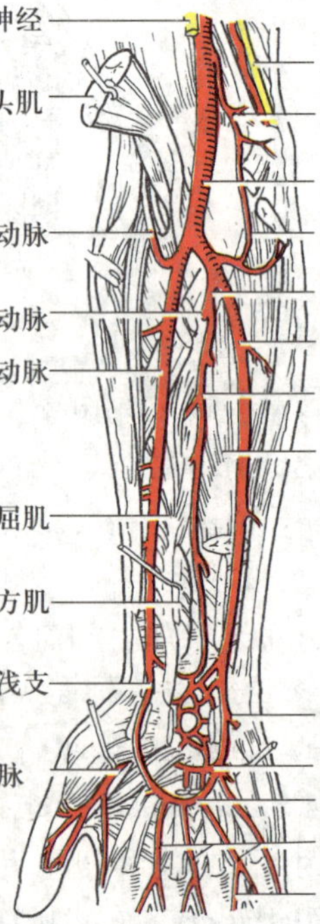

图 1-8-26 前臂的动脉（掌侧面）

4. **桡动脉** radial artery 在肘窝由肱动脉分出，先经肱桡肌与旋前圆肌之间，继而在肱桡肌腱与桡侧腕屈肌腱之间下行（图 1-8-26），绕桡骨茎突远端转至手背，穿第 1 掌骨间隙到手掌，与尺动脉掌深支吻合成掌深弓。桡动脉的主要分支有：① **掌浅支**，在桡腕关节上方分出，穿鱼际肌或沿其表面至手掌，与尺动脉的末端吻合而成；② **拇主要动脉**，在桡动脉入手掌处发出，分为 3 支分布于拇指两侧和示指桡侧。

5. **尺动脉** ulnar artery　在指浅屈肌和尺侧腕屈肌之间下行，经豌豆骨桡侧入手掌（图 1-8-26）。手出血时，可在桡腕关节上方的两侧同时压迫桡、尺动脉暂时止血。尺动脉的主要分支有：① **骨间总动脉**，起自尺动脉上端，在前臂骨间膜上缘分为骨间前动脉和骨间后动脉，分别沿骨间膜前、后面下行，分支分布于前臂诸肌和尺、桡骨；② **掌深支**，在豌豆骨桡侧起自尺动脉，与桡动脉末端吻合成掌深弓。

6. **掌浅弓和掌深弓**

（1）**掌浅弓** superficial palmar arch：位于掌腱膜深面，由尺动脉的末端和桡动脉的掌浅支吻合而成（图 1-8-27）。掌浅弓分支有 3 支**指掌侧总动脉**和**小指尺掌侧动脉**。前者行至掌指关节附近，每支又可分为 2 支**指掌侧固有动脉**，分布于第 2~5 指的相对缘；后者分布于小指尺侧缘。

（2）**掌深弓** deep palmar arch：位于屈指肌腱深面，由桡动脉末端和尺动脉掌深支吻合而成（图 1-8-27），由弓的凸侧发出 3 条**掌心动脉**，分别注入相应的指掌侧总动脉。

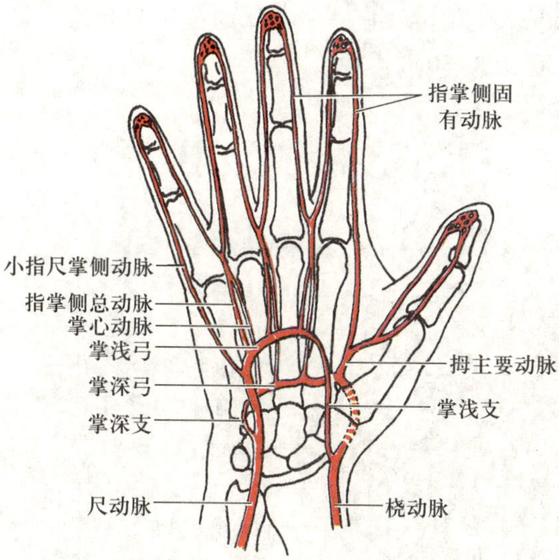

图 1-8-27　掌浅弓与掌深弓

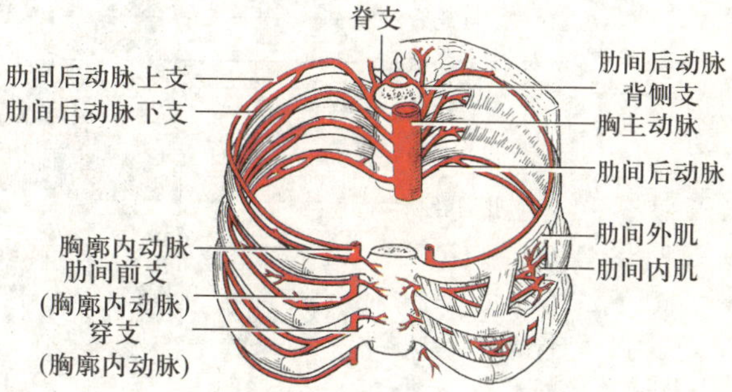

图 1-8-28　胸壁的动脉

（三）胸部的动脉

胸主动脉 thoracic aorta 是胸部的动脉主干（图 1-8-20，图 1-8-28），发出壁支和脏支两种。

1. **壁支**　主要为**肋间后动脉**，共有 9 对，主要分布至第 3 至第 11 肋间隙（第 1、2 肋间的动脉为锁骨下动脉分支）。还有一对走行在第 12 肋下缘，称为**肋下动脉**。肋间后动脉和肋下动脉都从胸主动脉后壁发出，除有小支分布于背部的肌、皮肤和脊髓外，主干向前行于肋沟内，分支分布于第 3 肋间以下的胸壁和腹壁大部。

2. **脏支** 细小，主要有支气管支、食管支和心包支。

（四）腹部的动脉

腹主动脉 abdominal aorta 是腹部的动脉主干（图 1-8-19、图 1-8-20），发出的分支有壁支和脏支，但脏支远比壁支粗大。

1. **壁支** 主要有 4 对**腰动脉**和**膈下动脉**，分布于腹后壁、脊髓和膈下面等处，其中膈下动脉尚发出**肾上腺上动脉**至肾上腺。

2. **脏支** 包括成对和不成对两种。成对的脏支有肾上腺中动脉、肾动脉、睾丸动脉或卵巢动脉（女性），不成对的脏支有腹腔干、肠系膜上动脉和肠系膜下动脉。

（1）**肾上腺中动脉** middle suprarenal artery：在平第 1 腰椎处起自腹主动脉，外行分布到肾上腺中部，并与肾上腺上、下动脉吻合。

（2）**肾动脉** renal artery：在平第 1~2 腰椎体之间起自腹主动脉，横行向外，到肾门分为前、后两干，经肾门入肾（图 1-8-20），在入肾前发出**肾上腺下动脉**至肾上腺。左侧肾动脉较右侧肾动脉短，故左肾手术在结扎肾蒂时难度较大。

（3）**睾丸动脉** testicular artery：又称**精索内动脉**，细而长，在肾动脉起始处稍下方由腹主动脉前壁两侧发出，斜向外下方走行，经腹股沟管至阴囊，分支分布于睾丸和附睾。在女性则称**卵巢动脉** ovarian artery，经卵巢悬韧带内下降入盆腔，分布到卵巢和输卵管。

（4）**腹腔干** celiac trunk：短而粗，在主动脉裂孔的稍下方由腹主动脉的前壁发出，立即分为胃左动脉、肝总动脉和脾动脉（图 1-8-29，图 1-8-30）。

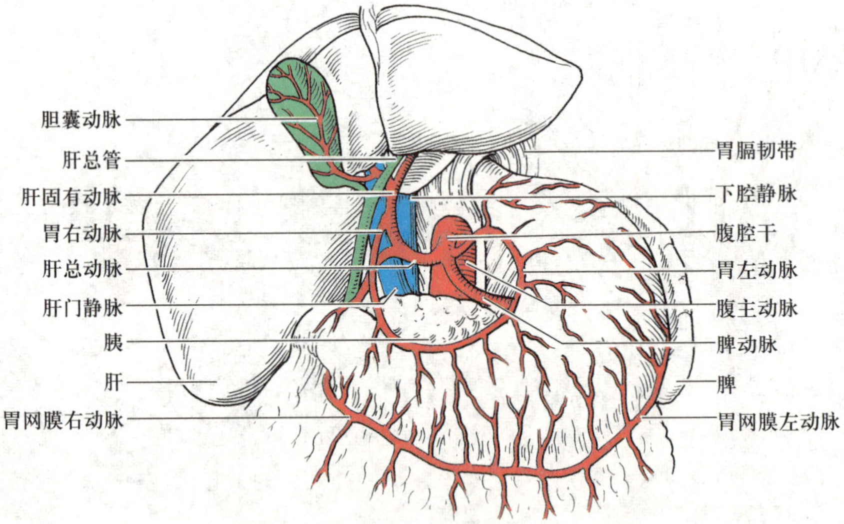

图 1-8-29 腹腔干及其分支（胃前面）

1）**胃左动脉** left gastric artery：向左上方行至胃的贲门，在小网膜两层之间沿胃小弯向右行，沿途分支至食管腹段、贲门和胃小弯侧的胃壁。

2）**肝总动脉** common hepatic artery：向右行至十二指肠上部的上缘进入肝十二指肠韧带内，分为肝固有动脉和胃十二指肠动脉。① **肝固有动脉** proper hepatic artery 在肝十二指肠韧带内上行至肝门，分为左、右支入肝。右支尚发出**胆囊动脉**，分支分布于胆囊。肝固有动脉还发

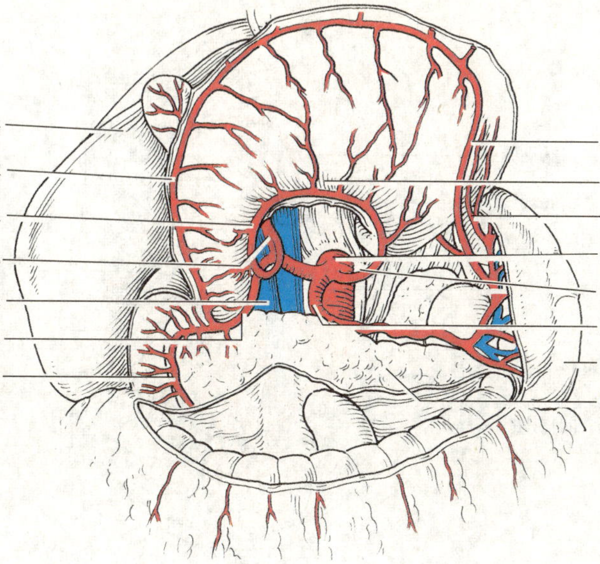

图 1-8-30 腹腔干及其分支（胃后面）

出**胃右动脉**，在小网膜内沿胃小弯向左，与胃左动脉吻合，分支分布于十二指肠上部和胃小弯侧的胃壁。② **胃十二指肠动脉** gastroduodenal artery 在幽门下缘分为**胃网膜右动脉**和**胰十二指肠上动脉**。前者沿胃大弯向左，分布于胃大弯和大网膜，并与胃网膜左动脉吻合；后者在胰头与十二指肠降部之间下降，分布于胰头和十二指肠。

3）**脾动脉** splenic artery：为腹腔干最大的分支。沿胰上缘左行至脾门，分数条**脾支**入脾。脾动脉在入脾前尚发出**胰支**、**胃短动脉**、**胃网膜左动脉**，分别分布于胰体和胰尾、胃底、胃的大弯侧和大网膜。胃网膜左动脉沿胃大弯侧右行，与胃网膜右动脉相吻合。

（5）**肠系膜上动脉** superior mesenteric artery：约平第 1 腰椎高度起自腹主动脉前壁，在胰头的后方下行，越过十二指肠水平部前面进入小肠系膜根，行向右髂窝（图 1-8-31）。其分支有：

1）**胰十二指肠下动脉**：行于胰头与十二指肠之间，分支分布于胰和十二指肠，并与胰十二指肠上动脉吻合。

2）**空肠动脉** jejunal arteries 和**回肠动脉** ileal arteries ：共有 13~18 支，由肠系膜上动脉的左侧壁发出，行于小肠系膜内，并反复分支吻合形成多级动脉弓（空肠为 1~2 级，回肠为 2~5 级），由最后一级动脉弓发出直行小动脉进入空、回肠肠壁。

3）**回结肠动脉** ileocolic artery：自肠系膜上动脉右侧壁发出，斜向右下至右髂窝，分支分布于回肠末端、盲肠、阑尾和升结肠。回结肠动脉发出**阑尾动脉** appendicular artery（图 1-8-32），经回肠末端的后方进入阑尾系膜，分支分布于阑尾。

4）**右结肠动脉** right colic artery：在回结肠动脉上方发出，向右侧行走，分支分布于升结肠，并有升、降支与中结肠动脉和回结肠动脉吻合。

5）**中结肠动脉** middle colic artery：在胰下缘附近起于肠系膜上动脉，向前进入横结肠系膜，分支分布于横结肠，并以左、右支与左、右结肠动脉吻合。

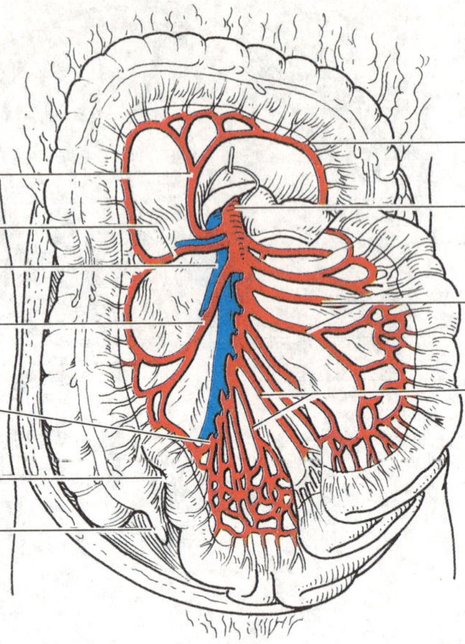

图 1-8-31 肠系膜上动脉及其分支

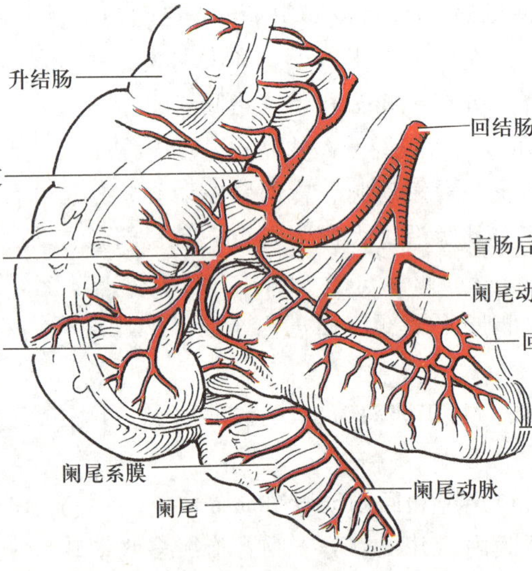

图 1-8-32 回结肠动脉及其分支

（6）**肠系膜下动脉** inferior mesenteric artery：约平第 3 腰椎高度发自腹主动脉前壁，向左下方行走，分支分布于降结肠、乙状结肠和直肠上部（图 1-8-33）。其分支有：

1）**左结肠动脉** left colic artery：沿腹后壁向左行走，分支分布于降结肠，有升、降支与中结肠动脉和乙状结肠动脉吻合。

2）**乙状结肠动脉** sigmoid artery：常为 2 ~3 支，斜向左下方进入乙状结肠系膜内，各支间互相吻合成动脉弓，分支分布于乙状结肠。

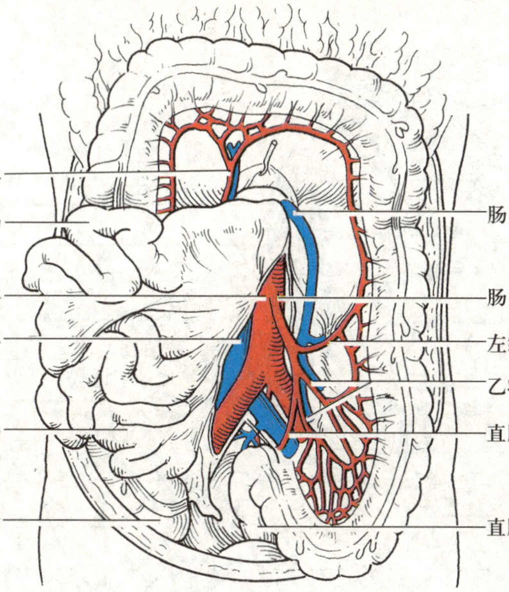

图 1-8-33 肠系膜下动脉及其分支

3）**直肠上动脉** superior rectal artery：为肠系膜下动脉的直接延续，在乙状结肠系膜内下行，至第 3 骶椎处分为 2 支，沿直肠上部的两侧下降进入直肠上部，并与直肠下动脉和肛动脉吻合。

（五）盆部和下肢的动脉

髂总动脉 common iliac artery 左、右各一，在第 4 腰椎体下缘处由腹主动脉发出，沿腰大肌内侧向外下行走至骶髂关节前方分为髂内动脉和髂外动脉（图 1-8-34，图 1-8-35）。

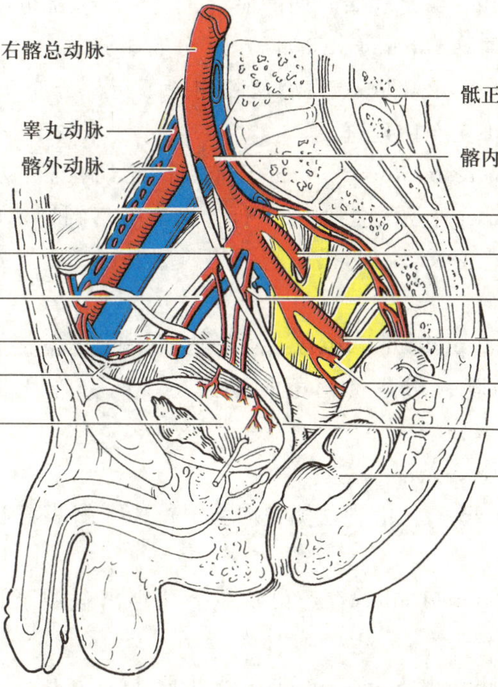

图 1-8-34 盆腔的动脉（右侧男性）

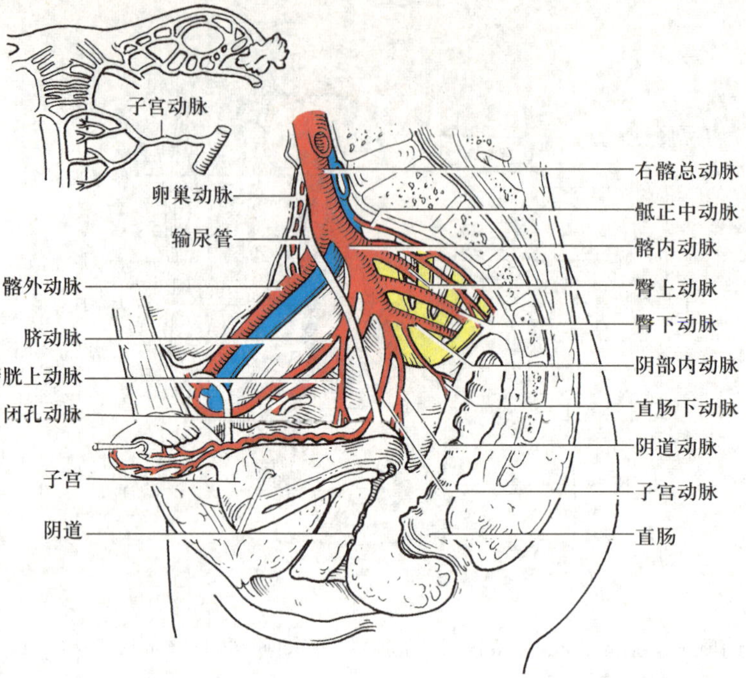

图 1-8-35 盆腔的动脉（右侧女性）

1. **髂内动脉** internal iliac artery 为一短干，沿盆腔侧壁下行，发出脏支和壁支。

（1）**脏支**：主要分布于盆腔脏器和外生殖器。其分支有：

1）**脐动脉** umbilical artery：是胚胎时期的血管，出生后大部分闭锁形成脐内侧韧带，只有根部未闭锁，发出**膀胱上动脉** superior vesical artery 分布于膀胱上部。

2）**膀胱下动脉** inferior vesical artery：沿盆腔侧壁下行，分布于膀胱底、精囊、前列腺和输尿管下段，在女性发出小支至阴道壁。

3）**直肠下动脉** inferior rectal artery：分布于直肠下部，并与直肠上动脉和肛动脉吻合。

4）**子宫动脉** uterine artery：沿盆腔侧壁下行，进入子宫阔韧带内，在子宫颈外侧 1~2 cm 处跨过输尿管的前上方与之交叉后，再沿子宫颈的两侧上行，分支分布于子宫、阴道、输卵管和卵巢，并与卵巢动脉吻合。

5）**阴部内动脉** internal pudendal artery：从梨状肌下孔出盆腔，经坐骨小孔入坐骨肛门窝，发出**肛动脉**、**会阴动脉**、**阴茎（阴蒂）动脉**等支，分布于肛门、会阴部和外生殖器（图 1-8-35）。

（2）**壁支**：主要有以下 3 条。

1）**闭孔动脉** obturator artery：沿骨盆侧壁向前下行，穿闭膜管至大腿内侧，分支营养大腿内侧群肌和髋关节。

2）**臀上动脉** superior gluteal artery：经梨状肌上孔穿出盆腔至臀部，分支分布于臀中肌、臀小肌和髋关节。

3）**臀下动脉** inferior gluteal artery：分别穿梨状肌上、下孔至臀部，分布于臀肌和髋关节等。

2. **髂外动脉** external iliac artery 沿腰大肌内侧缘下行，经腹股沟韧带中点深面至股前部，移行为股动脉（图 1-8-34~图 1-8-36）。其主要分支为**腹壁下动脉**，进入腹直肌鞘，分布于腹直肌，并与腹壁上动脉吻合。

3. **股动脉** femoral artery 在股三角内行于股静脉和股神经之间，向下穿收肌管，出收肌腱裂孔至腘窝，移行为腘动脉（图 1-8-37）。股动脉在腹股沟韧带中点稍下方可触及到搏动，下肢出血时可在此处将股动脉压向耻骨下支止血。在股三角内股动脉也是动脉穿刺和插管最方便的血管。股动脉的主要分支有：

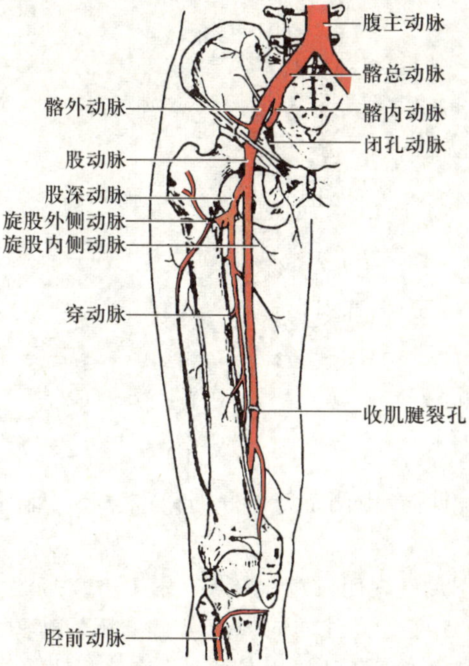

图 1-8-36 盆部及大腿的动脉

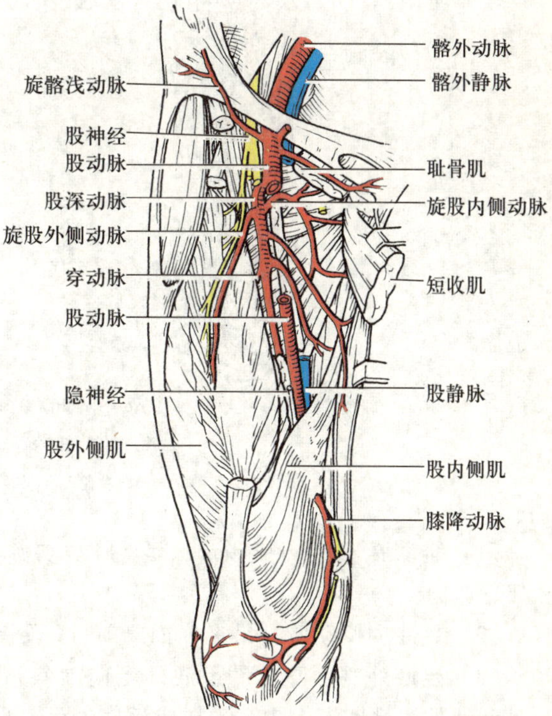

图 1-8-37 股动脉及其分支（前面观）

（1）**股深动脉** deep femoral artery：在腹股沟韧带下方 2~5 cm 处自股动脉分出，走向后内下方，沿途发出：① **旋股内侧动脉**，分支分布于大腿内侧群肌；② **旋股外侧动脉**，分支分布于大腿前群肌。

（2）**穿动脉**：有 3~4 支，分布于大腿后肌群、内侧肌群和股骨。

4. **腘动脉** popliteal artery 在收肌腱裂孔处续于股动脉，在腘窝深部下行，至腘窝下角处分为胫前动脉和胫后动脉（图 1-8-38）。腘动脉分支分布于膝关节及邻近诸肌，并参与膝关节网的构成。

5. **胫后动脉** posterior tibial artery 是腘动脉的延续，在小腿后面浅、深两层屈肌之间下行（图 1-8-38），经内踝后方至足底，分为**足底内侧动脉**和**足底外侧动脉**。胫后动脉的主要分支有：

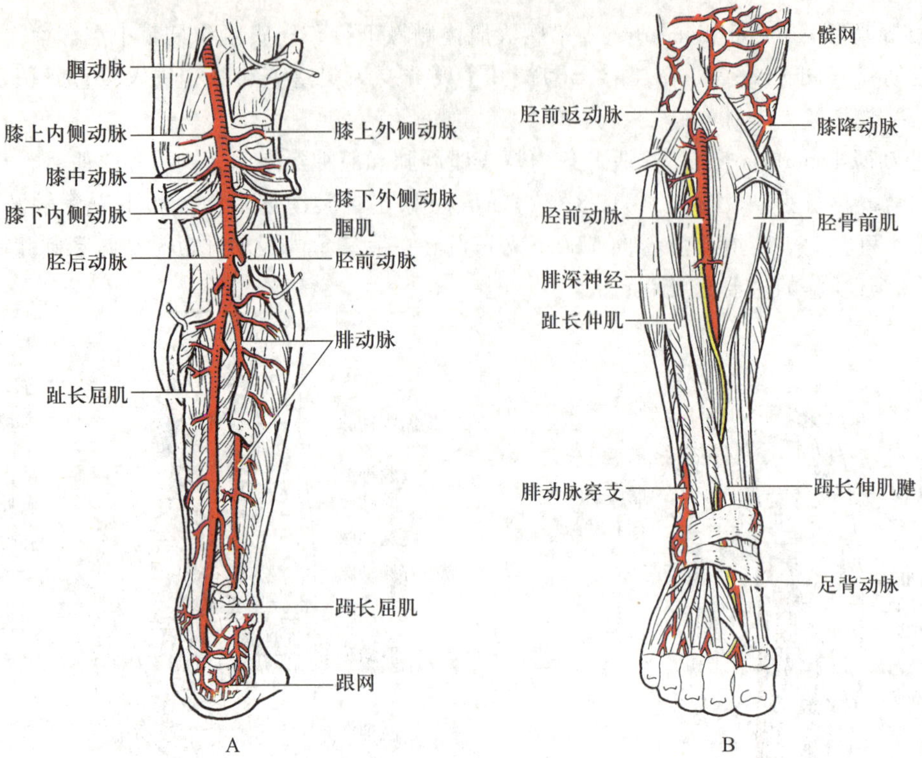

图 1-8-38 小腿的动脉

A. 右侧后面观；B. 右侧前面观

（1）**腓动脉** peroneal artery：起于胫后动脉上部，沿腓骨内侧下行，分支分布于胫、腓骨和邻近肌肉。

（2）**足底内侧动脉**：沿足底内侧前行，分支分布于足底内侧肌肉和皮肤（图 1-8-39）。

（3）**足底外侧动脉**：沿足底外侧向前斜行，至第 5 跖骨底处转向内侧至第 1 跖骨间隙，与足背动脉的足底深支吻合，构成**足底深弓**，自弓发出分支至各趾的相对缘。足底外侧动脉分支分布于足底大部分肌肉（图 1-8-38）。

6. **胫前动脉** anterior tibial artery 由腘动脉发出后，穿小腿骨间膜至小腿前群肌之间下行（图 1-8-38、图 1-8-39），至足背移行为足背动脉。沿途分支分布于小腿前群肌及足背。

7. **足背动脉** dorsal artery of foot（图 1-8-39） 是胫前动脉的直接延续，经䠂长伸肌腱的外侧向前至第 1 跖骨间隙，分为两个终支：一支为**足底深支**，穿第 1 跖骨间隙至足底，与足底外侧动脉吻合成足底弓；另一支至足背。

足背动脉在内、外踝连线中点处可触及到搏动，足背部出血时可在此处向深部压足背动脉止血。下肢脉管炎时足背动脉的搏动可减弱或消失。

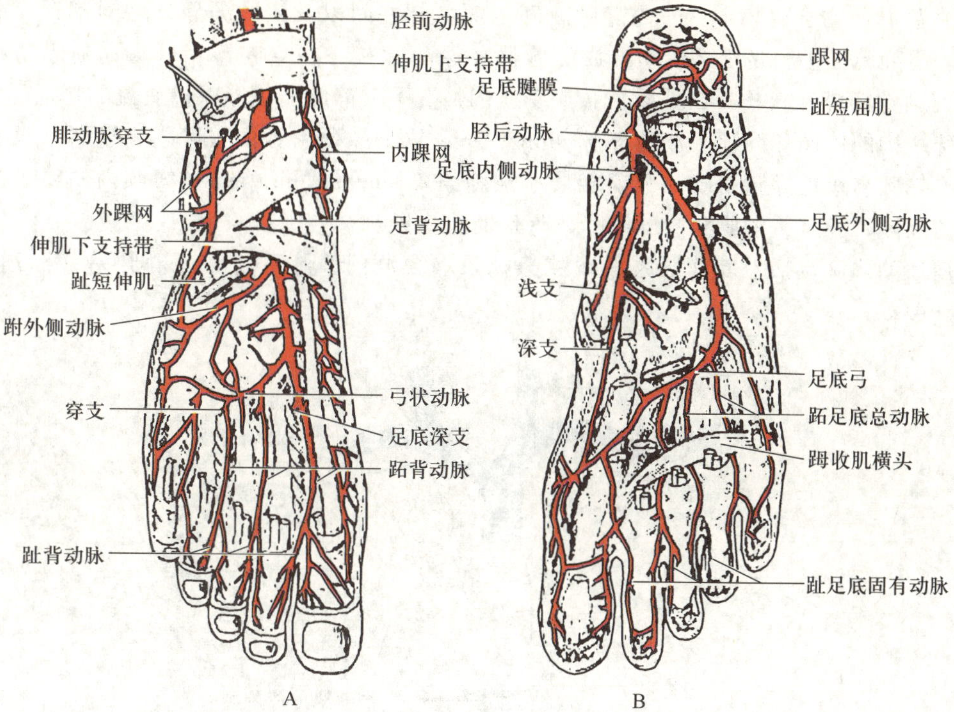

图 1-8-39 足部的动脉

A. 足背的动脉（右侧）；B. 足底的动脉（右侧）

五、体循环的静脉

（一）概述

体循环的静脉在结构或配布上虽与动脉有许多相似之处，但由于两者的功能不同，故具有以下特点：

（1）体循环的静脉起始于毛细血管，止于右心房。静脉的数量比动脉多，管径较粗，管腔较大。与伴行的动脉相比，体循环的静脉管壁薄而柔软，弹性小。

（2）**静脉瓣** venous valve（图 1-8-40）成对，呈半月形，游离缘朝向心。静脉瓣是保证血液向心流动和防止血液逆流的重要结构。在受重力影响大、血液回流比较困难的部位（如四肢）静脉瓣较多，而较大静脉（如肝门静脉及头颈部的静脉等）一般缺少静脉瓣。

（3）体循环的静脉分为浅、深两类。浅静脉位于浅筋膜内，又称皮下静脉。浅静脉不与动脉伴行，最后注入深静脉。临床上常经浅静脉进行注射、输液、输血等。深静脉位于深筋膜深面或体腔内，多与同名动脉伴行，又称伴行静脉，名称和行程也多与伴行动脉相同，引流范围与伴行动脉的分布范围大体一致。

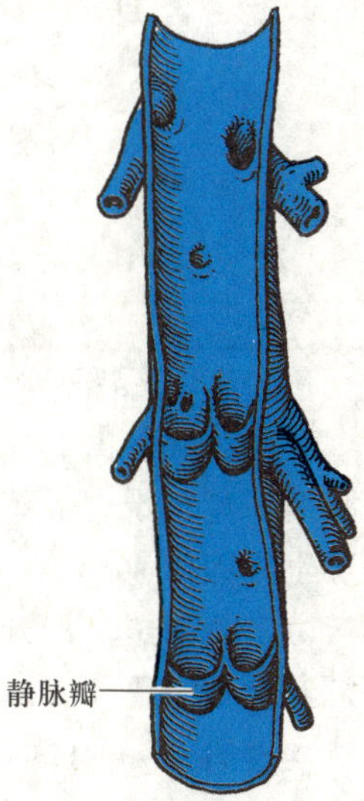

图 1-8-40 静脉瓣

（4）静脉的吻合比较丰富。浅静脉之间、深静脉之间以及浅、深静脉之间都存在着丰富的吻合。浅静脉在手、足等部位吻合成静脉网。深静脉在一些空腔器官（如膀胱、子宫和直肠等）周围常形成静脉丛，在脏器扩张或受压的情况下，静脉丛仍能保持血流的畅通。

特殊结构的体循环静脉：**板障静脉** diploic vein 位于颅顶扁骨的板障内，壁薄，没有静脉瓣，借导静脉与头皮静脉和硬脑膜窦相通；**硬脑膜窦** sinus of dura mater 为颅内两层硬脑膜之间形成的腔隙，没有平滑肌和静脉瓣，故外伤时止血困难。

体循环的静脉包括上腔静脉系、下腔静脉系（含肝门静脉系）和心静脉系（已述于心）（图 1-8-41）。

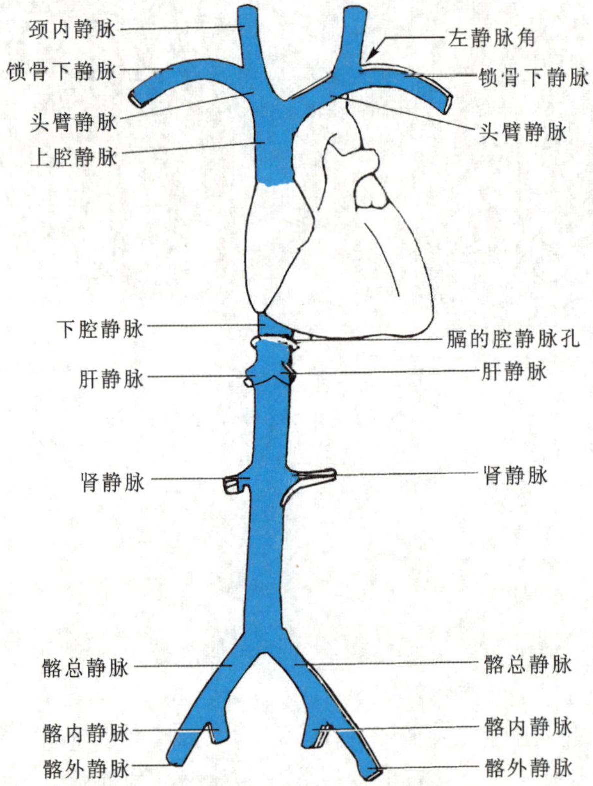

图 1-8-41 体循环的大静脉

（二）上腔静脉系

上腔静脉系由上腔静脉及其属支构成，收集头颈部、上肢、胸部（心除外）等上半身的静脉血，其主干为上腔静脉。

上腔静脉 superior vena cava 是一粗大的静脉干，由左、右头臂静脉在右侧第 1 胸肋结合处的后方汇合而成，沿升主动脉的右侧垂直下行，注入右心房。上腔静脉在注入右心房之前还有奇静脉注入（图 1-8-42）。

头臂静脉 brachiocephalic vein 又称**无名静脉**，左、右各一，由同侧的颈内静脉和锁骨下静脉在胸锁关节的后方汇合而成。汇合处的夹角称**静脉角**，淋巴导管在此注入静脉。

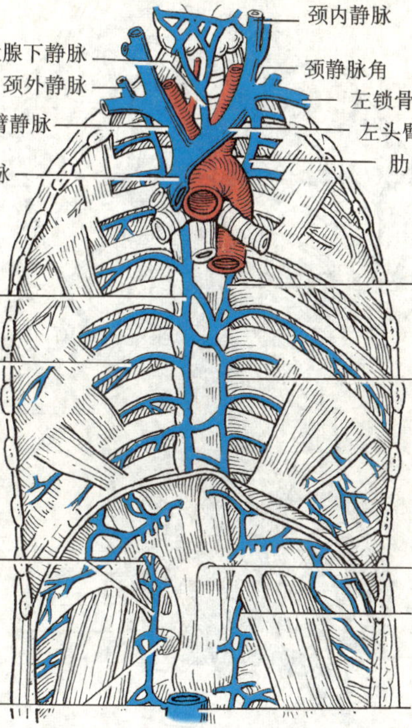

图 1-8-42　上腔静脉及其属支

1. **头颈部的静脉**　主干为颈内静脉和颈外静脉，前者是颈部最大的静脉干，后者是颈部最大的浅静脉。

（1）**颈内静脉** internal jugular vein：上端在颅底颈静脉孔处续于乙状窦，在颈内动脉与颈总动脉的外侧向下行于颈动脉鞘内，至胸锁关节后方与锁骨下静脉汇合成头臂静脉（图 1-8-43）。颈内静脉的属支有颅内支和颅外支。

1）颅内支：通过颅内静脉和硬脑膜窦收集脑膜、脑、视器、前庭蜗器和颅骨等处的静脉血，经乙状窦注入颈内静脉。

2）颅外支：收集咽、舌、甲状腺、面部和颈部的静脉血，其主要属支有：① **面静脉** facial vein（图 1-8-44），于内眦处起于**内眦静脉**，与面动脉伴行，至下颌角下方与下颌后静脉的前支汇合，向下注入颈内静脉。面静脉通过内眦静脉，经眼上静脉与颅内的海绵窦（静脉窦）相交通。面静脉在口角平面以上部分一般无静脉瓣，因此，面部（尤其是鼻根至两侧口角的三角区内）发生化脓性感染时，若处理不当（如挤压等），感染可经上述途径传入颅内，故临床上称此区为危险三角。② **下颌后静脉** retromandibular vein，由颞浅静脉和上颌静脉在腮腺实质内汇合而成。于腮腺下缘处分为前、后两支，前支汇入面静脉，后支与耳后静脉及枕静脉汇合成颈外静脉。

（2）**颈外静脉** external jugular vein（图 1-8-43）：为颈部最大的浅静脉，由下颌后静脉的后支与耳后静脉及枕静脉汇合而成，沿胸锁乳突肌表面下降，至该肌下端后缘处穿过深筋膜注入锁骨下静脉。

颈外静脉因位置表浅，临床上常用作小儿穿刺抽血的部位。正常人站位或坐位时，颈外静

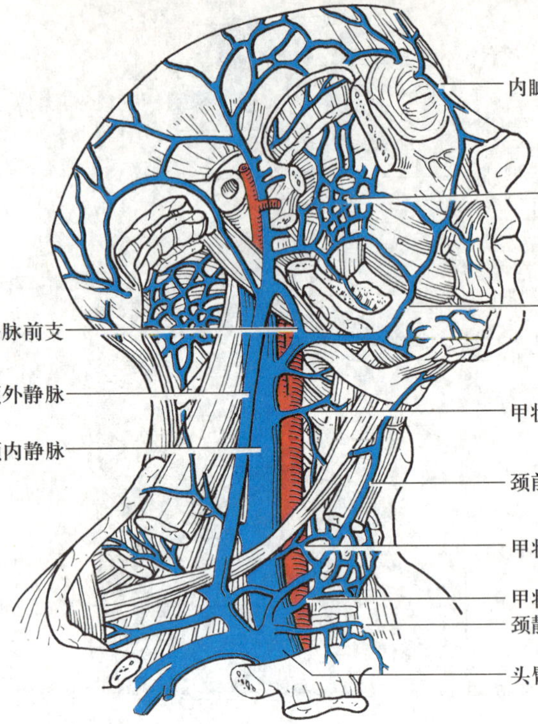

图 1-8-43 头颈部静脉

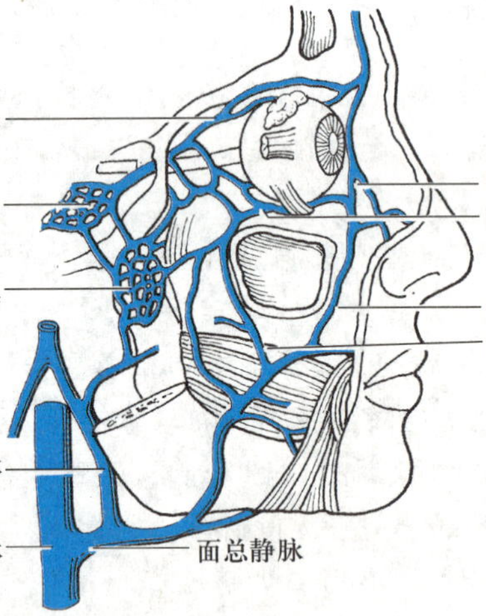

图 1-8-44 面静脉及其属支

脉常不显露，当患心脏病或上腔静脉阻塞引起颈外静脉回流不畅时，在体表可见静脉充盈轮廓，称颈静脉怒张。

(3) **锁骨下静脉** subclavian vein：自第 1 肋外缘处续于腋静脉，向内越过前斜角肌前方，至胸锁关节后方与颈内静脉汇合成头臂静脉。锁骨下静脉的位置固定，管腔较大，有利于静脉穿刺，可长期放置导管进行输液。锁骨下静脉的属支除了腋静脉外主要是颈外静脉。

2. **上肢的静脉** 分浅、深两组。深静脉从手指到腋腔与同名动脉伴行，收集同名动脉分布区域的静脉血，汇入腋静脉。浅静脉主要有（图 1-8-45）：

（1）**头静脉** cephalic vein：起于手背静脉网的桡侧，绕前臂的桡侧缘转至前臂前面和肘部前面及肱二头肌外侧上行，经三角胸大肌间沟，穿深筋膜注入腋静脉或锁骨下静脉。在肘窝处，头静脉通过肘正中静脉与贵要静脉相连。

（2）**贵要静脉** basilic vein：起于手背静脉网的尺侧，绕前臂尺侧缘转至肘部前面上行，在肘窝处接受肘正中静脉，继续在肱二头肌内侧上升至臂中点平面，穿深筋膜注入肱静脉。贵要静脉临床常用来进行穿刺或插管等。

（3）**肘正中静脉** median cubital vein：通常斜行于肘窝皮下，连接头静脉和贵要静脉。该静脉是临床输液、抽血或注射的部位。

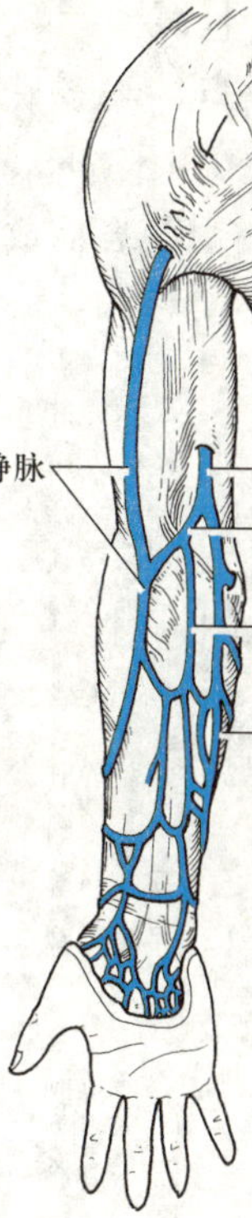

图 1-8-45 上肢浅静脉

3. **胸部的静脉** 分胸腹壁静脉和奇静脉。胸腹壁的浅静脉将胸外侧静脉与腹壁浅静脉沟通，从而使腋静脉和股静脉相交通，借以连通上下腔静脉。

（1）**奇静脉** azygos vein（图 1-8-42）：起自右腰升静脉，穿膈沿脊柱右侧上行，至第 4 胸椎高度呈弓形向上前绕右肺根上方，注入上腔静脉。奇静脉沿途收纳食管静脉、右侧肋间后静脉、支气管静脉和半奇静脉的血液。**半奇静脉** hemiazygos vein 起自左腰升静脉，沿脊柱左侧上行，达第 8 胸椎高度跨越脊柱注入奇静脉，收集左侧下部肋间后静脉及副半奇静脉的血液。**副半奇静脉** accessory hemiazygos vein 收集左侧中、上部肋间后静脉的血液，注入半奇静脉。

（2）**椎静脉丛** vertebral venous plexus：是位于椎管内、外的静脉丛，纵贯脊柱全长，按部位分椎内、外静脉丛（图 1-8-46）。椎静脉丛收集脊髓、脊膜、椎骨和邻近肌的血液。椎静脉丛向上与颅内静脉相沟通，向下连盆腔静脉丛，还分别与椎体静脉、肋间后静脉、腰静脉等交通。

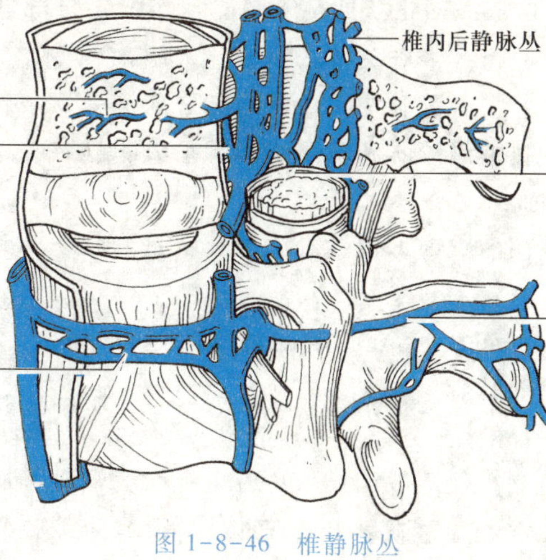

图 1-8-46 椎静脉丛

（三）下腔静脉系

下腔静脉系由下腔静脉及属支构成，其主干是下腔静脉，收集腹、盆部和下肢的血液。

下腔静脉 inferior vena cava 是人体最粗大的静脉干（图 1-8-47）。于第 4~5 腰椎体右前方由左、右髂总静脉汇合而成，沿腹主动脉右侧、脊柱右前方上行，经肝的腔静脉窝，穿膈的腔静脉裂孔入胸腔，注入右心房。

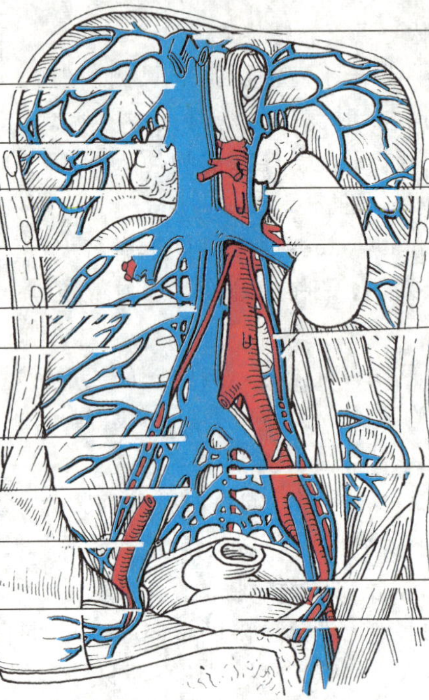

图 1-8-47　下腔静脉及其属支

1. **下肢的静脉**　与上肢静脉相似，也分为浅静脉和深静脉。深静脉从足底到股部，皆与同名动脉伴行，收集同名动脉分布区域的静脉血。浅静脉主要有（图 1-8-48）：

（1）**大隐静脉** great saphenous vein：是人体最长的静脉，起自足背静脉弓的内侧，经内踝前方，沿小腿内面伴隐神经上行，经膝关节内后方、大腿前内侧，于耻骨结节外下方 3~4 cm 处穿隐静脉裂孔注入股静脉。大隐静脉在注入股静脉之前接受 5 条属支，即**股内侧浅静脉**、**股外侧浅静脉**、**阴部外静脉**、**腹壁浅静脉**和**旋髂浅静脉**。大隐静脉收集足、小腿和大腿的内侧部及大腿前部浅层结构的静脉血。

大隐静脉因行程长，且在内踝前方位置表浅恒定，是静脉切开和输液的常用部位。大隐静脉也是下肢静脉曲张的好发血管。

（2）**小隐静脉** small saphenous vein：起自足背静脉弓的外侧，经外踝后方，沿小腿后面上升，至腘窝处穿深筋膜入腘静脉。

股静脉 femoral vein 是腘静脉在膝关节后方的直接延续，与股动脉伴行至股三角，在股三角内股静脉走在股动脉的内侧，经腹股沟韧带后方上行续为髂外静脉。股静脉收集下肢所有静脉血。股静脉在股三角内位置表浅，临床上常在此作静脉穿刺或插管。

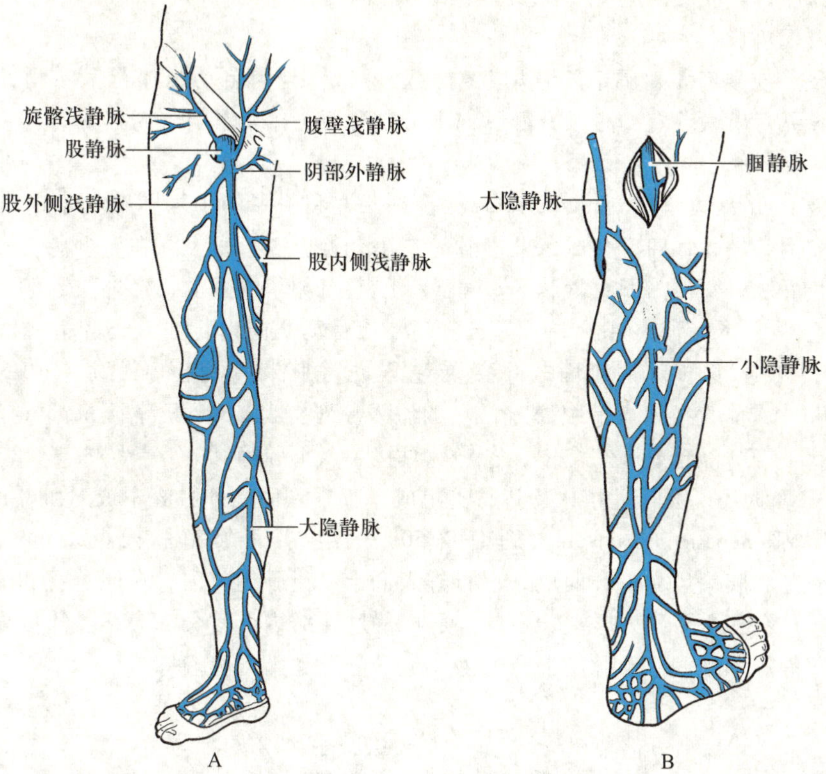

图 1-8-48 下肢的浅静脉

A. 大隐静脉；B. 小隐静脉

2. **盆部的静脉** 盆部静脉主要有髂外静脉、髂内静脉及其属支。

（1）**髂内静脉** internal iliac vein：与同名动脉伴行，至骶髂关节前方与髂外静脉汇合为髂总静脉。髂内静脉的属支分为脏支与壁支，均与同名动脉伴行。盆腔脏器的静脉在器官周围或壁内形成丰富的静脉丛，如**直肠静脉丛**（图 1-8-49）、膀胱静脉丛。除此以外，女性尚有**子宫静脉丛**和**阴道静脉丛**。

（2）**髂外静脉** external iliac vein：直接续于股静脉，与同名动脉伴行，至骶髂关节前方，与髂内静脉汇合为髂总静脉。髂外静脉收集同名动脉分布区域的静脉血。

（3）**髂总静脉** common iliac vein：由髂内静脉和髂外静脉汇合而成。双侧的髂总静脉伴髂总动脉上行至第 4~5 腰椎体右前方汇合成下腔静脉。

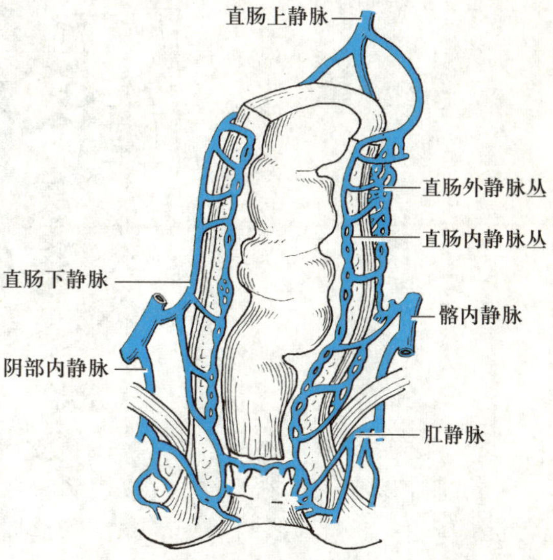

图 1-8-49 直肠和肛管的静脉

3. **腹部的静脉** 可分为壁支和脏支两种，

多与同名动脉伴行。成对的壁支和脏支直接或间接注入下腔静脉，不成对的脏支（肝静脉除外）汇合成肝门静脉。

（1）壁支：主要有 1 对**膈下静脉**和 4 对**腰静脉**，皆与同名动脉伴行。同侧各腰静脉之间通过**腰升静脉**纵行串联。左、右腰升静脉向上分别移行为半奇静脉和奇静脉，向下与同侧髂总静脉相交通。

（2）脏支：① **睾丸静脉** testicular vein，起自睾丸和附睾的小静脉在精索内吻合成**蔓状静脉丛**，经腹股沟管进入盆腔，合成睾丸静脉，左睾丸静脉以直角汇入左肾静脉，右睾丸静脉以锐角注入下腔静脉。女性为**卵巢静脉** ovarian vein，起自**卵巢静脉丛**，经卵巢悬韧带上行，其回流途径同男性。② **肾静脉** renal vein，起自肾门，伴肾动脉向内行注入下腔静脉。左肾静脉长于右肾静脉，跨越腹主动脉前面，并接受左睾丸静脉和左肾上腺静脉。③ **肾上腺静脉** suprarenal vein，右侧直接注入下腔静脉，左侧注入左肾静脉。④ **肝静脉** hepatic vein，在腔静脉沟处由小叶下静脉汇合成肝左、中、右静脉直接注入下腔静脉。

（3）**肝门静脉系**：由肝门静脉及其属支组成，收集除肝以外腹腔不成对脏器的血液。

1）**肝门静脉** hepatic portal vein（图 1-8-50）的组成：肝门静脉长 6~8 cm，多由肠系膜上静脉和脾静脉在胰头后方汇合而成，上行进入肝十二指肠韧带内，在胆总管和肝固有动脉后方向上至肝门，分两支分别入肝左、右叶。肝门静脉在肝内反复分支最终注入肝血窦。肝血窦内含来自肝门静脉和肝固有动脉的混合血液，经肝静脉注入下腔静脉。

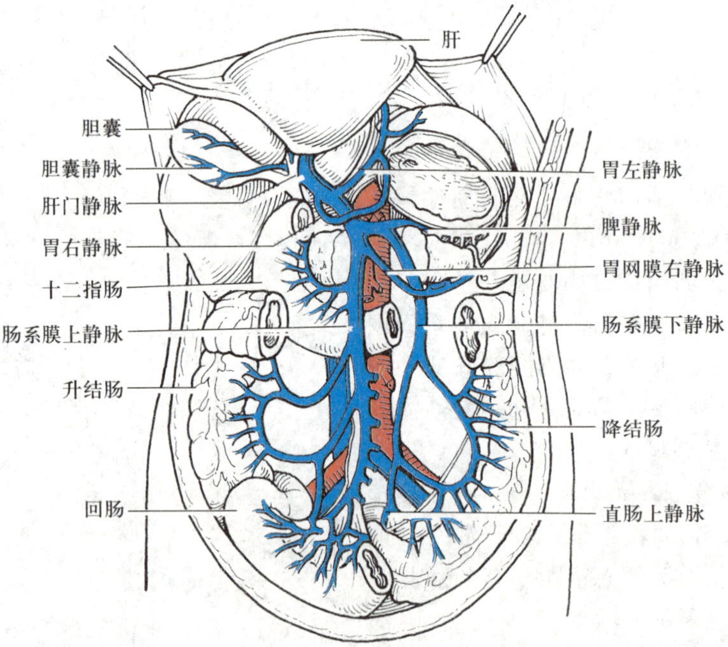

图 1-8-50 肝门静脉及其属支

2）肝门静脉系的结构特点：肝门静脉系的管道两端均为毛细血管，而且无静脉瓣，血液易发生逆流。肝门静脉与上、下腔静脉之间建立有广泛而重要的吻合途径，并可形成侧支循环。

3）肝门静脉的属支：多与同名动脉伴行，收集同名动脉分布区域的静脉血，主要有：

肠系膜上静脉：在肠系膜内伴行于同名动脉的右侧，在胰头的后方与脾静脉合成肝门静脉，收集同名动脉分布区域的静脉血。

脾静脉：在脾门处由数条脾支汇合而成，伴脾动脉走行于胰的后方，向右与肠系膜上静脉汇合成肝门静脉，收集同名动脉分布区域的血液。

肠系膜下静脉：在胰的后方多数注入脾静脉，也有的注入肠系膜上静脉及脾静脉和肠系膜上静脉汇合的夹角处。

胃左静脉（胃冠状静脉）：伴胃左动脉沿胃小弯右行，注入肝门静脉。

胃右静脉：与胃右动脉伴行，向右注入肝门静脉。注入前接受位于幽门前方的幽门前静脉。幽门前静脉可作为辨别幽门的标志。

胆囊静脉：收集胆囊壁的血液，与胆囊动脉伴行，注入肝门静脉或其右支。

附脐静脉：起自脐周静脉网，沿肝圆韧带上行，注入肝门静脉。

4）肝门静脉与上、下腔静脉系之间的吻合途径（图 1-8-51）：

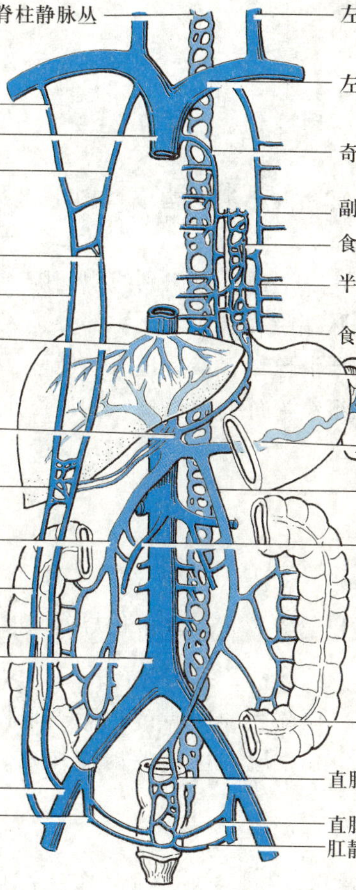

图 1-8-51　肝门静脉系与上、下腔静脉之间的吻合途径示意图

通过肝门静脉系的胃左静脉到**食管静脉丛**，再经奇静脉形成与上腔静脉系的吻合。

通过肝门静脉系的脾静脉、直肠上静脉到**直肠静脉丛**，再经直肠下静脉和肛静脉形成与下腔静脉系的吻合。

通过肝门静脉系的附脐静脉到**脐周静脉网**，向上再经胸腹壁静脉和腹壁上静脉，向下再经腹壁浅静脉和腹壁下静脉，分别形成与上、下腔静脉系的吻合。

正常情况下，肝门静脉系与上、下腔静脉系之间的吻合支都比较细小，血流量也较少。当肝门静脉回流受阻（如肝硬化）时，肝门静脉系的血液经上述交通途径形成侧支循环，并逆流注入上、下腔静脉系。随着血流量的增多，吻合支变得粗大而弯曲，出现静脉曲张，如食管静脉丛、直肠静脉丛曲张等。一旦曲张的静脉破裂，则引起呕血和便血等症状。当肝门静脉的侧支循环失代偿时，可导致胃肠和脾等器官淤血，从而出现腹水和脾大等。

第二节 淋巴系统

一、概述

淋巴系统由淋巴管道、淋巴器官和淋巴组织构成（图 1-8-52）。淋巴系统内流动着淋巴液，简称为淋巴。

当血液流经毛细血管动脉端时，一些成分渗出到组织间隙，形成组织液。组织液与细胞进行物质交换后大部分经毛细血管静脉端吸收入血液，小部分进入毛细淋巴管成为淋巴。淋巴沿各级淋巴管向心流动，沿途通过若干淋巴结，最后进入静脉。

淋巴系统除了能协助静脉引流组织液外，淋巴器官和淋巴组织还具有产生淋巴细胞、过滤淋巴和参与免疫应答等功能。

二、淋巴管道

淋巴管道包括毛细淋巴管、淋巴管、淋巴干和淋巴导管（图 1-8-52）。

（一）毛细淋巴管

毛细淋巴管 lymphatic capillary 以膨大的盲端起于组织间隙，彼此交织成网。毛细淋巴管一般比毛细血管略粗，管壁薄，仅由一层不连续的内皮构成，无基膜，其通透性大于毛细血管。

（二）淋巴管

淋巴管 lymphatic vessel 由毛细淋巴管汇合而成，结构与小静脉相似，管壁簿，瓣膜多。当淋巴管局部阻塞时，其远侧的管腔扩大造成瓣膜关闭不全，可造成淋巴逆流。淋巴管在向心的行程中，通常要穿过一个或多个淋巴结。淋巴管分浅、深两种。浅淋巴管位于皮下，多与浅

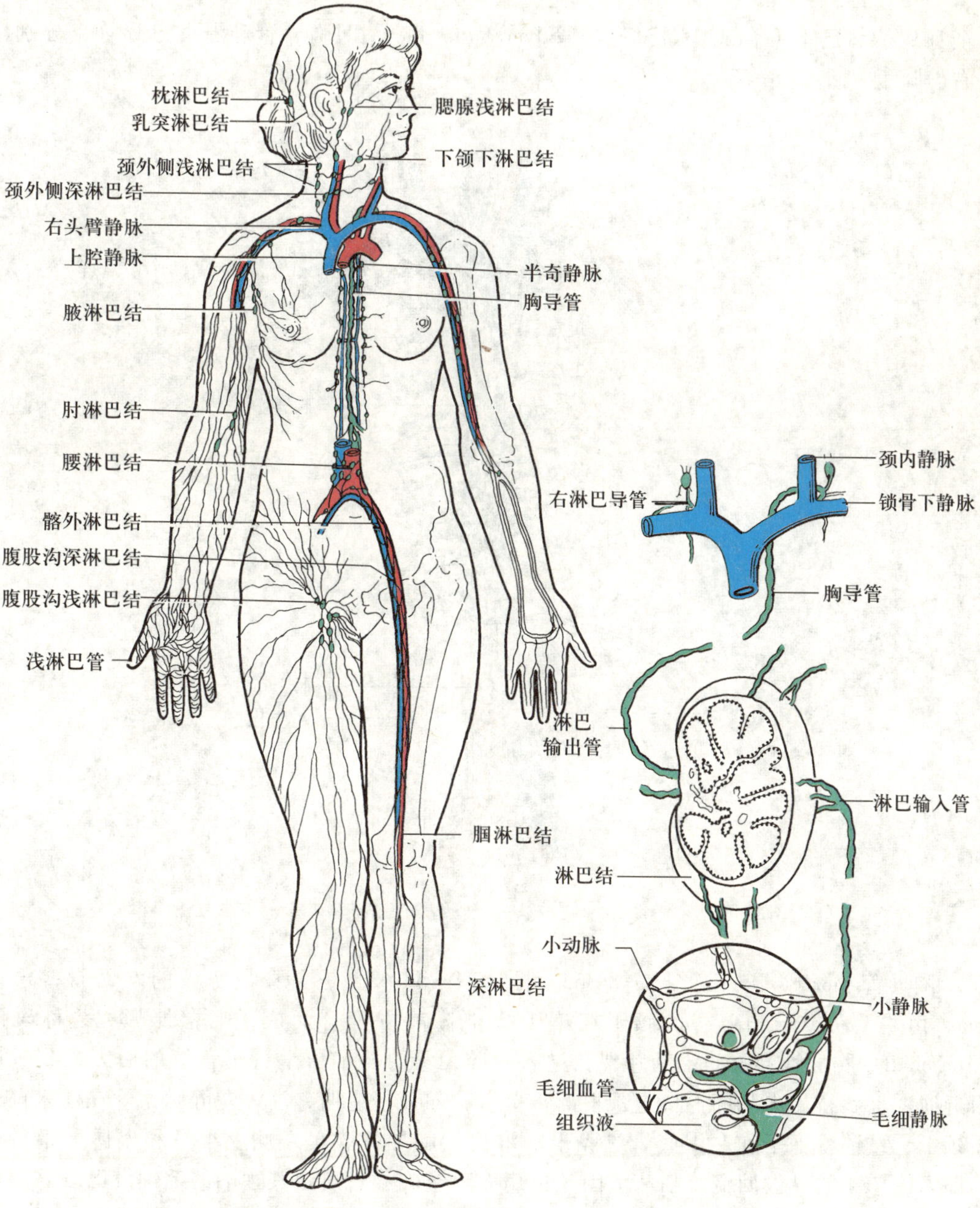

图 1-8-52 全身淋巴系统示意图

静脉伴行，深淋巴管多与深部血管伴行。淋巴管之间有丰富的吻合。

（三）淋巴干

淋巴管注入淋巴结，最后一级淋巴结的输出管汇合成**淋巴干** lymphatic trunk。淋巴干共有 9 条，分别是左、右颈干，左、右锁骨下干，左、右支气管纵隔干，左、右腰干和 1 条肠干。

（四）淋巴导管

全身 9 条淋巴干汇合成 2 条**淋巴导管** lymphatic duct，即胸导管和右淋巴导管，分别注入左、右静脉角（图 1-8-53）。

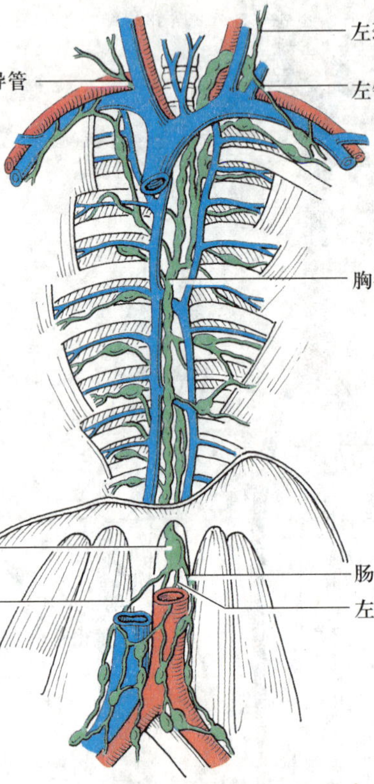

图 1-8-53 淋巴干与胸导管的行程

1. **胸导管** thoracic duct（图 1-8-53，图 1-8-54） 是全身最粗大的淋巴管，长 30~40 cm，由左、右腰干和单一的肠干在第 1 腰椎体前方汇合而成，汇合处膨大，称**乳糜池** cisterna chyli。胸导管穿膈的主动脉裂孔进入胸腔，沿脊柱前方上行于食管的后方，到第 5 胸椎附近向左上斜行，出胸廓上口至颈根部，呈弓状向前下弯曲，注入左静脉角。在注入前还收纳左颈干、左锁骨下干和左支气管纵隔干的淋巴。胸导管收集左侧上半身和人体下半身的淋巴，即人体 3/4 的淋巴回流。临床上因丝虫病而阻塞胸导管可致其远端的毛细淋巴管破裂而产生乳糜尿。

2. **右淋巴导管** right lymphatic duct 位于右颈根部，为一短干，长约 1.5 cm，由右颈干、右锁骨下干和右支气管纵隔干汇合而成，注入右静脉角。右淋巴导管收集右侧上半身的淋巴，即人体 1/4 的淋巴回流（图 1-8-53，图 1-8-54）。

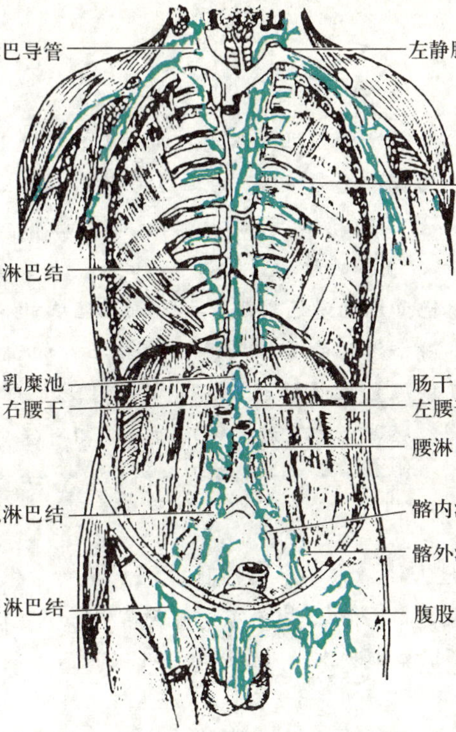

图 1-8-54 胸导管及腹、盆部淋巴结

三、淋巴器官

淋巴器官是以淋巴组织为主要成分构成的器官，具有免疫功能，又称免疫器官，包括淋巴结、脾、胸腺和扁桃体等。

（一）淋巴结

淋巴结 lymph nodes（图 1-8-52）为大小不等的圆形或椭圆形小体，质软，色灰红。一侧隆凸，有数条**输入淋巴管**进入；另一侧凹陷，称**淋巴结门**，有 1~2 条**输出淋巴管**、神经和血管出入。由于淋巴管的行程中要经过一系列的淋巴结，故一个淋巴结的输出管又是另一淋巴结的输入管。淋巴结数目较多，常成群分布，亦有浅、深之分，多数沿血管周围配布，位于身体较隐蔽的位置，如关节的屈侧或腋窝、腘窝等。在内脏多位于门的附近，如肺门淋巴结等。淋巴结的主要功能是产生淋巴细胞和抗体，参与人体免疫功能，对淋巴液具有滤过作用，为人体的重要防御器官之一。

人体各器官的淋巴管都汇至一定部位的淋巴结，称此为该器官的**局部淋巴结**。当某器官或局部发生病变时，细菌、病毒或癌细胞等沿淋巴管到达相应的局部淋巴结，引起局部淋巴结肿大。如该淋巴结不能阻止、消灭它们，则病变可沿淋巴管的流向扩散和转移。因此，了解局部淋巴结的位置、收纳淋巴的范围及淋巴流向，具有重要的临床意义。

淋巴与淋巴管

淋巴管都很细，绝大部分淋巴管肉眼看不到。粗一点的即使能看到，也只有头发丝那样细。淋巴导管较粗。淋巴的流动速度极慢，在淋巴导管内，每分钟的流量不到 1 ml，与血液循环的“大河”相比，显然差距很大。淋巴回流速度十分缓慢，人在静息状态下，每小时约有 120 ml 淋巴返回血液，运动时可增加 3~14 倍。淋巴回流的因素主要在于新的淋巴不断产生，推动毛细淋巴管内的淋巴前进，而毛细淋巴管的排空又对新的淋巴生成有促进作用。另外，淋巴管本身平滑肌的收缩和淋巴管外压力的变化（如淋巴管周围动脉搏动、运动器官的活动以及胸腔负压的作用）都能作用于淋巴管而促进淋巴流动。淋巴管内的瓣膜游离缘向心排列，顺淋巴流开放，逆流时关闭，可保证淋巴定向流动。

（二）脾

脾 spleen（图 1-8-55）是人体最大的淋巴器官，位于左季肋区第 9~11 肋的深面，其长轴与第 10 肋一致。正常情况下脾在左肋弓下不能触及。脾呈扁椭圆形，暗红色，质软而脆，受暴力打击时易破裂。

脾分内、外侧两面，上、下两缘和前、后两端。内侧面又称脏面，与胃底、左肾、左肾上腺和胰尾相邻，脏面近中央处为脾门，是血管、神经等出入之处。外侧面又称膈面，与膈相贴。上缘较锐，前部有 2~3 个切迹，称**脾切迹** splenic notch，是临床上触诊脾的重要标志。

脾的主要功能是参与机体的免疫反应、滤血、造血、储血等。

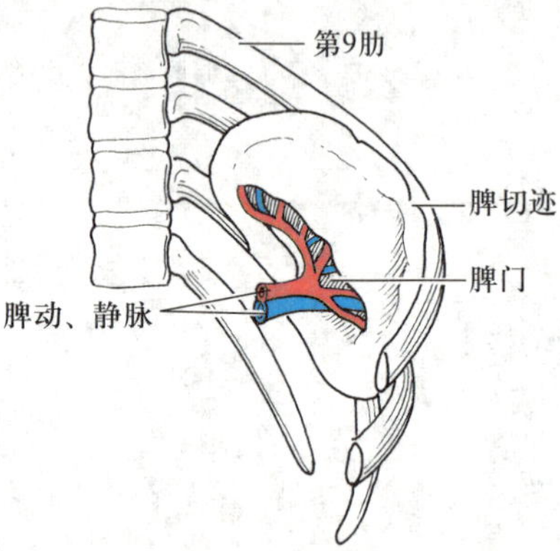

图 1-8-55 脾

（三）胸腺

胸腺 thymus 位于胸骨柄的后方、上纵隔的前部（图 1-8-56），有时可向上突到颈根部。胸腺为锥体形，可分为不对称的左、右两叶。色灰红，质柔软。幼儿时期胸腺相对较大，随着年龄的增长，胸腺继续发育增大，青春期以后，胸腺开始萎缩退化。成人胸腺多被脂肪组织代替。

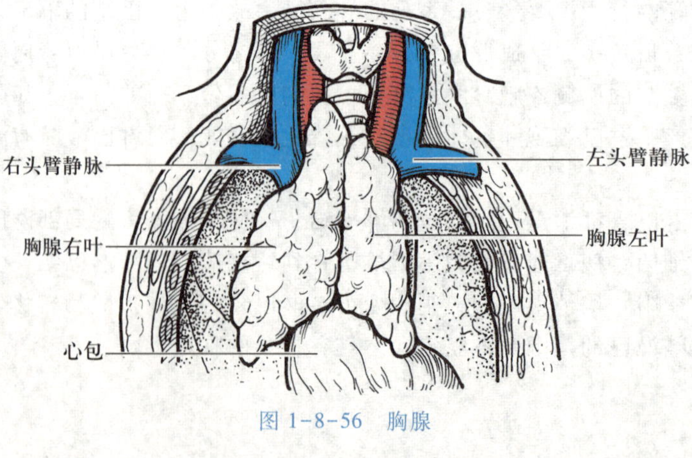

图 1-8-56 胸腺

胸腺是中枢淋巴器官，兼具内分泌功能，其分泌的胸腺素可使骨髓产生的淋巴干细胞转化为具有免疫活性的 T 淋巴细胞。

四、淋巴组织

淋巴组织是含有大量淋巴细胞的网状组织，除淋巴器官外，消化道、呼吸道等管道的黏膜内均含有丰富的淋巴组织，起着抵御有害因子侵入机体的屏障作用。

五、人体各部的淋巴引流

（一）头颈部的淋巴引流

1. **头部的淋巴结**　多位于头颈交界处（图 1-8-57，图 1-8-58），由后向前依次有**枕淋巴结**、**乳突淋巴结**、**腮腺淋巴结**、**下颌下淋巴结**和**颏下淋巴结**。它们收纳头面部浅层的淋巴，直接或间接注入颈外侧深淋巴结。

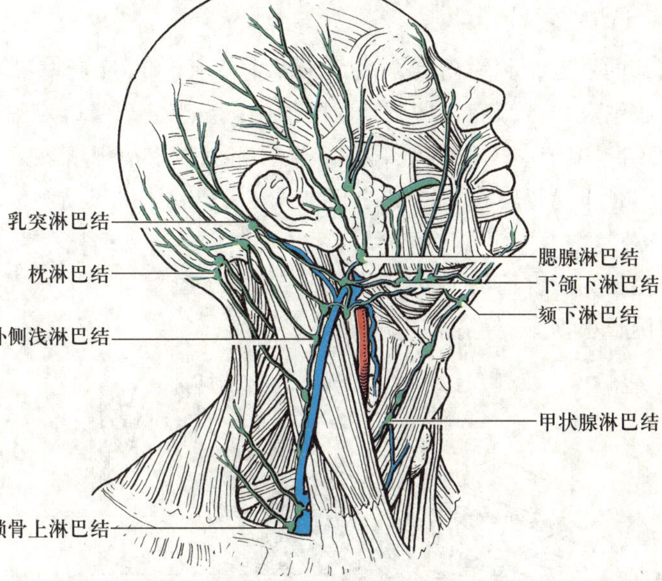

图 1-8-57　头颈部的淋巴管和淋巴结

下颌下淋巴结 submandibular lymph nodes 位于下颌下腺附近及其腺实质内，收纳面部和口腔的淋巴。面部大部分淋巴管直接或间接注入下颌下淋巴结，所以面部有炎症或肿瘤时，常引起此淋巴结的肿大。

2. **颈部的淋巴结**　主要有颈外侧浅淋巴结和颈外侧深淋巴结（图 1-8-57、图 1-8-58）。

（1）**颈外侧浅淋巴结** superficial lateral cervical lymph nodes：沿颈外静脉排列，收纳头部和颈浅部的淋巴，其输出管注入颈外侧深淋巴结。

（2）**颈外侧深淋巴结** deep lateral cervical lymph nodes：有 10~15 个，沿颈内静脉排列，收

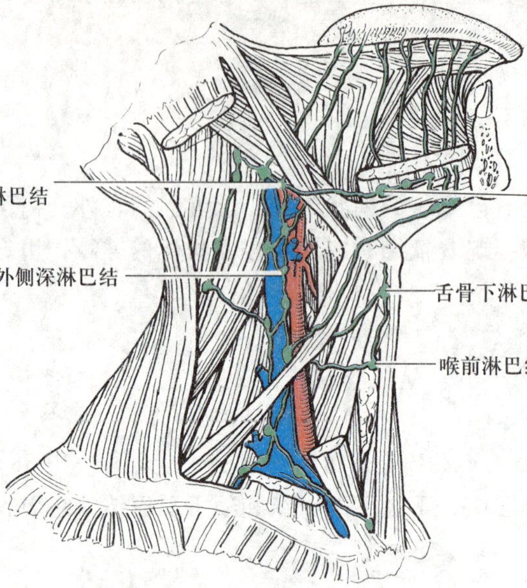

图 1-8-58 颈深淋巴管和淋巴结

纳头颈部和胸壁上部的淋巴，其输出管合成颈干。主要有：① **咽后淋巴结**，位于淋巴结链上端、鼻咽部后方，收纳鼻、鼻旁窦、鼻咽等处的淋巴。鼻咽癌患者，癌细胞首先转移至此淋巴结。② **锁骨上淋巴结**，位于淋巴结链下端，沿锁骨下动脉和臂丛排列。食管癌或胃癌患者，癌细胞可经胸导管、颈干逆行转移至左锁骨上淋巴结，引起该淋巴结肿大。

（二）上肢的淋巴引流

上肢的淋巴结主要为**腋淋巴结** axillary lymph nodes（图 1-8-59）。腋淋巴结位于腋腔内，围绕在腋血管的周围，根据排列位置，可分为 5 群。

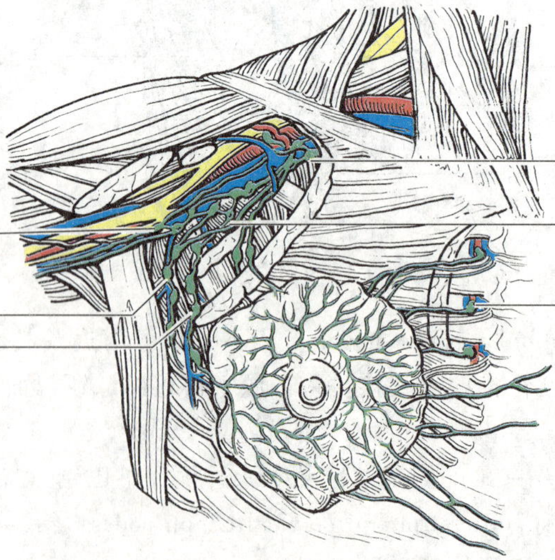

图 1-8-59 腋淋巴结与乳房淋巴引流

1. **外侧淋巴结**　沿腋静脉排列，收纳上肢的浅、深淋巴管。

2. **胸肌淋巴结**　沿胸外侧动、静脉排列，收纳胸、腹前外侧壁（脐以上）和乳房外侧部及中央部的淋巴管。

3. **肩胛下淋巴结**　在腋窝后壁沿肩胛下血管排列，收纳项、背部的淋巴管。

4. **中央淋巴结**　位于腋窝中央的脂肪组织内，收纳上述三群淋巴结的输出管。

5. **尖淋巴结**　沿腋静脉近段排列，收纳中央淋巴结的输出管和乳房上部的淋巴管。其输出管组成锁骨下干，左侧者注入胸导管，右侧者注入右淋巴导管。

腋淋巴结位于腋腔内，数目较多。乳腺癌患者，癌细胞经淋巴管常注入胸肌淋巴结，该淋巴结输出管注入中央淋巴结和尖淋巴结。这是乳腺癌早期转移的主要途径。

（三）胸部的淋巴引流

1. **胸壁的淋巴结**　胸壁浅淋巴管均注入腋淋巴结，深淋巴管注入位于胸骨两侧、沿胸廓内血管排列的**胸骨旁淋巴结**以及位于肋头附近的**肋间淋巴结**。

2. **胸腔脏器的淋巴结**

（1）**纵隔前淋巴结** anterior mediastinal lymph nodes：位于胸腔大血管和心包的前方，主要收纳胸腺、心包和心等器官的淋巴管，其输出管参与组成支气管纵隔干（图 1-8-60）。

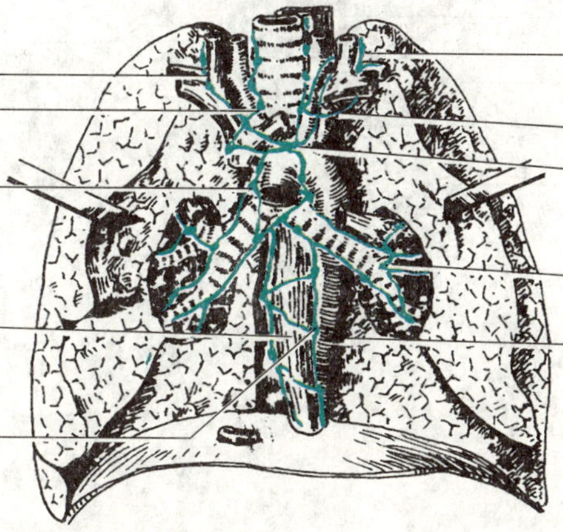

图 1-8-60　胸腔脏器的淋巴结

（2）**纵隔后淋巴结** posterior mediastinal lymph nodes：位于食管和胸主动脉的前方，收纳食管、心包和胸主动脉的淋巴管，其输出管多直接注入胸导管。

（3）肺、支气管和气管淋巴结：数目较多。肺的淋巴管注入在肺内沿支气管和肺动脉分支排列的肺淋巴结，其输出管注入肺门处的**支气管肺门淋巴结** bronchopulmonary hilar lymph nodes，又称**肺门淋巴结**。支气管肺门淋巴结的输出管注入气管杈周围的气管支气管淋巴结，其输出管注入气管周围的**气管旁淋巴结**。气管旁淋巴结的输出管与纵隔前淋巴结的输出管组成**支气管纵隔干** bronchomediastinal trunk，左侧注入胸导管，右侧注入右淋巴导管。

（四）腹部的淋巴引流

1. **腹壁的淋巴引流**　腹前壁脐平面以上的浅淋巴管一般注入腋淋巴结，脐平面以下者一般注入腹股沟浅淋巴结，腹前壁上、下部的深淋巴管分别注入胸骨旁淋巴结和腹股沟深淋巴结，腹后壁的深淋巴管注入位于腹主动脉和下腔静脉周围的**腰淋巴结** lumbar lymph nodes（图 1-8-54）。腰淋巴结数目较多，它还收纳腹腔成对脏器的淋巴管及髂总淋巴结的输出管，其输出管形成**左、右腰干** lumbar trunk，注入乳糜池。

2. **腹腔脏器的淋巴引流** 腹腔成对脏器的淋巴管注入腰淋巴结。不成对脏器的淋巴管分别注入沿供应该脏器的腹腔干、肠系膜上、下动脉及其分支排列的淋巴结。淋巴结多与伴行排列的动脉同名，收受同名动脉分布范围的淋巴回流。

（1）**腹腔淋巴结** celiac lymph nodes（图 1-8-61）：围绕腹腔干排列，收纳沿腹腔干各分支排列的淋巴结的输出管，包括胃左、胃右淋巴结，胃网膜左、胃网膜右淋巴结，幽门淋巴结，肝淋巴结，胰淋巴结，脾淋巴结的输出管。

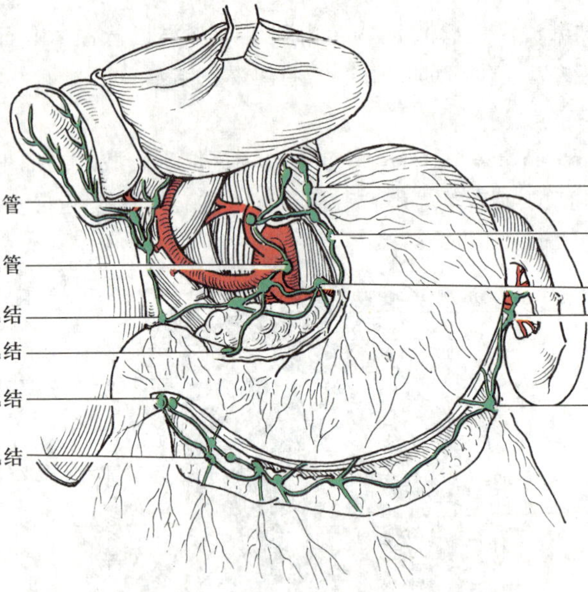

图 1-8-61 胃淋巴引流有关淋巴结

（2）**肠系膜上淋巴结** superior mesenteric lymph nodes（图 1-8-62）：位于肠系膜上动脉根部周围，收纳沿肠系膜上动脉各分支排列的淋巴结的输出管，包括肠系膜淋巴结（在小肠系膜内沿空、回肠动脉排列）、回结肠淋巴结和中结肠淋巴结的输出管。

（3）**肠系膜下淋巴结** inferior mesenteric lymph nodes（图 1-8-62）：位于肠系膜下动脉根部周围，收纳沿其分支排列的淋巴结的输出管，包括左结肠淋巴结、乙状结肠淋巴结和直肠上淋巴结的输出管。

腹腔淋巴结和肠系膜上、下淋巴结的输出管合成一条**肠干** intestinal trunk，注入乳糜池。

（五）盆部的淋巴引流

盆部的淋巴结有**髂内淋巴结**、**髂外淋巴结**和**髂总淋巴结**（图 1-8-54），均沿同名血管排列。其中髂内、外淋巴结收纳同名动脉分布区的淋巴管，其输出管注入髂总淋巴结。髂总淋巴结输出管注入腰淋巴结。

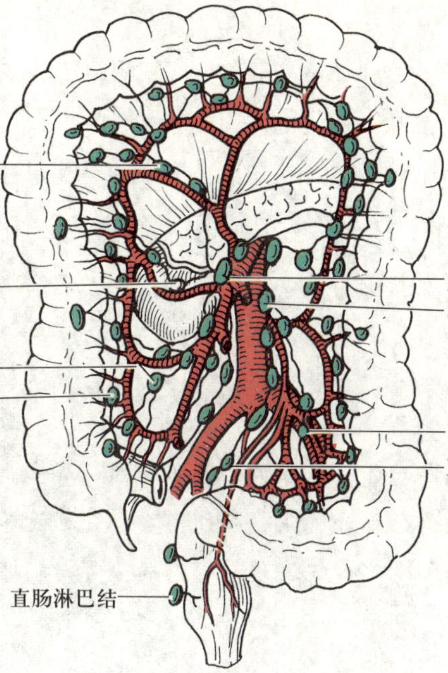

图 1-8-62　大肠的淋巴结

（六）下肢的淋巴引流

下肢的淋巴结主要有腹股沟浅淋巴结和腹股沟深淋巴结（图 1-8-54）。

1. **腹股沟浅淋巴结** superficial inguinal lymph nodes　位于腹股沟韧带及大隐静脉末端周围，收纳腹前壁下部、臀部、会阴部、外生殖器和下肢大部分的浅淋巴管，其输出管大部分注入腹股沟深淋巴结，小部分注入髂外淋巴结。

2. **腹股沟深淋巴结** deep inguinal lymph nodes　位于股静脉根部周围，收纳腹股沟浅淋巴结的输出管及下肢的深淋巴管，其输出管注入髂外淋巴结。

腹股沟浅淋巴结在腹股沟韧带下方皮下易于摸到，当下肢感染时，常引起该淋巴结肿大。

（王丰刚）

思考题

1. 简述心的位置、心传导系的组成及心的体表投影。
2. 列表说明体循环动脉的分支。
3. 口服维生素 B_2（核黄素）后尿液开始变黄，试述维生素 B_2 从口服到排出体外所经过的主要途径。
4. 分析肝硬化时可能出现的临床表现。
5. 试述人体主要浅淋巴结群的位置及临床意义。

第九章 感 觉 器

重点内容提示

眼球壁各部的形态结构与功能；眼球内容物各部的位置和形态；泪器的组成和泪道的位置、形态和开口；眼球外肌的名称和作用；耳的组成、分部及各部功能；鼓膜的形态、位置和分部；鼓室的位置、形态和毗邻；骨迷路的形态和分部；膜迷路的组成及其内部感受器的名称和功能。

感觉器和感受器的含义并不等同。

感受器 receptor 是感觉神经末梢的特殊结构，它能接受机体内、外环境的各种刺激，并将可接受的刺激转化为神经冲动，经感觉神经传入中枢神经系统，在大脑皮质感觉中枢产生相应的感觉；同时，神经冲动亦可以传入中枢神经系统的某些较低级的部位，完成某些反射。

感受器分布广泛，不同感受器接受的刺激不同。根据感受器存在的部位和接受刺激来源的差异，分为一般感受器和特殊感受器两种。一般感受器由感觉神经末梢构成，广泛分布于人体各部的各种器官和组织内，如皮肤、骨、关节、肌、内脏、心血管等器官内含有触觉、压觉、痛觉、温度觉、本体觉等感受器；特殊感受器由感觉细胞构成，如眼、耳、舌、鼻等器官内含有视觉、听觉、味觉、嗅觉等感受器。

感觉器 sensory organ 由感受器及其辅助装置共同构成，这些辅助装置是对感受器起保护作用、使感受器功能充分发挥的附属结构。眼和耳是专门感受特定刺激（可见光和声波）的器官，除包含相应的感受器外，还具有更为复杂的附属结构。

第一节 眼

眼 eye 又称**视器** visual organ，是感受可见光刺激的视觉器官，由眼球和眼副器两部分组成（图 1-9-1）。

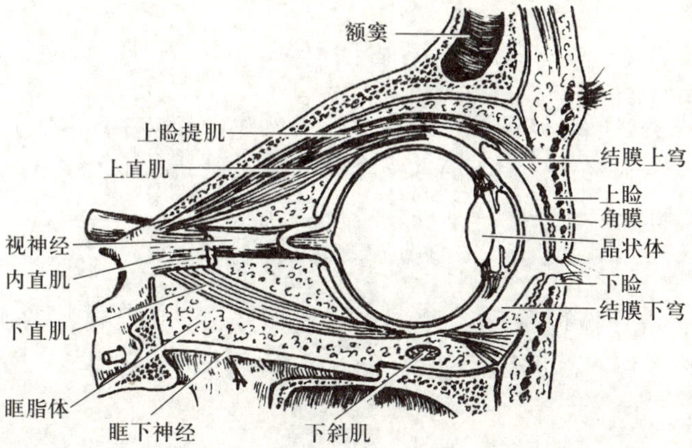

图 1-9-1 眼球和眼副器

一、眼球

眼球 eyeball 位于眶内，周围有泪腺、眼球外肌等装置。前面与眼睑相邻，后面借视神经与脑相连，它具有屈光成像和感受可见光刺激并产生视觉神经冲动的功能。眼球是眼的主要组成部分。

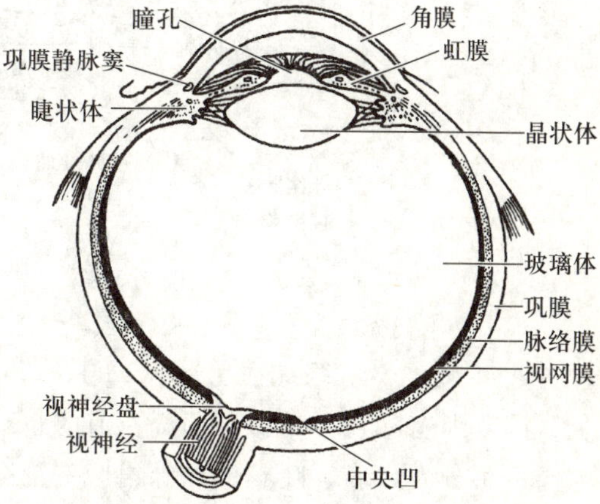

图 1-9-2 眼球的水平切面

眼球近似球形，前面的正中点称**前极**，后面的正中点称**后极**，眼前、后极之间的连线称为**眼轴**。通过瞳孔中央到视网膜中央凹的连线称为视轴，视轴和眼轴呈锐角交叉。眼球由眼球壁及眼球内容物组成（图 1-9-2）。

（一）眼球壁

眼球壁由外向内依次为外膜、中膜和内膜三层结构。

1. **外膜** 又称**眼球纤维膜** fibrous tunic of eyeball，位于眼球壁的外层，由致密结缔组织构成，厚而坚韧，具有维持眼球形态和保护眼球内容物的作用。外膜由前向后依次分为角膜和巩膜两部分。

（1）**角膜** cornea：占外膜的前 1/6，略向前隆突，无色透明，是光线进入眼球内首先通过的结构。角膜内无血管和淋巴管，但有丰富的感觉神经末梢，感觉十分敏锐，稍受刺激即可引起异物感或疼痛。角膜曲度较大，有屈光作用，正常角膜表面曲率在各个方向上是一致的。

角膜与散光

如果角膜出现炎症、溃疡或其他损伤，形成瘢痕，可以导致角膜在不同方向上的曲率出现差异，使得不同径线方向上的屈光度不等，致使进入眼球内的光线折射而分散，造成视物不清，临床上称散光。

(2) **巩膜** sclera：占外膜的后 5/6，乳白色，厚而坚韧，内含丰富的血管。巩膜与角膜交界处的深部有一环形细管，称**巩膜静脉窦** sinus venous sclerae（图 1-9-3），是房水流出的通道。

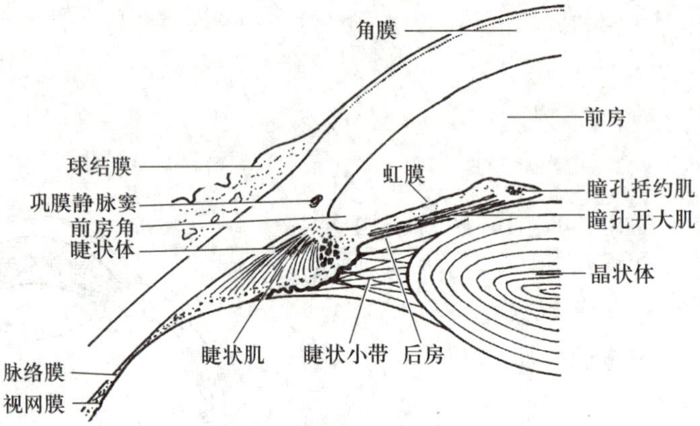

图 1-9-3 眼球前部水平切面的局部放大

2. **中膜** 又称**眼球血管膜** vascular tunic of eyeball，含有丰富的血管和色素细胞，呈棕黑色，因其形态和色泽略似紫葡萄，有时也称为葡萄膜，它具有营养眼球和遮光的作用。中膜由前向后可分为虹膜、睫状体和脉络膜三部分（图 1-9-3）。

(1) **虹膜** iris：位于中膜的前部，角膜的后方，为圆盘状的薄膜。虹膜的中央有一圆孔，称**瞳孔** pupil。虹膜的颜色因种族而异，黄种人为棕色。虹膜周缘附着于巩膜和角膜交界处的深面，虹膜和角膜交界处构成**虹膜角膜角**（又称前房角）。虹膜角膜角与巩膜静脉窦相邻，其间隔为网状小梁组织，小梁间的裂隙称**虹膜角膜角隙**，它与巩膜静脉窦相通。虹膜内有两种不同方向的平滑肌：一种是瞳孔括约肌，呈环形包绕在瞳孔周围，收缩时使瞳孔缩小；另一种是瞳孔开大肌，呈辐射状排列，收缩时使瞳孔开大。光线经过瞳孔进入眼球，瞳孔的开大和缩小可调节进入眼球内光线的多少。

(2) **睫状体** ciliary body：位于巩膜与角膜移行部的深面，前接虹膜，后续脉络膜，是中膜最肥厚的部分。在通过眼球前、后极的径线切面上，可见睫状体呈三角形。睫状体的前部有许多向内突出呈放射状排列的皱襞，称**睫状突**，其后部较平坦，称睫状环。睫状体借一些辐射状排列的纤维与晶状体周缘相连，这些纤维称**睫状小带**。睫状体内的平滑肌称**睫状肌**，该肌的收缩与舒张可松弛或紧张由睫状体发出的纤维状睫状小带，从而调节晶状体的曲度。

（3）**脉络膜** choroid：占中膜的后2/3，为一富含血管和色素细胞的柔软薄膜，外面与巩膜结合疏松，内面紧贴视网膜的色素层。其丰富的血管对眼球起营养作用，色素可以吸收眼球内分散的光线，防止光线反射扰乱视觉物像。

3. **内膜** 又称**视网膜** retina，为眼球壁的最内层，由前向后分为三部分：贴附于虹膜内面的部分称为视网膜虹膜部；贴附于睫状体内面的部分称为视网膜睫状体部；贴附于脉络膜内面的部分称为视网膜视部。视网膜虹膜部和视网膜睫状体部无感光作用，合称为盲部。视网膜视部最大，以锯状缘与盲部为界，有感光作用，其后部有一直径约 1.5 mm 的白色圆形隆起，称**视神经盘** optic disc（又称视神经乳头），此处无感光细胞，称为**生理盲点**。在视神经盘颞侧稍下方约3.5 mm 处有一黄色小区，称**黄斑** macula lutea。黄斑中央有一凹陷，称**中央凹** central fovea（图 1-9-4），是视网膜视部感光最敏锐的部位。

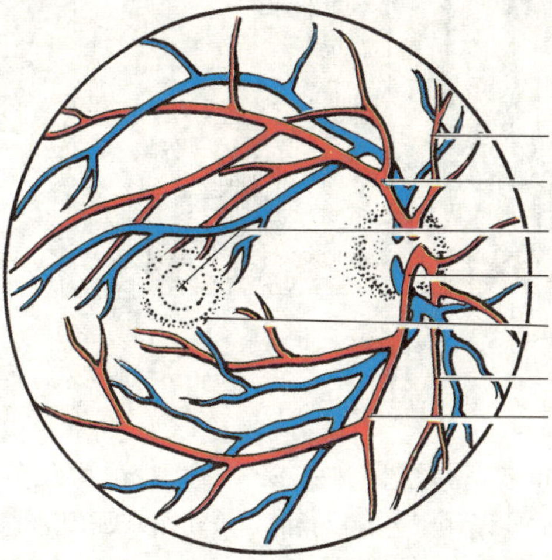

图 1-9-4 右侧眼底

视网膜的组织结构可以分为内、外两层（图 1-9-5）。外层为**色素上皮层**，由单层色素上皮细胞组成，与脉络膜连接紧密；内层为**神经细胞层**，内含三层神经细胞，由外向内依次为感光细胞、双极细胞和节细胞。感光细胞是产生视觉神经冲动的感受器，有**视杆细胞**和**视锥细胞**两种。视杆细胞感受弱光，不能辨色；视锥细胞感受强光，具有辨色的能力。双极细胞位于三层神经细胞的中层，是联络神经元，能将来自感光细胞的视觉神经冲动传导至节细胞。神经细胞层内的细胞之间借轴突和树突依次互相联系，节细胞的轴突沿视网膜内面向视神经盘处汇集成束，然后在眼球的后壁穿出，形成视神经。

视网膜脱离

视网膜的色素上皮层和神经细胞层之间的连接比较疏松，在某些病理情况下，可以导致两层之间发生分离，引起视觉减弱或丧失，也就是临床上所谓的“视网膜脱离”。

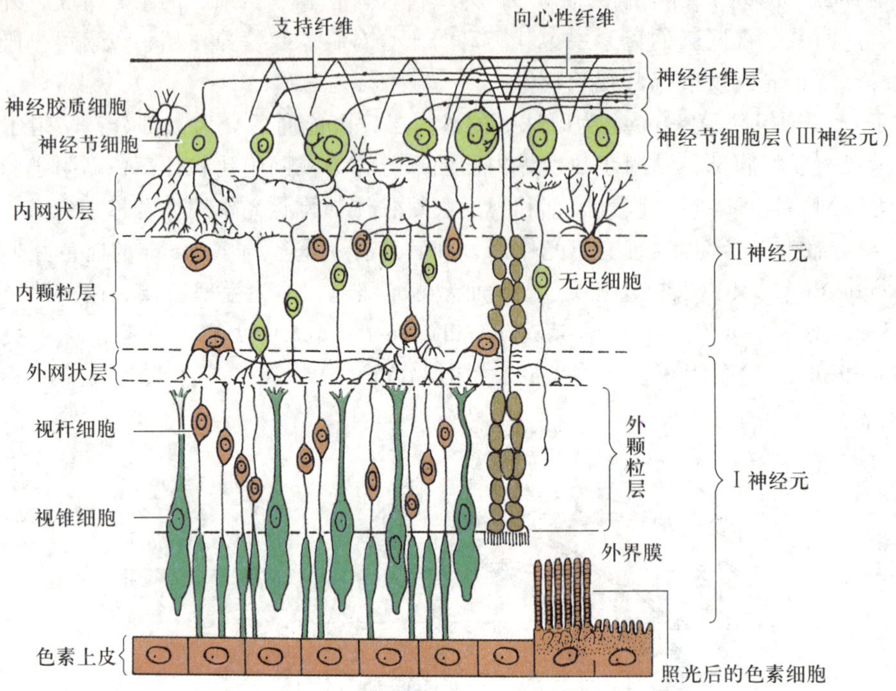

图 1-9-5 视网膜内部结构示意图

（二）眼球内容物

眼球内容物包括房水、晶状体和玻璃体（图 1-9-2）。这些结构和角膜一样均为无色透明，没有血管和淋巴管分布，具有屈光作用。它们与角膜共同组成眼球的屈光系统，使所视的外界物体能在视网膜上清晰成像。

1. 眼房和房水

（1）**眼房** chambers of eyeball：为角膜与晶状体之间的不规则腔隙，被虹膜分隔为前房和后房。**前房**为虹膜与角膜之间的较大腔隙，**后房**为虹膜与晶状体之间较狭小的间隙，前房与后房之间借虹膜围成的瞳孔相通。

（2）**房水** aqueous humor：由睫状体产生，是充满于眼房内的无色透明液体。房水从后房经瞳孔流到前房，再由虹膜角膜角渗入巩膜静脉窦，最后汇入眼静脉。沿此途径，房水不断地产生和循环。房水除有屈光作用外，在循环过程中，还有为角膜和晶状体输送营养物质以及维持眼压的作用。

房水循环与青光眼

若因虹膜与晶状体粘连或虹膜角膜角狭窄等原因，造成房水循环障碍，房水易充滞于眼房内，而引起眼压增高，压迫视网膜，导致视力减退或失明，临床上称为青光眼。

2. **晶状体** lens　紧靠虹膜后方，后面较前面隆凸，形如双凸透镜，主要由晶状体纤维构成。晶状体内无血管、淋巴管和神经，无色透明，富有弹性。晶状体表面包有晶状体囊，其周缘借睫状小带连于睫状体。

在眼球的屈光系统中，晶状体是唯一可调节的屈光装置。看近物时，睫状肌收缩，睫状体向前内移位，靠近晶状体，睫状小带松弛，晶状体因本身弹性而变厚，尤其是前面的曲度加大，屈光能力增强。看远物时，睫状肌舒张，睫状体向后外侧移位，睫状小带拉紧，使晶状体变薄，屈光能力减弱。总之，通过睫状肌的收缩和舒张，从而达到对晶状体屈光能力的调节，以便确保远、近不同的物体在视网膜上清晰成像。

近视与远视

如果眼球前后径过长或屈光系统的屈光度过大，看远物时，物像落在视网膜前方，导致视物不清，称近视；当眼球前后径过短或屈光系统的屈光度过小，看近物时物像落在视网膜后方，导致视物不清，称远视。老年人晶状体弹性减退，睫状肌对晶状体的调节能力减弱，看近物时，晶状体屈光度不能相应增大，导致视物不清，称老视，俗称老花眼。

3. **玻璃体** vitreous body　位于晶状体与视网膜之间，为无色透明的胶状物，表面覆有透明的玻璃体囊。玻璃体具有屈光和支撑视网膜的作用。若玻璃体支撑作用减弱，可导致视网膜与脉络膜脱离。

二、眼副器

眼副器 accessory organs of eye（图 1-9-1）包括眼睑、结膜、泪器、眼球外肌、眶内脂肪及筋膜等，对眼球具有保护、运动和支持的作用。

（一）眼睑

眼睑 palpebrae（图 1-9-6）分**上睑**和**下睑**，遮盖于眼球前方，对眼球起保护作用。上、下睑之间的裂隙称**睑裂**。睑裂的外侧端较锐利，称**外眦**；内侧端钝圆，称**内眦**，内眦附近的隆起称**泪阜**。眼睑的游离缘称**睑缘**，睑缘上有 2～3 行向外生长的睫毛，睫毛根部的皮脂腺称**睑缘腺**，它开口于睫毛毛囊。

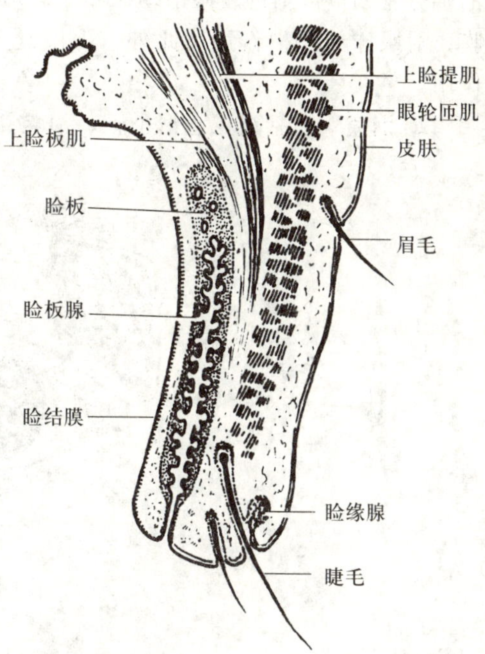

图 1-9-6　眼睑的结构

眼睑由前向后依次分为皮肤、皮下组织、肌层、睑板和睑结膜五层。眼睑的皮肤细薄，皮下组织疏松。肌层主要是眼轮匝肌，收缩时能使睑裂闭合。**睑板** tarsus 由致密结缔组织构成，呈半月形，对眼睑有支撑作用。睑板内有许多**睑板腺**，与睑缘垂直排列，开口于睑缘。睑板腺分泌油样液体，有润滑睑缘、防止泪液外溢的作用。

睑腺炎与睑板腺囊肿

睑缘腺的急性炎症在临床上称为睑腺炎，又称麦粒肿；如果睑板腺导管开口阻塞，分泌物在腺内潴留，可形成睑板腺囊肿，又称霰粒肿。

（二）结膜

结膜 conjunctiva（图 1-9-7）为一层富有血管的透明薄膜。一部分位于眼睑后面（即被覆于睑板内面的黏膜），与睑板连结紧密，透明而光滑，称**睑结膜** palpebral conjunctiva；另一部分覆盖在巩膜前面，与巩膜连结疏松，称**球结膜** bulbar conjunctiva。上、下睑的睑结膜与球结膜在返折移行处形成**结膜穹隆** conjunctival fornix，即结膜上穹和结膜下穹。各部分结膜共同围成的囊状腔隙称**结膜囊**，经睑裂与外界相通。

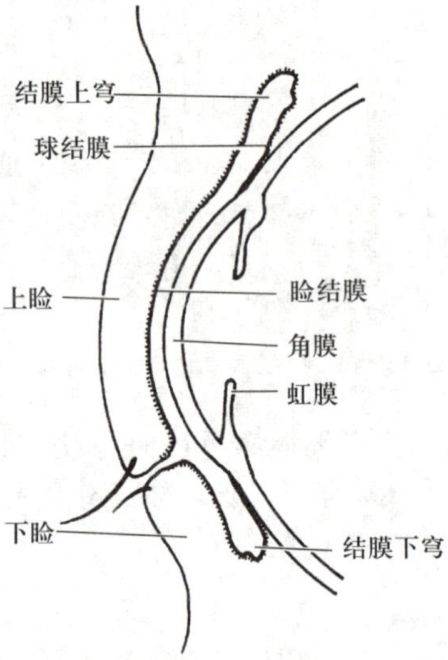

图 1-9-7 结膜模式图

（三）泪器

泪器由分泌泪液的泪腺和导流泪液的泪道组成（图 1-9-8）。

1. **泪腺** lacrimal gland 位于眶上壁前外侧的泪腺窝内，腺小叶大小不等，有 10~20 条排泄管，开口于结膜上穹外侧部。泪腺分泌的泪液借助瞬眼活动涂布于眼球表面，湿润和清洁角膜，对眼球起保护作用。此外，泪液还含有溶菌酶，有杀菌作用。

2. **泪道** 包括泪点、泪小管、泪囊和鼻泪管五部分。

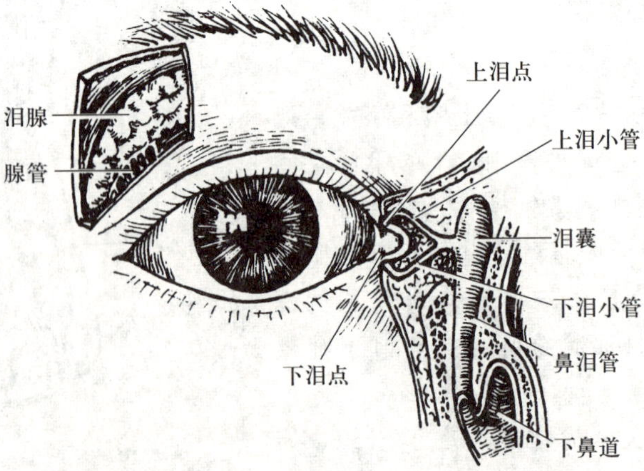

图 1-9-8 泪器模式图

（1）**泪点**：在上、下睑缘内侧端各有一小突起，其顶部有一个小孔，称泪点 lacrimal punctum，是泪小管的入口。

（2）**泪小管** lacrimal ductule：上、下各一，位于内眦上、下眼睑内侧部皮下，它起于泪点，先分别向上或向下，然后转折向内侧，开口于泪囊。

（3）**泪囊** lacrimal sac：为一膜性囊，位于泪囊窝内，上端为盲端，下端移行于鼻泪管。

（4）**鼻泪管** nasolacrimal canal：位于骨鼻泪管内，为一膜性管道，末端开口于下鼻道的外侧壁。

（四）眼球外肌

眼球外肌包括 6 块运动眼球的肌和 1 块提上睑的肌，都是位于眼球周围的骨骼肌，统称为视器的运动装置。运动眼球的肌有上睑提肌、内直肌、外直肌、上直肌、下直肌、上斜肌和下斜肌（图 1-9-1,图 1-9-9），除下斜肌起于眶下壁的前内侧部外，其余都起自视神经管内的**总腱环**。

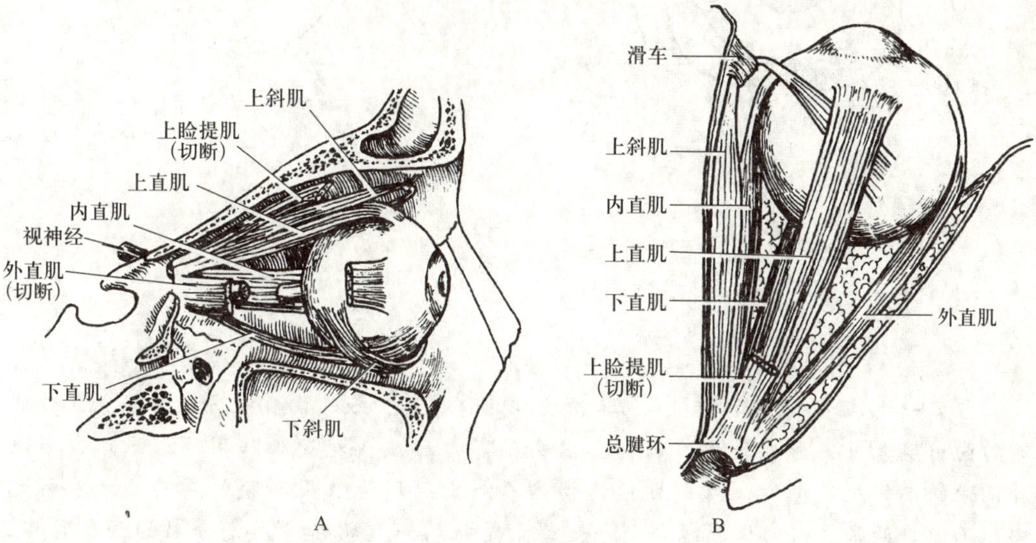

图 1-9-9 眼球外肌

A. 侧面；B. 上面

1. **上睑提肌** levator palpebrae superioris 起自视神经管的上方，沿眶上壁向前，在上直肌的上方前行，以宽阔的腱膜止于上睑根部，收缩时提拉上睑和开大睑裂。

2. **上直肌** superior rectus 附着在眼球的上方，收缩时使瞳孔转向上内方。

3. **下直肌** inferior rectus 附着在眼球的下方，收缩时使瞳孔转向下内方。

4. **内直肌** medialis rectus 附着在眼球的内侧，收缩时使瞳孔转向内侧。

5. **外直肌** lateral rectus 附着在眼球的外侧，收缩时使瞳孔转向外侧。

6. **上斜肌** superior obliquus 位于上直肌和内直肌之间，其细腱穿过附着于眶内侧壁前上方的纤维滑车，然后转向后外，经上直肌的下方止于眼球外侧面的后方，收缩时使瞳孔转向下外方。

7. **下斜肌** inferior obliquus　起自眶下壁的内侧近前缘处，斜向后外，经下直肌和眶下壁之间，在外直肌的深方止于眼球外侧面中纬线的后方，收缩时使瞳孔转向上外方。

运动眼球的眼球外肌收缩时，共同参与协同作用才能保证眼球的正常运动，使眼球保持正常眼位。例如：仰视时，必须是两侧上直肌和下斜肌同时收缩；侧视时，是一侧的外直肌和另一侧的内直肌同时收缩；两眼聚视中线（聚合）时，为两眼的内直肌同时收缩。

眼球外肌作用示意图见图 1-9-10。

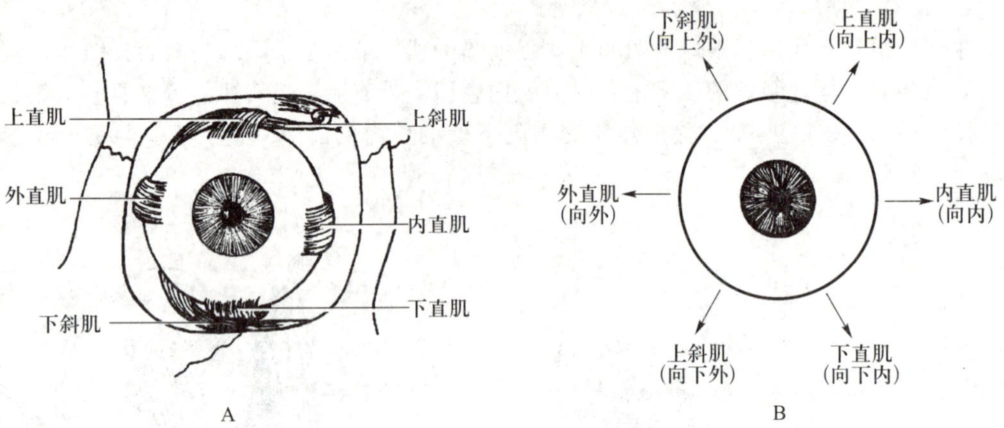

图 1-9-10　眼球外肌作用示意图（前面观）

斜视与复视

当某一块眼球外肌麻痹时，在其拮抗肌的作用下，眼球向相反方向转位，两侧眼球转向出现差异，形成斜视。例如：内直肌麻痹后，在外直肌作用下，眼球前极向外侧倾斜。斜视发生后，同一目标的物体不能投射到两眼视网膜的对应点上，视觉中枢不能将两眼传入的信息融合到一起，于是将同一个物体看成是分离的两个物体，这种现象称复视。

三、眼的血管

（一）动脉

眼球和眼副器的血液供应主要来自**眼动脉** ophthalmic artery（图 1-9-4，图 1-9-11），它起自颈内动脉颅内段，与视神经一起经视神经管入眶，在眶内发出分支分布于眼球壁、眼球外肌、泪腺和眼睑等，其终支经眶上缘出眶而到达额部。其中最重要的分支为**视网膜中央动脉** central artery of retina，它在眼球后方穿入视神经，沿视神经中轴行至视神经盘，从视神经盘处穿出眼底，分为上、下两支，每支再分为两小支，分别称为**视网膜鼻侧上小动脉、视网膜颞侧**

上小动脉、**视网膜鼻侧下小动脉**和**视网膜颞侧下小动脉**，它们行走的方向各异，除黄斑的中央凹无血管分布外，弥散分布于视网膜，营养视网膜内层。临床上常用检眼镜观察这些小动脉、黄斑和视神经盘等表现，以帮助诊断某些疾病。

（二）静脉

眼的静脉主要有**眼上静脉**和**眼下静脉**。眼上静脉向后经眶上裂入颅腔，汇入海绵窦；眼下静脉向后分成两支，一支汇入眼上静脉，另一支汇入翼静脉丛。眶内的血液主要通过眼静脉回流，其属支的收集范围与眼动脉分支的分布范围一致，其中包括与视网膜中央动脉及其分支伴行的同名静脉。眼的静脉无静脉瓣，向前在内眦处与面静脉相吻合，向后注入海绵窦。故面部感染处理不当时，可通过眼静脉引起眶内或颅内感染。

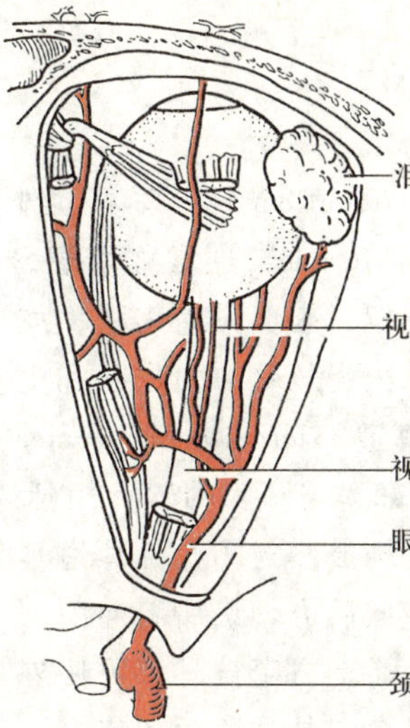

图 1-9-11　眼的动脉

第二节　耳

耳 ear 又称**前庭蜗器** vestibulocochlear organ（图 1-9-12），包括**前庭器** vestibular apparatus 和**听器** auditory apparatus 两部分。前庭器内有位置觉感受器，听器内有听觉感受器，这两部分的功能虽然不同，但结构上关系密切，不可分割。按照耳的结构部位，可以分为外耳、中耳和内耳三部分。外耳和中耳是收集和传导声波的装置，属于耳中感受器的附属器官，内耳是接受声波和位置改变刺激的感受器所在。

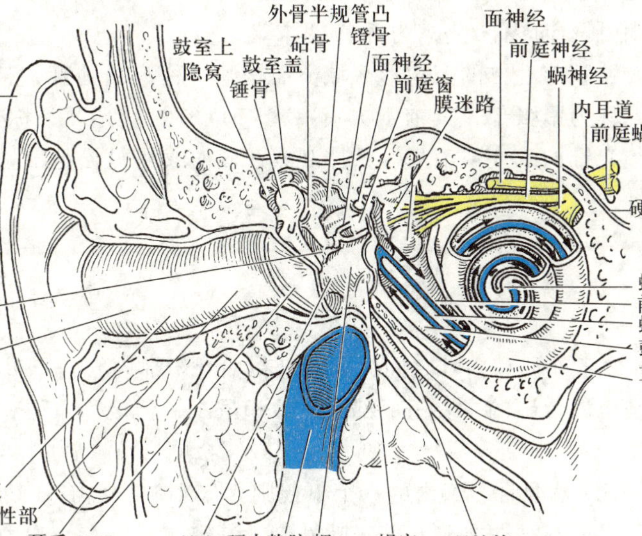

图 1-9-12　耳的全貌

一、外耳

外耳 external ear 包括耳郭、外耳道和鼓膜三部分。

1. **耳郭** auricle 通常称**耳廓**，位于头部两侧，凸向后方，凹面朝向前外侧，大部分以弹性软骨为支架，表面覆盖皮肤，皮下组织很少，但血管、神经丰富。耳郭下部向下垂的一小部分称**耳垂**，内无软骨，由皮肤和皮下组织构成，有丰富的血管，是临床采血的常用部位。

2. **外耳道** external acoustic meatus 成人长约 2.5 cm，是自外耳门至鼓膜的管道，其外侧 1/3 为软骨部，与耳郭的软骨相延续，内侧 2/3 为骨部，两部交界处较狭窄。外耳道的外口称**外耳门**，底被鼓膜封闭。外耳道是一呈“S”形弯曲的管道，由外侧向内侧依次是：先斜向前上方，再转向后方，最后斜向前下。因外耳道软骨部的位置可以被牵拉移动，故检查外耳道和鼓膜时，向后上方牵拉耳郭可使外耳道变直，可以直接观察鼓膜。但婴幼儿外耳道骨部和软骨部未完全发育，外耳道短而狭窄，其鼓膜的位置近似水平位，检查鼓膜时，需将耳郭向后下方牵拉。

外耳道皮肤较薄，内含有丰富的感觉神经末梢、毛囊、皮脂腺和耵聍腺。耵聍腺的分泌物为黄褐色黏稠液体，干燥后形成痂块，称为**耵聍**。外耳道皮下组织极少，皮肤与骨膜或软骨膜结合紧密，不易移动，故外耳道发生疖肿时，因张力较大而疼痛剧烈。

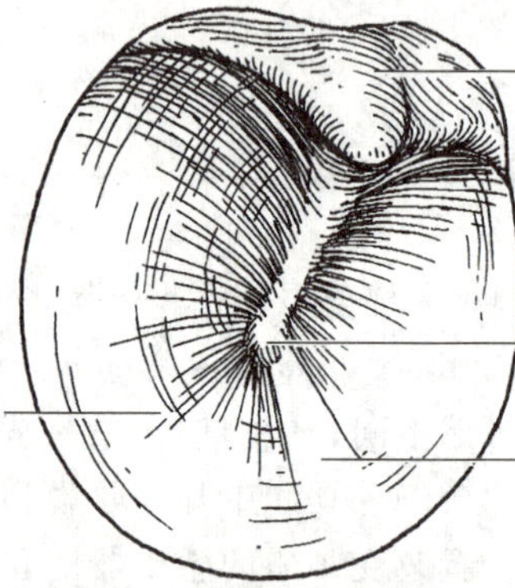

图 1-9-13 鼓膜的外侧面

3. **鼓膜** tympanic membrane（图 1-9-13） 位于鼓室与外耳道之间，为椭圆形半透明的薄膜。鼓膜在外耳道底呈倾斜位，其外侧面向前、向下、向外倾斜，所以外耳道的前壁及下壁较长。鼓膜的边缘附着于颞骨上，其中心向内凹陷，为锤骨柄末端附着处，称**鼓膜脐**。鼓膜前上方的三角形区域薄而松弛，称为**松弛部**；鼓膜的后下方超过 3/4 的区域坚实而紧张，称为**紧张部**，其前下方有一个三角形的反光区，称**光锥** cone of light。中耳的某些疾患可引起光锥的改变或消失。活体观察鼓膜时，可见松弛部呈淡红色，紧张部呈灰白色。

二、中耳

中耳 middle ear 位于外耳和内耳之间，大部分在颞骨岩部内，包括鼓室、咽鼓管、乳突窦和乳突小房。中耳是声波传导的主要组成部分，体积虽小，但极为重要。

（一）鼓室

鼓室 tympanic cavity 是颞骨岩部内的一个不规则含气小腔，内有 3 块听小骨和 2 块听小骨肌，鼓室壁和听小骨表面都被覆黏膜，并与咽鼓管、乳突窦及乳突小房内的黏膜相延续。

1. **鼓室** 有不规则的 6 个壁（图 1-9-14，图 1-9-15）。

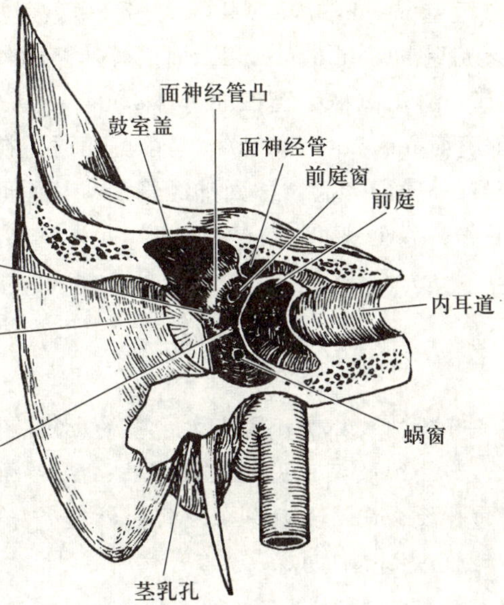

图 1-9-14　鼓室经内、外耳门的切面

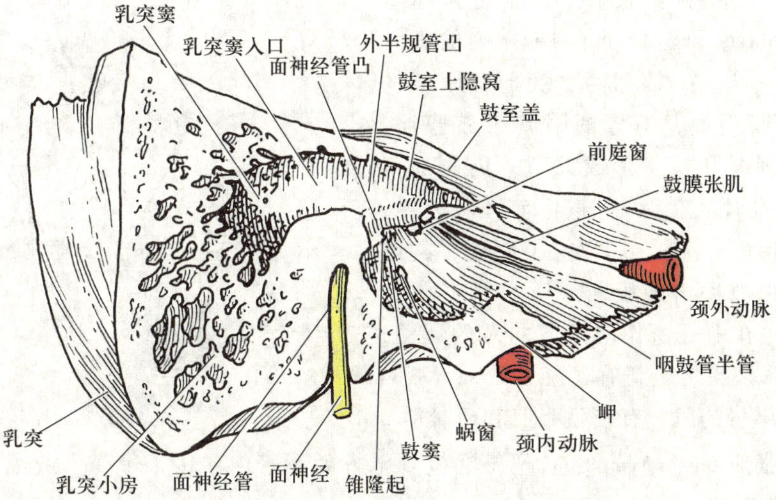

图 1-9-15　鼓室内侧壁

（1）**上壁**：又称**鼓室盖壁** tegmental wall，为一分隔鼓室与颅中窝的薄层骨板。因此，鼓室的炎症可经此侵入颅中窝。

（2）**下壁**：又称**颈静脉壁** jugular wall，是分隔鼓室与颈静脉窝颈内静脉起始处的薄层骨板。

（3）**前壁**：又称**颈动脉壁** carotid wall，与颈动脉管后壁邻近，其上部有咽鼓管的鼓室开口。

（4）**后壁**：又称**乳突壁** mastoid wall，上部有乳突窦的开口，由此经乳突窦向后与乳突小房相通。乳突窦口稍下方有一小的锥形突起，称锥隆起，其内藏镫骨肌。

（5）**外侧壁**：又称**鼓膜壁** membranous wall，大部分由鼓膜构成，借鼓膜与外耳道分隔。

（6）**内侧壁**：又称**迷路壁** labyrinthine wall，即内耳迷路的外侧壁。此壁的中部隆凸，称**岬** promontory。岬的后下方有一圆孔，称**蜗窗** fenestra cochleae，在活体被第二鼓膜封闭。岬的后上方有一卵圆形孔，称**前庭窗** fenestra vestibuli，与前庭相通，在活体由镫骨底及其周围的韧带所封闭。前庭窗的后上方有一弓形隆起，称**面神经管凸**，其深部有**面神经管**，管内有面神经通行，面神经管凸的骨壁很薄，甚至缺如。

中耳炎的并发症

慢性化脓性中耳炎可侵蚀破坏听小骨及鼓室壁的黏膜、骨膜和骨质，向邻近结构蔓延可引起各种并发症，如侵蚀鼓膜可引起鼓膜穿孔，侵蚀内侧壁可引起化脓性迷路炎，侵蚀面神经管可损害面神经，向后蔓延到乳突窦和乳突小房则引起化脓性乳突炎，向上腐蚀破坏鼓室盖可引起颅内化脓性感染等。

2. **听小骨** auditory ossicles（图 1-9-16）位于鼓室内，由外侧向内侧依次排列为**锤骨** malleus、**砧骨** incus 和**镫骨** stapes。外侧的锤骨形似小锤，有一头、一柄和两个突起，末端的锤骨柄连于鼓膜内面，锤骨柄附着于鼓膜脐；中间的砧骨与锤骨和镫骨形成关节；内侧的镫骨形似马镫，镫骨底借韧带连于前庭窗边缘，并封闭该窗。3 块听小骨之间以关节相连，构成听小骨链。当声波冲击鼓膜时，听小骨链依次运动，使镫骨底在前庭窗作向内或向外的运动，将声波的振动从鼓膜传递到前庭窗。

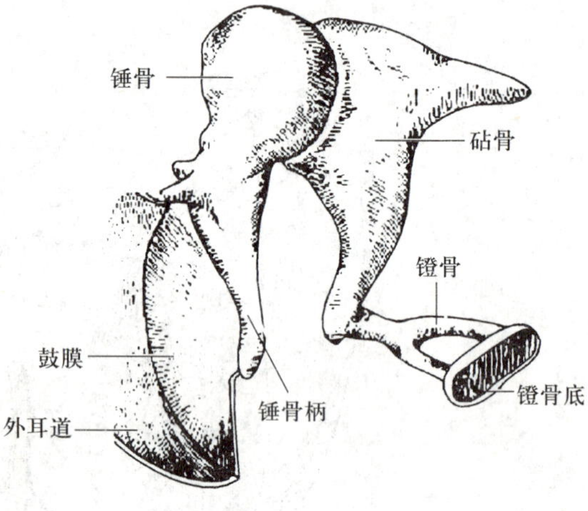

图 1-9-16 听小骨与鼓膜

3. **运动听小骨的肌** 有鼓膜张肌和镫骨肌。

（1）**鼓膜张肌** tensor tympani：位于咽鼓管上方的小管内，止于锤骨，收缩时牵拉锤骨柄向内侧，以紧张鼓膜。

（2）**镫骨肌** stapedius：位于锥隆起内，止于镫骨，收缩时牵拉镫骨头向后方，以降低镫骨底对内耳的压力，并解除鼓膜的紧张状态，保护内耳。

（二）咽鼓管

咽鼓管 auditory tube（图 1-9-12，图 1-9-15）是连通咽与鼓室的管道，外侧 1/4 位于颞骨内，称为骨部，内侧 3/4 位于颅底外面，由软骨和纤维组织围成，称为软骨部。咽鼓管鼓室口开口于鼓室前壁，咽鼓管咽口开口于鼻咽侧壁。咽鼓管咽口和软骨部平时处于关闭状态，当吞咽或尽力张口时，咽鼓管才暂时开放，空气便可以经咽鼓管进入鼓室，使鼓室和外界的压力相等，有利于鼓膜振动。幼儿的咽鼓管较成人短、直，管腔较大，近似水平位。咽鼓管闭塞将会影响中耳的正常功能。

咽鼓管的临床意义

咽部有炎症时，咽鼓管因黏膜肿胀而阻塞，空气不能进入鼓室，鼓室内原有空气被吸收形成负压，引起鼓膜内陷，患者有耳内堵塞感及耳聋、耳鸣等症状。婴幼儿的咽鼓管短而平直，咽部感染易经咽鼓管直接蔓延到鼓室，引起化脓性中耳炎。

（三）乳突小房和乳突窦

1. **乳突小房** mastoid cells（图 1-9-15） 是颞骨乳突内许多不规则的含气小腔，它们互相连通。

2. **乳突窦** mastoid antrum 是一个介于乳突小房与鼓室之间的小腔，向前开口于鼓室后壁的上部，向后下与乳突小房相通。乳突小房和乳突窦的壁都被覆黏膜，与鼓室的黏膜相连续。

三、内耳

内耳 internal ear 又称**迷路** labyrinth，位于颞骨岩部的骨质内，在鼓室内侧壁和内耳道底之间，由骨迷路和膜迷路组成。骨迷路是在颞骨岩部内由致密骨质围成的骨性隧道，形态不规则；膜迷路套在骨迷路内，由互相连通的膜性小管和小囊组成。骨迷路与膜迷路之间有一定的间隙，其内充满的液体称外淋巴，膜迷路内充满的液体称内淋巴，内、外淋巴之间互不相通。位觉感受器和听觉感受器就位于膜迷路内。

（一）骨迷路

骨迷路 bony labyrinth 分为骨半规管、前庭和耳蜗三部分（图 1-9-17）。它们依次互相连通，从后外向前内沿颞骨岩部的长轴排列。

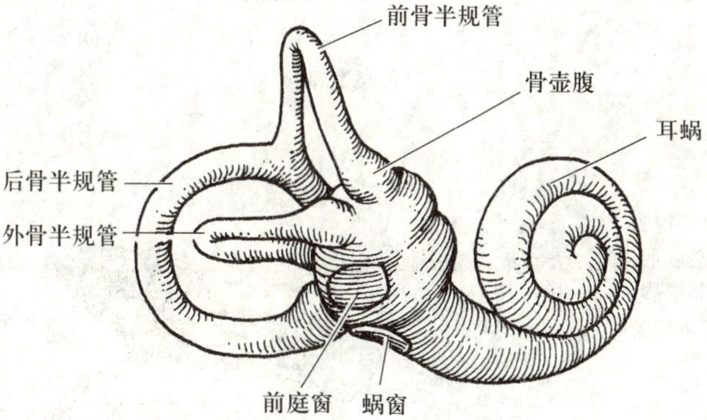

图 1-9-17 骨迷路

1. **骨半规管** bony semicircular canals 位于骨迷路的后部，是 3 个呈“C”形、相互垂直排列的半环形小管，分别称为前骨半规管、后骨半规管和外骨半规管。**前骨半规管**凸向前上外方；**后骨半规管**凸向后上外方；**外骨半规管**凸向后外方，近似水平位。每个骨半规管的一端称为**单骨脚**，另一端膨大称**骨壶腹**。前、后骨半规管的单骨脚合成一个**总骨脚**，因此，3 个骨半规管共有 5 个孔开口于前庭。

2. **前庭** vestibule　为骨迷路中间部分的不规则空腔。前庭外侧壁即鼓室的内侧壁部分，其上有前庭窗和蜗窗；前庭内侧壁是内耳道底，有神经穿行，借此与内耳道分隔；后壁有 5 个小孔与 3 个骨半规管相通；前壁下部有一大孔通向耳蜗。

3. **耳蜗** cochlea（图 1-9-17，图 1-9-18）　位于颞骨岩部内，在前庭的前方，为蜗螺旋管环绕蜗轴约两圈半而形成的外形酷似蜗牛壳的结构。蜗螺旋管是一条起于前庭，以盲端终于蜗顶的螺旋形骨性管道。耳蜗的尖端朝向前外侧的部分称**蜗顶**；**蜗底**朝向后内侧，与内耳道底相对。位于耳蜗中央呈水平位的圆锥形骨性中轴称**蜗轴**。自蜗轴上发出螺旋状的骨片伸入蜗螺旋管内，称为**骨螺旋板**，其游离缘伸入蜗螺旋管腔内，此板未达蜗螺旋管的对侧壁。

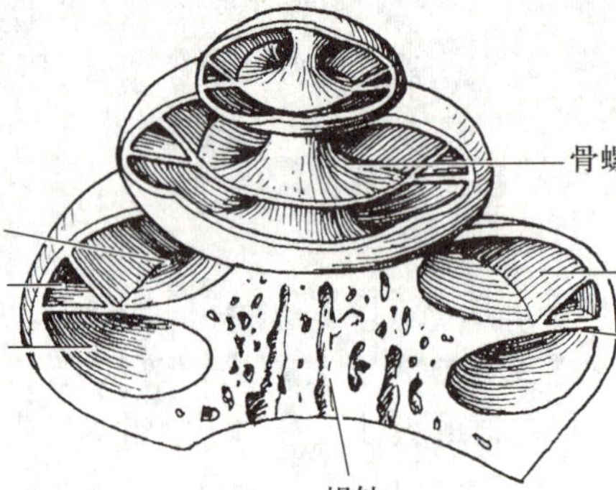

图 1-9-18　耳蜗的纵切面

（二）膜迷路

膜迷路 membranous labyrinth（图 1-9-19）是套在骨迷路内封闭的膜性管道或者囊，其管径较小，借纤维束固定于骨迷路壁上，可分为膜半规管、椭圆囊和球囊、蜗管三部分。

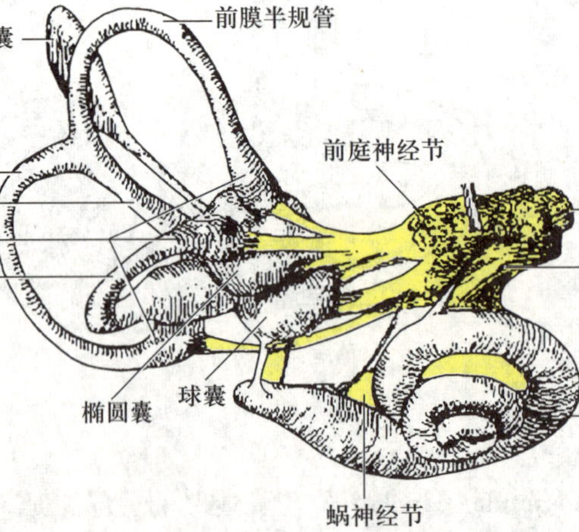

图 1-9-19　膜迷路

1. **膜半规管** membranous semicircular ducts 位于同名的骨半规管内，形状与骨半规管相似，为半环形膜性细管。在骨壶腹内的膨大部分称**膜壶腹**，其管壁内面有一嵴状隆起，称**壶腹嵴** crista ampullaris，是位觉感受器，能感受头部旋转变速运动的刺激，产生运动觉的神经冲动。

2. **椭圆囊** utricle 和**球囊** saccule 均位于骨迷路的前庭内，为两个膜性小囊。椭圆囊位于后上方，后壁有五个开口连通膜半规管，球囊下端以一细的连合管连于蜗管。内淋巴囊位于颞骨岩部内，与椭圆囊相连接。在椭圆囊内的底和前壁上有**椭圆囊斑** macula utriculi，在球囊内的前壁上有**球囊斑** macula sacculi，均为白色小斑，是位置觉感受器，能感受静止状态下地心引力的刺激产生位置觉的神经冲动，或感受直线变速运动的刺激产生运动觉的神经冲动。

3. **蜗管** cochlear duct（图 1-9-18，图 1-9-19） 位于蜗螺旋管内，是骨螺旋板游离缘与蜗螺旋管周缘之间横断面呈三角形的一条膜管，它将蜗螺旋管分隔为两部分，朝向蜗顶的部分称**前庭阶**，靠近蜗底的部分称**鼓阶**。前庭阶和鼓阶盘绕蜗轴至蜗顶处借一小孔相通，此孔称**蜗孔**。前庭阶在蜗底处起自前庭，于前庭窗处被镫骨底所封闭；鼓阶不与前庭相通，而是与前庭的蜗窗连通，终于蜗窗上的第二鼓膜。蜗管的上壁和下壁分别称蜗管前庭壁（又称**前庭膜**）和**螺旋膜**。在螺旋膜上有突向蜗管内腔的隆起，随蜗管延伸成螺旋形，称**螺旋器** spiral organ，又称 **Corti 器**，为听觉感受器，能感受声波刺激，产生听觉的神经冲动。

耳聋的解剖学基础

1. 传导性聋 是由外耳和中耳的疾患引起空气传导途径阻断而引起的耳聋。但因骨传导可以部分地代偿，所以不会产生完全性聋。

2. 神经性聋 是由内耳、蜗神经、听觉传导通路和听觉中枢的疾患而引起的耳聋，是完全性聋。

临床工作中，常采用将击响的音叉柄直接压置于颅面部的方法来鉴别传导性聋和神经性聋。

（赵 森）

思考题

1. 试述眼球壁的结构。
2. 叙述房水的产生和循环的途径。
3. 试述眼球外肌的名称和作用。
4. 叙述中耳鼓室各壁的位置、名称及其毗邻结构。
5. 内耳有哪些感受器？它们位于何处？分别接受哪些刺激？

第十章 神经系统

重点内容提示

神经系统的分部及常用术语；脊髓的位置、外形特点、内部结构及功能；脑的位置及分部，各部分外形、内部结构及功能；脑和脊髓的被膜层次特点及主要供应血管，脑脊液的产生及循环途径；感觉传导通路三级神经元的位置及中枢部位；锥体系的分部，上、下运动神经元的位置及纤维分布；脊神经的组成；颈丛、臂丛、腰丛和骶丛的组成和位置；胸神经的分布及其皮支的节段性特点；正中神经、尺神经、桡神经、股神经和坐骨神经的起始、行径及分布；脑神经的名称、进出脑的部位和分布情况；内脏神经的组成和分布，交感神经和副交感神经的低级中枢，交感干的位置和组成。

第一节 概述

神经系统 nervous system 由位于颅腔的脑、椎管内的脊髓和遍布全身的周围神经所组成，是机体中起主导作用的系统，其他各系统的功能都要在神经系统的调节下进行，神经系统使人体成为一个有机的整体。内、外环境的各种刺激由感受器接受后，通过周围神经传递到脑和脊髓的各级中枢进行整合，再经周围神经控制和调节机体各系统器官的活动，以维持机体内环境的相对平衡，适应外环境的变化，保持生命活动的正常进行。此外，在人类进化发展过程中，由于长期的生产劳动和社会生活，大脑得到了高度发展，成为语言文字和思维活动的物质基础，这使人类的神经系统在结构和功能上远远超越了其他动物。

一、神经系统的分部

神经系统（图 1-10-1）在形态和功能上是一个整体，为了叙述方便，分为**中枢神经系统** central nervous system 和**周围神经系统** peripheral nervous system 两部分。中枢神经系统包括**脑**和**脊髓**。脑又分为端脑、间脑、小脑、中脑、脑桥、延髓六部分。周围神经系统包括与脑相连的

12 对**脑神经**和与脊髓相连的 31 对**脊神经**。

周围神经按其在各器官、系统中分布区域的不同，可区分为**躯体神经** somatic nerves 和**内脏神经** visceral nerves。分布于皮肤、骨、关节和骨骼肌等处的神经为躯体神经，分布于心肌、平滑肌和腺体的神经为内脏神经。

躯体神经和内脏神经均含有传导功能不同的两种纤维成分：**传入纤维** afferent fiber 又称**感觉纤维** sensory fiber，它将神经冲动自感受器传向中枢神经系统；**传出纤维** efferent fiber 又称**运动纤维** motor fiber，它将神经冲动自中枢神经系统传向周围效应器。内脏神经中的传出纤维（即内脏运动神经）支配的是不受人主观意志所控制的心肌、平滑肌和腺体的活动，故又称为**自主神经系统** autonomic nervous system 或**植物性神经系统** vegetative nervous system。内脏运动神经又依其功能的不同，分为**交感神经** sympathetic nerve 和**副交感神经** parasympathetic nerve。

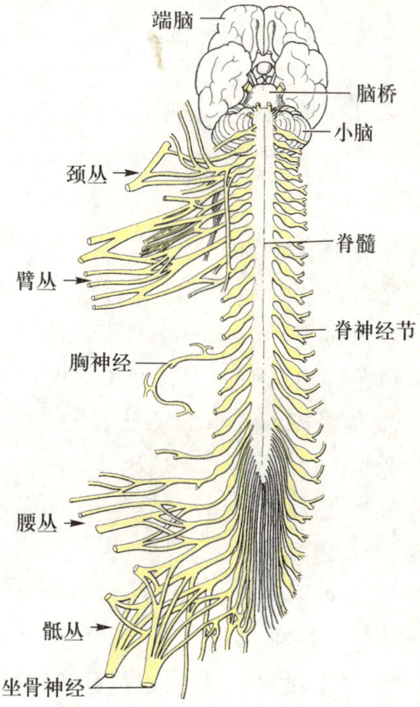

图 1-10-1　神经系统的分部

- 神经系统
  - 中枢神经系统
    - 脑：端脑、间脑、小脑、中脑、脑桥、延髓
    - 脊髓
  - 周围神经系统
    - 按连脑部位
      - 脑神经：12 对
      - 脊神经：31 对
    - 按纤维成分
      - 躯体神经
      - 内脏神经
        - 内脏运动神经
          - 交感神经
          - 副交感神经
        - 内脏感觉神经

二、神经系统的活动方式

神经系统的基本活动方式是反射。神经系统在调节机体的活动中，对内、外环境的刺激作出适宜的反应，这种神经调节过程称**反射** reflex。反射活动的结构基础是**反射弧** reflex arc。反射弧包括五个环节，即感受器→传入（感觉）神经→中枢→传出（运动）神经→效应器（图 1-10-2）。例如膝反射，其感受器位于髌韧带内，传入神经是股神经的感觉纤维，中枢在脊髓腰段，传出神经沿股神经达股四头肌。一般的反射弧，在传入和传出神经元之间有一个或多个中间神经元参加，

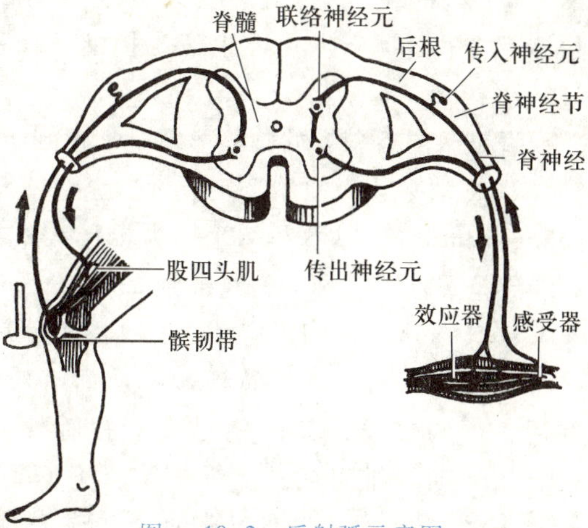

图 1-10-2　反射弧示意图

中间神经元越多，引起的反射活动就越复杂。人类大脑皮质的思维活动，就是通过大量中间神经元极为复杂的反射活动来完成的。如果反射弧任何一部分损伤，反射即出现障碍。

三、神经系统的常用术语

1. **灰质** gray matter 位于中枢神经系统内，由神经元胞体和树突聚集而成，因色泽灰暗而称灰质。位于大脑和小脑表层的灰质称**皮质** cortex。

2. **白质** white matter 位于中枢神经系统内，由神经纤维聚集而成，因多数纤维具有髓鞘而呈白色故称白质。大脑和小脑的白质因被皮质包绕而位于深部，称为**髓质（体）** medulla。

3. **神经核** nucleus 在中枢神经系统内，由形态和功能相似的神经元胞体聚集而成的结构称神经核。

4. **神经节** ganglion 在周围神经系统内，形态和功能相似的神经元胞体聚集在一起形成的结构称神经节。

5. **纤维束** fasciculus 在中枢神经系统内，起止和功能基本相同的神经纤维聚集在一起形成束状，称纤维束。

6. **神经** nerve 在周围神经系统内，神经纤维聚集而成的条索状结构称神经。

7. **网状结构** reticular formation 在中枢神经系统内，由灰质和白质混合而成的部位神经纤维交织成网状，灰质团块散在其中，称网状结构。

第二节 中枢神经系统

一、脊髓

（一）脊髓的位置与外形

脊髓 spinal cord 位于椎管内，外被三层被膜。上端在枕骨大孔处与延髓相续，下端达第 1 腰椎下缘平面（新生儿可达第 3 腰椎下缘平面），全长 40～45 cm 左右，约占椎管全长的上 2/3。

脊髓呈前后稍扁的圆柱形，全长粗细不等，有两个膨大：**颈膨大** cervical enlargement 平第 5、6 颈椎水平，为颈髓第 4 节至胸髓第 1 节，其发出神经分布至上肢；**腰骶膨大** lumbosacral enlargement 平第 12 胸椎水平，为腰髓第 2 节至骶髓第 3 节，其发出神经分布至下肢。脊髓下端变细呈圆锥状，称为**脊髓圆锥** conus medullaris。脊髓圆锥向下为由软脊膜构成的细丝，称终丝 filum terminale，终于尾骨背面（图 1-10-3）。

脊髓表面有 6 条纵行沟裂：前面有较深的前正中裂，其两侧有左、右前外侧沟，后面的后正中沟较浅，其两侧有左、右后外侧沟。前外侧沟自上而下连有 31 对脊神经的前根，由运动纤维组成；后外侧沟自上而下连有 31 对脊神经的后根，由感觉纤维组成。每侧对应的前、后根在椎间孔处合并成脊神经从相应的椎间孔穿出。在合并前的后根处有一膨大，称**脊神经节** spinal ganglia，由假单极神经元的胞体聚集而成（图 1-10-4）。

因脊髓比椎管短，脊神经根距各自的椎间孔自上而下愈来愈远，致使脊神经根在椎管内自上而下逐渐斜行，腰、骶、尾部的神经根几乎垂直下行于脊髓圆锥下方，并包绕终丝，形成马尾 cauda equina。因此，成人椎管内在第 1 腰椎平面以下已无脊髓而只有马尾（图 1-10-5）。为避免损伤脊髓，临床进行腰椎穿刺时常选择在第 3、4 或第 4、5 腰椎棘突之间进针。

（二）脊髓节段及其与椎骨的对应关系

脊髓表面无明显节段性，通常把每对脊神经所连的一段脊髓称一个**脊髓节段** segmenta medullae spinalis。共 31 个节段，即 8 个颈节、12 个胸节、5 个腰节、5 个骶节和 1 个尾节。由于脊髓短于脊柱，所以成人脊髓的节段与脊柱的节段并不完全对应，一般脊髓节段高于相应椎骨（图 1-10-6）。了解椎骨与脊髓的对应位置，在临床上很有实用意义。如可凭借受伤的椎骨位置来推测脊髓可能受损的节段，也可根据某脊髓节段的病变推算平对的椎骨平面。成人椎骨与脊髓的对应位置关系见表 1-10-1。

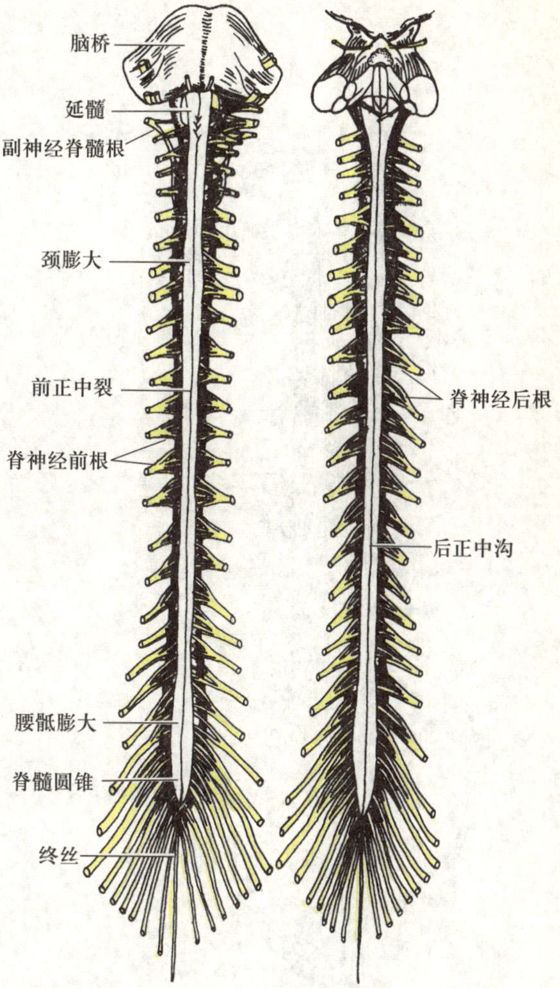

图 1-10-3　脊髓的外形

A. 前面；B. 后面

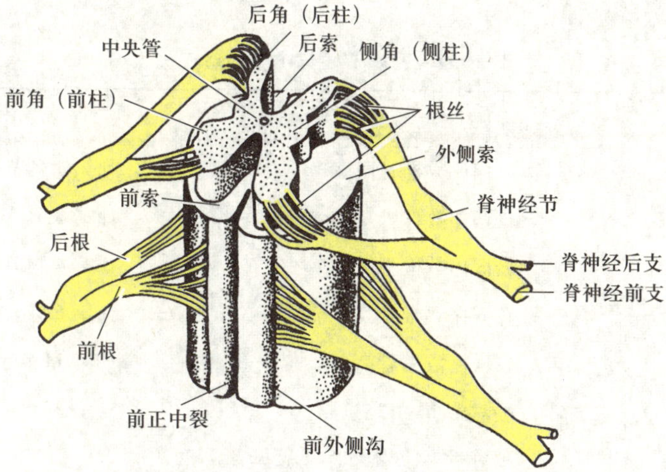

图 1-10-4　脊髓结构示意图

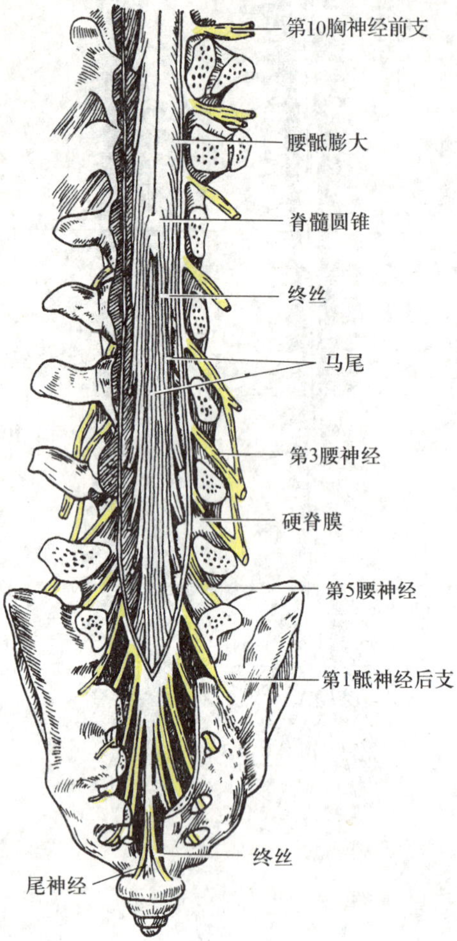

图 1-10-5 脊髓圆锥与马尾

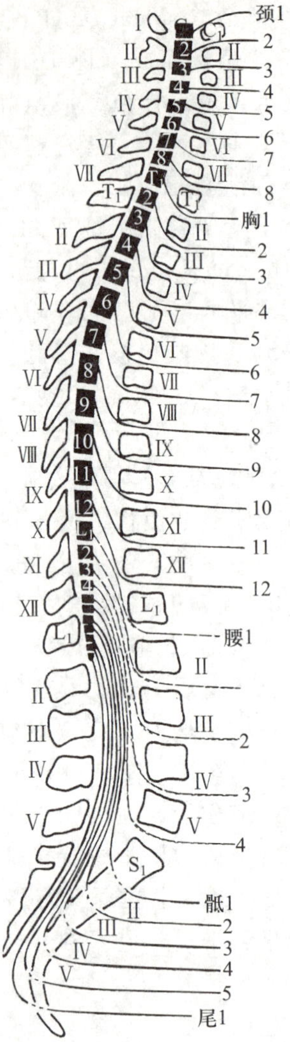

图 1-10-6 脊髓节段与椎骨的对应关系

表 1-10-1 脊髓节段与椎骨的对应关系

脊髓节段	对应椎骨	推算举例
上颈髓 $C_{1\sim4}$	与同序数椎骨同高	如第 3 颈节对应第 3 颈椎
下颈髓 $C_{5\sim8}$	较同序数椎骨高 1 个椎骨	如第 5 颈节对应第 4 颈椎
上胸髓 $T_{1\sim4}$	较同序数椎骨高 1 个椎骨	如第 4 胸节对应第 3 胸椎
中胸髓 $T_{5\sim8}$	较同序数椎骨高 2 个椎骨	如第 6 胸节对应第 4 胸椎
下胸髓 $T_{9\sim12}$	较同序数椎骨高 3 个椎骨	如第 11 胸节对应第 8 胸椎
腰髓 $L_{1\sim5}$	平对第 10~12 胸椎	
骶、尾髓 $S_{1\sim5}$、C_0	平对第 12 胸椎和第 1 腰椎	

中枢神经的发育

神经系统发生较早，在胚胎期第 3 周即开始形成。胚胎早期，脊髓与椎管长度接近。从胚胎第 4 个月起，椎管的生长速度大于脊髓，脊髓下端逐渐相对上移，出生时移至第 3 腰椎水平。出生后运动系统的发育明显快于神经系统，至成人时，脊髓移至第 1 腰椎下缘水平。

（三）脊髓横切面形态和内部结构

脊髓由中央部的灰质和外周的白质所构成。

1. **灰质**　在脊髓横切面上（图 1-10-7），脊髓灰质为“H”形，其正中有细小的**中央管** central canal。脊髓中央管续接延髓中央管，并贯穿脊髓全长。每侧灰质向前伸出**前角** anterior horn，向后伸出**后角** posterior horn，在胸髓和上部腰髓（$T_1 \sim L_3$）的前、后角之间还向外伸出细小的**侧角** lateral horn。

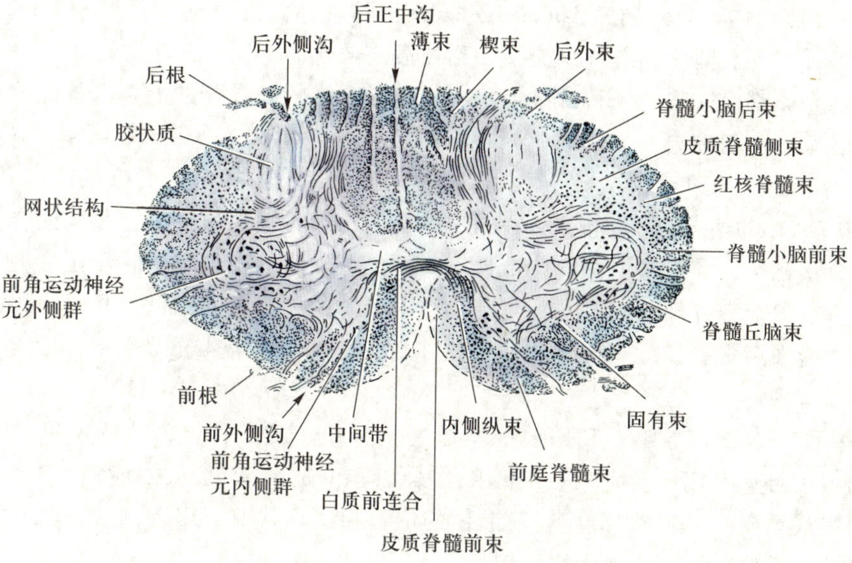

图 1-10-7　脊髓颈膨大部水平切面

灰质内部由大量大小、形态各异的多极神经元组成，各种相同类型的神经元往往聚集成簇，沿脊髓纵向排列，形成长度不一的神经柱。

（1）前角：也称前柱，主要由运动神经元组成，其轴突自前外侧沟穿出，构成脊神经前根。根据形态和功能，前角运动神经元可分为两型：α 运动神经元属大型细胞，支配骨骼肌的运动；γ 运动神经元属中型细胞，其轴突随前根穿出支配肌梭的梭内肌，其作用为调节肌张力。前角运动神经元按配布分为内、外两侧群：内侧群神经元纵贯脊髓全长，支配躯干肌；外侧群神经元在颈膨大和腰膨大处集中，支配四肢肌。

（2）后角：也称后柱，主要由联络神经元组成，接受后根的传入纤维，发出纤维行于中枢内，终止于运动神经元。

（3）侧角：又称侧柱，由中、小型细胞组成，仅见于脊髓 $T_1 \sim L_3$ 节段，是交感神经的低级中枢，其轴突随前根穿出，构成交感神经的节前纤维。在脊髓 $S_{2\sim4}$ 节段相当于侧角的部位，由小型神经元组成核团，称为骶副交感核，是副交感神经在脊髓的低级中枢。

脊髓灰质炎

脊髓灰质炎是由脊髓灰质炎病毒引起的急性传染病，临床表现为发热、咽痛及肢体疼痛，多发于婴幼儿，俗称小儿麻痹症或婴儿瘫。病毒主要侵犯脊髓灰质前角，使运动神经元严重受损，导致肌肉发生不对称弛缓性麻痹，造成肢体瘫痪。本病可以预防，但很难完全治愈，最终造成肌肉萎缩或畸形的后遗症。随着脊髓灰质炎疫苗的推广使用，目前本病的发病率已明显降低。

2. **白质** 脊髓白质以前、后外侧沟为界分为3个索：两前外侧沟之间为**前索** anterior funiculus，前、后外侧沟之间为**外侧索** lateral funiculus，两后外侧沟之间为**后索** posterior funiculus。在中央管前方，左、右前索间有纤维交叉，称**白质前连合**。

白质的每个索都由密集的纵行纤维束构成，包括联络脑与脊髓的上、下行纤维束，以及联络脊髓内部各节段的**固有束** fasciculus proprius。

（1）上行（感觉）纤维束

1）**薄束** fasciculus gracilis 和**楔束** fasciculus cuneatus：占据白质后索，是同侧脊神经后根内侧部纤维的直接延续。薄束来自第5胸节以下脊神经节细胞的中枢突，止于延髓的薄束核；楔束来自第4胸节以上脊神经节细胞的中枢突，止于延髓的楔束核。因此，只有在颈髓及上胸髓的横切面上才能在后索看到位于内侧的薄束和外侧的楔束；在第4胸节以下，后索全部由薄束占据。

薄束和楔束向脑部传导躯干和四肢的本体感觉（肌、腱、骨、关节的位置觉、运动觉和振动觉）和精细触觉（用于辨别两点距离和物体纹理粗细）。脊髓后索病变的患者，若不借助视觉（如闭眼或黑夜），就难以确定自身肢体的位置和运动状况，出现站立不稳、行动不协调的症状，同时不能辨别所触摸物体的性状。

2）**脊髓丘脑束** spinothalamic tract：位于外侧索和前索。脊髓丘脑束起始于灰质后角神经元，纤维先上升1~2个节段，经白质前连合交叉到对侧，在前索和外侧索内上行，穿经脑干后止于背侧丘脑。交叉到外侧索上行的纤维束称**脊髓丘脑侧束**，其功能是传导痛觉和温度觉冲动；交叉到对侧前索内上行的纤维束称**脊髓丘脑前束**，其功能是传导触觉冲动。

（2）下行（运动）纤维束

1）**皮质脊髓束** corticospinal tract：包括位于外侧索的**皮质脊髓侧束** lateral corticospinal tract 和位于前索的**皮质脊髓前束** anterior corticospinal tract。皮质脊髓束本为一束，起始于大脑皮质，行至延髓下部时大部分纤维交叉到对侧脊髓外侧索下行，即为皮质脊髓侧束；少数没有交叉的纤维下行于同侧脊髓前索，居正中裂两侧，即皮质脊髓前束。下行过程中，皮质脊髓侧束沿途发出纤维止于同侧脊髓前角运动细胞，而皮质脊髓前束大部分逐节经白质前连合交叉后止于对侧的脊髓前角运动细胞，也有一些纤维不交叉，止于同侧的前角运动细胞。

皮质脊髓束的主要功能是将大脑皮质的冲动传递至脊髓前角运动细胞，控制骨骼肌的随意运动。

2）**红核脊髓束** rubrospinal tract：位于外侧索，皮质脊髓侧束的腹侧。此束的纤维起于中脑红核后，立即交叉到对侧，下行于脊髓外侧索内，经脊髓后角神经元中继后止于前角运动细胞。此束可兴奋支配屈肌的运动神经元，同时抑制支配伸肌的运动神经元。

3）**前庭脊髓束** vestibulospinal tract：位于前索内，其纤维起自前庭神经核后在同侧下行，止于前角运动细胞。此束主要兴奋同侧伸肌运动神经元和抑制屈肌运动神经元。

以上 3 束一起对肢体远端肌肉运动产生影响，在调节身体平衡中起重要作用。

4）**网状脊髓束** reticulospinal tract：是来自脑桥和延髓的网状结构，大部分以同侧为主。此束较弥散，行于白质前索和外侧索前内部，纤维止于脊髓灰质。此束主要与调节肌张力和运动协调有关。

（四）脊髓的功能

1. **传导功能**　脊髓通过上行纤维束将躯干、四肢的感觉信息传至脑，同时又通过下行纤维束接受高级中枢的调控。因此，脊髓是脑与躯干、四肢感受器和效应器联系的通道。临床上脊髓横断时，因纤维束被阻断，脊髓失去高级中枢的调控，造成感觉和运动的丧失，称为截瘫。

2. **反射功能**　脊髓灰质中存在深、浅反射中枢和内脏活动中枢，通过固有束和前后根完成一些反射活动。如膝腱反射中枢位于 $L_{2\sim4}$ 节段，排便中枢位于脊髓骶节。当脊髓受损时可引起排尿、排便障碍，浅、深反射减弱或消失等。

二、脑

脑 brain 位于颅腔内，由端脑、间脑、中脑、脑桥、延髓及小脑组成（图 1-10-8），通常把中脑、脑桥、延髓三部合称脑干。中国成人脑的重量平均约为 1 400 g，约占体重的 2%。

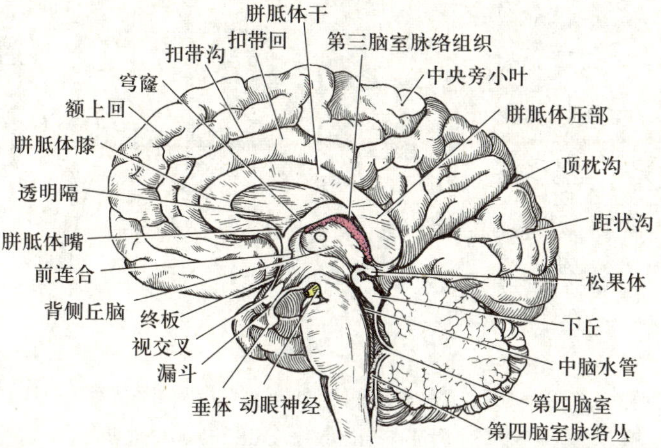

图 1-10-8　脑的正中矢状面

（一）脑干

脑干 truncus encephali 自上而下由中脑、脑桥和延髓三部分组成。中脑向上与间脑相接，延髓在枕骨大孔处续接脊髓，脑桥和延髓的背面与小脑相连，其间有第四脑室。

1. **脑干的外形**

（1）腹侧面（图 1-10-9）：**中脑** mesencephalon 腹面有一对粗大的柱状隆起，称**大脑脚** pedunculus cerebri，由大量发自大脑皮质的下行纤维束组成。大脑脚底之间的深凹为**脚间窝** interpeduncular fossa，有动眼神经根出脑。

脑桥 pons 腹面宽阔膨隆，称**脑桥基底部**。其上缘与中脑的大脑脚相接，下缘借延髓脑桥沟与延髓分界，向两侧延伸的巨大纤维束称**小脑中脚** middle cerebellar peduncle。基底部正中有纵行的**基底沟** basilar sulcus，容纳基底动脉。脑桥腹面有四对脑神经附着：基底部与小脑中脚移行处有粗大的三叉神经根出入，延髓脑桥沟中自内向外分别有展神经、面神经和前庭蜗神经根出入。

延髓 medulla oblongata 腹侧面形似倒置的锥体，长约 3 cm，有与脊髓相续的沟和裂。前正中裂两侧有隆起的**锥体** pyramid，由皮质脊髓束集聚而成，因此皮质脊髓束也可称为锥体束。锥体下方可见由左、右纤维束交叉形成的**锥体交叉** decussation of pyramid。锥体的外侧有卵圆形隆起的**橄榄** olive，内含下橄榄核。延髓腹侧也有四对脑神经附着：橄榄和锥体之间的前外侧沟中有舌下神经根穿出，在橄榄的后方自上而下有舌咽神经、迷走神经和副神经连于延髓。

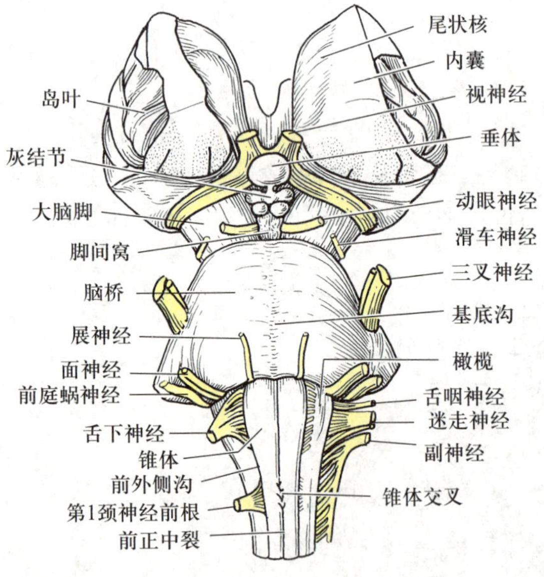

图 1-10-9 脑干的外形（腹侧面）

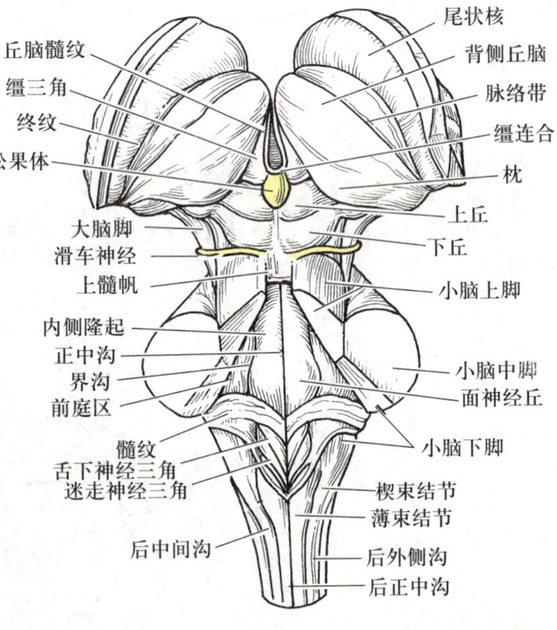

图 1-10-10 脑干的外形（背侧面）

（2）背侧面（图 1-10-10）：中脑背侧面有 4 个圆形突起，上一对为**上丘** superior colliculus，是视觉反射中枢；下一对为**下丘** inferior colliculus，是听觉反射中枢。两者分别连于间脑的外侧膝状体和内侧膝状体。下丘的下部有滑车神经根穿出，这是唯一从脑干背面发出的脑神经。

延髓和脑桥的背面可见较大的**菱形窝** rhomboid fossa，构成第四脑室的底。窝的中部有横行的神经纤维，称为**髓纹** striae medullares，常作为脑桥和延髓的分界线。

脑桥的背面形成菱形窝的上半，此处外侧壁为左、右**小脑上脚** superior cerebellar peduncle，两个上脚间夹有薄层的白质层，称为上（前）**髓帆** superior medullary velum，参与构成第四脑室顶。

延髓背侧上部为中央管向后敞开形成的菱形窝下部，下部形似脊髓，在后正中沟两侧有由脊髓的薄、楔束向上延伸扩展而形成的**薄束结节** gracile tubercle 和**楔束结节** cuneate tubercle。在楔束结节的外上方有隆起的**小脑下脚** inferior cerebellar peduncle，由进入小脑的神经纤维构成。

菱形窝内有正中沟纵贯，将其分为左、右对称的两半，每侧又被界沟分为内、外两部分。界沟内侧为内侧隆起，自上而下有隆起明显的面神经丘、舌下神经三角和迷走神经三角，分别含展神经核、舌下神经核和迷走神经背核；界沟外侧为前庭区和听结节，分别含前庭神经核和蜗神经核。

（3）**第四脑室** fourth ventricle：是位于脑桥、延髓和小脑之间的室腔。其底即菱形窝，顶前部由小脑上脚及上髓帆组成，后部由下髓帆和第四脑室脉络丛组成。第四脑室上通中脑水管，下续脊髓中央管，向后经**正中孔** median aperture 和两**外侧孔** lateral aperture 通蛛网膜下隙（图 1-10-11），内含大量脑脊液。

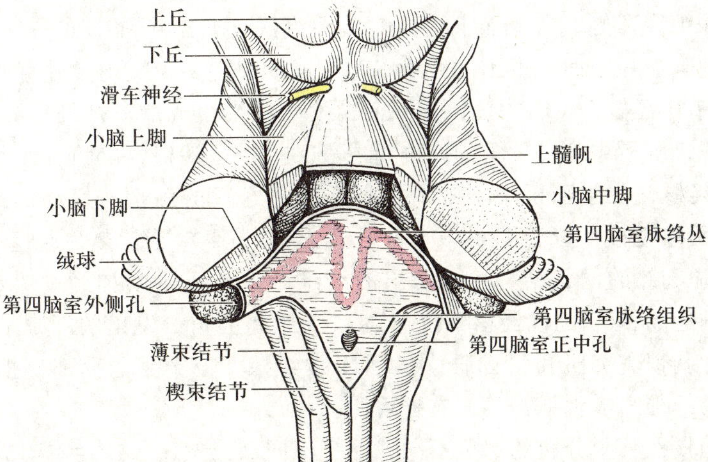

图 1-10-11　第四脑室脉络丛

2. **脑干的内部结构**　脑干的内部结构主要包括：由脑神经核和非脑神经核构成的较为分散的灰质，上下行纤维束构成的白质，以及脑干中央区较大范围的网状结构。

（1）脑神经核：是脑神经的发起核或终止核。第Ⅲ～Ⅻ对脑神经的核均位于脑干内，其位置基本与各脑神经的连脑部位一致。脑神经核依性质不同可分为 4 种，即躯体运动核、内脏运动核、躯体感觉核和内脏感觉核（图 1-10-12）。

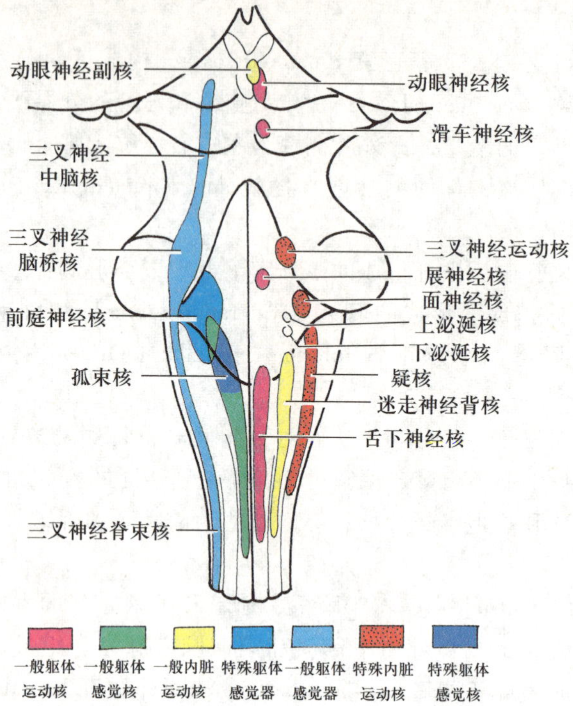

图 1-10-12 脑神经核在脑干的投影

躯体运动核居中线两侧，自上而下由 8 对核团组成，发出纤维支配头颈部的肌肉。① **动眼神经核**，位于中脑上丘平面，发出的纤维参与组成动眼神经，支配除外直肌和上斜肌以外的眼球外肌；② **滑车神经核**，位于中脑下丘平面，发出纤维组成滑车神经，支配上斜肌；③ **三叉神经运动核**，位于脑桥中部，发出的纤维组成三叉神经运动根，出脑后加入下颌神经，支配咀嚼肌；④ **展神经核**，位于脑桥中下部，相当于面神经丘的深部，发出的纤维组成展神经，支配外直肌；⑤ **面神经核**，位于脑桥中下部，发出的纤维参与组成面神经，主要支配面肌；⑥ **疑核**，位于延髓上部的网状结构中，发出的纤维分别加入舌咽神经、迷走神经和副神经，支配咽、喉各肌的运动；⑦ **副神经核**，位于第 1~5 颈髓前角，发出的纤维上升入颅，组成副神经脊髓根，支配胸锁乳突肌和斜方肌；⑧ **舌下神经核**，位于延髓上部，相当于舌下神经三角的深方，发出的纤维组成舌下神经，支配舌肌。

由于躯体运动核在脑干分布的部位不同，脑干不同部位损伤可产生不同的临床表现，可据此进行脑干病变的定位诊断。

内脏运动核多靠近界沟，由 4 对核团组成，发出纤维经副交感神经节交换神经元后，再发出节后纤维支配平滑肌和腺体。① **动眼神经副核**，位于动眼神经核上端的背内侧，发出的纤维加入动眼神经，支配瞳孔括约肌和睫状肌；② **上泌涎核**，位于脑桥下部的网状结构中，发出的纤维加入面神经，支配舌下腺、下颌下腺和泪腺的分泌；③ **下泌涎核**，位于延髓上部的网状结构中，发出的纤维进入舌咽神经，支配腮腺的分泌；④ **迷走神经背核**，位于迷走神经三角深面，舌下神经核的外侧，发出的纤维加入迷走神经，支配颈部、胸腔和腹腔大部分脏器的活动。

躯体感觉核位于内脏感觉核的腹外侧，由3对核团构成。① **三叉神经感觉核群**，纵跨中脑、脑桥和延髓并延伸至脊髓，分中脑核、脑桥核和脊束核三部分，接受头面部本体感觉和一般感觉；② **蜗神经核**，分为蜗腹侧核和蜗背侧核，接受蜗神经的传入纤维；③ **前庭神经核**，位于第四脑室底前庭区的深面，接受前庭神经的传入纤维。

内脏感觉核仅有孤束核，位于界沟外侧，内侧邻迷走神经背核，是味觉和一般内脏感觉纤维的终止核。此核上部接受味觉传入纤维，下部接受面神经、舌咽神经和迷走神经中的内脏感觉纤维。

（2）非脑神经核：是脑干灰质的另一部分，大都是大脑与脊髓、脑干和小脑间传导的中间神经元集中的核团。

1）**薄束核** gracile nucleus 与**楔束核** cuneate nucleus：分别位于延髓中下部背侧的薄束结节和楔束结节的深面，接受来自薄束和楔束的传入纤维。由此两核发出的纤维呈弓形走向中央管的腹侧，在中线上左右交叉，称为**内侧丘系交叉**，交叉后的纤维在中线两侧折向上行，形成**内侧丘系**。因此，此两核是向脑部传递躯干和四肢本体感觉和精细触觉的重要中继核团（图1-10-13）。

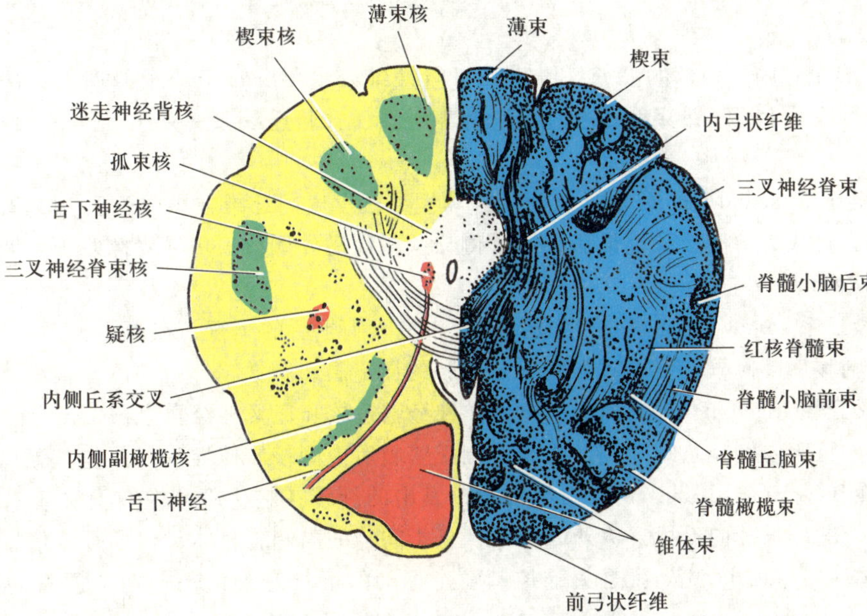

图 1-10-13 平延髓内侧丘系交叉横切面

2）**下橄榄核** inferior olivary nucleus：位于延髓橄榄的深面，接受大脑皮质、中脑红核和脊髓等处的传入纤维，发出纤维左右交叉后组成橄榄小脑束，经小脑下脚止于小脑皮质。

3）**脑桥核** pontine nucleus：由若干群神经元构成，散在双侧脑桥基底中。它接受来自大脑皮质广泛区域的皮质脑桥纤维 corticopontine fibers，发出的纤维左、右交叉后组成小脑中脚进入小脑皮质，将大脑皮质的冲动传递给小脑。

4）**红核** red nucleus：位于中脑上丘平面，圆柱状，横切面上呈一对边界明显的浑圆核团（图1-10-14）。接受大脑和小脑皮质的纤维，发出红核脊髓束，交叉后下行至脊髓。

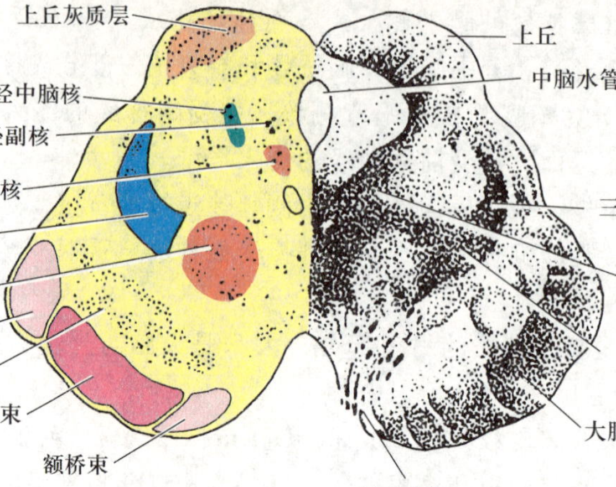

图 1-10-14 平中脑上丘横切面

5）**黑质** substantia nigra：见于中脑全长，神经元胞体聚集为板状。黑质细胞内含黑色素和多巴胺。多巴胺是一种中枢神经递质，经黑质细胞的轴突运往新纹状体。黑质病变，多巴胺减少，可导致帕金森病。

（3）纤维束：脑干内部的上行纤维束和下行纤维束主要分布于脑干的周围，许多是脊髓纤维束的续行段。上行纤维束有内侧丘系、外侧丘系、脊髓丘系和三叉丘系，下行纤维束有锥体束。

1）**内侧丘系** medial lemniscus：从薄束核和楔束核发出的纤维在中央管腹侧交叉后，在中线两侧集中上行成为内侧丘系，最后止于背侧丘脑的腹后外侧核，传导对侧躯干、四肢本体感觉和精细触觉。

2）**脊髓丘系** spinal lemniscus：是脊髓丘脑束进入脑干后的续行，在内侧丘系的外侧上行，止于背侧丘脑腹后外侧核，传导对侧躯干及四肢的痛、温和触觉。

3）**三叉丘系** trigeminal lemniscus：由三叉神经脑桥核和三叉神经脊束核发出上行纤维交叉至对侧组成，行于内侧丘系的外侧，止于背侧丘脑腹后内侧核。传导头面部痛、温和触觉。

4）**外侧丘系** lateral lemniscus：由蜗神经核发出的纤维在脑桥腹侧左右交叉至对侧形成斜方体，斜方体的纤维折向上行，称外侧丘系，止于间脑的内侧膝状体，传导听觉信息。

5）**锥体束** pyramidal tract：是大脑控制随意运动的下行纤维束，包括**皮质脊髓束**和**皮质核束** corticonuclear tract（又称皮质脑干束）。锥体束起自大脑皮质，纤维经端脑内囊、中脑的大脑脚下行。其中皮质脊髓束继续下行经脑桥基底部入延髓锥体，绝大部分纤维交叉至对侧，形成**锥体交叉**（图 1-10-15）。交叉后的纤维组成皮质脊髓侧束，下降于对侧脊髓外侧索内；小部分未交叉的纤维形成皮质脊髓前束，行于脊髓前索内。皮质核束在下降过程中，自大脑脚底开始部分纤维陆续离开该束，分别终止于脑干的 8 个躯体运动核。除面神经运动核下半和舌下神经核只接受对侧皮质核束纤维外，其余脑神经运动核都接受两侧的皮质核束。

（4）脑干网状结构：脑干内除神经核和纤维束以外，中央部还存在一个广泛区域，由纵横交错成网状的神经纤维和散在其中大小不等的神经细胞核团构成，即脑干网状结构。近年来

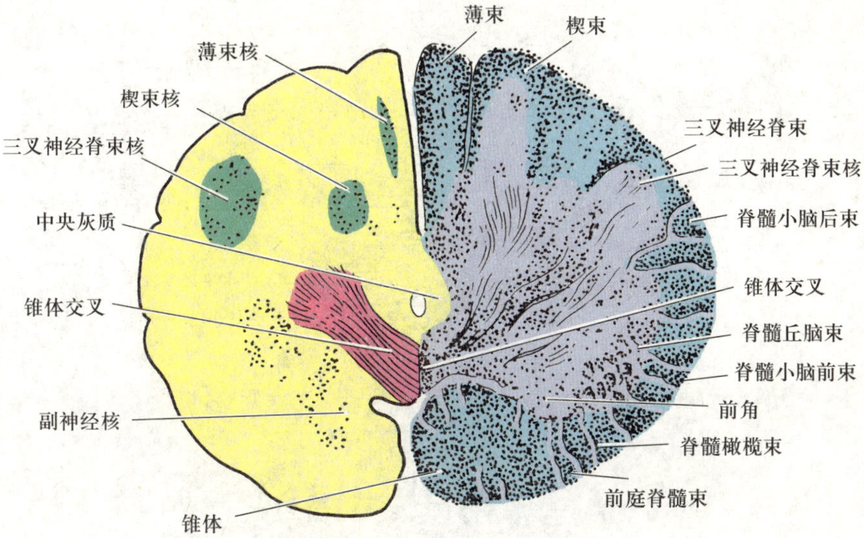

图 1-10-15　平延髓锥体交叉横切面

对网状结构的形态学及生理学研究表明，脑干网状结构能使大脑皮质处于清醒状态，对肌的运动和肌紧张起抑制或易化作用。此外，延髓网状结构内的某些核团是维持生命的重要中枢，如呼吸中枢、心血管运动中枢等，统称为**“生命中枢”**。延髓病变可因造成呼吸、心跳停止而立即死亡。

猫失眠实验

脑干网状结构存在着对维持觉醒有重要作用的上行激动系统，这一系统受到抑制即会转入睡眠。科学家用猫做实验研究了抑制脑干这一系统活动的中枢部位。正常猫一天中需睡眠 16 h 左右，通过手术在脑桥中间、三叉神经前方位置将脑干切断，术后猫的睡眠时间仅为 5 h 左右，其脑皮质呈现清醒状态特有的电活动。实验表明，脑干下部有抑制脑干网状激动系统的中枢，抑制作用取消后出现失眠。

（二）小脑

小脑 cerebellum 位于颅后窝内，其上面借小脑幕与大脑半球相邻，下面托于颅后窝底，前方借三对小脑脚与脑干背面相连。小脑与脑干间的腔隙即第四脑室。

1. **小脑的外形**（图 1-10-16，图 1-10-17）　小脑上面平坦，下面隆凸，分为两侧膨隆的**小脑半球** cerebellar hemisphere 和中间缩细的**小脑蚓** vermis。小脑表面有许多沟和裂，将小脑分成若干部分，其中在小脑上面前、中 1/3 之间的深裂为原裂。小脑半球下面靠近枕骨大孔附近的突起部分为**小脑扁桃体** tonsil of cerebellum，当颅内压增高时，可被挤压而嵌入枕骨大孔，形成小脑扁桃体疝，可压迫延髓危及生命。

2. **小脑的分叶**　根据小脑的发生、功能及纤维联系，将小脑分为三叶。

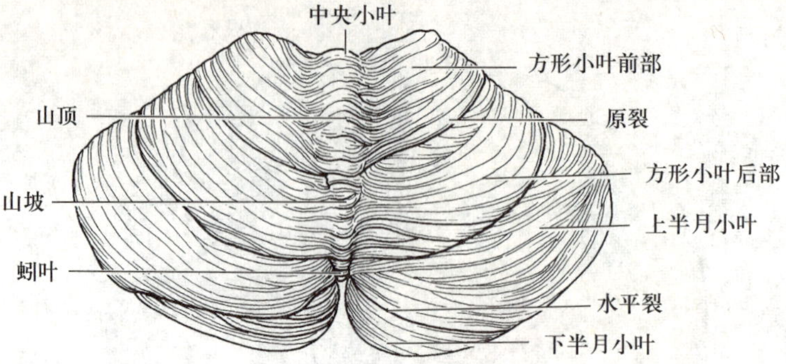

图 1-10-16 小脑的外形（上面）

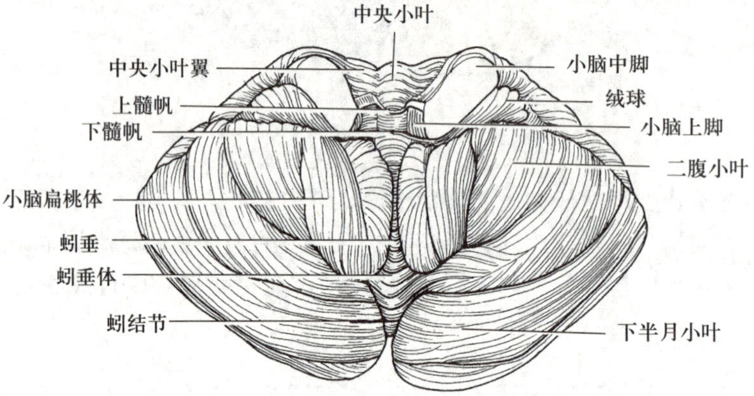

图 1-10-17 小脑的外形（下面）

（1）**绒球小结叶** flocculonodular lobe：位于小脑下面的最前部，包括小脑半球前部的绒球、小脑蚓前端以及向两侧伸出并与绒球相连的绒球脚，是进化上出现最早的部分，又称为**原（古）小脑** archicerebellum，与维持身体平衡的功能有关。

（2）**前叶** anterior lobe：原裂以前的小脑半球和小脑蚓称为前叶。前叶在进化上较晚于原小脑，故又称为**旧小脑** paleocerebellum。此叶主要接受脊髓小脑前、后束的纤维，与肌张力的调节功能有关。

（3）**后叶** posterior lobe：位于原裂之后的其余小脑部分称为后叶。此叶在进化上出现最晚，又称为**新小脑** neocerebellum，与肌群的协调功能有关。

3. **小脑的内部结构** 小脑的灰质大部分集中在表面，称小脑皮质；白质位于深面，称小脑髓体；髓体中包含的灰质团块称小脑核（图 1-10-18）。

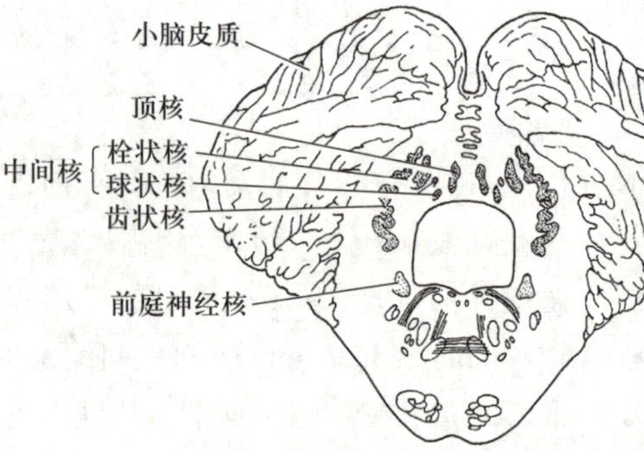

图 1-10-18 小脑核（经脑桥中下部和小脑水平切面）

（1）**小脑皮质** cerebellar cortex：主要由神经元胞体和树突构成。

（2）**小脑核** cerebellar nuclei：是深埋于小脑髓体内的四对灰质团块。① **顶核**，是成对的圆形小核，位于蚓部的白质内，属原小脑；② **齿状核**，为小脑核中最大者，位于两半球的白质内，是小脑传出纤维的主要发起核，呈皱缩的口袋状，属新小脑；③ 球状核和栓状核，均细小，位于齿状核与顶核之间，属旧小脑。

（3）小脑髓体及小脑的纤维联系：自三对小脑脚出入小脑的纤维构成**小脑髓体**。① 小脑上脚，主要由起自小脑齿状核的传出纤维组成，上行至中脑；② 小脑中脚，由脑桥核发出的纤维组成，交叉后进入小脑；③ 小脑下脚，主要由脊髓和延髓进入小脑的纤维和自小脑传出至延髓和脊髓的纤维组成。

小脑的传入纤维有：① 前庭小脑纤维，经小脑下脚进入原小脑的皮质；② 脊髓小脑前、后束，分别经小脑上、下脚入小脑，多投射至旧小脑皮质；③ 脑桥小脑纤维，经小脑中脚入小脑，投射于新小脑皮质；④ 橄榄小脑纤维，经小脑下脚入小脑，止于新、旧小脑皮质。

小脑的传出纤维：主要发自齿状核，组成小脑上脚，在中脑交叉后，大部分纤维止于背侧丘脑，小部分纤维止于红核。

4. **小脑的功能**　小脑是重要的运动调节中枢。① 原小脑通过与前庭核的联系，维持身体的平衡，该叶损伤后病人平衡失调，站立时身体摇摆不稳，步态蹒跚；② 旧小脑与脊髓相联系，其功能是调节肌张力，损伤后病人肌张力降低；③ 新小脑的功能主要是协调骨骼肌的随意运动，损伤后主要表现是共济失调。由于小脑上脚传出纤维左右交叉，锥体束也左右交叉，故一侧小脑病变时出现上述运动障碍的是同侧肢体。

共济失调

共济失调是指运动中肌群的收缩力量、强度、运动方向难以自主控制，各肌群间的协调运动出现混乱，表现为走路呈跨阈步态，指鼻不准，不能立即由旋前转为旋后运动，运动时出现震颤，静止时震颤消失，持物时手指过度伸开等。

（三）间脑

间脑 diencephalon 位于中脑与端脑之间，体积小，但结构和功能复杂，包括背侧丘脑、后丘脑、上丘脑、下丘脑和底丘脑五个部分（图 1-10-19，图 1-10-20）。人类由于大脑半球高度发展而掩盖了间脑的背面及侧面，仅腹侧下丘脑部分露于脑底。

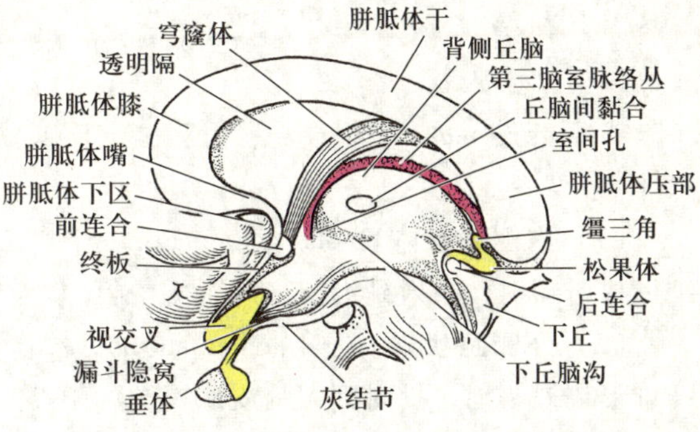

图 1-10-19　间脑内侧面

间脑的中部有一呈矢状位的裂隙，称**第三脑室** third ventricle，室顶由脉络组织封闭，底由下丘脑的乳头体、灰结节和视交叉组成，两侧为背侧丘脑和下丘脑。第三脑室前方借左、右室间孔通向两侧大脑半球内的侧脑室，后下方连通中脑水管。

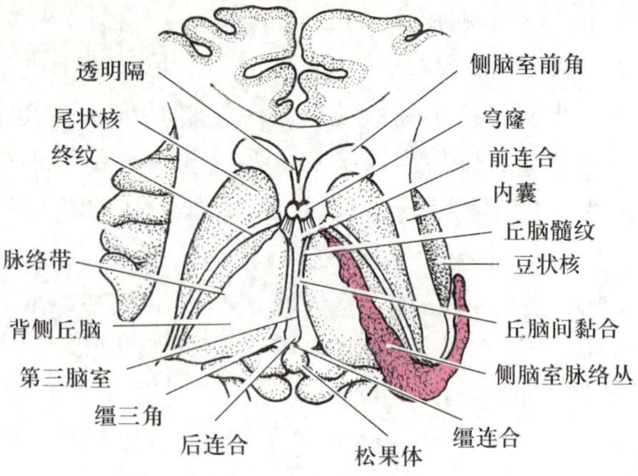

图 1-10-20 间脑背面

1. **背侧丘脑** dorsal thalamus 背侧丘脑又称丘脑，由两个卵圆形的灰质团块借丘脑间黏合连接而成，其前端的突出部为丘脑前结节，后端膨大称丘脑枕，内侧邻第三脑室上份，外侧面与尾状核和内囊相贴，腹侧前接下丘脑，向后移行为底丘脑和中脑。

丘脑内部被“Y”形白质纤维板（称内髓板）分隔为前核群、内侧核群和外侧核群三个部分。其中外侧核群又可分为背、腹两层，腹侧核群属特异性中继核团，功能最为重要，由前向后分为腹前核、腹中间核（又称腹外侧核）和腹后核。腹后核又分为**腹后内侧核** ventral posteromedial nucleus 和**腹后外侧核** ventral posterolateral nucleus（图 1-10-21）。分述如下：

（1）腹前核和腹中间核：接受黑质、苍白球、小脑和大脑运动区的纤维，发出纤维投射到大脑运动区，黑质、纹状体和小脑借此参与随意运动的调节。

（2）腹后内侧核：接受三叉丘系的纤维，发出纤维投射到大脑皮质感觉中枢。

（3）腹后外侧核：接受内侧丘系和脊髓丘系的纤维，发出纤维投射到大脑皮质感觉中枢。

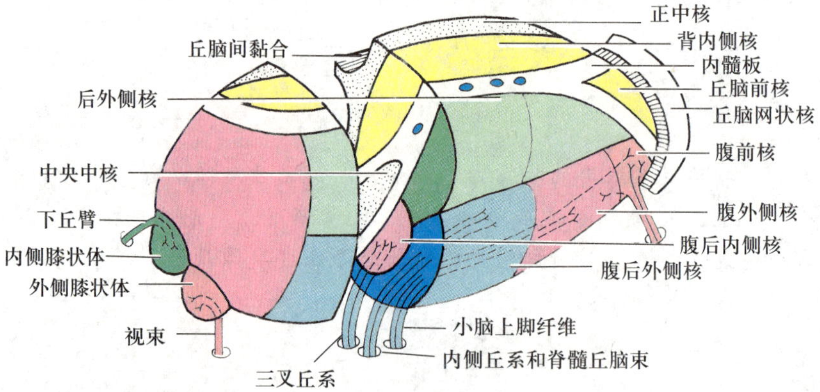

图 1-10-21 背侧丘脑核团模式图（右侧）

2. **后丘脑** metathalamus 后丘脑位于丘脑枕的后下方，包括一对内侧膝状体和一对外侧膝状体。

（1）**内侧膝状体** medial geniculate body：借下丘臂连于中脑下丘，接受听觉纤维，发出纤维形成听辐射，投射到大脑皮质听觉中枢。

（2）**外侧膝状体** lateral geniculate body：借上丘臂连于中脑上丘，是视束的终止核，发出纤维形成视辐射，投射到大脑皮质视觉中枢。

由上可见，背侧丘脑的腹后核和后丘脑都是感觉的中继核，也是全身感觉的整合中枢。一般认为丘脑水平对疼痛、温度和触觉有粗略的感知且伴有情绪反应，因此，背侧丘脑损伤主要表现为感觉的缺失和紊乱，如有自发痛、感觉过敏、感觉倒错等症状。

3. **上丘脑** epithalamus 位于第三脑室顶部周围，由丘脑髓纹、缰三角、缰连合、松果体等构成。缰三角内的缰核是边缘系统与中脑之间的中继站。

4. **底丘脑** subthalamus 是间脑和中脑的过渡区，表面不可见，其内含丘脑底核及部分黑质、红核，与纹状体有密切联系，属锥体外系的重要结构。

5. **下丘脑** hypothalamus 下丘脑位于背侧丘脑的前下方，构成第三脑室的下壁和侧壁的下部。包括视交叉、灰结节、乳头体以及灰结节下方所连的漏斗和垂体。

（1）下丘脑的核团（图 1-10-22）：下丘脑内有大量神经元，有些聚集成边界明确的神经核。主要核团有：① 视上核 supraoptic nucleus，位于视交叉外端的背外侧，能分泌催产素；② **室旁核**paraventricular nucleus，位于第三脑室侧壁的上部，可分泌血管升压素；③ 漏斗核 infundibular nucleus，位于漏斗基底后部；④ 乳头体核，位于乳头体的深面。

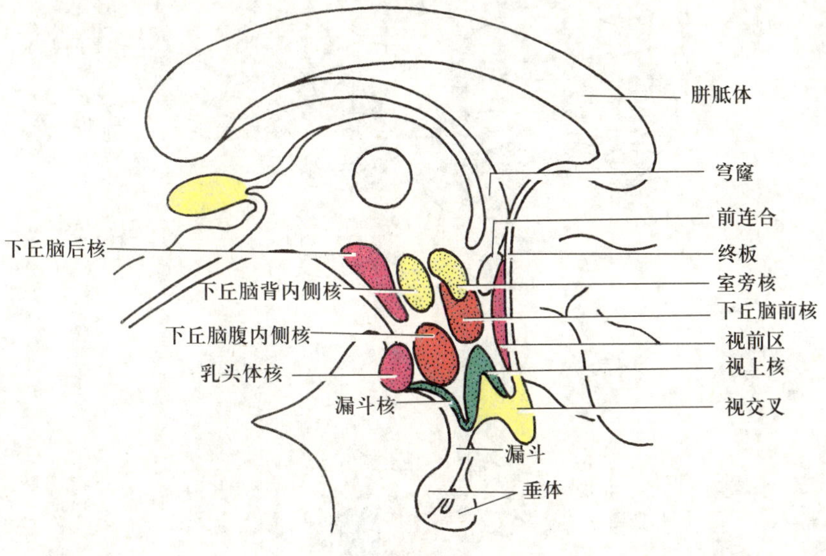

图 1-10-22 下丘脑的主要核团

（2）下丘脑与垂体的纤维联系：下丘脑除与上位的丘脑和端脑、下位的脑干和脊髓有双向的纤维联系外，还发出纤维至垂体。

下丘脑的一些神经元兼有传导冲动和分泌激素的双重功能。视上核、室旁核分泌的催产素和血管升压素沿其发出的视上垂体束和室旁垂体束输送至神经垂体，经血管吸收再运送至靶器官。

（3）下丘脑的功能：下丘脑是调节内脏活动的较高级中枢，也是调节内分泌活动的重要中枢。在机体内，对体温、摄食、水盐代谢平衡等的调节也主要依靠下丘脑，下丘脑还与睡眠和情绪反应有关。

（四）端脑

端脑 telencephalon 又称**大脑** cerebrum，是中枢神经系统中体积最大、结构最复杂的部分。

人类端脑覆盖了间脑、中脑和小脑的大部。

端脑被**大脑纵裂** cerebral longitudinal fissure 分为左、右**大脑半球** cerebral hemisphere，两者在纵裂底部借胼胝体相连。端脑与小脑之间被**大脑横裂** cerebral transverse fissure 分开。

1. **大脑半球的外形和分叶**（图 1-10-23，图 1-10-24） 每侧大脑半球可分为 3 个面和 3 个极。3 个面：即隆凸的上外侧面、垂直的内侧面和凹凸不平的下面；3 个极：前端突出的部分为额极，后端突出的部分为枕极，外侧面向前下方突出的部分为颞极。

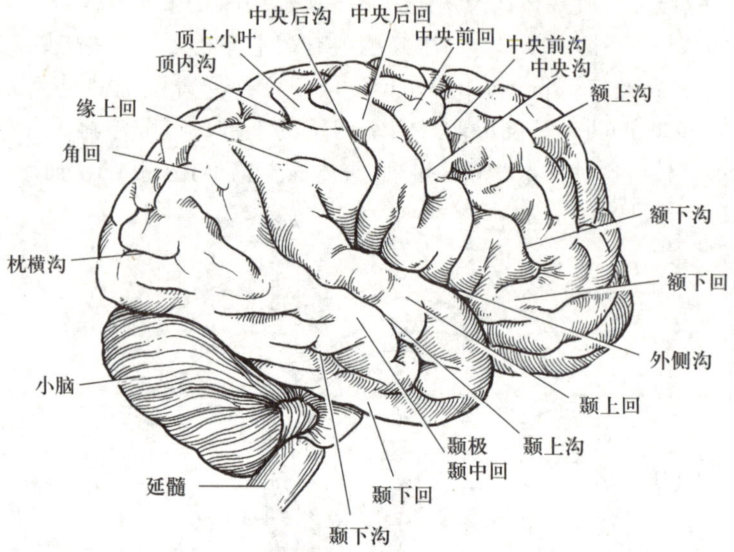

图 1-10-23 大脑半球外侧面

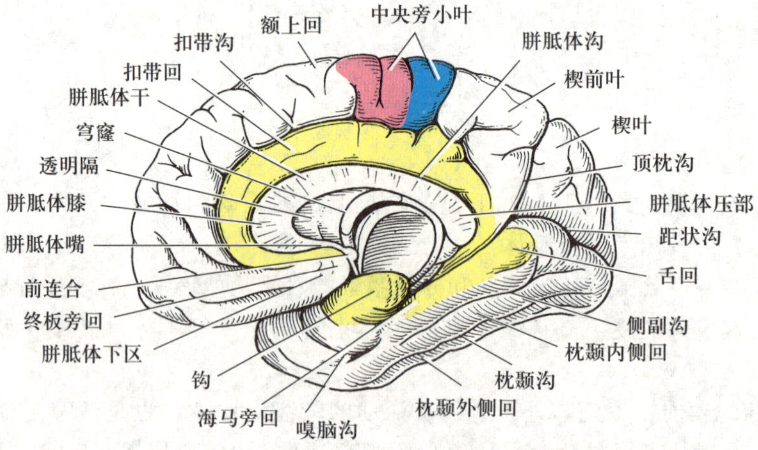

图 1-10-24 大脑半球内侧面

半球表面有许多深浅不等的**脑沟**和脑沟之间隆起的**脑回** gyrus。脑沟与脑回是对大脑半球分叶和定位的重要标志，其中有 3 条深而恒定的沟将大脑半球分为 5 叶。**外侧沟** lateral sulcus，位于半球上外侧面，由前下行向后上；**中央沟** central sulcus，位于上外侧面，由上缘中点稍后起始，行向前下方；**顶枕沟** parieto occipital sulcus，位于内侧面，自后上行向前下。上述三沟将大脑半球分为五叶：① **额叶** frontal lobe，是中央沟以前、外侧沟以上的部分，位于颅前窝内；② **顶叶** parietal lobe，是中央沟与顶枕沟之间、外侧沟以上的部分，位于顶骨之下；③ **颞叶** temporal lobe，是外侧沟以下的部分，位于颅中窝内；④ **枕叶** occipital lobe，是顶枕沟以后的部分，位于小脑上方；⑤ **岛叶** insula，位于外侧沟深部（图 1-10-25）。各叶表面都有重要沟回。

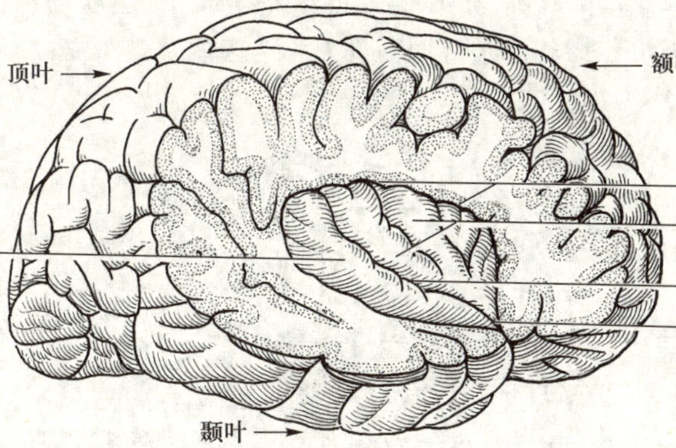

图 1-10-25　岛叶

2. **大脑半球的重要沟回**

（1）上外侧面

1）**额叶**：在额叶的后份有与中央沟相平行的中央前沟。自中央前沟向前伸出两条平行的沟，分别称为额上沟和额下沟。上述各沟将额叶分为数个脑回：中央沟与中央前沟之间的是**中央前回** precentral gyrus，额上沟以上为额上回，额上、下沟之间为额中回，额下沟以下为额下回。

2）**顶叶**：顶叶前部与中央沟平行的沟为中央后沟，此沟中份向后发出与上缘平行的沟，称顶内沟。中央沟与中央后沟之间为**中央后回** postcentral gyrus，顶内沟以上为顶上小叶，以下为顶下小叶。顶下小叶包括围绕外侧沟末端的**缘上回**和围绕颞上沟末端的**角回**。

3）**颞叶**：有两条与外侧沟平行的沟，即颞上沟和颞下沟，将颞叶分为由上而下的颞上回、颞中回和颞下回。自颞上回中部深入外侧沟的部分有两条横行的大脑回，称为**颞横回**。

4）**枕叶**：在外侧面有一些不规则的沟回。

5）**岛叶**：呈锥体状，位于外侧沟的底，被额、顶、颞三叶覆盖，并借环状沟与额、顶、颞叶分隔，其表面有数条放射状长短不等的回。

（2）内侧面：中部可见胼胝体的纵切面，呈前后走向的弓形。胼胝体下方的弓形纤维束称**穹隆**，其与胼胝体之间的薄板称**透明隔**。胼胝体背面有**胼胝体沟**，此沟绕过胼胝体后方，向前移行为**海马沟**。在胼胝体沟上方，有与之平行的**扣带沟**，扣带沟与胼胝体沟之间为**扣带回**。扣带回外周部分，前份属额上回，中份为**中央旁小叶** paracentral lobule，是自中央前、后回上外侧面延伸到内侧面的部分。顶枕沟之后的枕叶上，可见自顶枕沟前下呈弓形向后至枕极的**距状沟** calcarine sulcus。距状沟与顶枕沟之间的三角形脑回称**楔叶**，距状沟下方为**舌回**。

(3) 下面：可见额、颞、枕三叶（图 1-10-26）。额叶内有纵行的白质带，称**嗅束**，其前端膨大，称**嗅球**，向后扩大为**嗅三角**。嗅球与嗅神经相连。颞叶下方有与半球下缘平行的**枕颞沟**，在此沟内侧并与之平行的为**侧副沟**，侧副沟的内侧为**海马旁回** gyrusparahippocampnlis，其前端弯曲向后的部分称**钩** uncus，它们和扣带回合称**穹隆回**。海马旁回外侧的部分皮质卷入侧脑室下角，形成**海马** hippocampus。海马内侧有窄条状灰质，称**齿状回**。此两回合称海马结构。一般将嗅球、嗅束、嗅三角、钩和海马旁回前部总称为**嗅脑**。

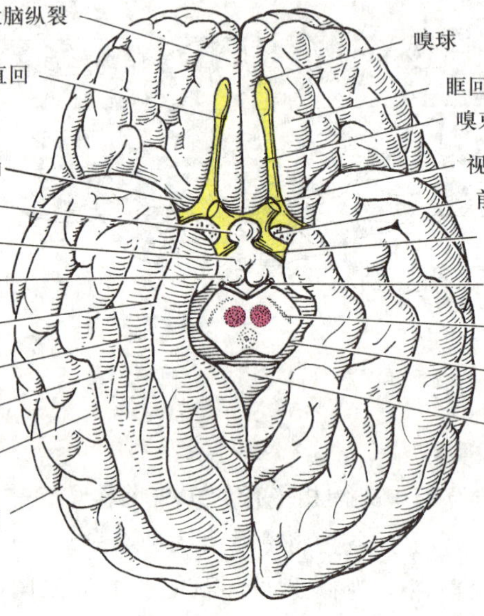

图 1-10-26 脑底面

3. **大脑皮质的功能定位** **大脑皮质** cerebral cortex 是人体运动和感觉的最高中枢，是语言、意识和思维的物质基础。随着大脑皮质的发育和分化，不同的皮质区担负不同的功能，这些具有一定功能的脑区称为**中枢**。各功能相对集中在某些特定的皮质区域，对其进行功能的分析综合，称为**皮质功能定位**（图 1-10-27）。

(1) **第Ⅰ躯体运动区** first somatic motor area：位于中央前回和中央旁小叶前部，此区的锥体细胞发出粗大纤维组成锥体束。身体各部的运动在此区均有相应的管理部位，各部位投射特点为：① 呈倒立的人形，但头颈部正置，即中央前回最上部和中央旁小叶前部与下肢运动有关，中部与躯干和上肢的运动有关，下部与面、舌、咽、喉的运动有关。② 左右交叉支配，即一侧运动区支配对侧肢体的运动。③ 身体各部投影区的大小与该区运动的灵巧程度有关，

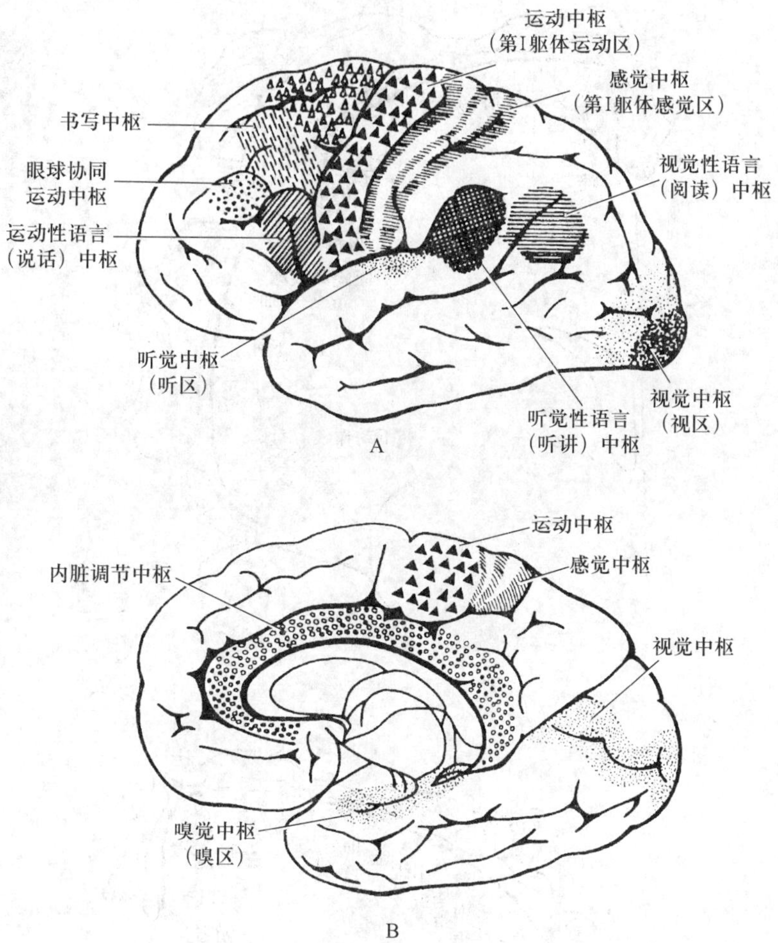

图 1-10-27　大脑皮质主要功能区

A. 半球上外侧面；B. 半球内侧面

与各部形体大小无关，如手的代表区远大于足（图 1-10-28）。

人类尚有第Ⅱ躯体运动区和补充运动区，功能意义尚不明确。

（2）**第Ⅰ躯体感觉区** first somatic sensory area：位于中央后回和中央旁小叶后部，接受背侧丘脑腹后核中继来的浅、深感觉。身体各部的感觉在此区也有相应的投射部位，其特点与第Ⅰ躯体运动区相似：① 呈倒立人形，但头部也是正置，即中央旁小叶的后部与小腿和会阴部的感觉有关，中央后回的最下方与咽、舌的感觉有关。② 左右交叉管理，一侧躯体感觉区管理对侧半身的感觉。③ 身体各部在该区投射范围的大小也与形体的大小无关，而取决于该部感觉的敏感程度。如手指、唇、舌的感觉器丰富，在感觉区的投射范围就最大（图 1-10-29）。

（3）**视区** visual area：位于枕叶内侧面、距状沟两侧的皮质，接受同侧外侧膝状体发出的视辐射。由于视交叉的原因，一侧视区接受的是两眼对侧视野的物像，故一侧视区受损，可引起对侧视野同向偏盲。

（4）**听区** auditory area：位于颞横回上，接受内侧膝状体传来的听辐射。由于一侧听区接

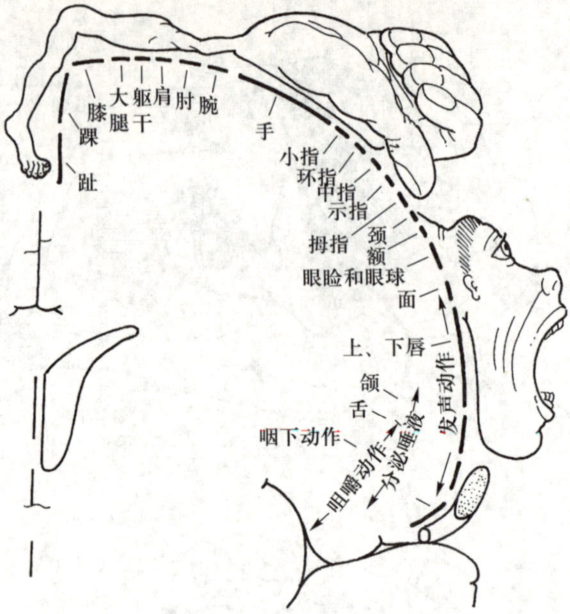

图 1-10-28　人体各部在第Ⅰ躯体运动区的定位

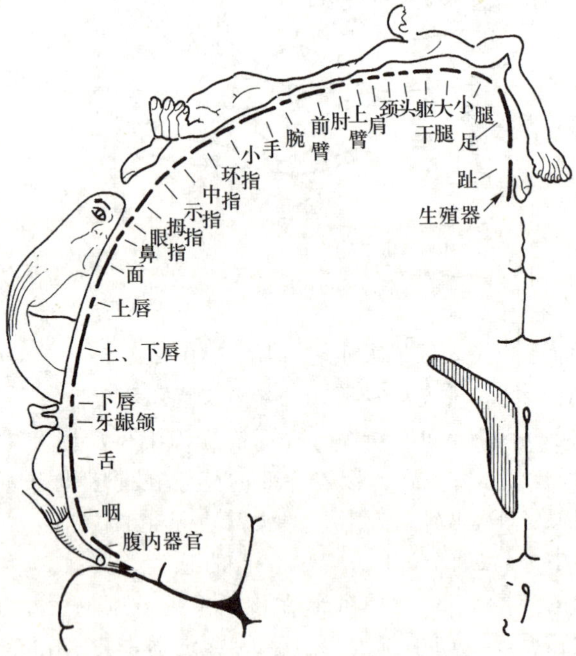

图 1-10-29　人体各部在第Ⅰ躯体感觉区的定位

受双侧听觉冲动的传入，故一侧听区受损可致双侧听力下降，而不会引起全聋。

（5）**平衡觉区**：位于中央后回下端头面部代表区附近。

（6）**嗅区**：位于海马旁回的钩附近。

（7）**味觉区**：位于中央后回，头面部感觉区的下方。

（8）**语言区**：是人类大脑皮质所特有的，通常在一侧大脑半球上发展起来。临床实践证明，右利者（惯用右手的人），其语言区在左侧半球，大部分左利者，其语言中枢也在左侧，只少数位于右侧半球。语言区所在的半球称为优势半球。

左、右大脑半球的分工

一般认为，左、右大脑半球各司一定的功能。左半球主要负责处理语言、逻辑、数学和次序等，即所谓的学术学习部分；右半球主要负责处理节奏、旋律、音乐、图像和幻想，即所谓的创造性活动。两部分通过胼胝体将抽象的、整体的图像与具体的、逻辑的信息连接起来，既各司其职，又相互配合。学习和记忆时若能动员左、右半球同时参与则可大大提高效率。

1）**视觉性语言中枢**：位于角回，靠近视区。若此中枢受损伤，病人视觉正常，但不能阅读书报，临床上叫做失读症。

2）**听觉性语言中枢**：位于缘上回，靠近听区。若此中枢受到损伤，病人听力正常，但不能理解谈话的意思，故称感觉性失语症。

3）**运动性语言中枢**：在额下回后部，靠近中央前回头面部运动区。损伤后患者将失去说话能力，但可发音。临床上称此为运动性失语症。

4）**书写中枢**：在额中回的后部，靠近中央前回上肢运动区。若受损，患者手的运动正常，但不能写出正确的文字，称为失写症。

4. 端脑的内部结构　大脑半球由浅入深依次为大脑皮质、基底核、大脑髓质和侧脑室。

（1）**大脑皮质**：人类大脑皮质总面积约 2 200 cm^2，约有 140 亿个神经元，它们依照一定的规律分层排列并组成一个整体。按照种系进化的早晚，大脑皮质分为：① 古皮质，形成海马和齿状回。② 旧皮质，形成嗅脑。古皮质和旧皮质由 3 层细胞构成。③ 其余部分为新皮质，占大脑皮质的 96%。新皮质由六层细胞排列而成，自外向内依次为分子层、外颗粒层、外锥体细胞层、内颗粒层、节细胞层和多形细胞层。一般 1~4 层接受传入纤维并发出联络纤维，5~6 层发出投射纤维。

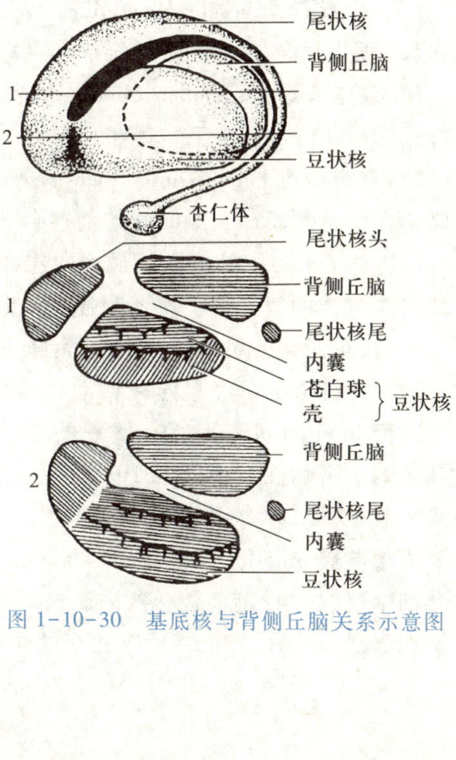

图 1-10-30　基底核与背侧丘脑关系示意图

（2）**基底核** basal nuclei：是位于大脑髓质内，靠近大脑半球底部的灰质团块，包括**尾状核、豆状核、杏仁体和屏状核**（图 1-10-30）。

1）**尾状核** caudate nucleus：呈"C"形，如

弯曲的尾巴，分为头、体、尾3部。头部粗大，位于额叶内，并与豆状核相连；体部弓形向后围绕豆状核和丘脑；尾部弯向前伸入颞叶。

2）**豆状核** lentiform nucleus：位于岛叶深部，在水平切面和额状切面上均呈尖向内、底向岛叶的楔形。豆状核被两个白质薄板分为3部：外侧部最大，称**壳** putamen；内侧的两部合称**苍白球** globus pallidus。

尾状核头部与豆状核之间借灰质条索相连，外观呈条纹状，故两者合称**纹状体** corpus striatum。苍白球出现较早，在鱼类已有，称**旧纹状体**。壳和尾状核从爬行类才开始出现，故称**新纹状体**。纹状体是锥体外系的重要组成部分，在哺乳类以下的低等动物，纹状体是控制运动的最高中枢，在人类由于大脑皮质的高度发展，纹状体退居从属地位，其功能仅是维持骨骼肌的紧张度和协调骨骼肌的运动。

纹状体病变

临床上纹状体病变常见两种综合征：① 运动减少综合征，病变在旧纹状体，表现为肌张力增高、运动减少、表情呆板及静止性震颤等，称帕金森病（震颤麻痹）；② 运动增多综合征，病变在新纹状体，表现为肌张力低下，上肢和头部出现不自主、无目的的运动，称舞蹈病。

3）**杏仁体** amygdaloid body：连于尾状核的尾部，位于海马旁回深面，是边缘系统的一部分，其功能与内脏活动、行为和情绪活动有关。

4）**屏状核** claustrum：是位于岛叶与豆状核之间的一薄层灰质。

（3）**大脑髓质** cerebral medulla：皮质深面除基底核和侧脑室外，充满了大量的神经纤维，统称为髓质，主要包括联络纤维、连合纤维和投射纤维。

1）**联络纤维** association fibers：是联系同侧半球内各部皮质的纤维，其中联系相邻脑回的短纤维称弓状纤维，联系本侧半球各叶的长纤维有钩束、上纵束、下纵束及扣带束。

2）**连合纤维** commissural fibers：是连接左、右大脑半球的纤维，包括两侧海马结构间的穹隆连合、两侧嗅球及颞叶间的前连合和胼胝体。

胼胝体 corpus callosum 是最大的连合纤维，为连接两侧半球的纤维构成的强大纤维板。胼胝体将两半球的额、枕、顶、颞各叶对应联系起来，使大脑在功能上成为一个整体。

3）**投射纤维** projection fiber：指联系大脑皮质与皮质下结构的下行运动纤维和上行感觉纤维，这些纤维大部分经过内囊。

内囊 internal capsule 为一宽厚的白质板，位于背侧丘脑、尾状核和豆状核之间。在大脑平纹状体的水平切面上（图1-10-31），内囊呈开口向外的“><”状，分为内囊前肢、内囊膝和内囊后肢三部，各有重要的纤维通过。

内囊前肢 anterior limb 较短，位于豆状核与尾状核之间，有下行的额桥束和上行到额叶的丘脑前辐射（由丘脑前核和背内侧核投射至额叶和扣带回的纤维）通过。

内囊膝 genu 位于前、后肢相交处，有皮质核束通过。

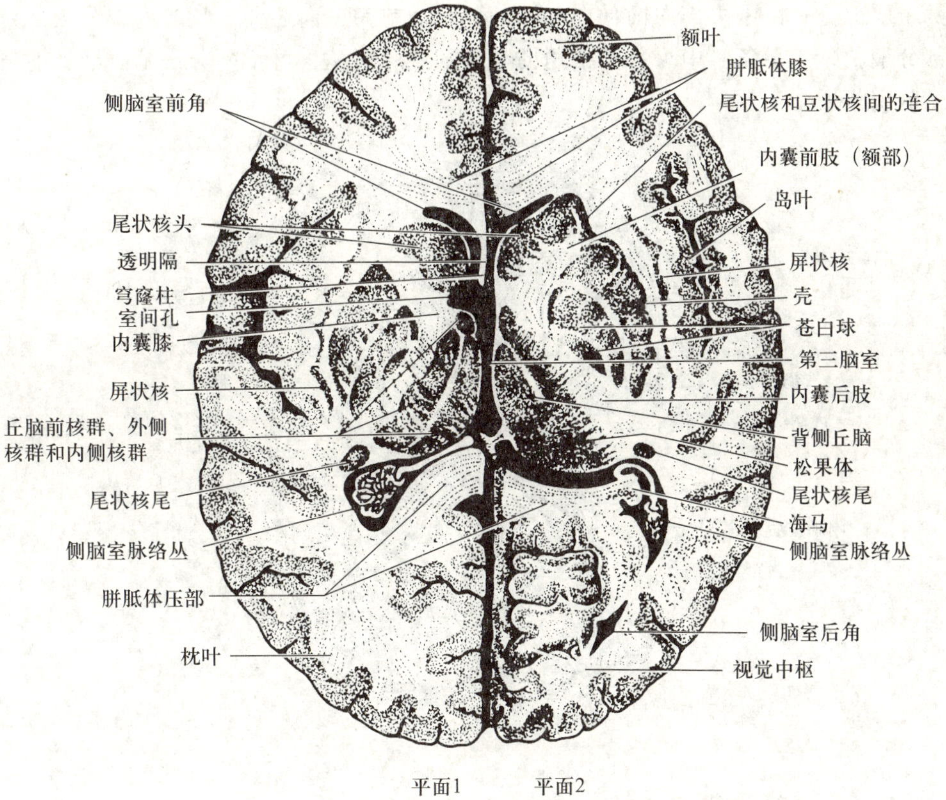

图 1-10-31　大脑水平切面

内囊后肢 posterior limb 较长，位于豆状核与背侧丘脑之间，外侧有皮质脊髓束、顶枕颞桥束、皮质红核束通过，内侧有丘脑中央辐射（来自丘脑腹后核的躯体感觉纤维）通过，后部有视辐射（来自外侧膝状体的视觉纤维）和听辐射（来自内侧膝状体的听觉纤维）通过（图 1-10-32）。

由于内囊的范围狭小，又集聚了所有出入大脑半球的纤维，故内囊受到损害时，即使病灶不大，也可造成严重的后果。临床上脑出血常发生在内囊附近，血肿阻断投射纤维，可出现“三偏症”，即对侧半身的感觉丧失（丘脑中央辐射受损）、对侧肢体运动丧失（皮质脊髓束和皮质核束受损）及双眼对侧视野偏盲（视辐射受损）。

（4）**侧脑室** lateral ventricle：是位于大脑半球深面的腔隙，内含脑脊液。侧脑室左、右

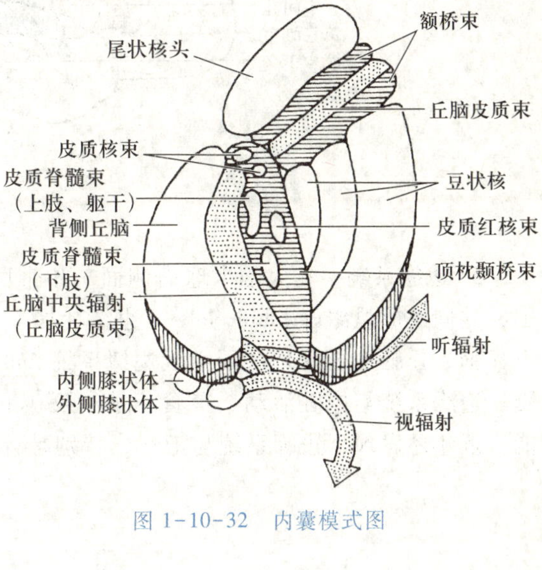

图 1-10-32　内囊模式图

各一，每侧略呈“C”形，可分为四部（图 1-10-33，图 1-10-34）：中央部位于顶叶内，是侧脑室的主要部分；由中央部向前伸向额叶的部分为**前角**；向后伸向枕叶的部分为**后角**；伸向颞叶的部分最长，为**下角**。中央部和下角内有侧脑室脉络丛，可不断分泌脑脊液，前角借室间孔与第三脑室相通。

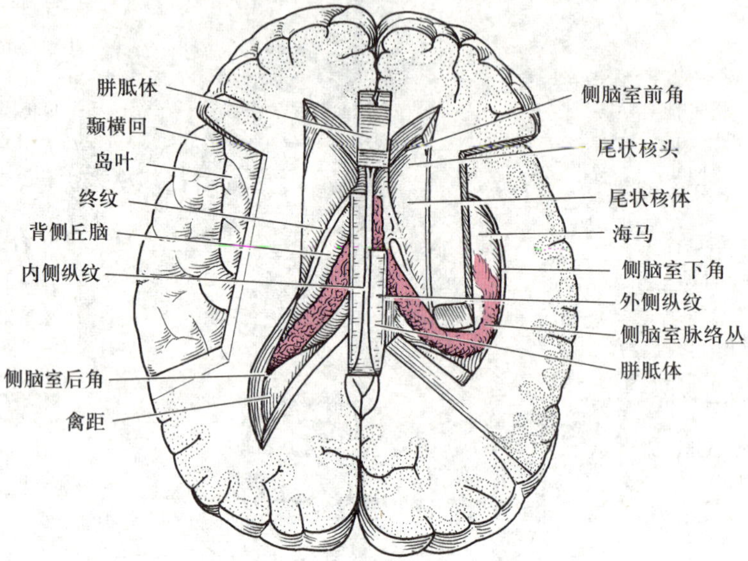

图 1-10-33 侧脑室

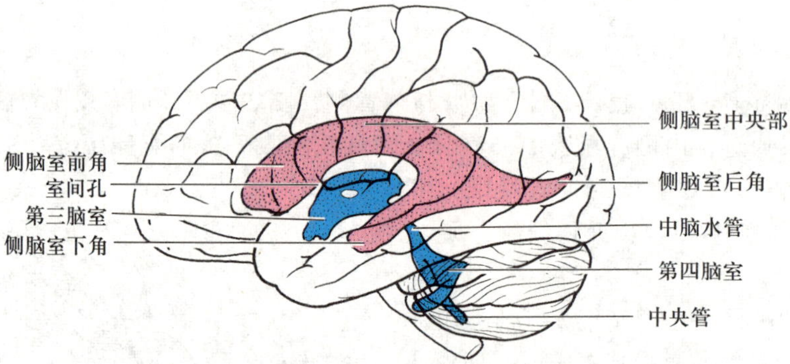

图 1-10-34 侧脑室投影

5. **边缘系统** 在大脑半球内侧面，扣带回、海马旁回、钩及海马等脑回围绕在胼胝体周围，共同组成**边缘叶** limbic lobe。边缘叶加上与它联系密切的皮质和皮质下结构（如杏仁体、下丘脑、丘脑前核等）共同组成**边缘系统** limbic system。由于它与内脏联系密切，故又称**内脏脑**。边缘系统与内脏活动、摄食、情绪反应和性活动等有关，体现个体生存和种族繁衍的功能。近年还发现，边缘系统与记忆，特别是近期记忆有关。

三、脑和脊髓的被膜、血管及脑脊液循环

（一）脑和脊髓的被膜

脑和脊髓的表面均包有三层被膜，由外向内依次为硬膜、蛛网膜和软膜，有支持、保护脑和脊髓的作用。

1. **硬膜** dura mater　由致密结缔组织构成，包括包裹脊髓的硬脊膜和包裹脑的硬脑膜。

（1）**硬脊膜** spinal dura mater（图 1-10-35）：厚而坚韧，包裹脊髓成一圆筒状硬脊膜囊。上端附于枕骨大孔周缘，与硬脑膜相延续；下端为一盲端，止于第 2 骶椎水平，继续向下包裹终丝附于尾骨；两侧包绕穿出硬脊膜囊的脊神经根形成鞘状突起，连于椎间孔。

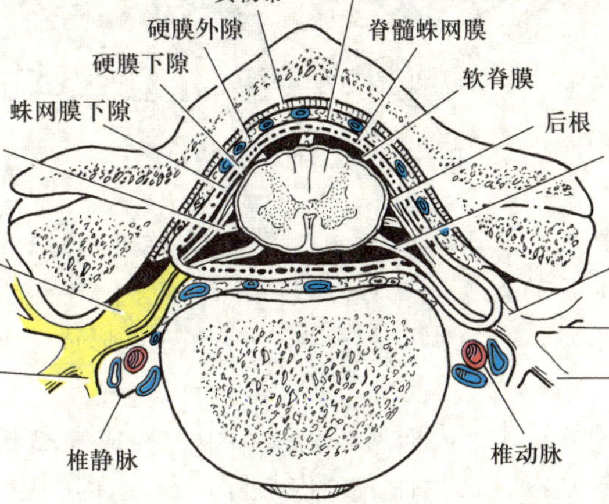

图 1-10-35　脊髓的被膜

硬脊膜外面与椎管内面骨膜之间的疏松间隙称**硬膜外隙** epidural space。此隙略呈负压，内含疏松结缔组织、脂肪、淋巴管和静脉丛，有脊神经根通过。临床上进行硬膜外麻醉，就是将药物注入此隙，以阻滞脊神经根内的神经传导。

（2）**硬脑膜** cerebral dura mater（图 1-10-36）：在枕骨大孔的周缘与硬脊膜相延续，坚韧有光泽，由两层构成。外层紧贴颅骨内面，即为颅骨内骨膜，故不存在硬膜外隙；内层较外层坚厚。硬脑膜的血管和神经行于两层之间。硬脑膜在脑神经出颅处移行为神经外膜。

硬脑膜与颅盖诸骨连接较疏松，易于分离，当硬脑膜血管损伤时，可在硬脑膜与颅骨之间形成硬膜外血肿。硬脑膜在颅底处则与颅骨结合紧密，故颅底骨折时，易将硬脑膜与脑蛛网膜同时撕裂，使脑脊液外漏。如颅前窝骨折，脑脊液可流入鼻腔，形成鼻漏。

硬脑膜内层折叠形成硬脑膜间隔，深入脑的裂隙中，形成支架以更好地保护脑。主要的间隔结构有：① **大脑镰** cerebral falx，呈镰刀形，矢状位伸入大脑纵裂，前端附着于鸡冠，后端连于小脑幕的上面，下缘游离于胼胝体上方；② **小脑幕** tentorium of cerebellum，形似幕帐，中央高两侧低，几呈水平位伸入大脑横裂。其上面中线处连于大脑镰，后外侧缘附于

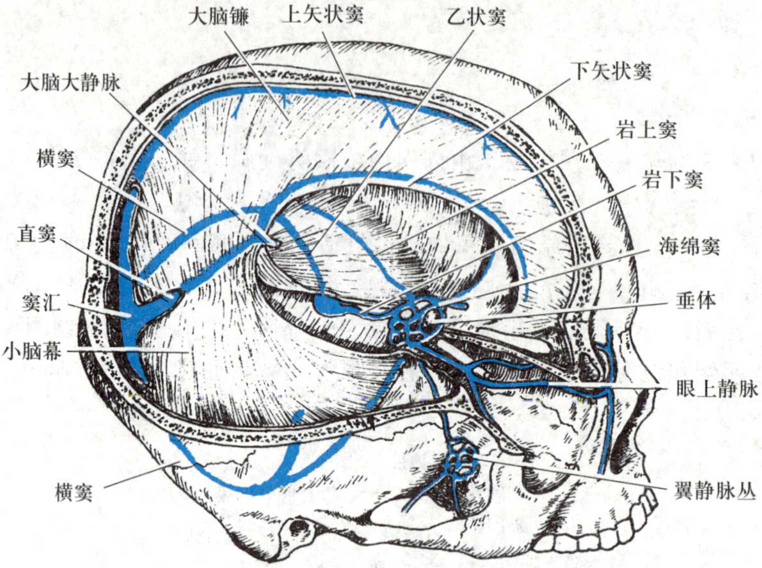

图 1-10-36 硬脑膜及静脉窦

枕骨横窦沟，前内侧缘游离，呈开口向前的“U”形，称幕切迹，与鞍背之间围成孔，内有中脑通过。小脑幕将颅腔不完全地分隔成上、下两部。当上部颅脑病变引起颅内压增高时，位于小脑幕切迹上方的海马旁回和钩可能被挤入幕切迹，形成小脑幕切迹疝，压迫大脑脚和动眼神经。

硬脑膜在某些部位两层分开，内面衬以内皮细胞，构成**硬脑膜静脉窦** dural sinuses，接受脑、脑膜及板障的静脉血液，最后注入颈内静脉。窦内无瓣膜，且窦壁无平滑肌，不能收缩，故损伤时难以止血，容易形成颅内血肿。主要的硬脑膜窦有：① **上矢状窦** superior sagital sinus，位于大脑镰的上缘，自前向后流入窦汇。② **下矢状窦** inferior sagital sinus，位于大脑镰下缘，自前向后汇入直窦。③ **直窦** straight sinus，位于大脑镰与小脑幕连接处，由大脑大静脉和下矢状窦汇合而成，向后通窦汇。④ **窦汇** confluence of sinuses，由左、右横窦、上矢状窦和直窦在枕内隆凸处共同汇合而成。⑤ **横窦** transverse sinus，成对，位于小脑幕后外侧缘附着处的枕骨横沟内，连于窦汇与乙状窦之间。⑥ **乙状窦** sigmoid sinus，成对，位于乙状窦沟内，是横窦的延续，向前内于颈静脉孔处出颅续为颈内静脉。⑦ **海绵窦** cavernous sinus，位于蝶鞍两侧，为硬脑膜两层间的不规则腔隙，形似海绵，向后外经岩上窦、岩下窦连通横窦、乙状窦或颈内静脉。海绵窦内有颈内动脉和展神经通过，在窦的外侧壁，自上而下有动眼神经、滑车神经、眼神经和上颌神经通过。海绵窦前方借眼静脉与面静脉相交通，故面部感染可蔓延至海绵窦，引起海绵窦炎和血栓形成，累及经过海绵窦的神经，出现相应的症状。

硬脑膜窦内血液流注关系如下：

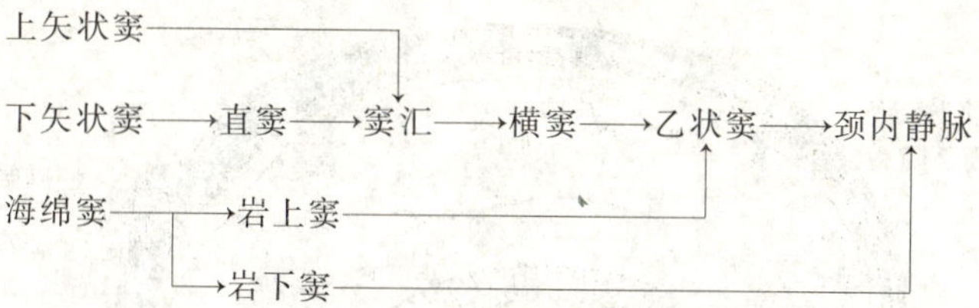

2. **蛛网膜** arachnoid mater　为半透明的薄膜，位于硬膜与软膜之间。脑蛛网膜与脊髓蛛网膜相延续。蛛网膜与软膜之间有较宽阔的间隙，称**蛛网膜下隙** subarachnoid space，两层间有许多结缔组织小梁相连，隙内充满清亮的脑脊液。蛛网膜下隙在某些部位扩大，称**蛛网膜下池** subarachnoid cisterns。在颅腔内有**小脑延髓池** cerebellomedullary cistern，位于小脑与延髓背面之间，临床上可在此处穿刺，抽取脑脊液进行检查；在椎管内有**终池** terminal cistern，是自脊髓下端至第 2 骶椎水平蛛网膜下隙下部的扩大，内有马尾，临床上常在第 3、4 或第 4、5 腰椎间进行腰椎穿刺，可抽取终池内脑脊液或注入药物而不伤及脊髓。脑蛛网膜在上矢状窦等处形成许多菜花状突起，突入硬脑膜静脉窦内，称**蛛网膜粒** arachnoid granulations，脑脊液经蛛网膜粒渗入硬脑膜静脉窦内。

腰椎穿刺术和硬膜外隙穿刺术

腰椎穿刺术是将穿刺针刺入蛛网膜下隙，用于抽取脑脊液进行实验室检查；硬膜外隙穿刺术是通过穿刺将麻醉药物注入硬膜外隙，以麻醉不同平面的脊神经根。

3. **软膜** pia mater　薄而富有血管，紧贴脑和脊髓表面，并延伸至脑和脊髓的沟裂中，按位置分为软脑膜和软脊膜。

在脑室附近，软脑膜及其血管与该部位的室管膜上皮一起突入脑室，形成脉络丛。脉络丛是产生脑脊液的主要结构。

软脊膜在脊髓下端移行为终丝。软脊膜在脊髓两侧脊神经前、后根之间增厚形成齿状韧带。该韧带呈齿状，其尖端附于硬脊膜上。脊髓借齿状韧带和脊神经根固定于椎管内，并浸泡于脑脊液中，齿状韧带还可作为椎管内手术的标志。

（二）脑脊液及其循环

脑脊液 cerebral spinal fluid 是充满脑室、蛛网膜下隙和脊髓中央管的无色透明液体，内含数量较恒定的无机盐离子、葡萄糖、微量蛋白和少量淋巴细胞，在功能上相当于外周组织中的淋巴，对中枢神经系统起缓冲、保护、运送营养、运输代谢产物和调节颅内压等作用。脑脊液总量在成人平均约 150 ml，它处于不断产生、循环和回流的动态平衡中。

脑脊液主要由脑室脉络丛产生。其循环途径是：由侧脑室脉络丛产生的脑脊液经室间孔流至第三脑室，与第三脑室脉络丛产生的脑脊液一起，经中脑水管流入第四脑室，再汇合第四脑室脉络丛产生的脑脊液一起经第四脑室正中孔和两个外侧孔流至脊髓和脑的蛛网膜下隙，最后大部分脑脊液在大脑背面经蛛网膜粒渗透到硬脑膜窦（主要是上矢状窦）内，回流入血液循环中（图 1-10-37）。流注途径如下：

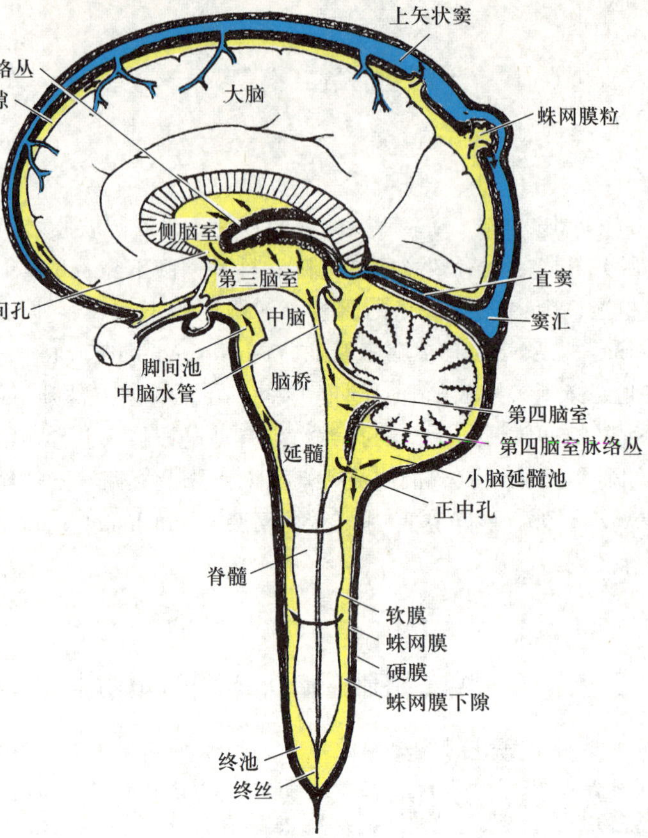

图 1-10-37 脑脊液循环模式图

$$\text{左、右侧脑室}\xrightarrow{\text{室间孔}}\text{第三脑室}\xrightarrow{\text{中脑水管}}\text{第四脑室}\xrightarrow[\text{外侧孔}]{\text{正中孔}}\text{蛛网膜下隙}\xrightarrow{\text{蛛网膜粒}}\text{上矢状窦}$$

先天性脑积水

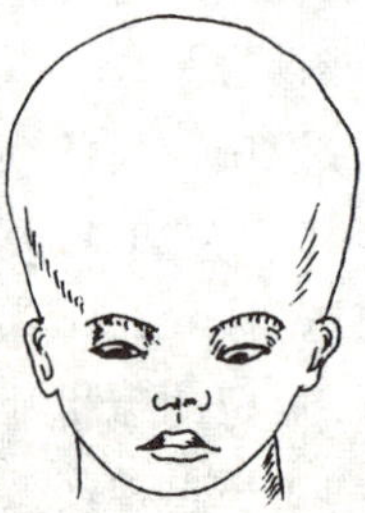

脑积水是指由于脑脊液的产生和吸收平衡障碍而引起的脑室系统扩张。先天性脑积水主要由先天畸形引起，常见原因有中脑水管畸形、小脑扁桃体下疝畸形、第四脑室正中及侧孔先天性闭锁等。2岁前婴儿表现为头颅进行性增大，前囟扩大膨隆，骨缝分离，头皮静脉怒张，眼球下移，巩膜外露，出现所谓“落日征”。

若在脑脊液循环途径中发生阻塞，可导致脑积水和颅内压增高，使脑组织受压移位，甚至形成脑疝而危及生命。

（三）脑和脊髓的血管

1. 脊髓的血管

（1）脊髓的动脉：有两个来源，即椎动脉和节段性动脉（图 1-10-38）。椎动脉起自锁骨下动脉第 1 段，穿第 6 至第 1 颈椎横突孔，经枕骨大孔进入颅腔，发出**脊髓前动脉**和**脊髓后动脉**，沿脊髓下行。在下行过程中，不断得到节段性动脉分支的补充，共同营养脊髓。① 脊髓前动脉：左、右两支在延髓腹侧合成一干，沿前正中裂下行至脊髓末端，供应脊髓前 3/4。② 脊髓后动脉：由椎动脉发出后，沿脊髓后外侧下行至脊髓末端，供应脊髓后 1/4。③ 节段性动脉：为颈升动脉、肋间后动脉、腰动脉等在不同节段发出的脊髓支，经相应的椎间孔进入椎管，与脊髓前、后动脉吻合，以营养脊髓。有些脊髓节段（如胸 4 和腰 1 节段）由于动脉之间吻合不够充分，形成血液供应的薄弱区，较易发生缺血性损害。

（2）脊髓的静脉：较动脉多而粗，收集脊髓内的小静脉，最后汇集成脊髓前、后静脉，通过前、后根静脉注入硬膜外隙的椎内静脉丛，再转入椎管外的静脉，最后返回心。

2. **脑的血管**

（1）脑的动脉：主要来源于颈内动脉和椎动脉（图 1-10-39~图 1-10-41）。以顶枕沟为界，大脑半球的前 2/3 和部分间脑由颈内动脉分支供应，大脑半球后 1/3 及部分间脑、脑干和小脑由椎动脉供应。

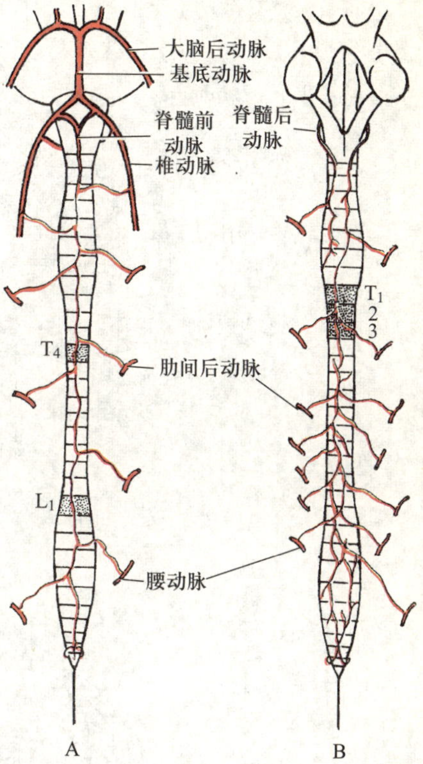

图 1-10-38 脊髓的动脉

A. 前面；B. 后面

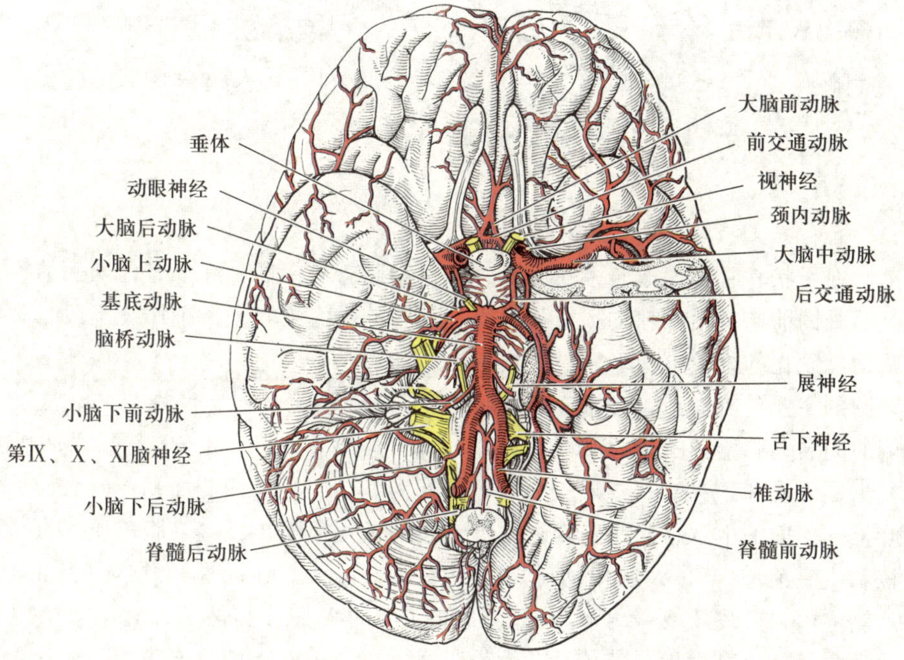

图 1-10-39 脑底的动脉

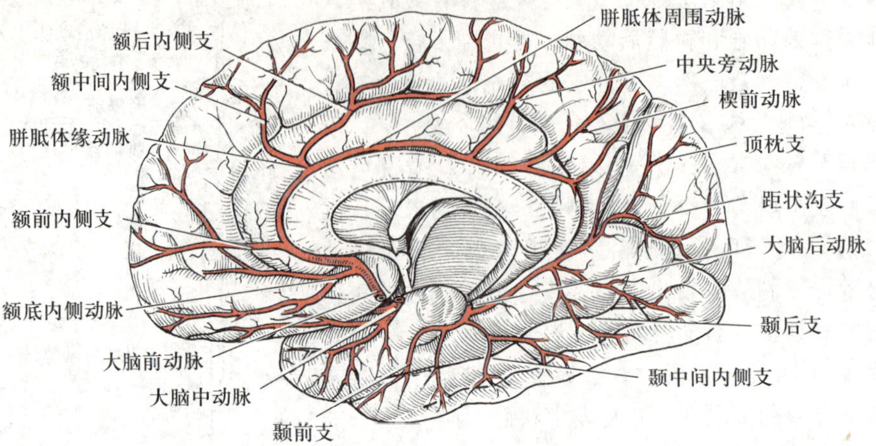

图 1-10-40 大脑半球内侧面动脉分布

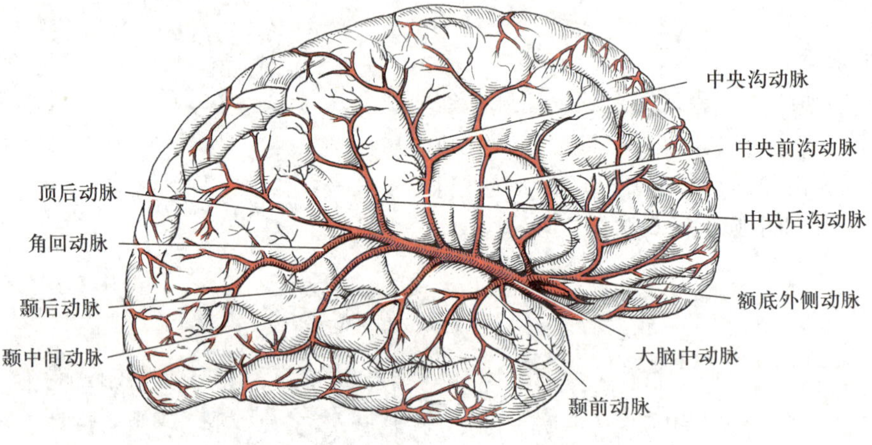

图 1-10-41 大脑半球外侧面动脉分布

颈内动脉在甲状软骨平面起自颈总动脉，经颈动脉管入颅后，在蝶骨体两侧前行，穿过海绵窦，行至蝶骨的前床突内侧弯向后上而分支。颈内动脉海绵窦段和前床突上段，临床上称**虹吸部**，是脑动脉硬化的好发部位。

颈内动脉的主要分支有：① **大脑前动脉** anterior cerebral artery，经视交叉上方进入大脑纵裂，与对侧的同名动脉借**前交通动脉** anterior communicating artery 相连，然后沿胼胝体沟向后行，沿途发出皮质支和中央支。皮质支分布于顶枕沟以前的半球内侧面、额叶底面的一部分和额、顶两叶上外侧面的上部；中央支自大脑前动脉的近侧段发出，穿入脑髓质，供应尾状核前部、豆状核和内囊前肢。② **大脑中动脉** middle cerebral artery，可视为颈内动脉的直接延续，向外进入外侧沟内，其皮质支营养大脑半球上外侧面的大部分和岛叶，其中包括躯体运动中枢、躯体感觉中枢和语言中枢。若该动脉发生阻塞，将出现严重的功能障碍。大脑中动脉发出一些细小的中央支，垂直向上进入脑实质，营养尾状核、豆状核、内囊膝和后肢的前部（图

1-10-42）。这些动脉在高血压动脉硬化时容易破裂出血，出现严重的功能障碍，故又名“出血动脉”。③ **后交通动脉** posterior communicating artery，在视束下面行向后，与大脑后动脉吻合，是颈内动脉系与椎-基底动脉系的吻合支。④ **脉络膜前动脉** anterior choroidea artery，沿视束下面向后，进入侧脑室下脚，参与侧脑室脉络丛的形成。沿途发出分支供应外侧膝状体、内囊后肢的后下部、大脑脚底的中 1/3 及苍白球等结构。此动脉细小且行程又长，易被血栓阻塞。⑤ **眼动脉**，是颈内动脉出海绵窦时发出的，经视神经管入眶。

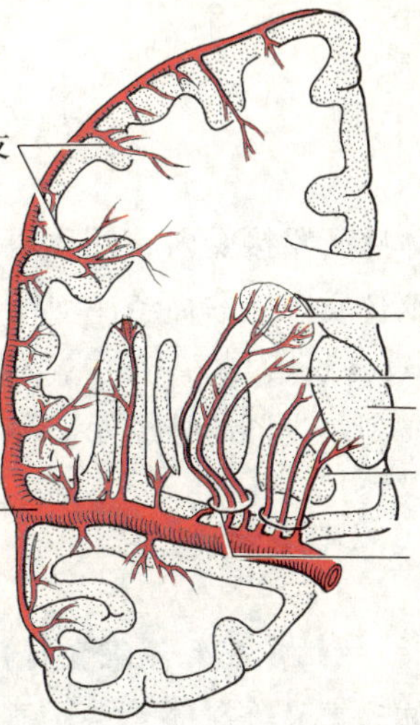

图 1-10-42　大脑中动脉的中央支和皮质支

椎动脉入颅后，左、右两支逐渐靠拢，在脑桥与延髓交界处合成一条**基底动脉** basilar artery，后者沿脑桥腹侧的基底沟上行，至脑桥上缘分为左、右大脑后动脉两大终支。椎-基底动脉的主要分支有：① 脊髓前、后动脉，分别沿脊髓的腹侧和背侧下降。② **大脑后动脉** posterior cerebral artery，是基底动脉的终末分支，绕大脑脚向后，至颞叶和枕叶内侧面。其皮质支分布于颞叶的内侧面和底面及枕叶，中央支供应背侧丘脑、内外侧膝状体、下丘脑和底丘脑等。

大脑动脉环 cerebral arterial circle（Willis 环）位于脑底下方、蝶鞍上方，由两侧大脑前动脉起始段、颈内动脉末端及大脑后动脉借前、后交通动脉共同围成，环绕在视交叉、灰结节及乳头体周围。在正常情况下大脑动脉环两侧的血液各自流动，不相混合，只有当某一处发育不良或被阻断时，才能通过大脑动脉环使血液重新分配和代偿，以维持脑的血液供应。

脑血液供应特点

脑结构复杂，功能重要，新陈代谢旺盛，对血液的需求量很大。脑平均重量不到全身体重的 3%，但其血流量和氧耗量却占全身血流量和氧耗量的 20%，因此，脑细胞对缺血、缺氧非常敏感。脑血流阻断 5 s 即可引起意识丧失，阻断 5 min 可导致细胞不可逆损害。

（2）脑的静脉：不与动脉伴行，可分为浅、深静脉，最后都注入硬脑膜静脉窦。① 浅静脉：在大脑表面，主要有大脑上静脉、大脑中静脉和大脑下静脉。管壁较薄，无瓣膜和平滑肌。3 条静脉相互吻合成网，分别注入上矢状窦、海绵窦和横窦等。② 深静脉：收集大脑髓质、基底核、间脑和脑室脉络丛的静脉血，注入大脑大静脉，再注入直窦。

第三节 中枢神经的传导通路

人体感受器接受内、外环境的各种刺激，产生神经冲动经传入神经元传至中枢，产生感觉，大脑皮质产生的神经冲动经传出神经传至效应器，神经冲动所经过的一系列神经元称**传导通路** nervous pathways。其中，从感受器到大脑皮质的神经元链称**感觉**（上行）**传导通路**，从大脑皮质到效应器的神经元链称**运动**（下行）**传导通路**。

一、感觉传导通路

（一）本体感觉和精细触觉传导通路

本体感觉又称深部感觉，是指肌、腱、关节等运动器官本身的位置觉、运动觉和振动觉，皮肤的精细触觉是指辨别两点间距离和感受物体纹理粗细的感觉。两者传导通路相同，由三级神经元组成（图 1-10-43）。

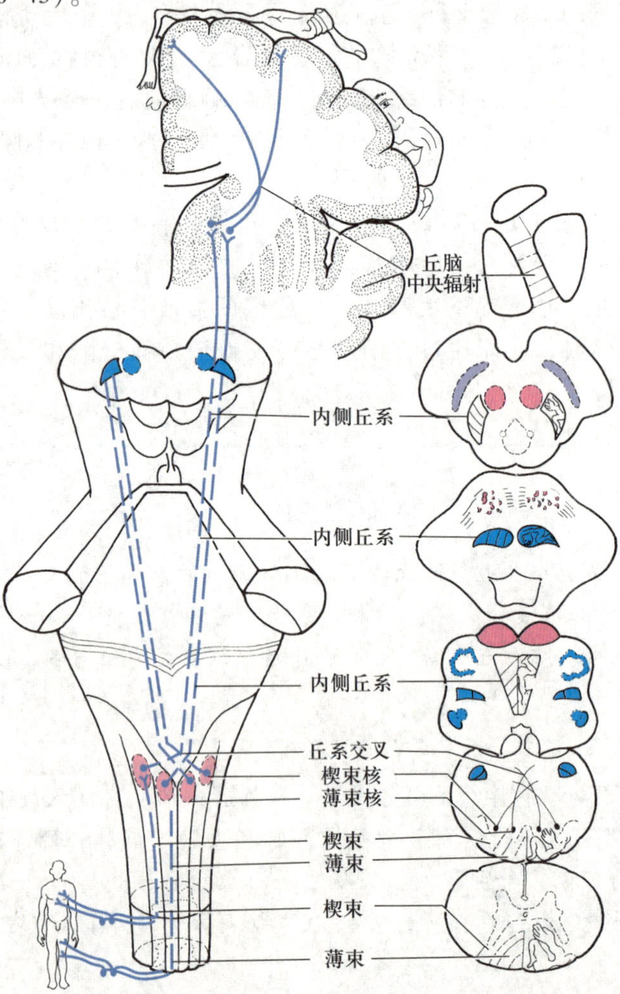

图 1-10-43 本体感觉和精细触觉传导通路

第一级神经元是脊神经节内的大型假单极神经元，其周围突构成脊神经的感觉纤维，分布于躯干、四肢的肌、腱、关节和皮肤的感受器，中枢突经后根内侧部进入脊髓后索，在后索内上升。其中，来自第5胸节以下的纤维形成薄束，来自第4胸节以上的纤维形成楔束。薄束和楔束的纤维至延髓后分别终止于薄束核与楔束核。

第二级神经元是薄束核与楔束核的神经元，其发出纤维行向腹侧，左右交叉形成内侧丘系交叉。交叉后的纤维转向上行于锥体背侧中线的两侧，即内侧丘系，向上经脑桥、中脑，最后终止于丘脑腹后外侧核。

第三级神经元是丘脑腹后外侧核的神经元，其发出的第三级纤维组成丘脑中央辐射，经内囊后肢投射到中央后回上2/3和中央旁小叶后半的皮质。

该传导通路遭破坏性损伤后，本体感觉及精细触觉丧失或减退。

（二）痛觉、温度觉和粗触觉传导通路

痛觉、温度觉和粗触觉传导通路又称**浅感觉传导通路**，传导皮肤黏膜的痛觉、温度觉和粗略触觉。该传导通路也由三级神经元组成（图1-10-44），躯干四肢和头面部传导通路有所不同。

1. **躯干四肢痛觉、温度觉和粗触觉传导通路** 第一级神经元是脊神经节内的小型和中型假单极神经元。周围突构成脊神经内的感觉纤维，分布到躯干和四肢的皮肤；中枢突通过后根的外侧部进入脊髓后外侧索，上升1~2脊髓节，然后进入灰质。

第二级神经元，胞体主要位于脊髓后角的固有核。其传出纤维在同节段内行向腹侧，经灰质和白质前连合交叉至对侧脊髓外侧索和前索，再转行向上，形成脊髓丘脑束，最后终于丘脑腹后外侧核。

第三级神经元胞体位于丘脑腹后外侧核，由该核发出的第三级纤维参与组成丘脑中央辐射，经内囊后肢上行，投射到中央后回的上2/3区和中央旁小叶后部。

2. **头面部痛觉、温度觉和触觉传导通路** 第一级神经元是位于三叉神经节内的假单极神经元，其周围突随三叉神经的分支分布于面部，中枢突构成三叉神经感觉根进入脑桥，传导触觉与压觉的纤维止于三叉神经脑桥核，传导痛觉、温度觉的纤维止于三叉神经脊束核。

第二级神经元胞体在脑桥核和脊束核内，发出的第二级纤维交叉至对侧组成三叉丘系，在内侧丘系背侧上升至丘脑，止于丘脑腹后内侧核。

第三级神经元胞体位于丘脑腹后内侧核，发出的第三级纤维经内囊后肢，投射到中央后回的下1/3区。

（三）视觉传导通路和瞳孔对光反射通路

1. **视觉传导通路** 也由三级神经元组成。第一级神经元为视网膜上的双极细胞，其周围突与视网膜最外层的视锥细胞和视杆细胞形成突触，中枢突与内层的节细胞形成突触。

第二级神经元是节细胞，其轴突在视神经盘（视乳头）处集合成视神经，左、右视神经穿视神经管入颅后形成视交叉，向后延为视束，视束向后绕大脑脚终于外侧膝状体。视交叉为不完全交叉：来自两眼视网膜鼻侧半的纤维交叉，交叉后加入对侧视束；来自视网膜颞侧半的纤维不交叉，走在同侧视束内。因此，每侧视束内含有同侧眼视网膜的颞侧半纤维和对侧眼视网膜的鼻侧半纤维。

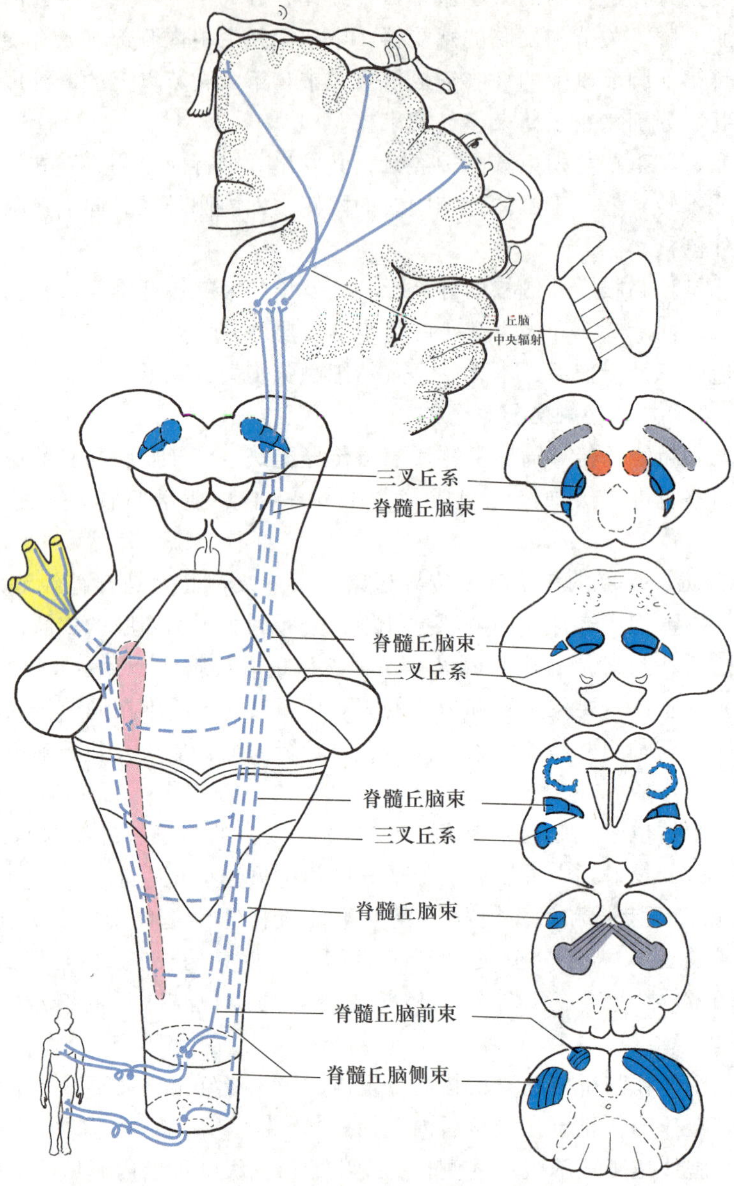

图 1-10-44　痛觉、温度觉和粗触觉传导通路

第三级神经元的胞体在外侧膝状体内，由外侧膝状体发出的第三级纤维组成视辐射，经内囊后肢投射到大脑皮质距状沟两侧的视区。

视觉传导通路上不同部位受损可引起不同的视野缺损（图 1-10-45）：A 一侧视神经损伤，可引起该侧视野全盲；B 视交叉中央部损伤（如垂体瘤压迫），可引起双眼视野颞侧偏盲；C 一侧视交叉外侧部的未交叉纤维损伤，可出现患侧视野鼻侧偏盲；D 一侧视束以后部位（视辐射、视觉中枢）损伤，可引起双眼对侧视野同向性偏盲（患侧视野鼻侧偏盲和健侧视野颞侧偏盲）。

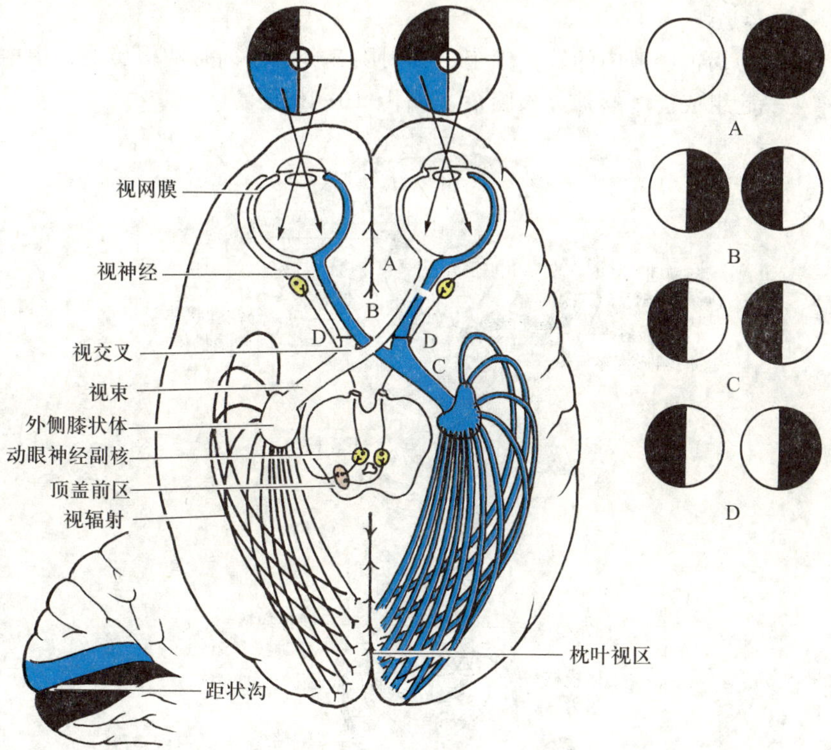

图 1-10-45 视觉传导通路及瞳孔对光反射途径

视 野

视野是指眼球向前平视时所能看到的空间范围。由于眼球屈光装置对光线的折射作用，鼻侧半视野的物像投射到颞侧半视网膜，颞侧半视野的物像投射到鼻侧半视网膜，上半视野的物像投射到下半视网膜，下半视野的物像投射到上半视网膜。

2. **瞳孔对光反射通路** 光照一侧瞳孔引起两眼瞳孔缩小的反射称瞳孔对光反射。该反射是在视觉传导通路的基础上，与动眼神经副核发生联系而完成的。其过程为：光线刺激视网膜细胞，经视神经、视交叉到视束，视束的一部分纤维经上丘臂至顶盖前区，与顶盖前区的细胞形成突触。顶盖前区为对光反射中枢，发出的纤维与两侧动眼神经副核联系。动眼神经副核发出的副交感节前纤维经动眼神经至睫状神经节，自节发出的副交感节后纤维分布于瞳孔括约肌，使瞳孔缩小，借此完成瞳孔对光反射。

一侧视神经损伤时，传入信息中断，光照患侧眼时，两侧瞳孔均不缩小，但光照健侧眼时，两侧眼的瞳孔都缩小，即患侧直接对光反射消失，间接对光反射存在。一侧动眼神经损伤时，由于反射途径的传出部分中断，无论光照哪一侧眼球，患侧眼的瞳孔都无反应，即患侧直接及间接对光反射均消失（图 1-10-45）。

（四）听觉传导通路

第一级神经元为蜗神经节内的双极细胞，其周围突分布于内耳的螺旋器，中枢突组成蜗神经，与前庭神经一起组成前庭蜗神经入脑桥（图 1-10-46）。

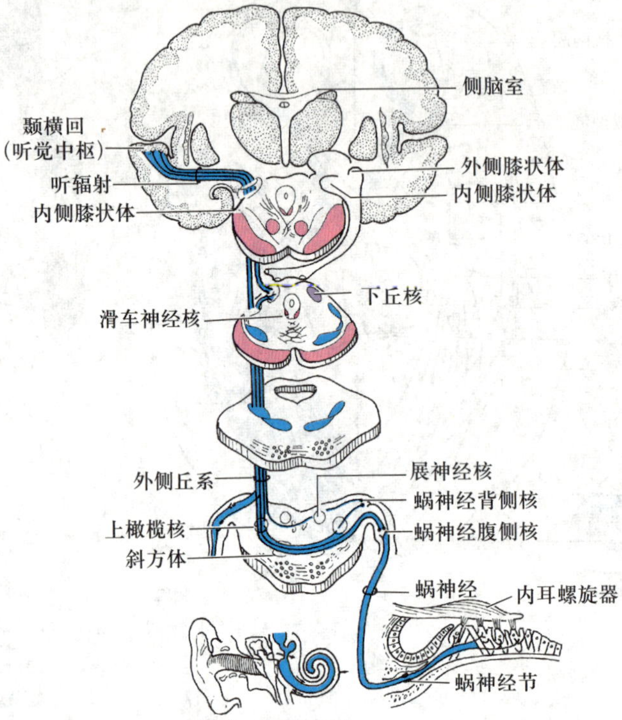

图 1-10-46 听觉传导通路

第二级神经元是蜗神经腹侧、背侧核。由两核发出纤维，在脑桥内经交叉形成斜方体，然后折返上行形成外侧丘系；另一部分不交叉的纤维加入同侧外侧丘系上行，大部分纤维先止于下丘，换神经元后经下丘臂终于内侧膝状体。

第三级神经元是内侧膝状体的细胞。发出的纤维组成听辐射，经内囊后肢止于大脑皮质颞横回。听觉的反射中枢在下丘，下丘发出的纤维至上丘和内侧膝状体。上丘发出纤维组成顶盖脊髓束，直接或间接终于脊髓前角运动细胞，完成听觉反射。

由于听觉传导通路第二级神经元发出的纤维经双侧外侧丘系传导，所以一侧外侧丘系、听辐射或听区损伤时，不致产生明显的听觉障碍。

二、运动传导通路

（一）锥体系

锥体系 pyramidal system 主要管理骨骼肌的随意运动。锥体系由两级神经元组成，第一级神经元胞体位于大脑皮质中央前回和中央旁小叶前部，称**上运动神经元**，其轴突组成皮质核束和皮质脊髓束；第二级神经元是脑干的躯体运动核或脊髓前角运动细胞，称**下运动神经元**，其轴突分别组成脑、脊神经的运动纤维，支配骨骼肌。

1. **皮质核束** corticonuclear tract（图 1-10-47） 纤维由中央前回下 1/3 的锥体细胞发出，经内囊膝下行至中脑的大脑脚底，继续下行过程中，大部分纤维陆续离开该束，分别终止于两侧的脑神经运动核，但面神经核的下半（分布到眼裂以下的面肌）和舌下神经核仅接受对侧的皮质核束支配。故一侧的皮质核束受损伤时，受两侧皮质核束支配的脑神经运动核和面神经核上半的支配区域不受影响，而对侧面神经核下半和舌下神经核的支配区出现临床症状，表现为对侧眼裂以下的面肌和对侧舌肌瘫痪，即对侧鼻唇沟消失，口角下垂，不能吹口哨、鼓腮、露齿等，伸舌时舌尖偏向对侧但舌肌不发生萎缩。

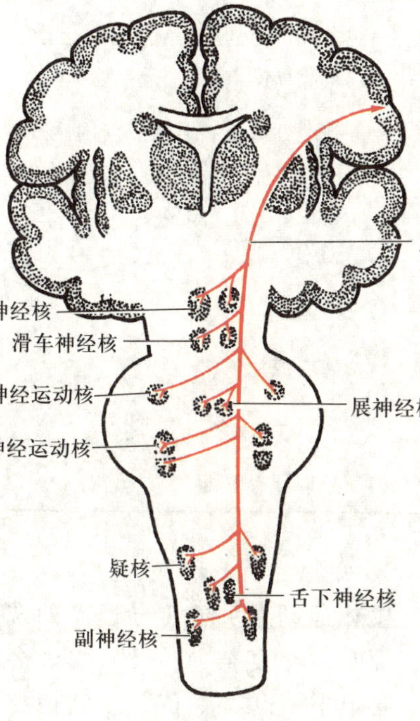

图 1-10-47 皮质核束

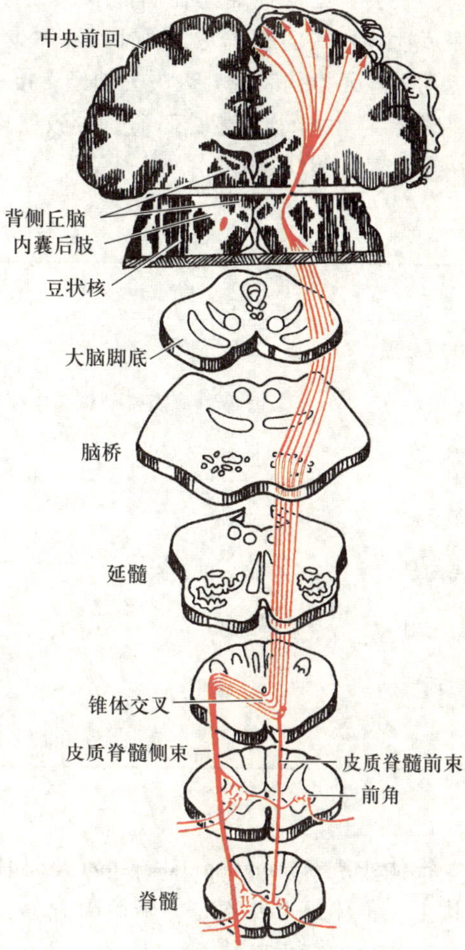

图 1-10-48 皮质脊髓束

2. **皮质脊髓束** 纤维由中央前回上 2/3 部和中央旁小叶前部锥体细胞发出（图 1-10-48），经内囊后肢下行，至中脑的大脑脚底，然后经脑桥基底部至延髓锥体，在锥体下端，约 80%的纤维左右交叉，形成锥体交叉。交叉后的纤维继续在对侧脊髓外侧索内下行，形成皮质脊髓侧束。此束纤维在下行过程中逐节止于同侧前角运动细胞，支配四肢肌。小部分在延髓锥体未交叉的纤维在同侧脊髓前索内下行，形成皮质脊髓前束。该束仅达胸节，并经白质前连合逐节交叉至对侧，止于前角运动细胞，支配躯干和四肢骨骼肌的运动。皮质脊髓前束中有一部分纤维始终不交叉而止于同侧前角运动细胞，支配躯干肌。所以，躯干肌是受两侧大脑皮质支配的。一侧皮质脊髓束在锥体交叉前受损，主要引起对侧肢体瘫痪，而躯干肌的瘫痪不明显。

锥体系的任何部位损伤都可引起随意运动障碍，出现肢体瘫痪。上运动神经元损伤后由于丧失了上运动神经元对下运动神经元的抑制，表现为肌张力增高，随意运动障碍，呈痉挛性瘫痪（硬瘫）。因肌肉尚有脊髓前角运动细胞发出的神经支配，所以无营养障碍，肌不萎缩。深反射因失去上运动神经元控制而表现亢进，因锥体束的完整性破坏，浅反射（如腹壁反射、提睾反射等）减弱或消失，同时因锥体束的功能受到破坏，出现病理反射（如 Babinski 征）。下运动神经元损伤表现为因失去神经直接支配所致的肌张力降低，随意运动障碍，瘫痪呈弛缓性（软瘫）。由于神经营养障碍，导致肌肉萎缩，因所有反射弧中断，造成浅、深反射消失，无病理反射（表 1-10-2）。

表 1-10-2 上、下运动神经元损伤后的临床表现比较

症状与体征	上运动神经元损伤	下运动神经元损伤
瘫痪范围	常较广泛	常较局限
瘫痪特点	痉挛性瘫痪（硬瘫、中枢性瘫）	弛缓性瘫痪（软瘫、周围性瘫）
肌张力	增高	减低
深反射	亢进	消失
浅反射	减弱或消失	消失
腱反射	亢进	减弱或消失
病理反射	有（+）	无（-）
肌萎缩	早期无，晚期为失用性萎缩	早期即有萎缩

（二）锥体外系

锥体外系 extrapyramidal system 是锥体系以外、与躯体运动有关的传导通路的统称。在结构上，锥体外系并不是一个简单独立的结构系统，而是一个复杂的涉及脑内许多结构的功能系统，包括大脑皮质、背侧丘脑、苍白球、壳、尾状核、黑质、红核、脑桥核、前庭神经核、小脑、脑干的某些网状核以及它们的联络纤维等，这些结构共同组成复杂的多级神经元链。

1. **皮质-纹状体系** 从大脑皮质额叶、顶叶等皮质发出纤维直接或间接通过背侧丘脑止于尾状核和壳，在此换神经元后止于苍白球。苍白球发出的传出纤维穿过内囊，止于背侧丘脑的腹前核和腹中间核。这两个核发出纤维再投射到大脑额叶等。这一环路对发出锥体束的大脑皮质躯体运动区有重要的反馈调节作用。

另外，黑质和纹状体间还有往返的纤维联系形成环路。黑质合成多巴胺递质，向尾状核与壳输送。当黑质变性后，纹状体内的多巴胺含量降低，与震颤麻痹（Parkinson 病）的发生有关。

2. **皮质-脑桥-小脑系**　皮质脑桥束分两路下行（图 1-10-49）。由大脑皮质额叶起始的纤维组成额桥束，经内囊前脚、大脑脚底内侧下行；由顶、枕、颞叶起始的纤维组成枕颞桥束，经内囊后脚、大脑脚底外侧下行。两束均进入脑桥，终止于同侧的脑桥核。由脑桥核发出的纤维，交叉组成对侧的小脑中脚，止于新小脑皮质。新小脑皮质发出纤维终于齿状核，后者的传出纤维组成小脑上脚，在中脑左右交叉后止于对侧的红核和背侧丘脑的腹前核与腹中间核。由红核发出的纤维左右交叉后组成红核脊髓束下行，止于脊髓前角运动细胞，下达神经冲动至骨骼肌。由背侧丘脑腹前核和腹中间核发出的纤维至大脑皮质运动区，形成皮质-脑桥-小脑-皮质环路，小脑借此对大脑皮质发出的冲动进行反馈调节。

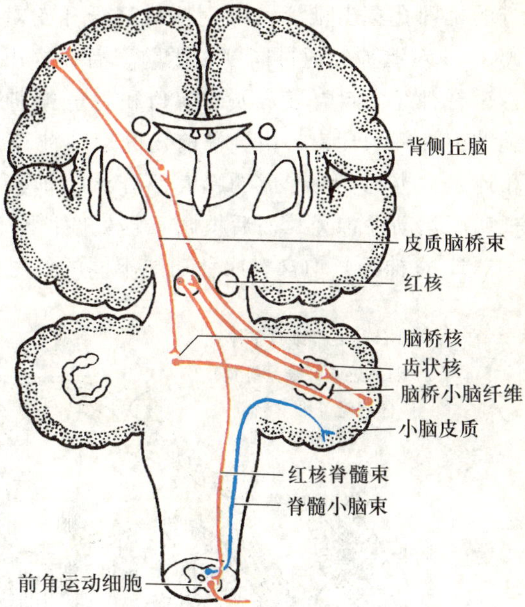

图 1-10-49　锥体外系（皮质-脑桥-小脑系）

锥体外系的主要功能是调节肌紧张、协调肌的活动、维持和调整体态姿势、进行习惯性和节律性动作等。锥体系和锥体外系的活动是协调一致的。锥体系所执行的随意、准确、精巧的运动是在锥体外系保持稳定的姿势和适宜张力的基础上完成的。在损伤的表现上，锥体系以大脑功能障碍为主，而锥体外系则以纹状体和小脑症状为主。

（范　真　付广权）

第四节　周围神经系统

周围神经系统 peripheral nervous system 是指来自脑或脊髓的神经，主要包括神经和神经节。它的一端与脑或脊髓相连，另一端借各种末梢装置连接机体各器官、系统。通常根据它与中枢神经的连接部位和分布范围的差异，将周围神经系统分为三部分：由脊髓发出的脊神经（主要分布于躯干和四肢）、由脑发出的脑神经（主要分布于头面部）以及随脑神经和脊神经而出入脑和脊髓的内脏神经（主要分布于内脏、心血管和腺体）。

一、脊神经

脊神经 spinal nerves 发自椎管内的脊髓，共 31 对。每对脊神经连于对应的一个脊髓节段，它包括 8 对**颈神经** cervical nerves、12 对**胸神经** thoracic nerves、5 对**腰神经** lumbar nerves、5 对

骶神经 sacral nerves 和 1 对**尾神经** coccygeal nerve。第 1 对颈神经干在寰椎与枕骨之间穿出椎管，第 2~7 对颈神经干在同序数颈椎上方的椎间孔穿出椎管，第 8 对颈神经干在第 7 颈椎下方的椎间孔穿出椎管，12 对胸神经干和 5 对腰神经干都在同序数椎骨下方的椎间孔穿出椎管，第 1~4 对骶神经通过同序数骶前、后孔穿出椎管，第 5 对骶神经和尾神经由骶管裂孔穿出。

脊神经由自脊髓灰质的前角和后角分别发出的前根和后根在椎间孔处汇合形成。前根在脊髓的前外侧沟穿出，由脊髓前角的运动神经元发出的轴突组成；后根较粗，与脊髓的后外侧沟相连，在椎间孔处形成的膨大部分称**脊神经节** spinal ganglion，其内含有感觉神经元胞体。前根属于运动性神经，而后根属于感觉性神经，所以，每一典型的脊神经都是混合性神经。

1. **脊神经** 均含有四种功能不同的纤维成分（图 1-10-50）。

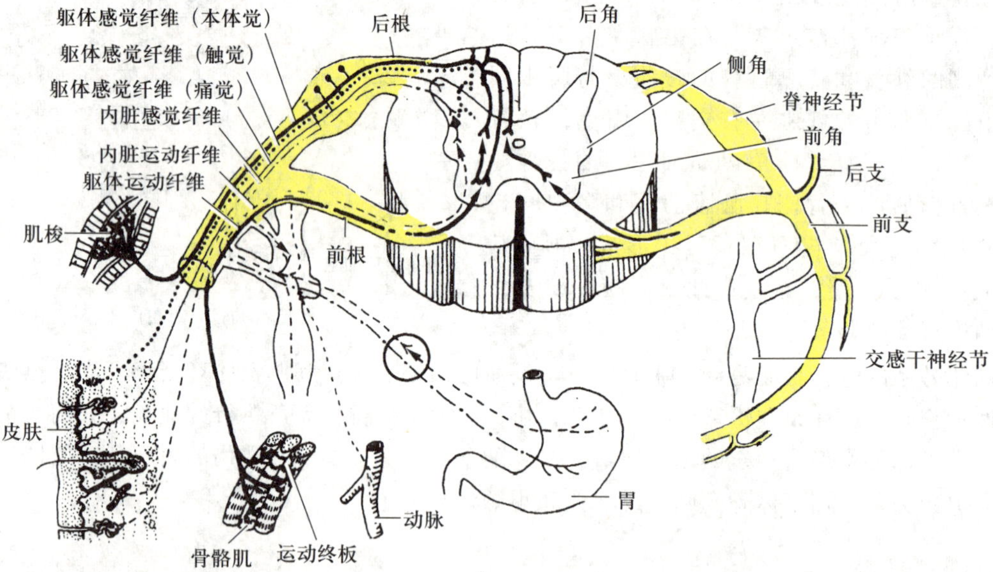

图 1-10-50 脊神经的组成和分布

（1）躯体感觉纤维：分布于皮肤、骨骼肌、肌腱和关节，将浅、深感觉感受器产生的神经冲动经脊神经节传入感觉中枢。

（2）内脏感觉纤维：分布于内脏、心血管和腺体，将来自这些结构感受器产生的感觉神经冲动经脊神经节传导至感觉中枢。

（3）躯体运动纤维：发自脊髓前角的运动神经元，支配骨骼肌的运动。

（4）内脏运动纤维：来自交感神经或副交感神经的低级中枢，支配平滑肌、心肌的运动，并控制腺体的分泌。

2. **脊神经的分支**

（1）脊膜支：极为细小，经椎间孔返回椎管，为感觉性神经，分布于脊髓被膜、椎间盘和韧带等。

（2）交通支：是连于脊神经前支与交感干神经节之间的细支，即来自脊神经到达交感干的白交通支和发自交感干连于脊神经的灰交通支。

（3）脊神经后支：多数较为细短，大部分向后穿经相邻椎骨横突之间（骶部神经出骶后孔），分布于项、背、腰骶部的深层肌和枕、项、背、腰、臀部的皮肤，其配布有明显的节段性。其中第 2 对颈神经后支的内侧皮支较为粗大，称枕大神经，分布于枕项部的皮肤；第 1~3 对腰神经后支的外侧皮支称臀上皮神经，分布于臀上区的皮肤；第 1~3 对骶神经后支的外侧皮支称臀中皮神经，分布于臀中区的皮肤。

（4）脊神经前支：最为粗大，相当于脊神经主干的延续，分布于躯干前外侧和四肢的肌肉与皮肤。除第 2~11 对胸神经前支仍保持明显的节段性分布外，其余脊神经前支均互相交织成脊神经丛，再由神经丛发出分支分布于相应的区域。依据各神经丛所在的部位不同，脊神经的前支可以形成颈丛、臂丛、腰丛和骶丛四个脊神经丛。

（一）颈丛

1. 组成和位置　颈丛 cervical plexus 由第 1~4 颈神经的前支组成，位于胸锁乳突肌上部的深面，中斜角肌和肩胛提肌的前方。

2. 主要分支　颈丛的浅支（又称为皮支）（图 1-10-51）在胸锁乳突肌后缘中点附近相对集中穿出深筋膜，呈放射状行向各方，分布于颈部侧面皮肤；颈丛的深支主要支配颈部深层肌、舌骨下肌群和膈等。

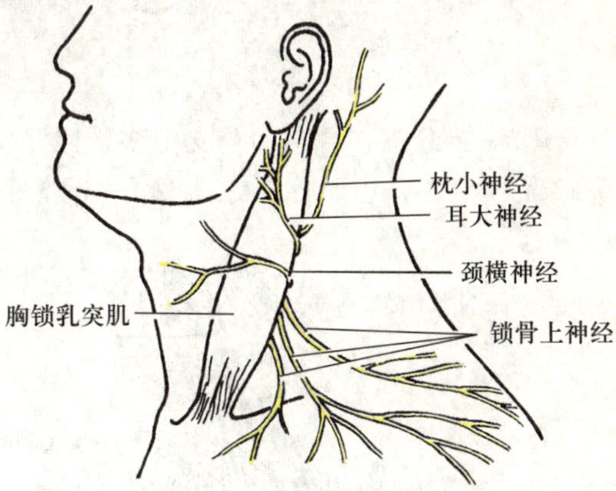

图 1-10-51　颈丛的皮支分布

颈丛的主要分支有：

（1）**枕小神经** lesser occipital nerve（C_2）：沿胸锁乳突肌后缘斜向上方行走，分布于枕部及耳郭背面上部的皮肤。

（2）**耳大神经** great auricular nerve（$C_{2、3}$）：自穿出点斜向前上方，越过胸锁乳突肌的表面，此神经主干部分行程表浅并且较为粗长，分支分布于耳郭及其附近的皮肤。

（3）**颈横神经** transverse nerve of neck（$C_{2、3}$）：向前内侧横越胸锁乳突肌的表面，分布于颈前部的皮肤。

（4）**锁骨上神经** supraclavicular nerves（$C_{3、4}$）：行向外下方，一般有 2~4 支，分布于颈下部外侧面、肩部和胸壁上部的皮肤。

（5）**膈神经** phrenic nerve（$C_{3\sim5}$）（图 1-10-52）：为混合性神经，主要起自第 4 颈神经，也常接受第 3 和第 5 颈神经的小支。膈神经从前斜角肌上端浅出后沿其表面向内下行走，穿行于锁骨下动、静脉之间，经胸廓上口进入胸腔，在肺根前方沿心包外侧下降至膈的中心腱附近分支入膈。膈神经的运动纤维支配膈肌的运动，感觉纤维分布于胸膜、心包及膈下面中央部腹膜。通常认为右膈神经感觉纤维还可以分布到肝、胆囊和肝外胆管等处的腹膜。

（二）臂丛

1. 组成和位置　臂丛 brachial plexus（图 1-10-53）由第 5~8 颈神经前支和第 1 胸神经前支的大部分组成。组成臂丛的神经根先合成上、中、下 3 个干，在腋腔内围绕腋动脉分别形成外侧束、内侧束和后束。在锁骨下动脉后上方，臂丛的主干部分由内上向外下方斜行，在前斜角肌后缘穿出，经锁骨中点附近的后方进入腋腔。臂丛的分支在锁骨中点的后侧附近相对集中，位置表浅，可以触及。

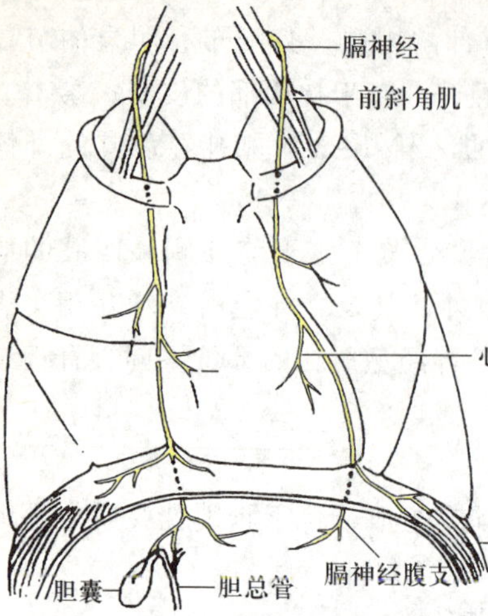

图 1-10-52 膈神经

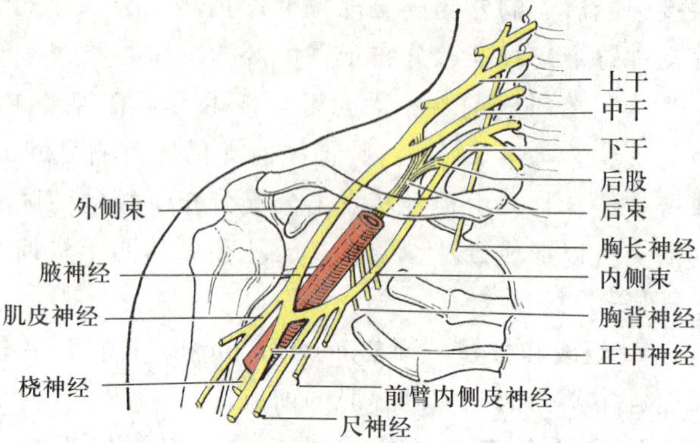

图 1-10-53 臂丛的组成

2. **主要分支** 臂丛的分支很多，除了一些小的分支（如肩胛上神经、胸内侧神经和胸外侧神经等）外，主要分支有（图 1-10-54，图 1-10-55）：

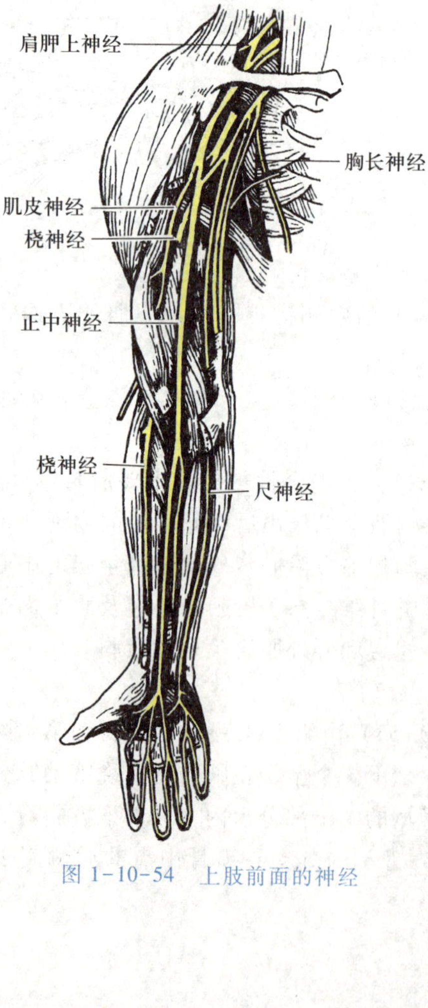

图 1-10-54 上肢前面的神经

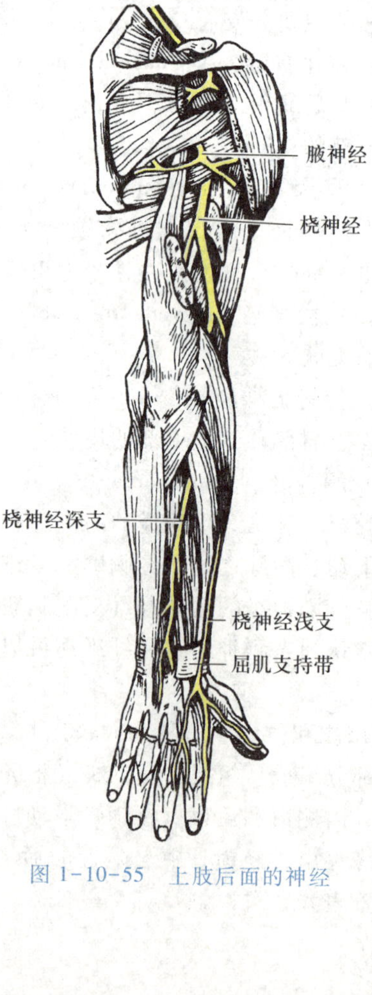

图 1-10-55 上肢后面的神经

(1) **胸长神经** long thoracic nerve ($C_{5\sim7}$)：沿前锯肌表面伴随胸外侧动脉下降，支配前锯肌和乳房。此神经受到损伤时，可导致前锯肌瘫痪，出现“翼状肩”。

(2) **胸背神经** thoracodorsal nerve ($C_{6\sim8}$)：沿肩胛骨外侧缘伴同名血管下降，支配背阔肌。

(3) **肌皮神经** musculocutaneous nerve ($C_{5\sim7}$)：发自外侧束，向外下方穿过喙肱肌，在肱肌与肱二头肌之间下降，沿途分支支配上述三肌。在肘关节的稍上方，肌皮神经的终支在肱二头肌肌腱外侧穿出深筋膜，延续为**前臂外侧皮神经**，在前臂外侧到达腕部，分支分布于前臂外侧的皮肤。

(4) **正中神经** median nerve ($C_6\sim T_1$)：由来自臂丛的外侧束和内侧束的两个根合并而成，两根呈锐角夹抱腋动脉的下部，向下沿肱二头肌内侧沟伴肱动脉下降至肘窝，穿经旋前圆肌，在前臂正中部于指浅、深屈肌之间下行抵达腕部，穿桡侧腕屈肌肌腱和掌长肌肌腱之间进入腕管，行于掌腱膜深面到达手掌，发出进入鱼际的正中神经掌支（返支）和 3 个**指掌侧总神经**（图 1-10-56）。指掌侧总神经又各自分为两支**指掌侧固有神经**，分支分布于第 1~4 指的相对缘。

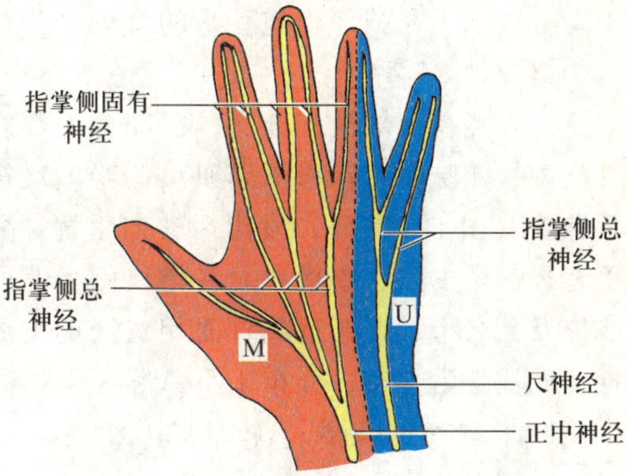

图 1-10-56 手掌侧的神经及其分布

M：正中神经；U：尺神经

正中神经在上臂一般没有分支；在肘部和前臂部发出肌支，支配除肱桡肌、尺侧腕屈肌和指深屈肌尺侧半以外的前臂所有屈肌；在手掌近侧部发一短粗的肌支（即正中神经返支），行于桡动脉掌浅支的外侧并进入鱼际，支配除拇收肌以外的鱼际肌；在手掌发出数支指掌侧总神经，支配第 1、2 蚓状肌及掌心、鱼际、桡侧三个半指的掌面及其中节和远节指背的皮肤。

正中神经损伤的表现

正中神经损伤易发生于前臂和腕部，其运动障碍表现为前臂不能旋前，屈腕和腕外展力减弱，拇指、示指不能屈曲，拇指不能对掌，鱼际萎缩，手掌变平坦，称为“猿手”（图 1-10-57A）。在手掌的鱼际附近手术时，若损伤正中神经返支，拇指便失去对掌功能。其感觉障碍在拇指、食指和中指的远节表现最为显著。

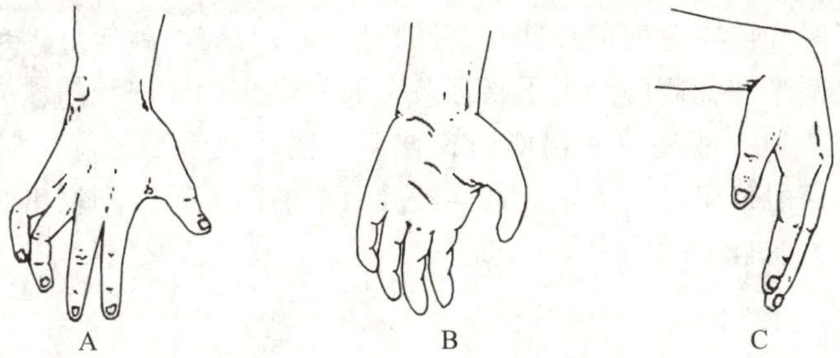

图 1-10-57 上肢神经损伤的手形

A. 猿手（正中神经损伤）；B. 爪形手（尺神经损伤）；C. 垂腕（桡神经损伤）

（5）**尺神经** ulnar nerve（$C_8 \sim T_1$）：来自臂丛的内侧束，沿肱动脉内侧下行，至臂的中部走向后下方，绕过内上髁后方的尺神经沟，向下穿过尺侧腕屈肌的起始部后，转至前臂和掌面的内侧，行于尺侧腕屈肌和指深屈肌之间，在尺动脉的内侧下降，经屈肌支持带的浅面和掌腱膜的深面进入手掌。尺神经在腕关节上方发出尺神经手背支，本干在腕部于豌豆骨的桡侧分为浅、深两个终支进入手掌。

尺神经在臂部没有分支，在前臂上部发出肌支支配尺侧腕屈肌和指深屈肌尺侧半。尺神经的**手背支**（图 1-10-58）发出后转向手背，分布于手背尺侧半皮肤、小指和无名指尺侧半背面的皮肤以及无名指、中指近节背面相对缘的皮肤。尺神经的浅支为皮支，分布于小鱼际、小指和无名指尺侧半掌面的皮肤；深支支配小鱼际、拇收肌、骨间肌及第 3、4 蚓状肌。

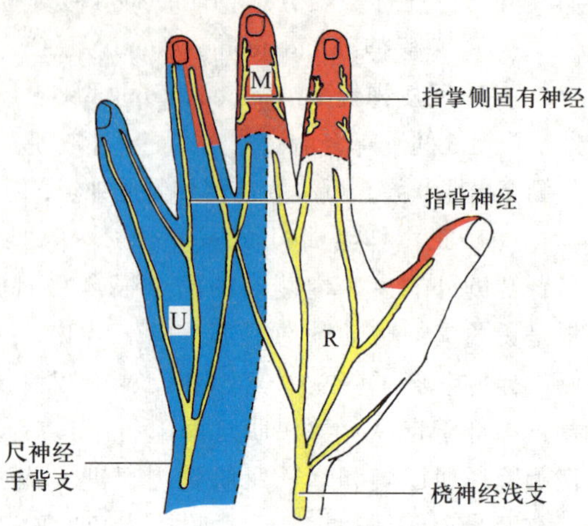

图 1-10-58　手背的神经及其分布

M：正中神经；U：尺神经；R：桡神经

尺神经损伤的表现

尺神经在肱骨的尺神经沟处位置表浅，贴近骨面，容易损伤。尺神经干受损时，其运动障碍表现为屈腕能力减弱，无名指和小指远节指骨的指间关节不能屈曲，小鱼际萎缩平坦，拇指不能内收，骨间肌萎缩，各手指不能互相靠拢，各掌指关节过伸，第 4、5 指的指间关节弯曲，出现“爪形手”（图 1-10-57B）。感觉障碍表现以手的内侧缘为主，较为明显的征象是小指感觉迟钝或丧失。

（6）**桡神经** radial nerve（$C_5 \sim T_1$）：来自臂丛的后束，在腋窝内位于腋动脉的后方，继而伴行肱深动脉进入肱骨中部的桡神经沟，沿此沟在肱三头肌的深面行向外下，至肱骨外上髁的上方，行于肱桡肌与肱肌之间，分为皮支和肌支。

桡神经在臂部发出的浅支（皮支）表浅，在腋窝和桡神经沟内分别发出臂后皮神经和前臂后皮神经，分布于臂和前臂背面的皮肤；在肱桡肌深面与桡动脉伴行，至前臂下 1/3 处转向手背，分布于手背桡侧半和桡侧两个半手指近节背面的皮肤。桡神经的深支主要为肌支，在臂部发出肌支支配肱三头肌、肱桡肌和桡侧腕长伸肌；桡神经干穿经旋后肌，环绕桡骨颈的外侧，于前臂背侧浅、深层伸肌之间下降，在穿经旋后肌的前、后分别发出肌支支配除桡侧腕长伸肌以外的所有前臂伸肌群。

桡神经损伤的表现

肱骨中段及其附近的创伤，容易合并桡神经损伤。桡神经损伤后的运动障碍表现为前臂伸肌的伸腕力减弱或瘫痪，前臂旋后功能减退，不能伸腕和伸指，拇指不能外展，抬起前臂时呈“垂腕”状态（图 1-10-57C）；其感觉障碍表现为前臂背面和手背桡侧半皮肤感觉迟钝，其中以第 1、2 掌骨间隙背面附近的皮肤较为明显。

（7）**腋神经** axillary nerve（$C_{5\sim6}$）：来自臂丛的后束，伴旋肱后动脉向后下穿行，绕肱骨外科颈至三角肌深面，分为肌支和皮支。肌支支配三角肌和小圆肌；皮支自三角肌后缘穿出，分支分布于肩部和臂上部外侧面的皮肤。

腋神经损伤的表现

肱骨外科颈骨折或肩关节脱位时均易损伤腋神经。其运动障碍表现为三角肌瘫痪，臂不能高举，外展上肢困难，肩关节外展幅度减小，肩部失去圆隆外观，出现“方形肩”；感觉障碍表现为肩部和臂上部感觉减弱，但因邻近皮神经的重叠分布，感觉丧失不明显。

（三）胸神经的前支

胸神经前支 anterior branch of the thoracic nerve（图 1-10-59）共 12 对，除第 1 对的大部分参与形成臂丛和第 12 对的小部分参与形成腰丛外，其余均不成丛。第 1~11 对胸神经前支行于相应的肋间隙内，又称为**肋间神经** intercostal nerve。第 12 对胸神经前支因位于第 12 肋的下方，又称为**肋下神经** subcostal nerve。肋间神经在肋间隙内沿肋沟前行于肋间内、外肌之间，位于肋间血管的下方，在腋前线附近发出**外侧皮支**，其主干继续前行，上 6 对肋间神经到达胸骨外侧缘附近浅出称**前皮支**，下 5 对肋间神经和肋下神经在腹横肌和腹内斜肌之间行向前下方，继而穿腹直肌和腹直肌鞘到达皮下形成前皮支。肋间神经和肋下神经的肌支支配肋间内、外肌和腹壁诸肌，皮支分布于胸腹侧壁和前壁的皮肤。另外，第 2~4 肋间神经的前皮支和第 4~6 肋间神经的外侧皮支均发出分支分布于乳房。

胸神经前支形成的皮支在胸腹壁皮肤的分布有明显的节段性，其分布自上而下按照胸神经顺序依次排列，每节段分布的区域略呈环带状。例如，T_2 分布区相当于胸骨角平面，T_4 分布区相当于乳头平面，T_6 分布区相当于剑突平面，T_8 分布区相当于肋弓最低平面，T_{10} 分布区相当于脐平面，耻骨联合与脐连线中点平面相当于 T_{12} 分布区等。

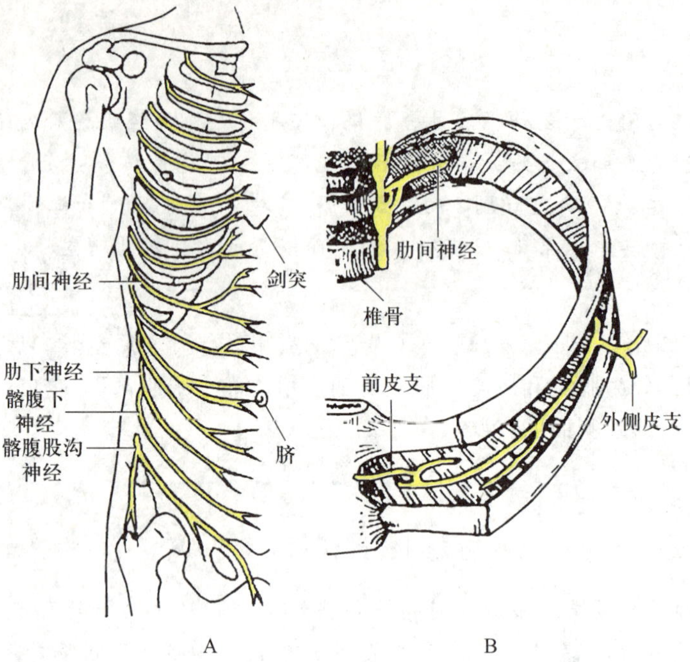

图 1-10-59 胸神经的分布

A. 胸神经前支；B. 肋间神经

胸神经前支分布的临床应用

根据胸神经前支在胸腹壁皮肤的节段性分布，结合患者感觉障碍平面的高低，可以初步判断疾病所导致脊髓损伤的平面或病变脊髓节段的胸神经序数。同样，在行椎管内麻醉时，依据痛觉丧失平面的位置，可确定麻醉平面的高低，为临床手术做好准备。

（四）腰丛

1. **组成和位置** **腰丛** lumbar plexus（图 1-10-60）由第 12 胸神经前支的一部分、第 1~3 腰神经前支和第 4 腰神经前支的一部分组成。腰丛位于腰大肌深面，其分支穿经该肌。

2. **主要分支** 腰丛除发出肌支支配腰方肌和髂腰肌外，还发出分支分布于腹股沟区以及大腿前部和内侧部。

（1）**髂腹下神经** iliohypogastric nerve（T_{12}~L_1）：穿出腰大肌外侧缘，沿腰方肌和肾之间行向外下方，斜过腹横肌至腹内斜肌深面，在髂前上棘内侧转向内下方，于腹股沟管浅环上方约 3 cm 处浅出腹外斜肌腱膜。皮支分布于腹股沟区附近的皮肤，肌支支配腹壁诸肌。

（2）**髂腹股沟神经** ilioinguinal nerve（L_1）：在髂腹下神经的下方基本与之并行，至腹股沟韧带中点附近浅出腹内斜肌后进入腹股沟管，随精索或子宫圆韧带出腹股沟管浅环。皮支分布于阴囊或大阴唇、腹股沟区附近的皮肤，肌支支配腹壁诸肌。

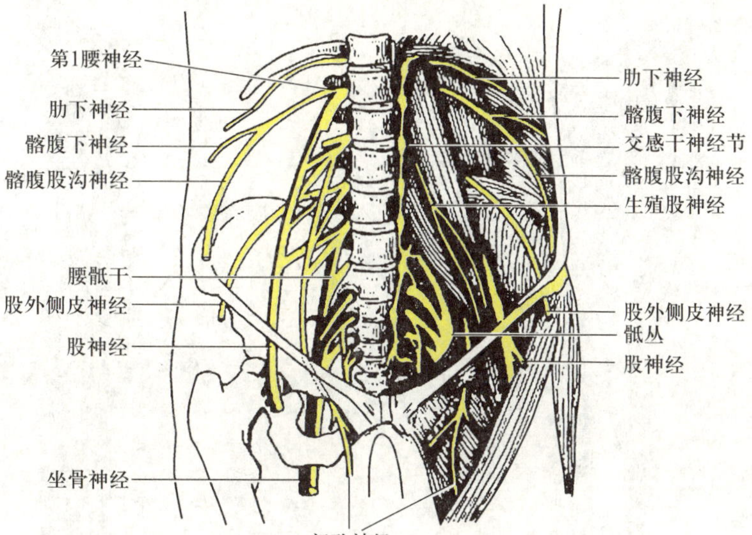

图 1-10-60 腰丛和骶丛的组成及其分支

（3）**生殖股神经** genitofemoral nerve（$L_{1、2}$）：自腰大肌前面穿出并下降，在腹股沟韧带上方分为生殖支和股支。**生殖支**进入腹股沟管，伴精索下行，分布于提睾肌（子宫圆韧带）和阴囊（阴唇）皮肤；**股支**分布于腹股沟韧带下方隐静脉裂孔附近的皮肤。

（4）**股外侧皮神经** lateral femoral cutaneus nerve（$L_{2、3}$）（图 1-10-61）：穿腰大肌外侧缘，经腹股沟韧带深面入股，分布于大腿外侧皮肤。

（5）**股神经** femoral nerve（$L_{2\sim4}$）（图 1-10-61）：是腰丛中最大的分支。股神经穿出腰大肌外侧缘后，在腰大肌与髂肌之间下行，于腹股沟韧带中点深面进入股三角，在股动脉外侧分为数支。肌支支配缝匠肌、股四头肌和耻骨肌；皮支分布于大腿前面的皮肤。其中股神经最长的皮支称为**隐神经**，它伴随股动脉入收肌管下行，至膝关节内侧浅出皮下，随即与大隐静脉伴行而到达足的内侧缘，分支分布于小腿内侧面和足内侧缘的皮肤。

股神经损伤的表现

股神经损伤后，其运动障碍表现为屈髋无力，行走困难，坐位时不能伸小腿，并且逐渐引起股四头肌萎缩，髌骨突出，膝跳反射消失；感觉障碍表现为大腿前面、小腿内侧面及足内侧缘皮肤感觉障碍。

（6）**闭孔神经** obturator nerve（$L_{2\sim4}$）：穿出腰大肌的内侧缘，沿骨盆内侧壁行向前下，穿闭孔膜出骨盆后到达大腿内侧部，分支分布于大腿内侧群肌和相应的皮肤。

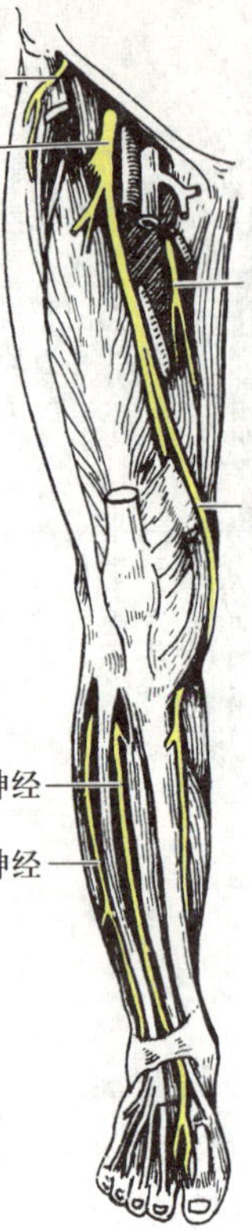

图 1-10-61 下肢前面的神经

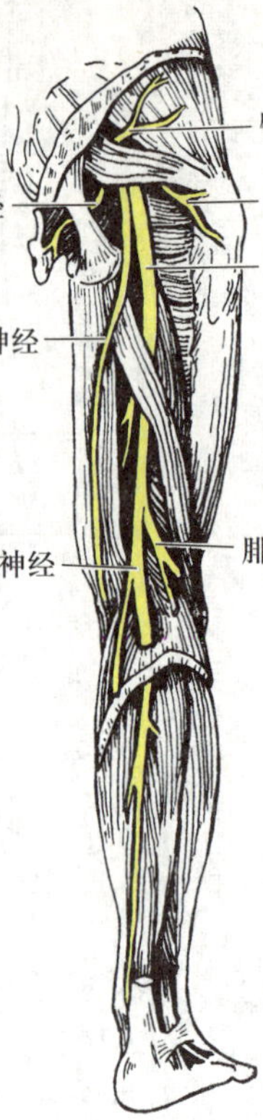

图 1-10-62 下肢后面的神经

(五) 骶丛

1. **组成和位置** **骶丛** sacral plexus 由第 4 腰神经前支的一部分、第 5 腰神经前支形成的**腰骶干**以及全部骶神经和尾神经的前支组成。骶丛位于骶骨及梨状肌的前面，在髂内动脉的后方，其根部呈三角形，尖端朝向外下方，主干出盆腔移行为坐骨神经。

2. **主要分支**（图 1-10-62） 骶丛除直接发出许多短小的肌支支配梨状肌、肛提肌和臀部一些小的肌肉外，还发出以下分支：

（1）**臀上神经** superior gluteal nerve（$L_4 \sim S_1$）：经梨状肌上孔出盆腔，在臀中肌和臀小肌之间，分支支配臀中肌、臀小肌和阔筋膜张肌。

（2）**臀下神经** inferior gluteal nerve（$L_5 \sim S_2$）：由梨状肌下孔出盆腔，支配臀大肌。

（3）**阴部神经** pudendal nerve（$S_{2\sim4}$）（图 1-10-63）：经梨状肌下孔伴阴部内血管出盆腔，绕过坐骨棘，经坐骨小孔进入坐骨肛门窝。其分支有：

1）**肛神经** anal nerve：分布于肛门外括约肌和皮肤。

2）**会阴神经** perineal nerve：分布于会阴和阴囊或大阴唇皮肤。

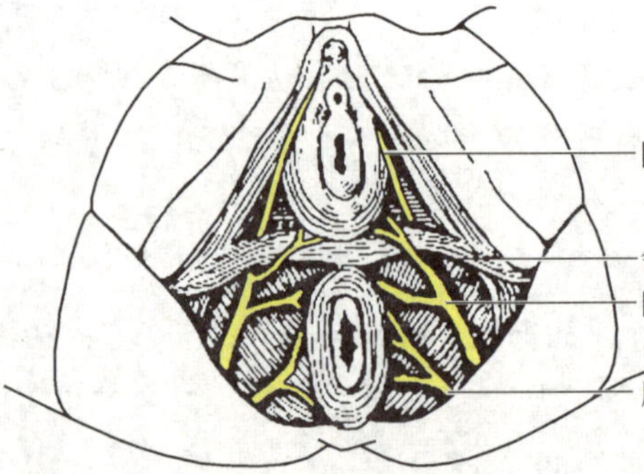

图 1-10-63 阴部神经

3）**阴茎（阴蒂）背神经** dorsal nerve of penis（clitoris）：分布于阴茎（阴蒂）的皮肤。

（4）**股后皮神经** posterior femoral cutaneous nerve（$S_{1\sim3}$）：出梨状肌下孔，至臀大肌下缘浅出，沿股后正中线到腘窝，分布于臀区、大腿后部和腘窝的皮肤。

（5）**坐骨神经** sciatic nerve（$L_4 \sim S_3$）：为全身最粗大的神经。坐骨神经经梨状肌下孔出盆腔，行于臀大肌深面，经股骨大转子与坐骨结节之间降至大腿后部，继而穿股二头肌长头深面达腘窝，通常在腘窝上方附近分为胫神经和腓总神经两个终支。坐骨神经在股后部发出肌支支配大腿后群诸肌。

坐骨神经的体表投影：坐骨神经穿出梨状肌下孔，经髂后上棘和坐骨结节连线中点外侧弯向下外方，自坐骨结节与大转子之间的中点向下至股骨内、外侧髁之间中点的连线，此连线的上 2/3段为坐骨神经的体表投影。

1）**胫神经** tibial nerve（$L_4 \sim S_3$）：沿坐骨神经主干下降的方向继续下行，在腘窝内与腘血管伴行，穿比目鱼肌的深面随胫后动脉继续下降，经内踝后方进入足底，分为**足底内侧神经**和**足底外侧神经**两个终支（图 1-10-64）。在腘窝及小腿部，胫神经分布于小腿后群肌及小腿后面皮肤。足底内、外侧神经分布于足底肌和相应的皮肤。

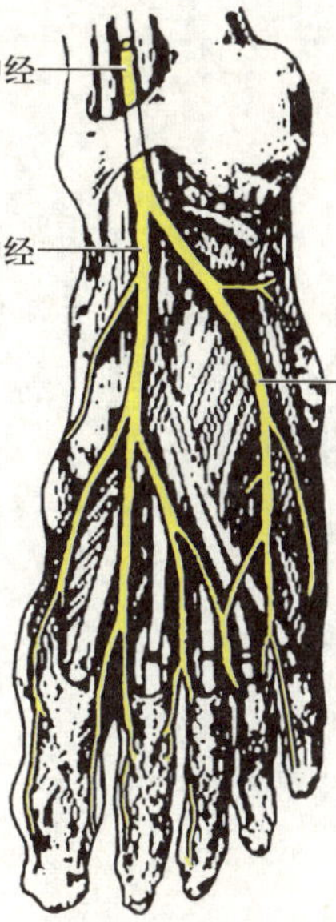

图 1-10-64　足底神经

2）**腓总神经** common peroneal nerve（$L_4 \sim S_2$）：自坐骨神经发出后沿腘窝上外侧缘下行，穿腓骨长肌起始端达腓骨颈前面，分为腓浅神经和腓深神经。腓总神经的分布范围是小腿前、外侧的肌群以及小腿外侧、足背和趾背的皮肤。

腓浅神经 superficial peroneal nerve 在腓骨长、短肌之间下行，在小腿中、下 1/3 交界处穿出至皮下，经踝关节前方达足背，分布于腓骨长、短肌以及小腿外侧、足背和第 2~5 趾背大部分皮肤。

胫神经损伤的表现

胫神经在腘窝及内踝后方容易受损。其运动障碍表现为小腿后群肌无力，足不能跖屈、屈趾，不能以足尖站立，足内翻力弱，致使足呈背屈和外翻位，出现“钩状足”畸形（图1-10-65A）；其感觉障碍表现为小腿后面和足底感觉迟钝或消失。

腓深神经 deep peroneal nerve 在小腿前群肌之间下行，越过踝关节前方至足背，分布于小腿前群肌、足背肌和第 1、2 趾相对缘皮肤。

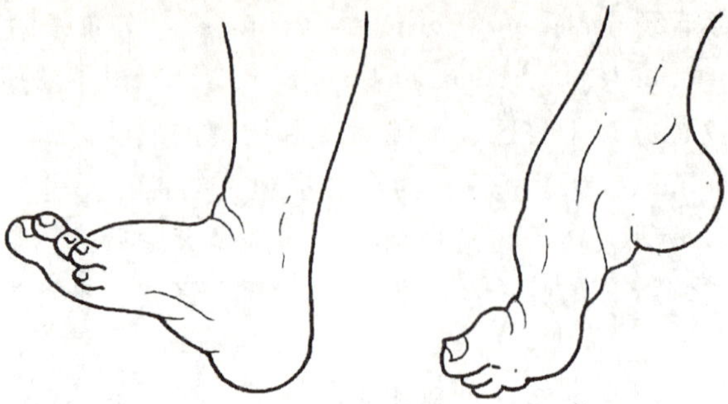

图 1-10-65 下肢神经损伤的足形

A. 仰趾足（胫神经损伤）；B. 马蹄内翻足（腓总神经损伤）

腓总神经损伤的表现

腓总神经在腓骨颈处位置表浅，腓骨颈骨折等损伤易伤及此神经。其运动障碍表现为足不能背屈，足尖下垂并且略有内翻，不能伸趾，形成“马蹄内翻足”畸形（图 1-10-65B），病人行走呈“跨阈步态”；其感觉障碍表现为小腿外侧、足背和趾背皮肤感觉迟钝或消失。

二、脑神经

（一）脑神经概述

脑神经 cranial nerve 是与脑相连的周围神经，共 12 对。其排列顺序和名称可以用罗马数字分别表述为Ⅰ嗅神经、Ⅱ视神经、Ⅲ动眼神经、Ⅳ滑车神经、Ⅴ三叉神经、Ⅵ展神经、Ⅶ面神经、Ⅷ前庭蜗（位听）神经、Ⅸ舌咽神经、Ⅹ迷走神经、Ⅺ副神经、Ⅻ舌下神经（图 1-10-66）。

脑神经含有躯体和内脏的传入（感觉）纤维以及支配骨骼肌和平滑肌的躯体和内脏传出（运动）纤维。从神经中所含有的纤维成分来看，脑神经较脊神经复杂，可以概括为以下 4 种：

1. **躯体感觉纤维** 传导来自头面部皮肤、肌、肌腱和黏膜的浅感觉或深感觉的神经冲动进入脑的躯体感觉核。

2. **内脏感觉纤维** 传导来自头、颈、胸、腹部脏器和味蕾等器官的感觉神经冲动进入脑的内脏感觉核。

3. **躯体运动纤维** 由脑干内的躯体运动核发出，支配眼球外肌、舌肌和头颈部肌群等。

4. **内脏运动纤维** 由脑干内的内脏运动核发出，分支分布于平滑肌、心肌和腺体。

根据各对脑神经所含的主要纤维成分和功能分类，可将 12 对脑神经大致分类如下：

1. **感觉性（传入）神经** 包括嗅神经、视神经和前庭蜗神经 3 对。

2. **运动性（传出）神经** 包括动眼神经、滑车神经、展神经、副神经和舌下神经 5 对。

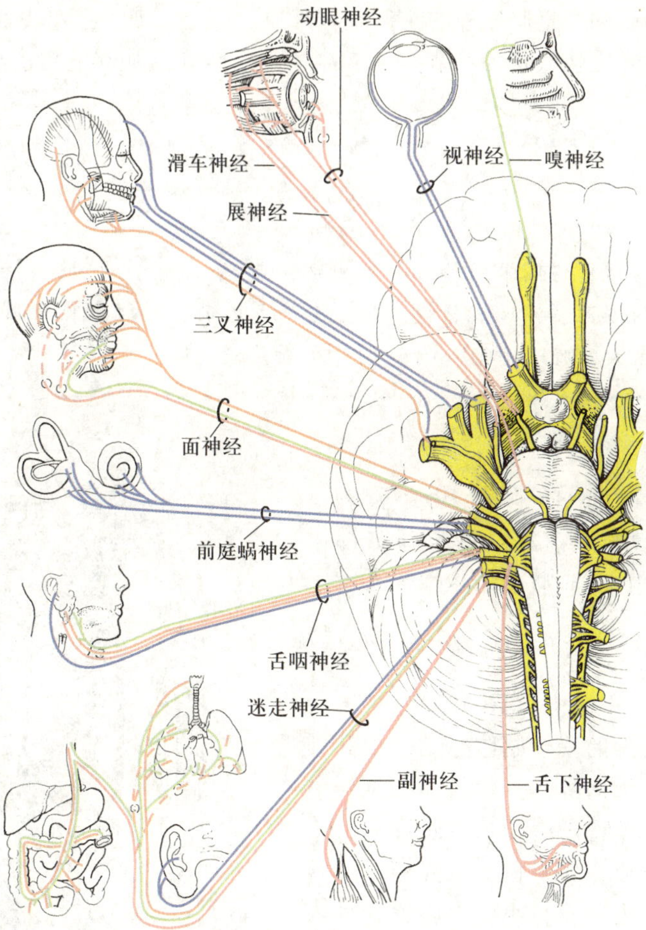

图 1-10-66 脑神经的分布

3. **混合性神经** 包括三叉神经、面神经、舌咽神经和迷走神经4对。

脑神经中的内脏运动神经纤维均属于副交感成分，仅存在于动眼神经、面神经、舌咽神经和迷走神经中，这些神经在行程中需要在副交感神经节内更换神经元。

（二）嗅神经

嗅神经 olfactory nerve 为感觉性神经。起自鼻腔的嗅黏膜，由16~20条嗅丝聚集成束状的嗅神经，穿经筛孔进入颅前窝，终于端脑的嗅球。嗅神经传导嗅觉神经冲动。

（三）视神经

视神经 optic nerve（图1-10-67）为感觉性神经。视网膜节细胞的轴突在视网膜后部汇聚，在视神经盘处集中，向后穿过巩膜形成视神经。视神经于眶内行向后内侧，经视神经管进入颅中窝，两侧视神经在垂体前方形成视交叉后，通过视束止于外侧膝状体，传导视觉冲动。

（四）动眼神经

动眼神经 oculomotor nerve（图1-10-67）为运动性神经，由动眼神经核发出的躯体运动纤维和动眼神经副核发出的内脏运动纤维共同组成。动眼神经自中脑的大脑脚内侧出脑，穿过硬脑膜，经眶上裂入眶后发出分支分布于眼球。其中来自动眼神经核的躯体运动纤维是主要成分，分支支配除上斜肌和外直肌以外的全部眼球外肌，即上直肌、上睑提肌、下直肌、内直肌和下斜肌；内脏运动纤维在睫状神经节内更换神经元，其节后神经纤维分支分布于瞳孔括约肌和睫状肌。

动眼神经损伤的表现

动眼神经损伤后，伤侧眼球外肌多数瘫痪，出现上睑下垂，眼球朝向下外方，眼球不能向上、下、内方运动，造成斜视。由于分布于瞳孔括约肌和睫状肌的内脏运动纤维损伤，患侧瞳孔散大，瞳孔对光反射和调节反射消失。

（五）滑车神经

滑车神经 trochlear nerve（图 1-10-67）为运动性神经，由滑车神经核发出，自中脑背侧出脑，绕大脑脚外侧前行，经眶上裂入眶，支配上斜肌。

（六）三叉神经

三叉神经 trigeminal nerve（图 1-10-67）为混合性神经，含有粗大的一般躯体感觉纤维和细小的特殊内脏运动纤维两种。一般躯体感觉纤维的胞体集中在三叉神经节 trigeminal ganglion 内，它由假单极神经元组成。其中枢支聚集成三叉神经的感觉根，在脑桥腹侧面与小脑中脚移行处入脑后，止于三叉神经脑桥核和三叉神经脊束核；其周围支分布于头面部皮肤和眼、鼻及口腔的黏膜。特殊内脏运动纤维自脑干的三叉神经运动核发出，组成三叉神经运动根，于感觉根的前内侧出脑，分布于咀嚼肌等。

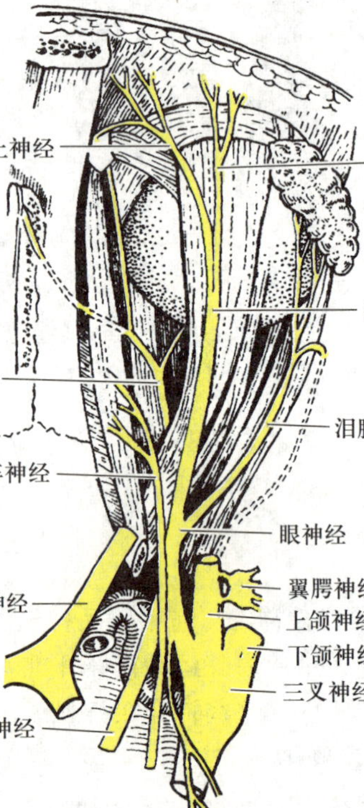

图 1-10-67 眶内神经与视神经（右侧）

自三叉神经节向前发出的分支有眼神经、上颌神经及下颌神经。

1\. **眼神经** ophthalmic nerve 为感觉性神经，在 3 支中最小，只含有一般躯体感觉纤维。眼神经向前进入海绵窦外侧壁，经眶上裂入眶，分为 3 支：

（1）**额神经** frontal nerve：在上睑提肌的上方前行，主干较为粗大，在眶中部发出分支，其中经眶上切迹或眶上孔出眶者称为眶上神经。眶上神经出眶后分支分布于上睑内侧和额顶部皮肤。

（2）**泪腺神经** lacrimal nerve：沿外直肌上缘前行至泪腺，分布于泪腺、结膜和上睑外侧皮肤。

（3）**鼻睫神经** nasociliary nerve：在上直肌的深面，越过视神经的上方达眶内侧壁，分布于眼球壁、泪囊、鼻腔黏膜和鼻背皮肤。

2. **上颌神经** maxillary nerve（图1-10-68）　为感觉性神经。自三叉神经节发出后经圆孔出颅，进入翼腭窝，再穿过眶下裂入眶。分支如下：

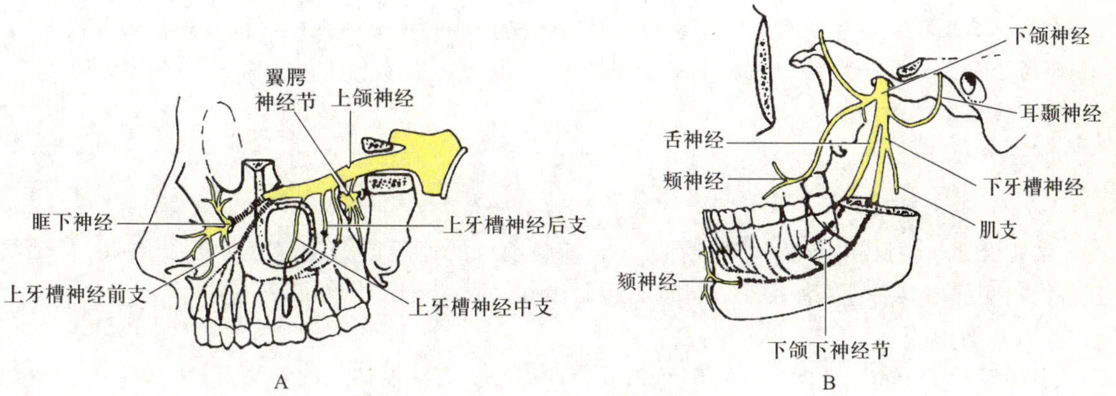

图 1-10-68　上、下颌神经

A. 上颌神经；B. 下颌神经

（1）**眶下神经** infraorbital nerve：为上颌神经的终支，通过眶下沟向前穿眶下管，出眶下孔到达面部，分支分布于下睑、外鼻和上唇的皮肤。

（2）**神经节支** ganglionic branches：即翼腭神经，连于上颌神经与翼腭神经节之间，为 2~3 支细短的神经。分支分布于鼻腔、腭和咽壁的黏膜。

（3）**上牙槽神经** superior alveolar nerve：在翼腭窝内自上颌神经发出后，分为上牙槽前、中、后 3 支，穿上颌骨体后面进入牙槽骨质，上牙槽前、中支在上牙槽骨质内吻合，形成上牙丛，分支分布于上颌窦、上颌各牙和牙龈。

3. **下颌神经** mandibular nerve（图 1-10-68）　为混合性神经。自三叉神经节发出后，经卵圆孔出颅腔达颞下窝，发出的分支有：

（1）**耳颞神经** auriculotemporal nerve：在起始处以两根向后包绕脑膜中动脉行走，合成一干后穿入腮腺实质内与颞浅动脉伴行，分支分布于腮腺、耳郭前面和颞区皮肤。

（2）**颊神经** buccal nerve：沿颊肌外侧面穿行，分支分布于颊部与口角间的黏膜和皮肤。

（3）**舌神经** lingual nerve：在下牙槽神经的前方，经翼外肌深面呈弓状下降，与面神经的鼓索支汇合后到达下颌下腺的上方，沿舌骨舌肌的表面行至舌尖。舌神经中一般躯体感觉纤维分布于口腔底和舌前 2/3 的黏膜，来自鼓索神经的特殊内脏感觉纤维分布于舌前 2/3 的味蕾，感受味觉。

（4）**下牙槽神经** inferior alveolar nerve：为混合性神经，含一般躯体感觉纤维和特殊内脏运动纤维。下牙槽神经沿翼内肌的外侧面下行，在入下颌孔前，其分支属于特殊内脏运动纤维，支配下颌舌骨肌和二腹肌前腹，进入下颌管的部分属于一般躯体感觉纤维，在下颌管内分支形成下牙丛，分布于下颌各牙和牙龈。其终支自颏孔穿出，称为**颏神经**，分布于颏部及下唇的黏膜和皮肤。

三叉神经损伤的表现

三叉神经损伤时，其运动障碍表现为患侧咀嚼肌瘫痪和萎缩，张口时下颌偏向患侧，感觉障碍的主要表现是患侧头面部皮肤及口、眼和鼻腔黏膜一般感觉丧失。临床上常见的三叉神经痛可涉及三叉神经中的任何一支，此时疼痛的部位与三叉神经各支在面部的分布区域是一致的。当挤压眶上孔、眶下孔或颏孔时，可诱发患支分布区域的疼痛，甚至发作加剧。

（七）展神经

展神经 abducent nerve 为运动性神经，由来自脑桥展神经核的躯体运动纤维组成。从延髓脑桥沟内侧部出脑后进入海绵窦，向前行经眶上裂入眶，支配外直肌。

（八）面神经

面神经 facial nerve（图 1-10-69）为混合性神经。它在展神经的外侧出入脑干，与前庭蜗（位听）神经伴行，经内耳门进入内耳道，穿过内耳道底进入面神经管，由茎乳孔出颅腔，向前下方到达腮腺，在腮腺内分为数支并相互交织成丛，呈放射状出腮腺前缘，分为五支，即颞支、颧支、颊支、下颌缘支和颈支，分支支配面部表情肌和颈阔肌。

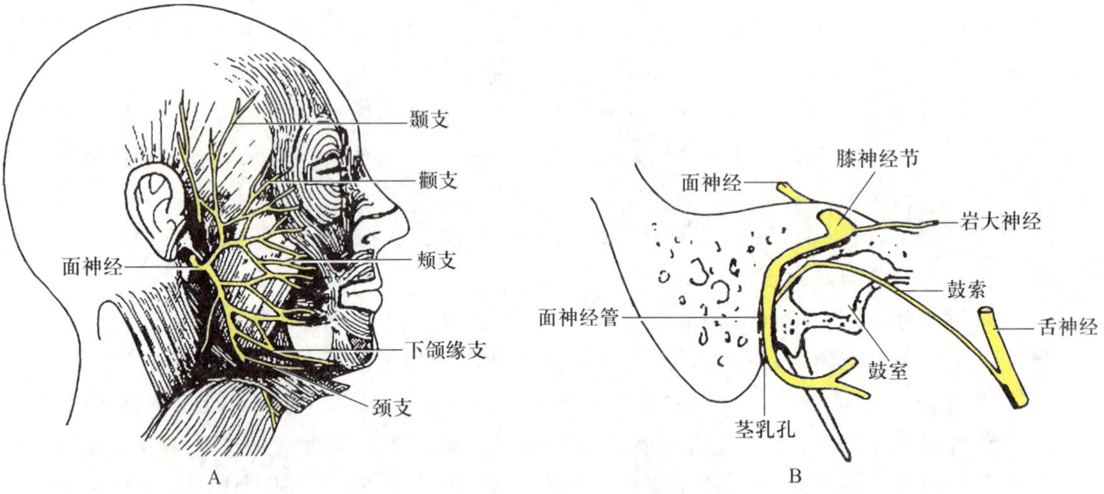

图 1-10-69 面神经

A. 面神经在面部的分支；B. 面神经在颞骨内的行径

在面神经管的起始弯曲部有膨大的膝神经节，是感觉神经元胞体存在的部位。面神经在面神经管内的分支为：

1. **鼓索** chorda tympani 是面神经的重要分支，含有内脏感觉纤维和内脏运动纤维。在面神经出茎乳孔前发出，由面神经管进入鼓室后继续前行至颞下窝，从后侧加入舌神经中。其中的特殊内脏感觉纤维随舌神经分布于舌前 2/3 黏膜的味蕾，感受味觉；鼓索中内脏神经纤维（副交感神经）的节前神经纤维在**下颌下神经节**更换神经元，发出的节后神经纤维支配舌下腺和下颌下腺的分泌活动。

2. **岩大神经** greater petrosal nerve　含内脏运动神经纤维。其自膝神经节处离开面神经，至翼腭窝进入翼腭神经节，在节内更换神经元，发出的副交感节后神经纤维分布于泪腺，以及鼻和腭部的黏液腺，支配腺体的分泌活动。

面神经所含的与内脏运动有关的副交感神经节有两对，即：

（1）**翼腭神经节** pterygopalatine ganglion：位于翼腭窝内。有来自面神经的副交感节前神经纤维进入节内，在节内更换神经元，发出的节后神经纤维分布于泪腺，支配泪腺的分泌活动。

（2）**下颌下神经节** submandibular ganglion：位于下颌下腺的深面。来自面神经鼓索的副交感节前神经纤维进入下颌下神经节内更换神经元，发出的节后神经纤维分支分布于舌下腺和下颌下腺，支配舌下腺和下颌下腺的分泌活动。

面神经损伤的表现

面神经的行程复杂，它的损伤可以分为面神经管外损伤和面神经管内损伤，以前者最为常见，可发生于内耳道、面神经管和腮腺区等处。面神经在面神经管外损伤时，主要表现为表情肌瘫痪，额纹消失，鼻唇沟平坦，口角歪向健侧，不能作皱眉、闭眼、鼓腮等动作；在面神经管内损伤时，除面肌瘫痪外，同时还有舌前 2/3 味觉障碍、听觉过敏、泪腺和唾液腺分泌障碍等症状。

（九）前庭蜗神经

前庭蜗神经 vestibulocochlear nerve 为感觉性神经，由前庭神经和蜗神经两部分组成。

1. **前庭神经** vestibular nerve　感觉神经元胞体位于内耳道底附近的**前庭神经节**内，为双极神经元。其周围支分布于内耳的球囊斑、椭圆囊斑和壶腹嵴；中枢支聚集成前庭神经，伴蜗神经出内耳门，止于脑桥的前庭神经核。前庭神经传导位置觉神经冲动。

2. **蜗神经** cochlear nerve　感觉神经元胞体位于内耳蜗轴内的**蜗神经节**内，也是双极神经元。其周围支分布于内耳的螺旋器；中枢支在内耳道聚集成蜗神经，出内耳门进入颅后窝，在延髓脑桥沟外侧部入脑，到达脑桥蜗神经核。蜗神经传导听觉神经冲动。

（十）舌咽神经

舌咽神经 glossopharyngeal nerve（图 1-10-70）是混合性神经，含有 4 种纤维成分，内脏运动纤维分别起自疑核和下涎核，内脏感觉纤维止于脑内的孤束核，一般躯体感觉纤维止于脑内的三叉神经脊束核。

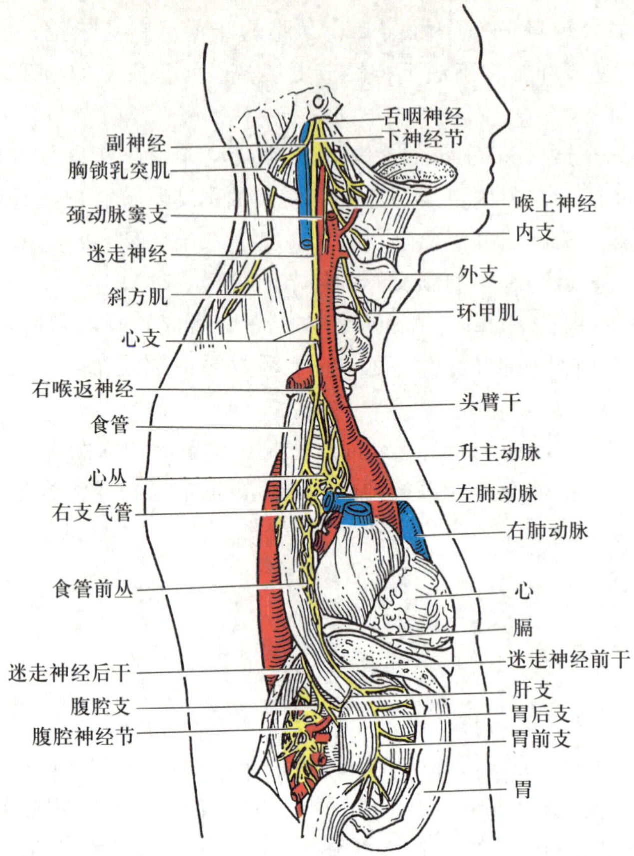

图 1-10-70 舌咽神经、迷走神经和副神经

舌咽神经自延髓橄榄的后方出入脑，经颈静脉孔出颅腔，在颈内动、静脉之间向前下方行走，经舌骨舌肌深面至舌根。在颈静脉孔内外，舌咽神经的神经干分别附有**上神经节**和**下神经节**，它们分别由躯体感觉和内脏感觉神经元组成。其分支分布如下（图1-10-71）：

1. **鼓室神经** tympanic nerve 起自下神经节，其中所含的副交感节前神经纤维进入鼓室，参与形成鼓室丛，自该丛发出的岩小神经进入**耳神经节**更换神经元，发出的节后神经纤维分布于腮腺，支配腮腺的分泌活动。

2. **颈动脉窦支** carotid sinus branch 在颈静脉孔下方发出 1～2 支，分布于颈动脉窦和颈动脉小球，反射性地调节血压和呼吸。

3. **舌支** lingual branch 是舌咽神经的终支，位于舌神经的上方，在舌骨舌肌深面分支分布于舌后 1/3 的黏膜及味蕾，传导一般内脏感觉和特殊内脏感觉（味觉）。

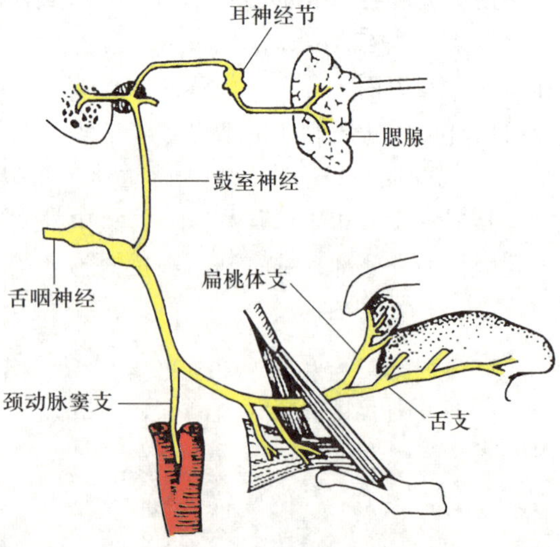

图 1-10-71 舌咽神经的分支

4. **咽支** pharyngeal branch　有数个细支，在咽壁上与迷走神经和交感神经的咽支共同构成咽丛，分布于咽肌及咽部黏膜。

（十一）迷走神经

迷走神经 vagus nerve 为混合性神经，是分布范围最广泛的脑神经，它含有 4 种纤维成分。躯体运动纤维和内脏运动纤维分别起于延髓的疑核和迷走神经背核，躯体感觉纤维和内脏感觉纤维分别止于三叉神经脊束核和孤束核。迷走神经是脑神经中行程最长的神经，自延髓橄榄的后方出入脑，与舌咽神经及副神经一起经颈静脉孔出颅腔，进入颈部的颈动脉鞘内，下行于颈内动脉、颈总动脉与颈内静脉之间的后方，经胸廓上口入胸腔。左、右迷走神经在下降的行程中略有不同：左迷走神经于左颈总动脉与左锁骨下动脉之间下降，越过主动脉弓的前面，经左肺根的后方下行，在食管前面分成若干细支形成**食管前丛**，并在食管下端延续为**迷走神经前干**；右迷走神经在右侧锁骨下动、静脉之间，沿气管右侧下行，在右肺根后方到达食管后面，分散成若干细支参与构成**肺丛**和**食管后丛**，向下延续成**迷走神经后干**。迷走神经前、后干向下与食管一起穿膈的食管裂孔进入腹腔。迷走神经在颈部、胸部和腹部穿行的过程中，沿途发出许多主要的分支（图 1-10-70，图 1-10-72）。

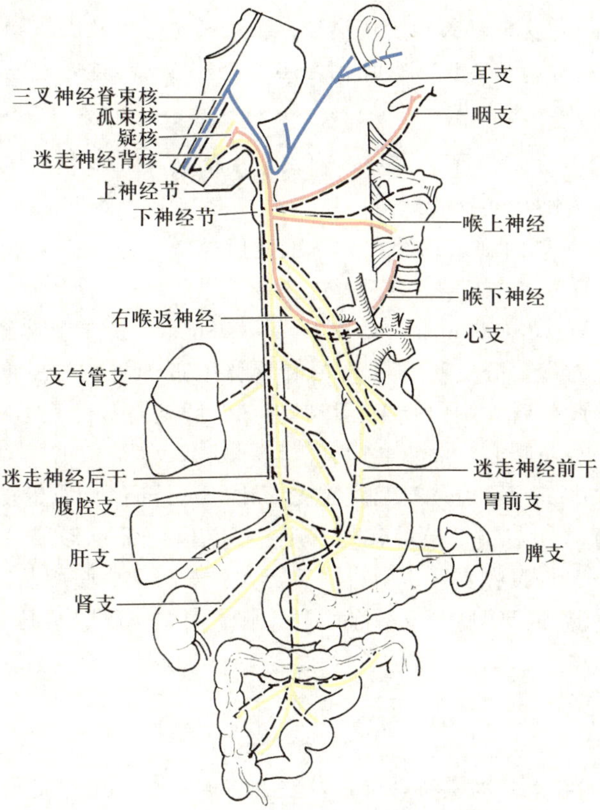

图 1-10-72　迷走神经的分部

1. **颈部的分支**　迷走神经在颈部发出**脑膜支、耳支、颈心支**和**咽支**，分别分布于硬脑膜、耳郭后面、外耳道的皮肤以及咽部和心。其主要的分支神经为喉上神经。

喉上神经 superior laryngeal nerve 来自下神经节，在迷走神经出颅处发出分支，于舌骨大角平面附近分为内、外两支。内支含一般内脏感觉纤维，穿甲状舌骨膜入喉，分支分布于声门裂以上的喉黏膜；外支细小，含特殊内脏运动纤维，分支支配环甲肌。

2. **胸部的分支**

（1）**喉返神经** recurrent laryngeal nerve：含特殊内脏运动神经纤维和一般内脏感觉神经纤维。喉返神经发自迷走神经的胸段，左、右两侧的迷走神经分别绕过主动脉弓和右锁骨下动脉向上返至颈部，主要支配喉肌的运动和传导声门裂以下喉黏膜的感觉。喉返神经是喉肌的重要运动神经。

左、右喉返神经的起始和行走途径存在差异：左喉返神经在左侧迷走神经经过主动脉弓左前方时发出，位置较低，从前向后绕过主动脉弓，沿食管侧缘返至颈部；右喉返神经发出的位置略高，自右侧迷走神经干发出后，向下后方绕过右锁骨下动脉返至颈部。在颈部，两侧喉返神经在气管与食管之间的沟内上行，经环甲关节后方入喉，其终支又称为**喉下神经**，分支支配除环甲肌以外全部喉的肌肉，也分布于声门裂以下的喉黏膜。

喉返神经与甲状腺血管的位置关系及其意义

喉返神经是支配大多数喉肌的运动神经，在入喉前与甲状腺下动脉的细小终支互相交错。在甲状腺手术钳夹或结扎动脉时，应注意避免损伤喉返神经而引起声音嘶哑。

（2）**支气管支**和**食管支**：是迷走神经在胸部发出的数条小支，含有一般内脏运动和一般内脏感觉纤维，分别加入肺丛和食管丛。

3. **腹部的分支** 含一般内脏运动纤维和一般内脏感觉纤维。迷走神经的前干在贲门附近分为胃前支和肝支，后干分为胃后支和腹腔支。

（1）**胃前支** anterior gastric branch 和**肝支** hepatic branch：是迷走神经前干的终支。胃前支在小网膜内沿胃小弯向右行，分支分布于贲门和胃体附近的胃前壁，它们的终支呈“鸦爪”形状，分布于幽门窦、幽门管、幽门及十二指肠上部；肝支向右行于小网膜内，随肝固有动脉走行，参与形成**肝丛**，分布于肝、胆囊和胆管。

（2）**胃后支** posterior gastric branch 和**腹腔支** celiac branch：是迷走神经后干的终支。胃后支沿胃小弯深面向右行，分支分布于胃后壁，其末端在幽门部也形成“鸦爪”状，分支分布于幽门窦和幽门管的后壁；腹腔支自贲门行向后下方，参与形成**腹腔丛**，与交感神经纤维一起随腹腔干、肠系膜上动脉和肾动脉分支分布于肝、脾、胰、小肠、结肠左曲以上的大肠等。

迷走神经损伤的表现和临床应用

单侧迷走神经损伤表现为大部分喉肌瘫痪、声音嘶哑或发音困难。在手术中，误伤喉上神经表现为音调降低，误伤喉返神经可致声音嘶哑或发音困难。

双侧迷走神经损伤表现为喉肌瘫痪，声门裂闭合或部分闭合造成失音甚至呼吸困难，可导致死亡。

临床外科治疗胃溃疡时，常采用高选择性迷走神经切断术，保留幽门部肌肉的神经支配，以减少胃酸分泌。这样不仅能促进溃疡愈合，也不影响胃的排空功能。

（十二）副神经

副神经 accessory nerve（图 1-10-70，图 1-10-73）为运动性神经。副神经起自延髓的疑核和脊髓的副神经核，在迷走神经根的下方出延髓，与舌咽神经、迷走神经一起经颈静脉孔出颅腔，可分为内支和外支。内支加入迷走神经，支配咽喉肌；外支较粗，出颅腔后行向外下方，穿过胸锁乳突肌，其主干又于胸锁乳突肌后缘中点附近浅出，斜入斜方肌，支配胸锁乳突肌和斜方肌。

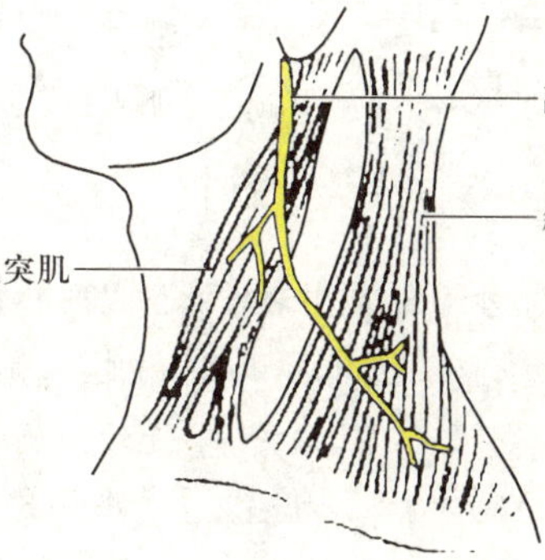

图 1-10-73　副神经

（十三）舌下神经

舌下神经 hypoglosal nerve（图 1-10-74）为运动性神经。起自脑干的舌下神经核，在延髓的前外侧沟出脑，经舌下神经管出颅腔，在颈内动、静脉之间下降至舌骨上方。在下降的过程中，呈弓形向前内行进，穿颏舌肌入舌，支配舌内肌和舌外肌。

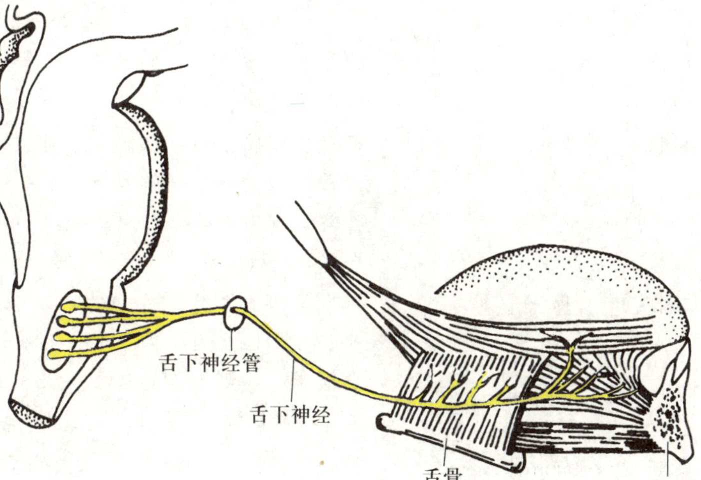

图 1-10-74　舌下神经

舌下神经损伤的表现

一侧舌下神经损伤时，同侧舌肌瘫痪、萎缩，伸舌时，健侧舌肌收缩，舌尖偏向患侧。

各脑神经的名称、连脑部位、出颅的部位、分布范围以及损伤后主要表现见表 1-10-3。

表 1-10-3 脑神经概要

顺序和名称	连脑部位	出颅的部位	分布范围	损伤后主要表现
Ⅰ嗅神经	端脑	筛孔	鼻腔嗅黏膜	嗅觉障碍
Ⅱ视神经	间脑	视神经管	眼球视网膜	视觉障碍
Ⅲ动眼神经	中脑	眶上裂	上、下、内直肌，下斜肌，上睑提肌，瞳孔括约肌，睫状肌	眼向外下斜视，上睑下垂，对光反射消失
Ⅳ滑车神经	中脑	眶上裂	上斜肌	眼不能向外下斜视
Ⅴ三叉神经	脑桥	眼神经：眶上裂 上颌神经：圆孔 下颌神经：卵圆孔	头面部皮肤，眼球及眶内结构，口、鼻腔黏膜，舌前 2/3 黏膜，牙及牙龈，咀嚼肌	头面部皮肤及口鼻腔黏膜感觉障碍，角膜反射消失，咀嚼肌瘫痪，张口时下颌偏向患侧
Ⅵ展神经	脑桥	眶上裂	外直肌	眼向内斜视
Ⅶ面神经	脑桥	内耳门至茎乳孔	面肌、颈阔肌、泪腺、下颌下腺、舌下腺、鼻腔及腭腺体、舌前 2/3 味蕾	面肌瘫痪，额纹消失，眼睑不能闭合，角膜干燥，口角歪向健侧，泪腺、下颌下腺及舌下腺分泌障碍，舌前 2/3 味觉障碍
Ⅷ前庭蜗神经	脑桥	内耳门	壶腹嵴、球囊斑、椭圆囊斑及螺旋器	眩晕，眼球震颤，听力障碍
Ⅸ舌咽神经	延髓	颈静脉孔	咽肌、腮腺、咽壁和鼓室黏膜、颈动脉窦、颈动脉小球、舌后部 1/3 黏膜及味蕾，耳后皮肤	咽反射消失，腮腺分泌障碍，咽、舌后部 1/3 味觉障碍，一般感觉障碍
Ⅹ迷走神经	延髓	颈静脉孔	咽、喉肌，胸腹腔脏器的平滑肌、腺体和心肌，胸腹脏器，咽喉黏膜，硬脑膜，耳郭及外耳道皮肤	发音困难，声音嘶哑，吞咽困难，胸腹腔脏器的腺体分泌障碍，心率加快，耳郭、外耳道皮肤感觉障碍
Ⅺ副神经	延髓	颈静脉孔	胸锁乳突肌、斜方肌	面不能转向健侧，不能上提患侧肩胛骨
Ⅻ舌下神经	延髓	舌下神经管	舌内肌和舌外肌	舌肌瘫痪、萎缩，伸舌时舌尖偏向患侧

三、内脏神经

内脏神经 visceral nerve 是神经系统的一个组成部分，它的中枢部也位于脑和脊髓，主要分布于内脏、心血管和腺体。根据神经冲动传导方向的不同，内脏神经可分为内脏运动神经和内脏感觉神经两类。**内脏运动神经** visceral motor nerve 不仅能调节脏器平滑肌和心肌的运动，也能控制腺体的分泌活动，因不受人的意志控制，故又将内脏运动神经称为**自主神经系统** autonomic nervous system 或**植物神经系统** vegetative nervous system。由于内脏运动神经形态和功能等方面的差异，又可以将内脏运动神经分为交感神经和副交感神经两部分（图 1-10-75）。**内脏感觉神经** visceral sensory nerve 传导来自内脏和心血管等处感受器的感觉神经冲动，经过神

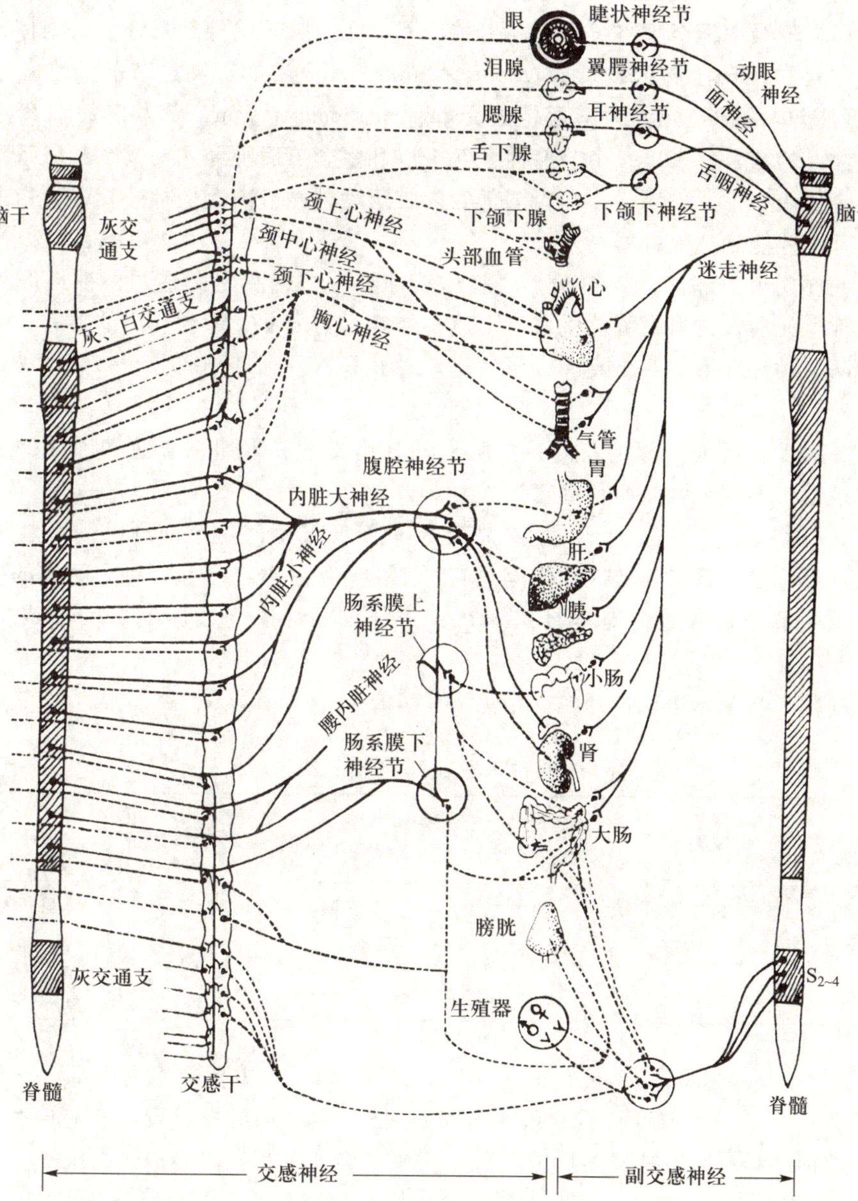

图 1-10-75 内脏运动神经的分布

—— 节前纤维；······ 节后纤维

经中枢整合信息后，通过内脏运动神经反射性地调节内脏和心血管等器官的活动。

（一）内脏运动神经

1. 内脏运动神经与躯体运动神经的差异 内脏运动神经与躯体运动神经在功能上互相依存、互相协调、互相制约，以维持机体生命活动的正常进行。内脏运动神经接受大脑皮质和皮质下各级中枢的控制，支配平滑肌、心肌的运动并控制腺体分泌。内脏运动神经和躯体运动神经在形态结构和功能等方面存在较大差别，比较如下：

（1）神经元的不同：内脏运动神经从低级中枢到达所支配器官需要经过两个神经元，而躯体运动神经自低级中枢至骨骼肌只有一个神经元。在内脏运动神经行程中，胞体位于脑干或脊髓内的神经元称为**节前神经元** preganglionic neuron，其发出的轴突称节前纤维；胞体位于周围部内脏神经节内的神经元称为**节后神经元** postganglionic neuron，其发出的轴突称为节后纤维。节后神经元的数目较多，一个节前神经元可以和多个节后神经元构成突触联系。因此，内脏运动神经自低级中枢发出后，需在周围部的内脏运动神经节内交换神经元，再由此节内神经元胞体发出纤维才能到达效应器。

（2）纤维成分和分布的方式不同：内脏运动神经有交感和副交感两种神经纤维成分，经神经节交换神经元后，常攀附脏器或血管形成神经丛，再分支支配到相应的器官，且多数器官同时接受这两种神经纤维的双重支配；躯体运动神经只有一种纤维成分，直接以神经干的形式支配器官。

（3）支配器官和控制意识的不同：内脏运动神经支配平滑肌、心肌和腺体，不受意识控制；而躯体运动神经支配骨骼肌，受意识控制。

（4）纤维结构和支配方式的不同：内脏运动神经纤维是薄髓节前纤维和无髓节后纤维的细纤维，在神经纤维的终末与效应器之间只有纤细的神经丛分布于肌纤维和腺体的周围；躯体运动神经纤维一般是比较粗的有髓纤维，在神经纤维的终末与效应器之间形成单独的末梢装置。

内脏运动神经与躯体运动神经的区别见表 1-10-4。

表 1-10-4 内脏运动神经与躯体运动神经的区别

名称	支配器官	自低级中枢到支配器官	意识支配	神经纤维成分	神经纤维结构
内脏运动神经	平滑肌、心肌和腺体	两个神经元	不受意识支配	两种	薄髓和无髓的细纤维
躯体运动神经	骨骼肌	一个神经元	受意识支配	一种	有髓纤维

2. 交感神经 sympathetic nerve（图 1-10-75） 可以分为中枢部和周围部。交感神经的低级中枢位于脊髓的 $T_1 \sim L_3$ 节段灰质侧角的中间外侧核，侧角内的神经元是节前神经元，发出的神经纤维即节前纤维；交感神经的周围部包括交感神经节及其发出的神经纤维等。

（1）**交感神经节**：因所在的位置不同，分为椎旁神经节和椎前神经节两类。

1）**椎旁神经节** paravertebral ganglia：又称交感干神经节，由多极神经元组成，位于脊柱两侧，呈梭形或三角形，有 22~24 对。同侧的椎旁神经节借节间支连成一条**交感干** sympathetic trunk，它的上端附着于颅底，下端附着在第 3 尾椎前面，左、右两个交感干于尾骨的前面合并，终于一个**奇神经节**。

2）**椎前神经节** prevertebral ganglia：位于脊柱前方，攀附于同名动脉分支的起始处附近，呈不规则的结节状团块，包括腹腔神经节、主动脉肾神经节、肠系膜上神经节和肠系膜下神经节等。

（2）交感干的分支：交感干神经节与相应脊神经相连接的交通支分为白交通支和灰交通支（图 1-10-76）。**白交通支**主要由自脊髓灰质侧角发出的具有髓鞘的节前神经纤维组成，因髓鞘呈白色而称为白交通支，它在脊柱两侧进入交感干神经节；**灰交通支**是由自椎旁神经节细胞发出的节后纤维组成，它离开交感干后返回脊髓，因多无髓鞘，色泽灰暗而称为灰交通支。由此可见，白交通支局限于与脊髓$T_1 \sim L_3$节段相应的脊神经前支和与之对应的交感干神经节之间；灰交通支连于交感干与 31 对脊神经之间，贯穿交感干的全长。

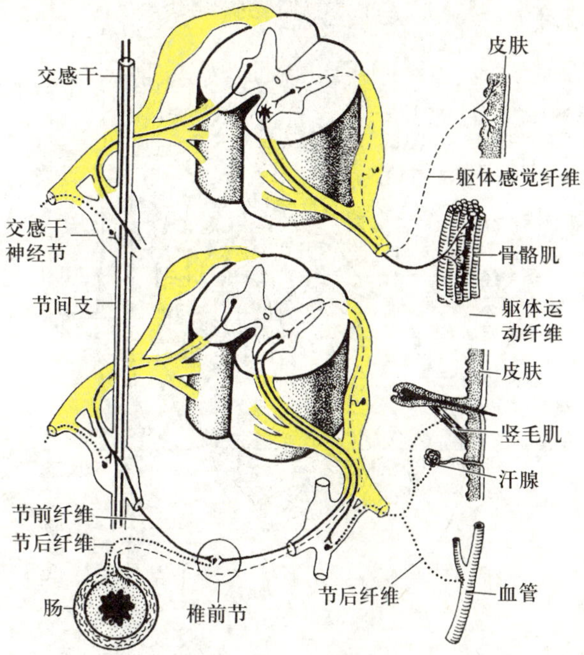

图 1-10-76　交感神经纤维走行模式图

交感神经的节前纤维经白交通支进入交感干后有 3 种去向：① 终止于相应的椎旁神经节并交换神经元。② 在交感干内上升或下降，然后终止于上方或下方的椎旁神经节并交换神经元。节间支由在交感干内上升或下降的神经纤维构成。③ 穿出椎旁神经节，至椎前神经节交换神经元。

交感神经的节后纤维分布到相应的器官，也有 3 种去向：① 离开椎旁神经节发出的节后纤维，经灰交通支返回脊神经，随脊神经分支分布至躯干和四肢的血管、汗腺和竖毛肌等处。② 攀附动脉形成相应的神经丛，并随动脉分支分布到所支配的器官。③ 由交感神经节直接发出分支到达所支配的脏器。

（3）交感神经的分布概况：按照交感神经节存在的位置，可分为以下 4 部分（图 1-10-77）：

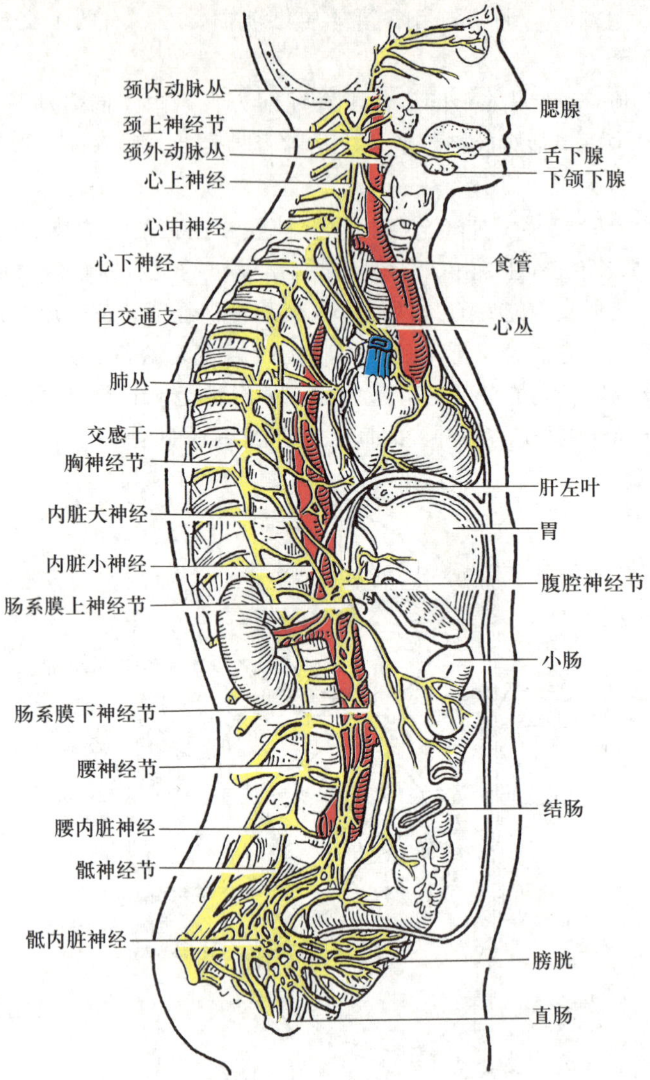

图 1-10-77 交感神经的分布

1）颈部：颈交感干位于颈血管鞘后方，一般每侧有 3 个交感神经节，分别称颈上神经节、颈中神经节和颈下神经节。**颈上神经节**呈梭形，位于第 1~3 颈椎横突的前方；**颈中神经节**通常位于第 6 颈椎横突处，有时会缺如；**颈下神经节**位于第 7 颈椎横突根部，常与第 1 胸交感神经节合并成**颈胸神经节**，又称星状神经节。

2）胸部：胸交感干约有 10~12 对**胸神经节**，它们位于肋头的前方。胸交感干的主要分支有内脏大神经和内脏小神经。**内脏大神经** greater splanchnic nerve 由穿过第 6~9 胸交感干神经节的节前纤维在胸椎前外侧面组合成一干，向下穿膈脚，主要终于**腹腔神经节**；**内脏小神经** lesser splanchnic nerve 由穿过第 10~12 胸交感干神经节的节前纤维组成，向下穿膈脚进入腹腔，主要终于主动脉肾节。

3）腰部：腰交感干通常有 3~4 对腰神经节，它们位于腰椎体的前外侧与腰大肌的内侧缘之间，主要发出**腰内脏神经**。

4）骶、尾部：骶交感干有 2~3 对骶神经节，位于骶骨前面，在骶前孔内侧，骶神经节的一些小支加入**盆丛**。尾交感干的奇神经节只有一个。

交感神经节前纤维的来源和节后纤维的分布范围均有一定的规律（表 1-10-5）。

表 1-10-5 交感神经的纤维成分和分布范围

节前纤维的来源	节后神经元的胞体	节后纤维的分布范围
$T_{1\sim5}$节段的侧角	椎旁节	头颈、胸腔器官和上肢的血管、汗腺、竖毛肌等
$T_{5\sim12}$节段的侧角	椎旁节或椎前节	肝、胰、脾、肾等腹腔实质性器官及胃至结肠左曲以上的消化管
$L_{1\sim3}$节段的侧角	椎旁节或椎前节	结肠左曲以下的消化管、盆腔脏器和下肢的血管、汗腺和竖毛肌等

3. **副交感神经** parasympathetic nerve（图 1-10-75） 可以分为中枢部和周围部。副交感神经的低级中枢位于脑干内的一般内脏运动神经核和脊髓第 2~4 骶髓节段灰质的骶副交感核；副交感神经的周围部包括副交感神经节、节前纤维和节后纤维。

（1）副交感神经节：多位于所支配的器官附近或器官壁内，分别称为**器官旁节**或**器官内节**，节内的神经细胞即为节后神经元。其中位于颅部的器官旁节较大，肉眼可见的有 4 对：睫状神经节、翼腭神经节、耳神经节和下颌下神经节。此外，位于身体其他部位的副交感神经节体积很小，甚至难以辨认，如位于心丛和肺丛内的神经节。

（2）副交感神经的分布概况：根据副交感神经低级中枢在体内的位置不同，副交感神经可以分为脑干的副交感神经和骶部的副交感神经两部分。

1）脑干的副交感神经：由脑干内的内脏运动神经核（副交感部分）发出节前纤维，分别加入到动眼神经、面神经、舌咽神经和迷走神经 4 对脑神经中。它们分别是：① 由中脑动眼神经副核发出的副交感神经节前纤维，随动眼神经进入眶后，在睫状神经节内交换神经元，其节后纤维进入眼球壁，分布于瞳孔括约肌和睫状肌；② 由脑桥的上泌涎核发出的副交感神经节前纤维，随面神经行走，分别在翼腭神经节和下颌下神经节内交换神经元，前者的节后纤维支配泪腺以及鼻腔、口腔和腭黏膜腺体的分泌，后者的节后纤维支配舌下腺和下颌下腺的分泌；③ 由延髓下泌涎核发出的副交感神经节前纤维，随舌咽神经行走，在耳神经节内交换神经元，节后纤维支配腮腺的分泌；④ 由延髓迷走神经背核发出的副交感神经节前纤维，随迷走神经行走，在胸、腹腔脏器附近或器官壁内的副交感神经节交换神经元，节后纤维分布于胸、腹腔脏器（除降结肠、乙状结肠）和盆腔脏器等。

2）骶部的副交感神经：由脊髓第 2~4 骶节的骶副交感核发出节前纤维，出骶前孔后形成**盆内脏神经**，在所支配的脏器附近或器官壁内的副交感神经节交换神经元，节后纤维支配结肠左曲以下的消化管、盆腔脏器的平滑肌和腺体等。

4. **交感神经和副交感神经的主要区别** 交感神经和副交感神经共同组成内脏运动神经并支配同一个器官，但两者在神经来源、形态结构及其功能等方面有显著差异。

（1）低级中枢部位的不同：交感神经的低级中枢位于脊髓的 $T_1\sim L_3$ 节段的灰质侧角；副

交感神经的低级中枢位于脑干内脑神经副交感核和脊髓骶段的骶副交感核。

（2）周围部神经节位置的不同：交感神经节位于脊柱前方的椎前神经节及其两侧的椎旁神经节，副交感神经节位于所支配器官附近的器官旁神经节或器官内神经节。因此，副交感神经的节前纤维比交感神经的节前纤维长，而其节后纤维则很短。

（3）节前神经元和节后神经元的比例不同：一个交感节前神经元的轴突可与许多节后神经元形成突触，而一个副交感节前神经元的轴突则与较少的节后神经元形成突触。所以，交感神经的作用范围较为广泛，而副交感神经的作用范围则较为局限。

（4）分布范围不同：交感神经分布范围广泛，除支配头颈部以及胸、腹腔脏器外，还分布到全身血管、汗腺、竖毛肌等处。副交感神经的分布不如交感神经广泛，一般认为，大部分的血管、汗腺、竖毛肌、肾上腺髓质等没有副交感神经的分布。

（5）对器官的功能作用不同：交感神经和副交感神经共同支配同一个脏器，其作用的结果是相互拮抗和对立统一，这有利于机体保持内部各器官功能的动态平衡。例如：当机体运动时，交感神经的兴奋性增强，副交感神经的兴奋性减弱，表现为相对抑制，于是出现心跳加快、血压升高、支气管扩张、瞳孔开大和消化活动受到抑制等现象，这些变化表明此时机体的代谢加强，能量消耗加快，以便适应环境的变化。反之，当机体处于安静或睡眠状态时，副交感神经的兴奋性增强，交感神经的兴奋性减弱，因而出现心跳减慢、血压下降、支气管收缩、瞳孔缩小和消化活动增强等现象，这些变化有利于体力的恢复和能量的存储。交感神经和副交感神经的活动是在高级中枢调控协调下进行的，它们对各系统器官的功能作用比较见表 1-10-6。

表 1-10-6 交感神经和副交感神经兴奋对各系统器官的作用比较

系统	器官	交感神经	副交感神经
脉管系统	心	心率加快，收缩力增强	心率减慢，收缩力减弱
	冠状动脉	舒张	轻度收缩
	躯干、上肢的动脉	收缩	无作用
呼吸系统	支气管平滑肌	舒张	收缩
消化系统	胃肠平滑肌	抑制蠕动	增强蠕动
	胃肠括约肌	收缩	舒张
泌尿系统	膀胱	平滑肌舒张，括约肌收缩	平滑肌收缩，括约肌舒张
视器	瞳孔	散大	缩小
	泪腺	抑制分泌	增加分泌
皮肤	汗腺	促进分泌	无作用
	竖毛肌	收缩	无作用

5. **内脏神经丛** 在内脏神经分布于脏器的走行中，交感神经、副交感神经和内脏感觉神经通常交织在一起，组成**内脏神经丛**，再由神经丛发出分支到达支配的器官。这些神经丛主要

分布于某些大动脉的周围、脏器的附近或器官的内部。其中，主要的内脏神经丛有：

（1）**心丛**：由交感干的颈上神经节、颈中神经节、颈下神经节和交感干胸 1~5 节发出的心支以及迷走神经的心支共同组成，分布于心肌。

（2）**肺丛**：由交感干第 2~5 胸神经节的分支和迷走神经的支气管支组成，分布于肺。

（3）**腹腔丛**：在腹腔干和肠系膜上动脉起始处周围，腹腔神经节、主动脉肾神经节、肠系膜上神经节等接受内脏大、小神经的节前纤维，其节后纤维与来自迷走神经的腹腔支组成腹腔丛，分布于肝、胰、脾、肾等腹腔实质性器官以及胃至结肠左曲以上的消化管。

刺激支配眼球内脏运动神经引起的变化

刺激支配眼球的交感神经纤维，会引起瞳孔开大，虹膜血管收缩；切断这些纤维则出现瞳孔缩小。临床上所见病例除有瞳孔缩小外，还可出现眼睑下垂及同侧汗腺分泌障碍等症状。

刺激眼副交感神经纤维，会引起瞳孔缩小，睫状肌收缩；切断这些纤维则出现瞳孔散大及调节视力功能障碍。临床上损伤动眼神经，除有副交感神经损伤症状外，还出现大部分眼球外肌瘫痪症状。

（4）**腹主动脉丛**：在腹主动脉的下前方，是腹腔丛向下延续的部分，其节后纤维形成肠系膜下丛和髂总动脉丛等，分布于结肠左曲至直肠上段的消化管以及下肢的血管、汗腺和竖毛肌。

（5）**腹下丛**：位于第 5 腰椎延续到直肠两侧，可以分为**上腹下丛**和**下腹下丛**，分布于盆腔内脏器。

（二）内脏感觉神经

内脏感觉神经 visceral sensory nerve 传导来自内脏感受器产生的感觉神经冲动至神经中枢，中枢经综合分析后，可以直接通过内脏运动神经或间接通过体液调节来协调各脏器的活动。

1. **内脏感觉神经的传导**　内脏感觉神经的神经元为假单极神经元，其胞体位于脑神经节或脊神经节内，它的周围支是粗细不等的有髓或无髓纤维，随交感神经和副交感神经行走，分布于内脏器官和血管等处。内脏感觉神经的中枢支随脑神经进入脑干，终止于孤束核或随感觉神经和盆内脏神经进入脊髓，终止于脊髓后角。在中枢内，内脏感觉神经一方面通过中间神经元与内脏运动神经元联系，完成内脏反射；另一方面将感觉冲动传入到大脑皮质，形成内脏感觉。

掌握人体一些重要器官的神经支配，不仅有利于对其生理功能的理解，对临床诊断和治疗也有一定的实际意义。例如，心的神经支配为：

（1）**感觉神经**：传导心脏痛觉纤维，沿交感神经行走（颈心上神经除外），至脊髓胸 1~4 或 1~5 节段；与心脏反射有关的感觉纤维沿迷走神经行走，进入脑干。

（2）**交感神经**：节前纤维起自脊髓胸 1~4 或 1~5 节段的侧角，至颈上、中、下节和上胸节交换神经元，自神经节发出颈上、中、下心支及胸心支，至主动脉弓后方和下方，与来自迷走神经的副交感纤维一起构成心丛，心丛再分支分布于心脏。

（3）**副交感神经**：心脏的副交感节前纤维由迷走神经背核和疑核发出，沿迷走神经心支行走，在心神经节交换神经元后分布于心脏。

刺激支配心脏的交感神经纤维，可引起心跳加快，冠状动脉舒张。刺激副交感纤维迷走神经，则引起心跳减慢，心收缩力减弱，冠状动脉收缩。

2. 内脏感觉与躯体感觉的特点 内脏感觉神经在形态结构上虽然与躯体感觉神经大致相同，但仍然有差异：

（1）正常的内脏活动一般不引起感觉，一定强度的刺激才会产生主观感觉。在病理条件下或内脏活动较强烈的刺激可以产生痛觉，如饥饿时胃的收缩产生疼痛感。

（2）内脏对牵拉、膨胀和痉挛等刺激敏感，对切、割等刺激不敏感。例如，直肠和膀胱充盈时的过度膨胀可引起痛觉，但是外科手术在挤压和切割时，患者并不感觉疼痛。

（3）内脏感觉是弥散的，定位模糊。内脏感觉的传入途径分散，即一个脏器感觉纤维经过多个节段的脊神经传入中枢，而一条脊神经又包含有来自几个脏器的感觉纤维。例如，心的痛觉纤维伴随交感神经，主要是颈中心神经和颈下心神经，经过第1~5胸神经进入脊髓。所以，内脏感觉的定位不准确，通常是模糊的。

3. 内脏感觉神经与牵涉性痛 机体某些内脏器官病变时，常在体表的一定区域产生感觉过敏或疼痛的现象，称为**牵涉性痛** referred pain（图1-10-78）。牵涉性痛有时发生在患病器官附近的皮肤区，有时则发生在距患病器官较远的皮肤区。例如，胃溃疡时常出现腹上部皮肤区域的疼痛，肝胆疾患时常在右肩部感到疼痛。

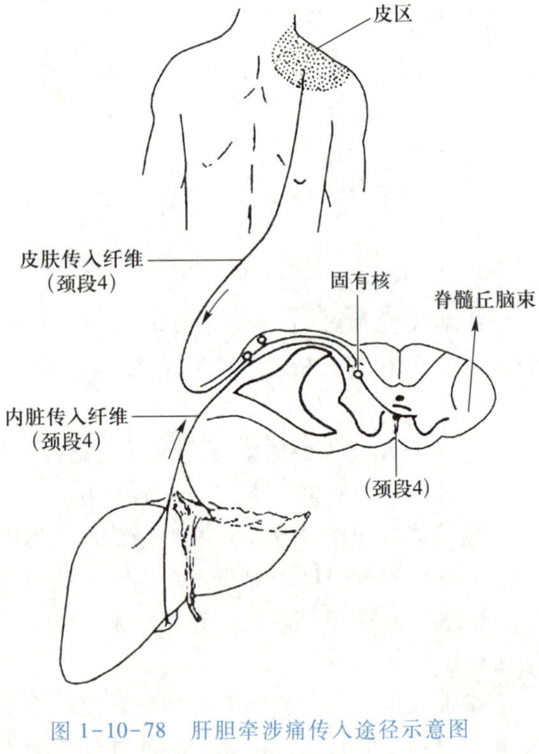

图1-10-78 肝胆牵涉痛传入途径示意图

近来神经解剖学研究表明，一个脊神经节神经元的周围支分支分布于躯体部和内脏器官，认为这是牵涉性痛发生机制的形态学基础。一般认为，发生牵涉性痛的体表部位与病变的器官往往接受同一节段脊神经的支配，两者的感觉神经也进入脊髓同一节段后角的内脏感觉接受区和躯体感觉接受区，并在脊髓后角内密切联系。因此，从患病脏器传来的冲动可以扩散或影响到邻近的躯体感觉神经元，除内脏症状外，同时也有相应躯体感觉接受区产生的牵涉性痛。临床上根据牵涉性痛产生的部位，可以协助某些疾病的诊断（表1-10-7）。

表 1-10-7　常见脏器牵涉性痛的部位

病变脏器	疼痛牵涉部位
心	心前区、左肩部、左臂部和手的尺侧区
肝、胆囊	右上腹区、右肩区
胃、胰	左上腹区、肩胛区
小肠、阑尾	上腹部、脐周围
肾、输尿管	腰、腹股沟

（赵　森　饶凤英）

思考题

1. 神经系统如何分部？
2. 神经系统的基本活动方式是什么？其结构基础是什么？
3. 灰质与白质、神经核与神经节、纤维束与神经的概念有何异同？
4. 简述脊髓灰质的位置、分部和功能。
5. 与脑干相连的脑神经有哪些？分别连于何部位？
6. 比较脊髓和脑干白质内主要传导束的名称和功能。
7. 大脑皮质管理运动、感觉、视觉、听觉及语言的中枢分别定位于何处？有何特点？
8. 试述内囊的位置、分部及组成各部的主要纤维束。
9. 脑脊液如何产生？其循环途径怎样？
10. 试述上肢肌的神经支配。
11. 论述坐骨神经的起始、走行及其分布范围。
12. 叙述分布于舌的神经名称、性质和分布范围。
13. 支配眼球外肌的脑神经有哪些？它们出颅的位置在哪里？
14. 试述内脏运动神经和躯体运动神经的区别。

第二篇

局部解剖学

局部解剖学 regional anatomy 是研究人体各局部区域内结构的层次关系和器官之间位置的相互关系以及其临床应用的科学。学习局部解剖学可为后续课程的学习和临床应用，尤其是为外科手术提供必要的形态学基础。因此，它是基础医学与临床医学间的桥梁课。每一部分的尸体解剖都是按人体层次循序渐进的。所以，首先应建立人体结构层次的基本概念。局部解剖学除需了解各部分的结构、层次和相互关系外，还强调体表标志，借以确定深层器官的体表投影和位置，以利于疾病的诊断和处理。

人体分为九个区域，即头部、颈部、胸部、腹部、盆部、会阴部、脊柱区、上肢和下肢。

第一章　头　　部

重点内容提示

头部重要结构的体表投影；头部软组织由浅入深的层次；脑神经出入颅腔的部位；穿过腮腺的结构。

第一节　概　　述

一、头部的境界和分区

头部以下颌体下缘（下颌底）、下颌角、乳突、上项线和枕外隆凸的连线与颈部为界。头部以眶上缘、颧弓和外耳门上缘的连线为界，分为后上方的颅部和前下方的面部。

二、头部的体表投影

头部表面有四条投影线：① **上横线**：为连接两侧眶上缘最高点与下横线平行的线；② **下横线**：为两侧外耳门上缘与眶下缘最低点的连线；③ **前纵线**：经颧弓中点与下横线相垂直的线；④ **后纵线**：经乳突根部后缘与下横线相垂直的线（图 2-1-1）。头部主要结构的体表投影如下：

1. **中央沟**　相当于上横线与前纵线交点和后纵线与正中矢状面交点的连线，此线前、后各 1.5 cm 范围内的区域分别为中央前回和中央后回的体表投影。

2. **外侧沟**　相当于中央沟与上横线的角平分线。

3. **翼点**　相当于前纵线与上横线的交点。

4. **脑膜中动脉**　相当于前纵线与下横线的交点，由此向上经翼点为脑膜中动脉前支的体表投影。

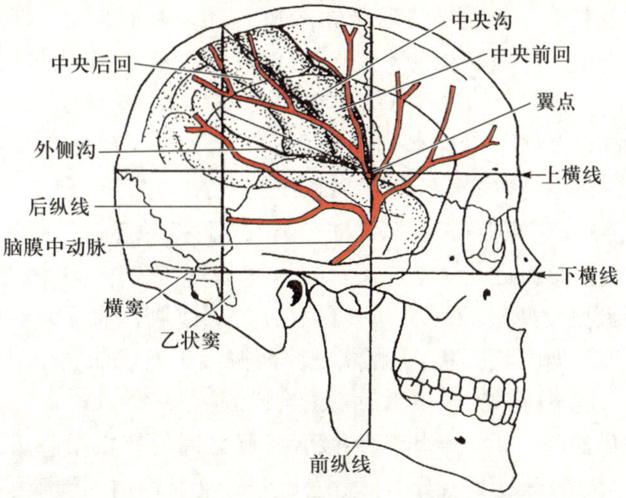

图 2-1-1　头部的体表投影

第二节　颅　部

颅顶按位置可分为正中部位的额顶枕区和两侧的颞区。

一、额顶枕区

额顶枕区 fronto-parieto-occipital region 软组织由浅入深依次为：皮肤、浅筋膜、帽状腱膜和枕额肌、腱膜下疏松结缔组织及颅骨外膜。其中浅部的皮肤、浅筋膜和帽状腱膜三层紧密愈着，称“头皮”（图 2-1-2）。

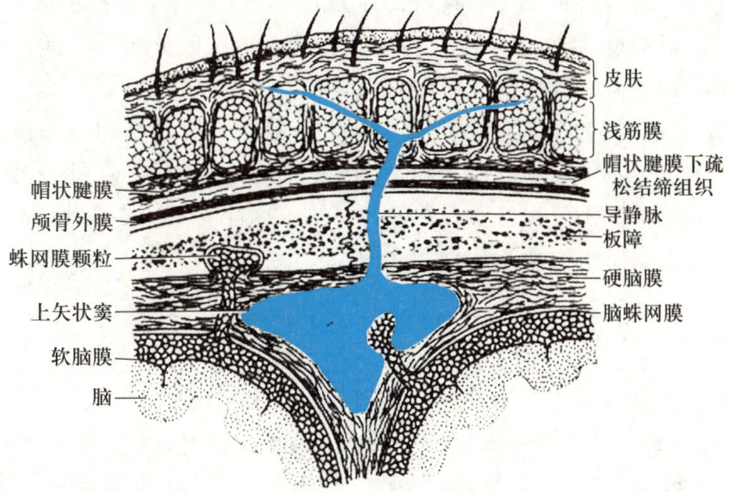

图 2-1-2　颅顶的解剖结构

1. **皮肤** 额部皮肤较薄，顶枕部皮肤致密较厚，且有大量头发、汗腺和皮脂腺，血管和淋巴管极为丰富。头顶皮肤的再生能力较强，切口缝合一般2~3天即可愈合，也是疖、痈、皮脂腺囊肿的好发部位。

2. **浅筋膜** 由致密结缔组织和脂肪组织构成。大量致密结缔组织形成的纤维小隔使皮肤与帽状腱膜紧密相连，在小隔空隙内充满脂肪组织、血管、淋巴管和神经。浅筋膜感染时，渗出物不易扩散，压迫神经产生剧痛。由于纤维小隔与血管壁相连，当血管破裂时，其断端不易收缩，因此出血较多，需要压迫或缝合止血。

3. **帽状腱膜和枕额肌** 此层为一块具有扁肌腹的二腹肌，前部为额腹，后部为枕腹，两肌腹之间的肌腱呈膜状（即帽状腱膜），帽状腱膜两侧续于颞浅筋膜。当帽状腱膜横断时，由于额腹与枕腹的收缩，使裂口开大，手术时需缝合腱膜。

4. **腱膜下疏松结缔组织** 由帽状腱膜和颅骨外膜之间的疏松结缔组织构成，实际上是一个较大的潜在间隙，在导静脉孔处有导静脉穿过此层，它将颅内的硬脑膜窦与颅外的浅静脉相连。此层出血或化脓可迅速蔓延扩散至整个颅顶。腱膜下间隙的感染可经导静脉向颅内蔓延，所以此层被称为颅顶的“危险区”。

5. **颅骨外膜** 由致密结缔组织构成，在颅缝处与缝韧带紧密连接，并通过缝韧带与颅骨内膜相连续。因此，颅骨外膜下血肿常局限于一块颅骨的范围，这一特征易与帽状腱膜下血肿鉴别。

二、颞区

颞区 temporal region 软组织由浅入深依次为皮肤、浅筋膜、颞筋膜浅层和深层、颞肌及颅骨外膜。

1. **皮肤** 比额顶枕区稍薄，前部如同额部的皮肤，后部与帽状腱膜区的皮肤结构相似。此区的皮肤移动性较大，无论纵行或横行切口，皆易缝合，愈合后瘢痕也不明显。

2. **浅筋膜** 前部较薄，后部较厚。此层内脂肪组织和纤维小隔较少，上方与颅顶浅筋膜相续，下方移行为面部的浅筋膜。浅筋膜内，耳郭前有颞浅动脉、颞浅静脉和耳颞神经，耳郭后方有耳后动脉、耳后静脉和枕小神经，呈放射状向额顶枕区分布。因此，经此区行开颅术时，皮瓣的基底部应在下方，以保证皮瓣的存活和感觉的存在。

3. **颞肌** 起自颞窝的颅骨外膜和颞筋膜层深面，前中部肌纤维向下集中，后部肌纤维向前下集中，经颧弓深面，止于下颌骨冠突和下颌支的前缘。由于颞肌与颞深筋膜相连，且坚韧厚实，即使颅骨部分缺损，仍可很好地保护颅内结构。因此，颞区是理想的开颅手术入路。颞肌与颞筋膜深层之间有脂肪组织填充，称颞浅间隙。

颞浅动脉的临床应用

由于颞浅动脉的位置恒定而浅表，临床上不仅用来监测脉搏和压迫止血，而且在颌面部恶性肿瘤患者，还可经该动脉逆行插管，注入化疗药物。颞浅动脉、上颌动脉、颈外动脉三者的位置关系对于正确进行逆行插管起到决定性的作用。多数颞浅动脉与颈外动脉成一直线，但少数可成一定角度（120°~170°），尤其是老年人颞浅动脉多迂曲，以致与颈外动脉之间也常成一定角度。也有的颞浅动脉发自上颌动脉。颞骨颧突根部上缘与颈总动脉分叉点（在体表约平甲状软骨上缘）之间的距离平均为 8.7 cm，是决定插管长度的重要标志。此外，颞浅动脉顶支的管径和长度使其适合在颅内、外旁路移植术中使用。

第三节　面　　部

一、面部的体表标志

1. **眶上切迹（孔）**　位于眶上缘内、中 1/3 交界处，其中有眶上神经和眶上血管通过。
2. **眶下孔**　位于眶下缘中点下方 0.5~1 cm 处，其中有眶下神经和眶下血管通过。
3. **颏孔**　位于平对下颌第二前磨牙的下颌体中部，其中有颏神经和颏血管通过。

二、面部软组织的层次

1. **皮肤**　面部皮肤薄而富有弹性，血管丰富，感觉灵敏。面部皮肤富有皮脂腺和汗腺，是皮脂腺囊肿和疖肿的好发部位。

2. **浅筋膜**　为厚薄不一的组织，眼睑处主要是一层薄的疏松结缔组织。咬肌前脂肪组织最厚，形成颊脂体。浅筋膜内有大量的血管、淋巴管和神经。

3. **深筋膜**　面部深筋膜不明显。

4. **面肌**　面肌主要分布于眼、口、鼻和耳周围，大多起自面颅骨或筋膜上，止于面部皮肤，收缩时牵动皮肤产生各种表情。

三、面部浅层的血管

1. **面动脉**　面部浅层动脉主要有面动脉（图 2-1-3），面动脉各分支之间及其与对侧动脉间有广泛的吻合（见循环系统）。

2. **面静脉**　与面动脉伴行，它起自内眦静脉（图 2-1-4），一般在面动脉后方斜向外下，越过下颌骨下缘注入颈内静脉，沿途收纳鼻外侧静脉、上唇静脉和下唇静脉。内眦静脉经眶内的眼上静脉和眼下静脉与颅内海绵窦相连。面静脉上半部通过面深静脉与深层的翼静脉丛相连，而后者又借导静脉与海绵窦相连。面静脉在口角以上没有或很少有瓣膜，如有也多为单瓣。因此，当鼻及上唇部感染时，若处理不当，细菌可经上述途径进入颅内，引起颅内炎症，临床上常将鼻根至两口角之间的三角区域称为“危险三角”。

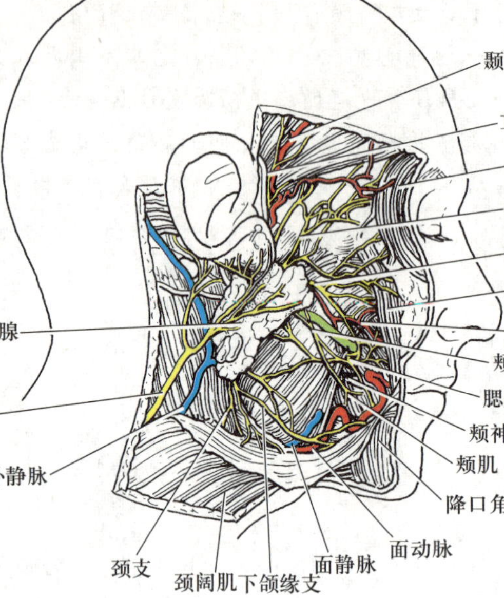

图 2-1-3 面部浅层结构

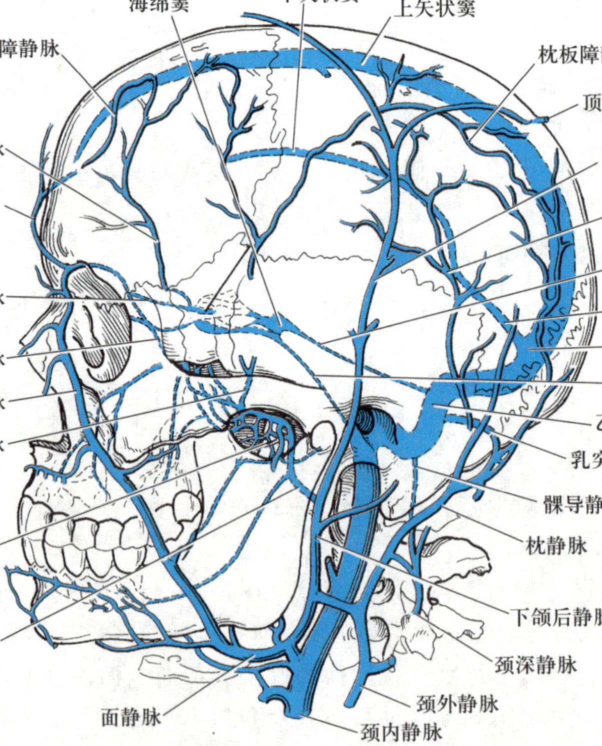

图 2-1-4 颅内、外静脉的交通

四、面部浅层的淋巴管和淋巴结

面部浅层淋巴管相当丰富，流向与面静脉一致，从鼻、上唇和下唇起斜向下外，越过下颌骨下缘，注入下颌下淋巴结。颏部的淋巴管注入颏下淋巴结。耳前和腮腺淋巴结主要收纳颅盖前半部的淋巴。

五、面部浅层的神经

1. **三叉神经**　分为眼神经、上颌神经和下颌神经 3 支。眼神经分布于眼裂以上的皮肤和眶腔内的结构；上颌神经分布于眼裂与口裂之间的皮肤以及鼻腔和腭部的黏膜；下颌神经分布于口裂以下和颞区的皮肤以及口腔黏膜，运动支支配咀嚼肌。

2. **面神经**　面神经中的躯体运动纤维自茎乳孔出颅后向外侧进入腮腺，分为 2~3 支主干，再吻合成丛，最后沿腮腺的前缘穿出腮腺，由上向下分为颞支、颧支、颊支、下颌缘支和颈支，呈放射状分布到全部面肌。其中颊支分为上、下两支。

六、腮腺咬肌区

腮腺咬肌区的前界为咬肌前缘，后界为乳突、二腹肌后腹上缘及胸锁乳突肌上份前缘，上界为颧弓及外耳道，下界为下颌骨下缘。腮腺咬肌区内的结构有腮腺、咬肌、上颌动脉、面神经、面后静脉及颈外动脉等。

（一）腮腺

腮腺位于外耳道的前下方，上平颧弓，下至下颌角，后抵乳突前缘，前缘达咬肌表面。腮腺分为浅部、深部及峡部。浅部覆盖于下颌支和咬肌后份的浅面；深部位于下颌支深面，呈锥体状凸向咽侧壁。当深部发生肿瘤时，因位置较深，从表面不易察觉，而在咽侧壁上可见隆起。浅部和深部的连接处为峡部，位于下颌支的后缘。

腮腺的深面有许多主要血管神经，如颈内动脉、颈内静脉、舌咽神经、迷走神经、副神经、舌下神经以及附着于茎突上的骨骼肌。以上结构总称“腮腺床”。纵行穿过腮腺的结构有颈外动脉、颞浅动脉、颞浅静脉、面后静脉及耳颞神经；横行穿过腮腺的结构有面神经的分支，上颌动、静脉以及面横动、静脉等（图 2-1-3，图 2-1-5）。

（二）腮腺管

腮腺管长 3.5~5 cm，由腮腺前缘发出，在距颧弓下缘约 1 cm 处横行向前，经咬肌浅面至该肌的前缘，穿过颊脂体及颊肌，开口于平对上颌第二磨牙颊黏膜上的腮腺管乳头。

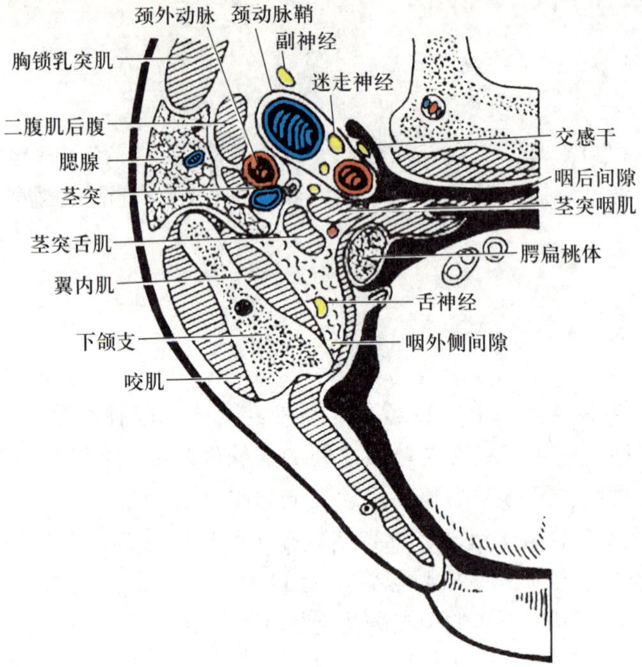

图 2-1-5 腮腺和面侧区水平切面（右侧，上面观）

腮腺解剖的临床应用

腮腺鞘浅层厚，深层薄，腮腺化脓时，脓肿不易穿透浅层而易穿透深层向深部蔓延，形成咽旁脓肿，或向颈部蔓延。由于鞘与腺体结合紧密并发出小隔分隔腮腺，故当腺体化脓时可使腮腺小叶成为独立散在的小脓灶。所以在诊断时，不能单纯依靠波动感作为化脓的指征。腮腺脓肿切开引流时，应使用尖血管钳穿破脓腔，以免损伤面神经和形成腮腺瘘。又由于腮腺紧邻外耳道，所以腮腺脓肿常可蔓延至外耳道和中耳。外耳道感染亦可扩散至腮腺。腮腺肿胀可压迫耳垂使其移向外上方，此为腮腺肿胀特有的体征。

（史树堂　路兰红）

思考题

1. 何为腱膜下间隙？有何临床意义？
2. 面部的皮神经如何分布？
3. 眶上神经、眶下神经、颏神经分别源于哪些神经？
4. 腮腺管开口于何处？
5. 穿经腮腺的结构有哪些？

第二章　颈　　部

重点内容提示

颈部分区的标志；颈深筋膜的分层和颈筋膜间隙；颈部三角的内容；甲状腺上动脉与喉上神经的位置关系；甲状腺下动脉与喉返神经的位置关系

第一节　概　　述

一、颈部的境界和分区

颈部位于头部和胸部之间，上方与头部的分界已如前述，下方以胸骨柄上缘、锁骨、肩峰及第 7 颈椎棘突的连线与胸部为界。颈部以斜方肌前缘为界，分为前方的颈前外侧区（固有颈部）和后方的颈后区（项部）。颈前外侧区以胸锁乳突肌为标志划分为三区，即颈前区、胸锁乳突肌区和颈外侧区。颈前区的境界是胸锁乳突肌前缘、前正中线和下颌骨下缘，呈尖向下、底朝上的三角形，故又名颈前三角。颈前区又可分为下列四个小（三角）区，即下颌下三角、颏下三角、肌三角和颈动脉三角。颈外侧区的边界是胸锁乳突肌后缘、斜方肌前缘和锁骨，是一个底朝下、尖向上的三角形，又名颈外侧三角。颈外侧区可分为两个小（三角）区，即枕三角和肩胛舌骨肌锁骨三角（锁骨上大窝）（图 2-2-1）。

二、颈部的体表标志

1. **舌骨**　双目平视，舌骨体平颏隆凸，高度平对第 3 颈椎。

2. **甲状软骨**　位于舌骨下方，上缘对应第 4 颈椎水平，是颈总动脉分叉的平面。

3. **环状软骨**　紧连甲状软骨下方，平对第 6 颈椎水平。咽与食管、喉与气管在此水平分界。

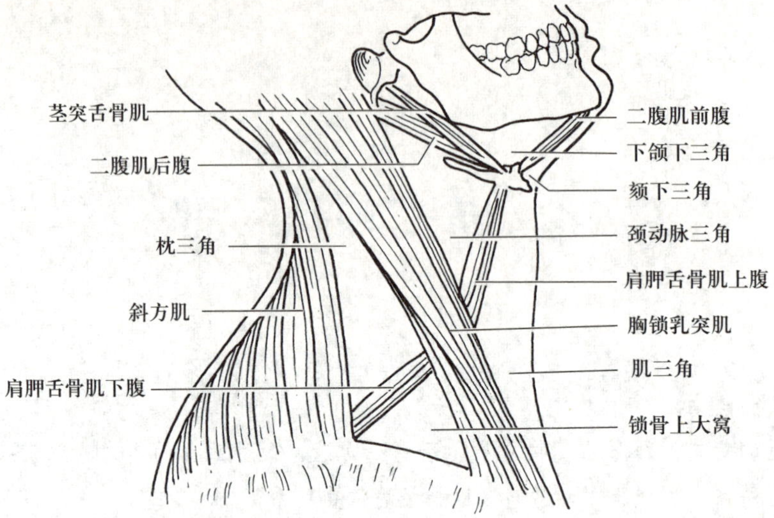

图 2-2-1 颈部分区

4. **胸锁乳突肌** 将头偏向一侧，从体表可清晰地辨认出此肌。其后缘中点是颈丛皮支的浅出点。

5. **锁骨上大窝** 也称肩胛舌骨肌锁骨三角。此窝中部可摸到锁骨下动脉的搏动，稍上是臂丛阻滞麻醉的注射部位。

6. **胸骨上窝** 位于胸骨颈静脉切迹上方，于此处可确定气管位置的变化。气管切开术经此窝。

第二节 颈 前 区

一、皮肤

颈前外侧的皮肤较薄，活动性大，皮纹呈横行，因此颈部手术多采用横位切口。

二、浅筋膜及其内容

浅筋膜是含有脂肪组织的一层疏松结缔组织。在颈前外侧部的浅筋膜内含有颈阔肌。浅筋膜内还有浅静脉、浅淋巴结和皮神经，均位于颈阔肌的深面（图 2-2-2）。缝合颈部横切口时，必须将横断的颈阔肌及其筋膜缝合。

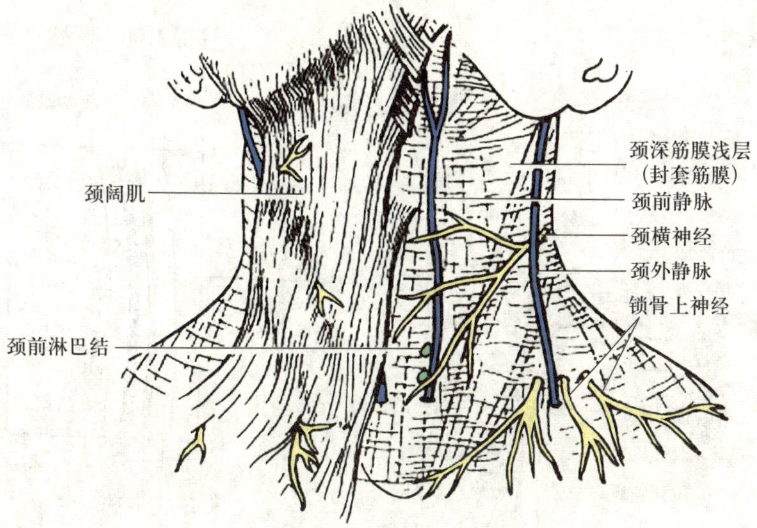

图 2-2-2　颈前外侧部的浅层结构

三、颈深筋膜及其间隙

颈深筋膜的结构比较致密，分为3层，在各层筋膜之间有疏松结缔组织存在，构成筋膜间隙（图2-2-3）。

1. **颈深筋膜浅层**　呈圆桶形环绕颈部。后部附着于项韧带及颈椎棘突，向外侧再转向前方，依次包绕斜方肌、胸锁乳突肌、舌骨下肌群至正中线与对侧者愈合，构成颈白线。浅层筋膜上方附着于枕骨上项线及乳突，向前包绕腮腺形成腮腺鞘，继而在下颌骨下方分为两层，包绕下颌下腺，附着于下颌骨，形成下颌下腺鞘。浅层筋膜下方附着于肩峰、锁骨及胸骨柄。在颈静脉切迹上方分为浅、深两层，分别附着于胸骨颈静脉切迹前、后缘，两者之间的间隙称胸骨上间隙，含有颈静脉弓及淋巴结。

2. **颈深筋膜中层**　即气管前筋膜，可分为脏层和壁层。脏层薄而疏松，包绕颈部器官，如喉、气管、甲状腺、咽和食管，包绕甲状腺的部分构成甲状腺假被膜，在咽和食管后方的部分又称颊咽筋膜。壁层较致密，位于颈部器官的前面，贴于舌骨下肌群的后面，向两侧形成颈动脉鞘，包绕颈总动脉、颈内静脉和迷走神经。颈动脉鞘与颈内静脉壁紧密相连，静脉损伤后管壁不易塌陷，易进入空气形成气栓。脏、壁两层之间形成气管前间隙，内含疏松结缔组织，向下通上纵隔前部。因此，颈部气管前间隙有感染或出血时，可沿此间隙向下到达前纵隔。

3. **颈深筋膜深层**　即椎前筋膜，覆被椎前肌、前斜角肌、中斜角肌、肩胛提肌、臂丛及锁骨下血管，构成颈外侧三角的底，并向外下方伸展，包绕锁骨下动、静脉及臂丛并移行为腋鞘。向上附着于颅底，向下与脊柱的前纵韧带融合。椎前筋膜与咽后壁之间为咽后间隙。此间隙的脓肿可向咽腔膨出，患者可出现吞咽和发音困难。感染时可向下延至后纵隔。椎前筋膜与脊柱颈部之间有椎前间隙，如患颈椎结核脓肿，脓液多积于此间隙内，也可顺此间隙向下蔓延至后纵隔，或向两侧扩散至颈侧部，或穿破椎前筋膜至咽后间隙。

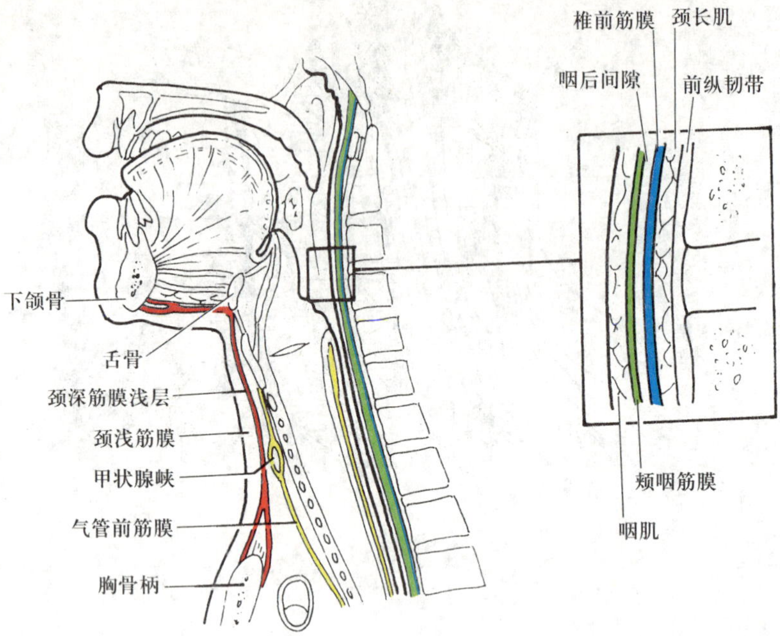

A

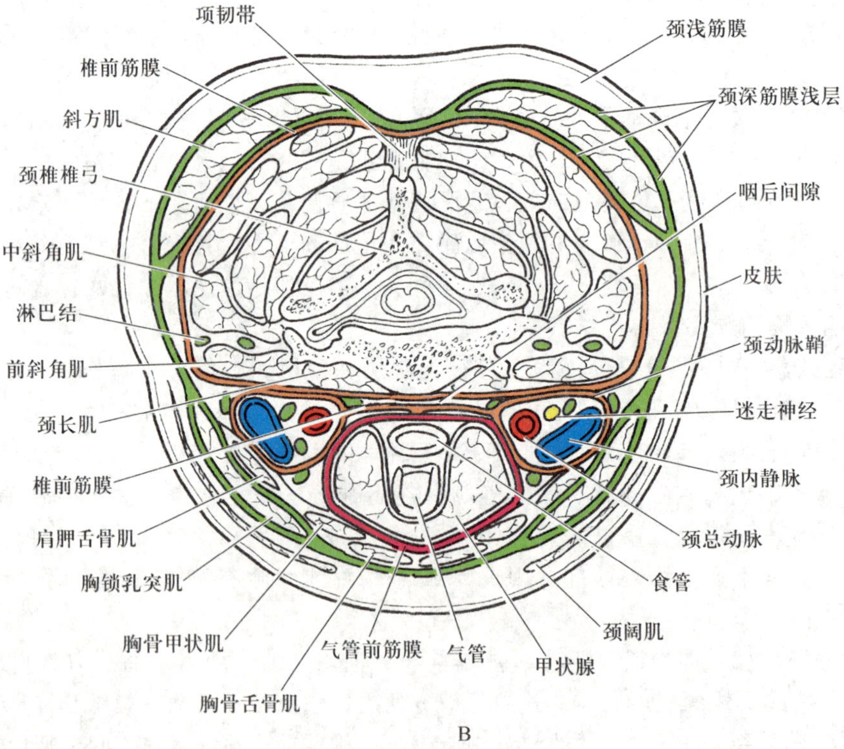

B

图 2-2-3 颈筋膜和筋膜间隙

A. 颈部正中矢状面；B. 通过第 6 颈椎的颈部横切面

四、颈前区的内容及结构

（一）颏下三角

颏下三角 submental triangle 由左、右二腹肌前腹和舌骨体围成，下壁为颈筋膜浅层，上壁为下颌舌骨肌，下颌舌骨肌深面为颏舌骨肌。此三角内即颏下间隙，其中有收纳下唇和舌尖部淋巴的 4~6 个颏下淋巴结和颈前静脉。

（二）下颌下三角

下颌下三角 submandibular triangle 由二腹肌前、后腹和下颌骨下缘围成。上壁由前向后依次为下颌舌骨肌、舌骨舌肌和茎突舌肌，下壁为颈深筋膜浅层。三角内即下颌下间隙，其中有下颌下腺及其周围的血管、淋巴管和神经（图 2-2-4）。

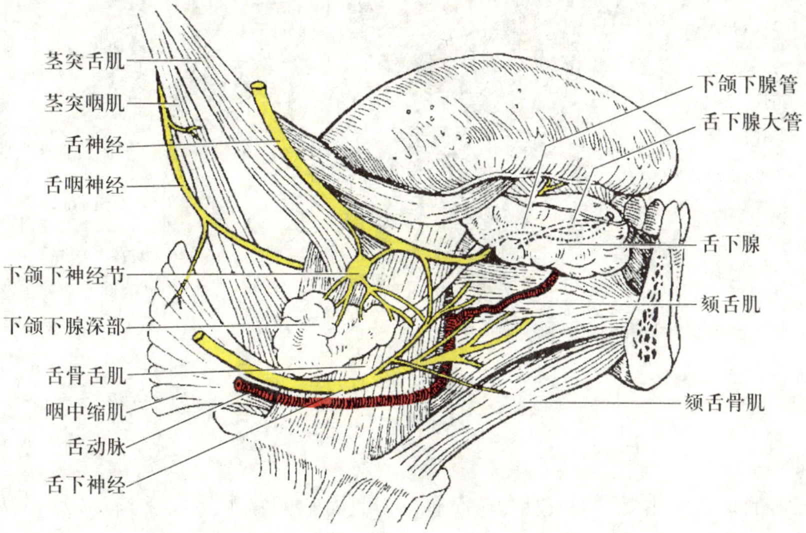

图 2-2-4 下颌下三角的内容

（三）颈动脉三角

颈动脉三角 carotid triangle 由二腹肌后腹、肩胛舌骨肌上腹和胸锁乳突肌围成，因此三角内主要结构为颈部大动脉而得名。三角的深部为椎前筋膜，内侧界为咽的外侧壁及其筋膜。其中主要内容为舌下神经及其降支、颈总动脉及其分支、迷走神经及其分支和颈内静脉及其属支（图 2-2-5）。此外，还有许多颈外侧深淋巴结。为制止严重的鼻出血，可在此三角内于甲状腺上动脉和舌动脉之间进行颈外动脉结扎术。

（四）肌三角

肌三角 muscular triangle 前界为前正中线，外侧界为肩胛舌骨肌上腹上缘，下外侧界为胸锁乳突肌前缘。浅层为胸骨舌骨肌、胸骨甲状肌、甲状舌骨肌和肩胛舌骨肌上腹、气管前筋膜以及位于其深部的喉、气管、食管颈段和甲状腺等。

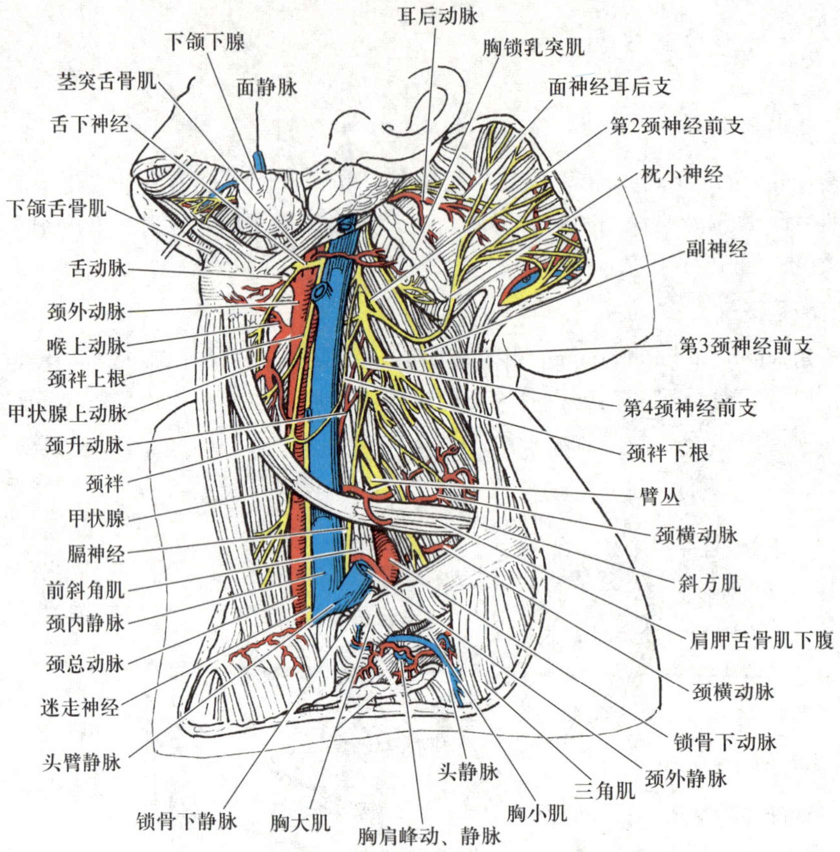

图 2-2-5 颈外侧部的深层结构

1. **甲状腺**

（1）甲状腺的形态：甲状腺一般分左、右两叶及中间的峡部，约有 2/3 的人从峡部向上突出一锥状叶，其长短不定，长者可达舌骨，短者仅略微突出。国人约有 5.4%无峡部，有16%自峡部或锥状叶伸出甲状腺提肌与舌骨体相连。

（2）甲状腺的被膜：甲状腺表面由结缔组织构成的纤维囊包裹，称为真被膜，膜的纤维束伸入实质内，将实质分隔为若干小叶。真被膜的外面还有一层假被膜，由颈深筋膜的内脏筋膜脏层构成。在侧叶内侧缘和峡部的后面，假被膜向后方附着于喉软骨，在峡部以上明显增厚，称为甲状腺悬韧带（图 2-2-3）。因此当吞咽时，甲状腺可随喉上、下移动，可借此鉴定此区肿块与甲状腺的关系。真被膜和假被膜之间填充疏松结缔组织，含有静脉丛及甲状旁腺。喉返神经在假被膜之外，故甲状腺手术在假被膜内进行，可避免损伤喉返神经。

（3）甲状腺的毗邻：前面由浅入深的层次是皮肤、皮下组织、颈深筋膜浅层、舌骨下肌群、内脏筋膜壁层和脏层，后面与喉、气管、咽、食管以及喉返神经相邻，后外侧有颈动脉鞘及其内含物和颈交感干。当甲状腺肿大时，可压迫气管和食管，严重时可致气管软骨环软化，引起呼吸、吞咽困难，如压迫喉返神经，则可引起声音嘶哑。甲状腺癌时，可压迫交感干，出现霍纳综合征以及颈总动脉搏动向外移位等表现。

（4）甲状腺的血管：甲状腺是重要的内分泌器官之一，因此功能性的动脉很多，如甲状腺上动脉和甲状腺下动脉。此外，10%的人还有发自头臂干或主动脉弓的甲状腺最下动脉，此动脉行于气管前方，上行到甲状腺峡部，气管切开时要注意是否有此动脉，以免损伤（图 2-2-6）。静脉分别有甲状腺上、中、下静脉，前两者注入颈内静脉，后者注入头臂静脉。

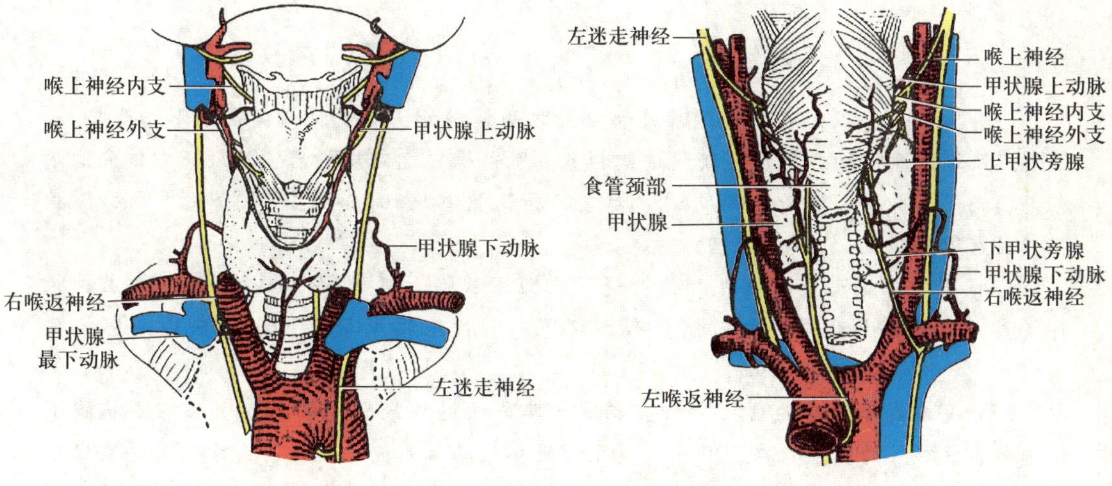

图 2-2-6　甲状腺动脉与邻近的神经

A. 前面观；B. 后面观

（5）甲状腺邻近的神经

1）**喉上神经**（图 2-2-6）：起始与甲状腺上动脉伴行，在距甲状腺上极 0.5 cm 处分离，喉上神经外支转向内侧，支配环甲肌。当甲状腺上动脉结扎时，需注意紧贴腺体结扎，勿损伤外支，否则会引起环甲肌瘫痪，致使音调降低。

2）**喉返神经**（图 2-2-6）：发自迷走神经，左侧绕主动脉弓，右侧绕锁骨下动脉，沿气管食管旁沟向上返行，至甲状腺侧叶内后方时，与甲状腺下动脉相互交叉。交叉的方式有三种：动脉与神经的分支相互交织占 41%，动脉在前占 38%，神经在前占 20%，少数两者不交叉。行甲状腺次全切除术结扎甲状腺下动脉时，要特别注意相互交织或神经在前的类型，要远离甲状腺下极结扎甲状腺下动脉，以免损伤喉返神经引起一侧喉内肌瘫痪，导致声带麻痹和声音嘶哑。

（6）甲状腺与甲状旁腺的关系：甲状旁腺多位于甲状腺侧叶后面真、假被膜之间，但有时位于甲状腺实质内，或在假被膜外气管周围的结缔组织中。上面的一对甲状旁腺一般位于甲状腺侧叶后缘的中部；下面的一对甲状旁腺在侧叶下 1/3 的后方，靠近甲状腺下动脉（图 2-2-5）。甲状腺次全切除术时，要特别注意勿切除甲状旁腺，以免引起低钙血症和手足搐搦症。

2. **气管颈部**（图 2-2-3）　气管前面由浅入深的层次为皮肤、浅筋膜、颈深筋膜浅层、胸骨上间隙及其内的颈静脉弓、舌骨下肌群及内脏筋膜。在第 2~4 气管环的前方还有甲状腺峡部，峡部的下方有甲状腺奇静脉丛，可能还有甲状腺最下动脉。小儿的胸腺及头臂静脉也可在其前方，甚至主动脉弓也可越过气管颈部，小儿低位气管切开时要特别注意。两侧为甲状腺的两个侧叶。后方为食管，两者之间两侧的沟内有喉返神经走行。后外侧为颈动脉鞘及其内容。因此行气管切开时，不可偏离中线，不宜切得过深，以防损伤大血管和食管。

甲状腺次全切除手术中应注意的几个解剖学要点

（1）切口部位及层次：在颈静脉切迹上方两横指处，顺皮纹横向呈弧形切开皮肤、浅筋膜及颈阔肌，切口两端可稍超过胸锁乳突肌前缘。翻起皮瓣后，沿颈正中线分离颈深筋膜浅层，并横向切断两侧的胸骨舌骨肌和胸骨甲状肌，再进一步分离甲状腺假被膜，显露甲状腺。

（2）甲状腺上动脉的结扎部位：通常在距甲状腺上极0.5~1.0 cm处，喉上神经外支离开甲状腺上动脉转向内侧分布于环甲肌，故结扎甲状腺上动脉应紧靠甲状腺上极。

（3）甲状腺下动脉的结扎部位：取决于其与喉返神经之间的相互关系。甲状腺下动脉与喉返神经约在甲状腺侧叶中、下1/3交界处的后面彼此交叉，由于交叉关系比较复杂，所以在甲状腺手术中应稳妥显露喉返神经。显露喉返神经的一个重要标志是环甲关节，喉返神经常在环甲关节的后上方进入喉。在甲状腺手术中，应在距甲状腺侧叶较远处结扎甲状腺下动脉。

（4）对甲状腺中静脉的处理：该静脉从腺体的中份沿肩胛舌骨肌内侧缘越过颈总动脉注入颈内静脉，在甲状腺手术中常易被牵扯撕裂，由于血管回缩，造成止血困难。

（5）保留甲状旁腺：甲状腺手术可损伤和误摘除甲状旁腺，造成甲状旁腺功能低下。应以甲状腺下动脉进入甲状腺处为依据，即在甲状腺下动脉的上方及下方2.5~3 cm处寻找上、下甲状旁腺。

第三节 颈外侧区

一、枕三角

枕三角 occipital triangle 前界为胸锁乳突肌后缘，后界为斜方肌前缘，下界为肩胛舌骨肌下腹，内侧壁由颈深筋膜椎前层覆盖斜角肌等深部肌，外侧壁为颈筋膜浅层。内容物有副神经、淋巴结及颈丛皮支等（图2-2-5，图2-2-7）。

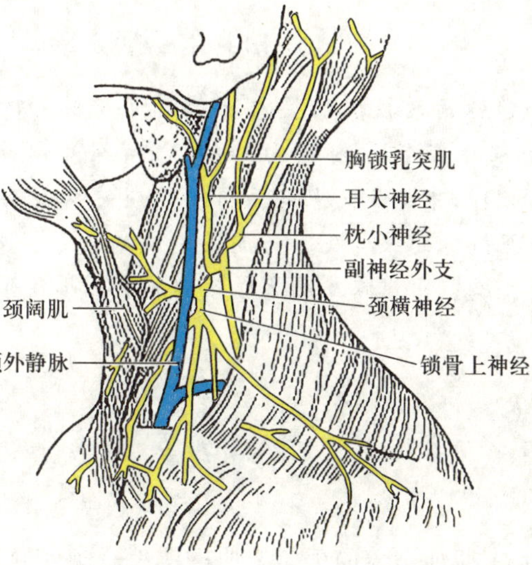

图 2-2-7　颈丛的皮支

二、锁骨上大窝

锁骨上大窝 greater supraclavicular fossa 位于锁骨上方，前界为胸锁乳突肌，后界为肩胛舌骨肌下腹，下界为锁骨，内侧界为前斜角肌，外侧界为颈筋膜浅层（图 2-2-8）。

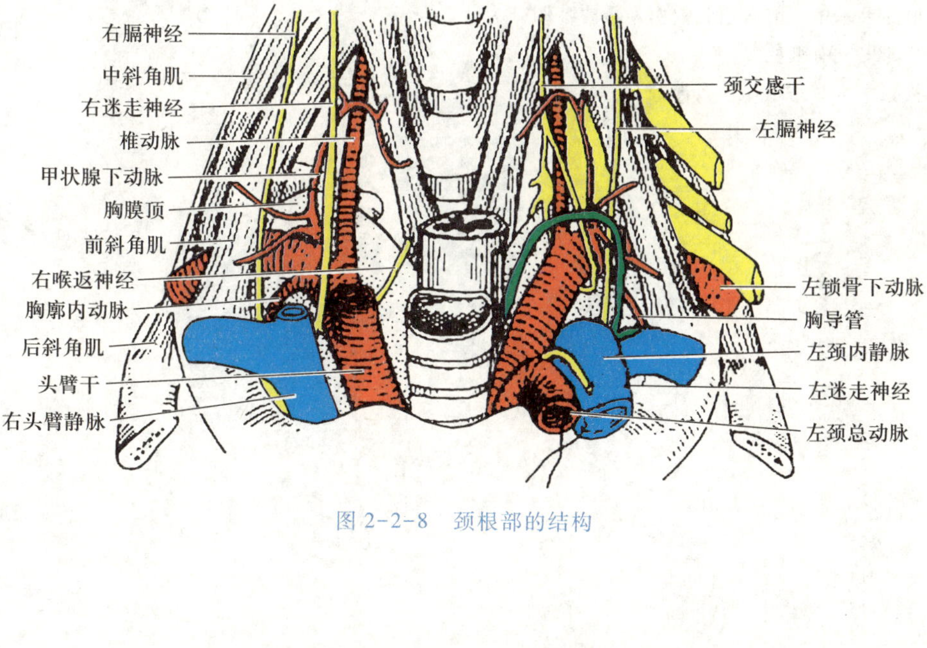

图 2-2-8　颈根部的结构

锁骨下静脉穿刺的解剖学基础

根据锁骨下静脉和静脉角的投影位置（即锁骨下静脉的外端位于锁骨下缘的内、中 1/3 交点处，静脉角位于距锁骨内端向外约 3 cm 处的锁骨后方，静脉深度均约 2 cm），可由锁骨下缘的内、中 1/3 交点处至同侧胸锁关节上缘之间作一连线，作为穿刺进针方向的标志。根据静脉的深度及其与周围结构的关系，应紧贴锁骨的后面进针。穿刺中常见的并发症有气胸、出血以及胸导管颈部和臂丛损伤等。

第四节 胸锁乳突肌区

胸锁乳突肌区即胸锁乳突肌所覆盖的部位，肌的浅层有颈外静脉、颈丛的皮支和颈外侧浅淋巴结，肌的深层为颈袢、颈动脉鞘和交感干等。

（史树堂）

思考题

1. 简述颈阔肌的临床意义。
2. 颈部有哪些解剖学三角？
3. 颈根部手术中，前斜角肌常作为重要参照，为什么？
4. 颈丛的皮支有哪些？
5. 甲状腺手术时易损伤什么神经？

第三章　胸　　部

重点内容提示

胸壁由浅入深的层次；乳房的淋巴回流；肺段的内部结构；纵隔的侧面观

第一节　概　　述

胸部位于颈部和腹部之间，它由胸壁、胸膜腔和胸腔脏器三部分构成。胸壁是以骨性胸廓为支架，肋间肌充填于肋间隙内，外面覆以胸肌、筋膜和皮肤，内面衬贴胸内筋膜而成。胸壁和膈共同围成胸腔，内有胸膜腔、心、肺、大血管和神经等重要器官。

一、胸部的境界

胸部的上界是以胸骨颈静脉切迹、两侧的锁骨上缘和肩锁关节至第 7 颈椎棘突的连线为界，下界相当于胸廓下口，两侧以三角肌前、后缘为界。胸壁以腋后线为界，分为胸前外侧壁和胸后壁。由于膈穹隆向上突入胸廓，因此，胸部表面界线与胸腔的实际范围并不一致，胸廓下部有腹腔上部的器官。

二、胸部的体表标志

1. **颈静脉切迹**　为胸骨柄上缘的切迹，平对第 2 胸椎体下缘，女性略低。

2. **胸骨角**　平对第 4 胸椎体下缘，此平面上有主动脉弓起止端、气管杈及左主支气管与食管相交处。胸骨角的两侧连接第 2 肋软骨，可作为计数肋骨的标志。

3. **乳头**　男性乳头平对第 4 肋间隙。女性乳头的位置随乳房的形态不同而改变，未哺乳成年女性的乳头平对第 4 肋间隙或第 5 肋。

4. **肋弓**　自剑突两侧斜向外下方，由第 7～10 肋软骨连接而成，最低点平对第 2、3 腰椎体之间，是临床上进行肝、脾触诊的标志。

5. **剑突**　位于胸骨的下部，向后平第 9 胸椎，恰为食管与胸主动脉交叉高度。剑突两侧与第7肋软骨相连。

6. **胸骨下角** 两侧肋弓在中线相交构成胸骨下角，角内夹有剑突，剑突与肋弓的交角称剑肋角，左侧剑肋角常作为心包穿刺的进针部位。

7. **胸部的标志线** 见第一篇第二章消化系统（图2-3-1）。

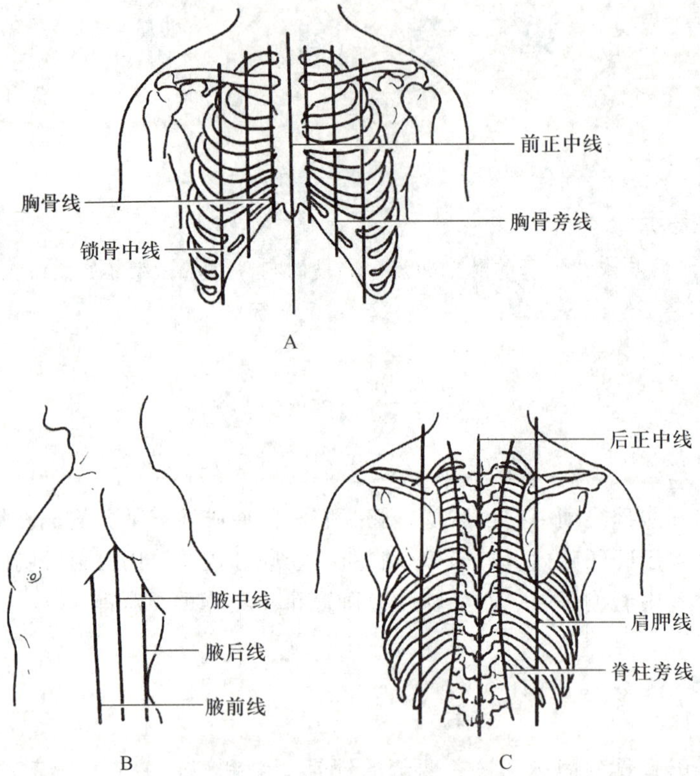

图 2-3-1 胸部标志线

A. 前面；B. 左侧面；C. 背面

第二节 胸 壁

一、胸壁的层次

胸壁的层次由浅入深可以分为皮肤、浅筋膜、深筋膜、肌层、肋和肋间隙、胸内筋膜和壁胸膜。

（一）皮肤

胸前外侧壁的皮肤较薄，除胸骨表面皮肤外，均有较大的移动性。

（二）浅筋膜

浅筋膜内含有脂肪组织、皮神经、浅动脉、浅静脉、浅淋巴管和乳腺等。

（三）深筋膜

胸部的深筋膜可分为浅、深两层。浅层覆盖于胸大肌和前锯肌表面，为一薄层疏松结缔组织膜。深层较致密，位于胸大肌深面，在锁骨下方分为两层，包绕锁骨下肌和胸小肌，在胸小肌下缘与胸大肌筋膜融合，向下延续为腋筋膜。在胸小肌上缘与锁骨、喙突之间的筋膜称胸锁筋膜，有头静脉、胸肩峰血管、胸外侧神经以及淋巴管穿过（图 2-3-2）。

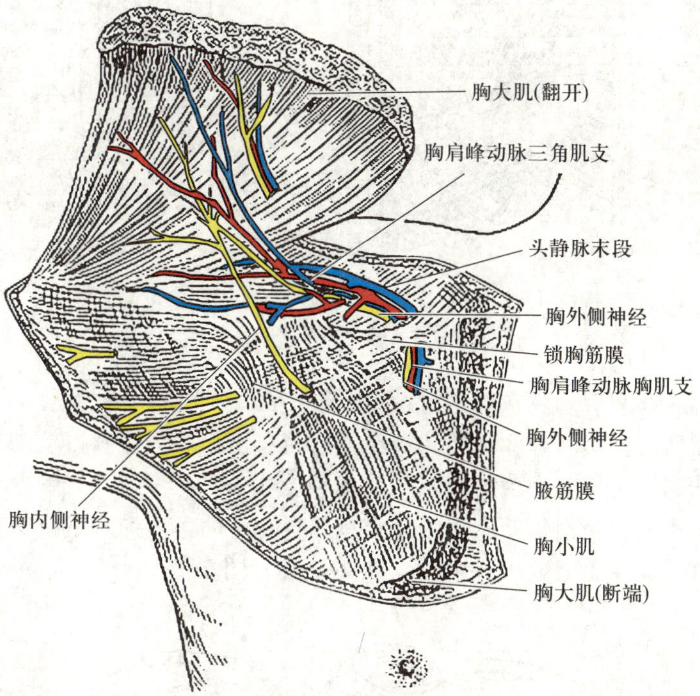

图 2-3-2 胸锁筋膜

（四）肌层

胸前外侧壁浅层肌为胸大肌，其深面有胸小肌。胸外侧壁有前锯肌和腹外斜肌的一部分。背部主要有斜方肌、背阔肌和菱形肌。

（五）肋间隙

12 对肋之间形成 11 对肋间隙，上部肋间隙较宽，下部较窄，前部较宽，后部较窄。肋间隙由肋间肌、肋间神经和肋间后血管等结构封闭（图 2-3-3）。

1. **肋间肌** 肋间外肌起自上位肋骨下缘，止于下位肋骨上缘，肌纤维自后上方斜向前下方；肋间内肌的起止及肌纤维方向与肋间外肌相反。此外，肋间内肌深面还有肋间最内肌，其肌纤维方向与肋间内肌相同。肋间最内肌与肋间内肌之间有肋间血管和神经通过，在肋间隙的前、后部，肋间血管和神经直接与胸内筋膜相邻，故胸膜炎症可刺激神经引起肋间神经痛。

2. **肋间血管**

（1）**肋间后动脉**：起自胸主动脉，有肋间后静脉和肋间神经伴行于肋间隙内，在肋角内

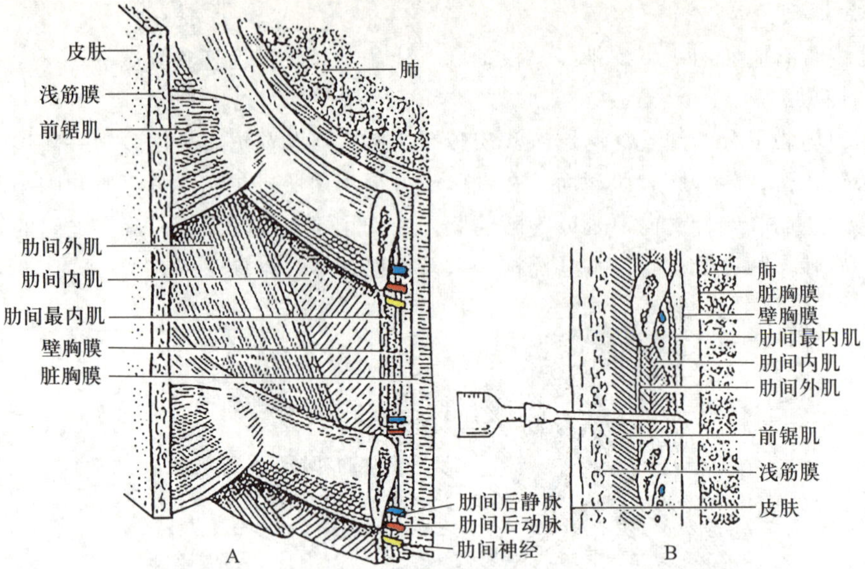

图 2-3-3 肋间隙及其内容（矢状位）

A. 立体图；B. 矢状切面

侧位于肋间隙中部。肋间后动脉在肋角附近发出较小的下支，沿下位肋骨上缘向前；本干即上支，在肋角前方沿肋沟与肋间静脉和肋间神经前行，自上而下为静脉、动脉和神经。肋间后动脉的上、下支于肋间隙前部与胸廓内动脉的肋间前支吻合，形成动脉环。根据以上解剖特点，做胸膜腔穿刺时，为了避免损伤肋间血管，穿刺部位应在肋角内侧、下位肋骨的上缘刺入；在肋角前外侧穿刺时，应在肋间隙中点刺入（图 2-3-3，图 2-3-4）。

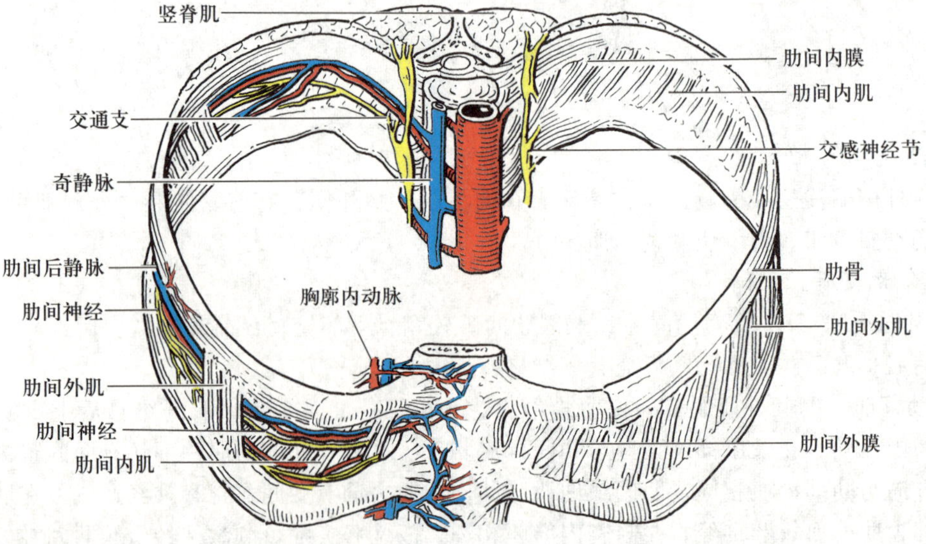

图 2-3-4 肋间隙的神经和血管

（2）**肋间后静脉**：在同名动脉的上方并与之伴行，左、右肋间后静脉向后分别汇入半奇静脉和奇静脉。

3. **肋间神经** 共 11 对，位于相应的肋间隙内。**肋下神经** 1 对，位于第 12 肋下方。肋间神经沿途分支支配肋间肌和腹肌。皮支分布于胸、腹壁的皮肤、胸膜、腹膜和乳房。

（六）胸内筋膜

胸内筋膜为衬于胸廓内面的一层致密结缔组织膜。除脊柱两侧处的部分较薄外，其他部分均较发达。向上经胸廓上口突入颈根部覆盖于胸膜顶，向下被覆于膈的上面。在胸内筋膜和壁胸膜之间有少量疏松结缔组织，易于分离。

胸部皮瓣和肌皮瓣的临床应用

（1）胸前外侧壁外侧部皮瓣：此区的皮肤薄，皮纹细，色泽良好，皮肤移动性较大，供区切口缘容易对合，血管蒂长，是较理想的皮瓣供区。皮瓣的主要动脉为胸外侧动脉，主要皮下静脉为胸腹壁静脉。

（2）胸前外侧壁内侧部皮瓣：皮瓣的血供来自胸廓内动脉的前穿支，以第 1、2 前穿支的管径较大（约 1.2 mm）。静脉与动脉伴行。可切除相应的肋软骨，将前穿支与胸廓内血管一起切取。

（3）胸大肌肌皮瓣：由于有其他肌代偿，切取一部分或全部胸大肌不至于严重影响肩关节的功能。肌皮瓣的主要血管为胸肩峰动、静脉，主要神经为胸内、外侧神经。

二、乳房

1. **乳房的血液供应** 主要由胸廓内动脉、胸外侧动脉和肋间后动脉的分支营养。乳房的静脉汇入胸廓内静脉和腋静脉，并经肺循环入肺，故晚期乳腺癌以肺转移为多。

2. **女性乳房的淋巴管网** 非常丰富，淋巴流向与炎症的扩散和癌细胞转移的途径关系密切。乳房的淋巴管网可分浅、深两组，两组之间有丰富的吻合。乳房的淋巴管回流大体可归纳如下：① 乳房外侧部和外上部的淋巴管向外上方走行，绕胸大肌下缘和穿过胸大肌，注入沿胸外侧动脉分布的腋淋巴结前群（胸肌淋巴结群）；② 乳房内侧部的淋巴管穿肋间隙，注入沿胸廓内动脉排列的胸骨旁淋巴结群，并借之与前纵隔的淋巴结群相联系；③ 乳房下内侧部与腹壁上部的淋巴管有吻合，也可穿过腹壁与膈下间隙、肝等的淋巴管吻合；④ 乳房深面可形成 2~3 条淋巴管，穿过胸大肌，沿胸小肌表面向上直接注入腋尖淋巴结或锁骨下淋巴结；⑤ 乳房浅层淋巴管与皮肤淋巴管有广泛的吻合，两侧乳房之间借助浅淋巴管相互交通，当上述各路淋巴管阻塞时，淋巴可以向浅层逆流，癌细胞可通过皮肤浅淋巴管转移至对侧乳房或腋淋巴结（图 2-3-5）。

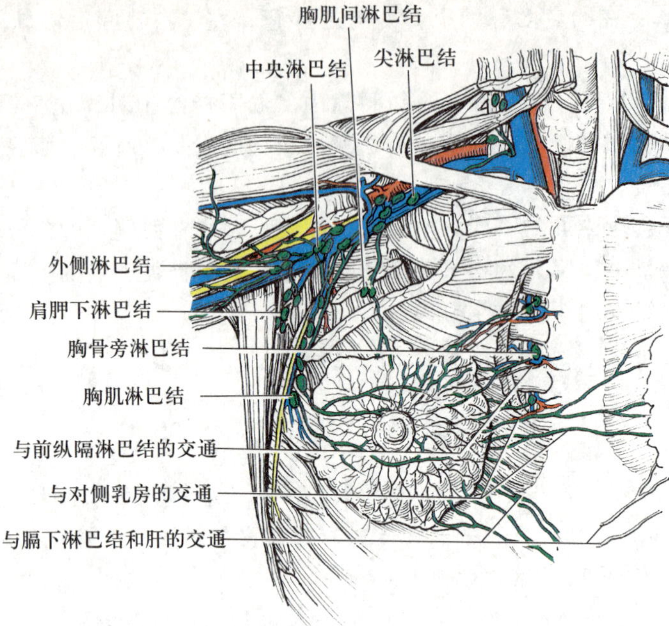

图 2-3-5 乳房的淋巴回流

第三节 纵 隔

纵隔位于左、右胸膜腔之间，成人的纵隔稍偏向左侧。纵隔正常位置的维持取决于两侧胸膜腔压力的平衡。当一侧胸膜腔压力增高（如气胸）或降低（如肺不张）时，可引起纵隔的位移或摆动，导致呼吸和循环功能障碍。

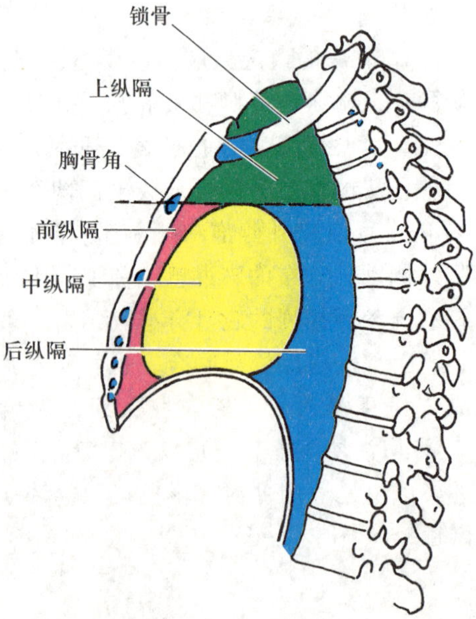

图 2-3-6 纵隔的分部

（一）纵隔的边界

纵隔的边界：前为胸骨；后为脊柱胸部；两侧为纵隔胸膜；上界为胸廓上口，与颈部器官和筋膜相连续；下界为膈，可经膈的裂孔与腹膜后隙相通。

（二）纵隔分区

纵隔分区有两种方法，即四分法和三分法。①四分法：以胸骨角平面为界，将纵隔分为上、下纵隔。下纵隔又以心包的前、后面为界分为三部分：心包前面与胸骨之间为前纵隔，心包及大血管所占据的区域为中纵隔，心包后面与脊柱之间为后纵隔（图 2-3-6）。②三分法：将纵隔分为三个部分，以气管和气管杈前面及心包后面的额状面为界，分为前、后纵隔，前纵隔又以胸骨角平面为界分为上、下纵隔。以下按四分法予以描述。

（三）纵隔侧面观

1. **左侧观** 以左肺根为中心，上方有主动脉弓及由弓上缘发出的左颈总动脉和左锁骨下动脉，后方有胸主动脉及左迷走神经，前下方有心包和位于心包两侧的膈神经及心包膈动脉（图 2-3-7）。

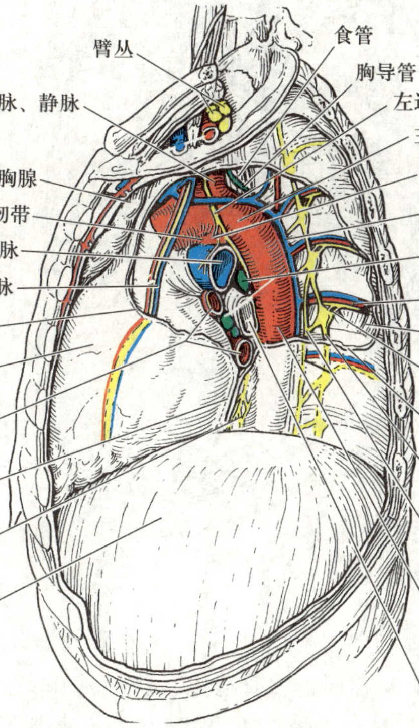

图 2-3-7 纵隔左侧面观

2. **右侧观** 以右肺根为中心，肺根的上方有奇静脉弓和气管，前上方为上腔静脉、右头臂静脉和头臂干，后方有食管、右迷走神经、胸导管和奇静脉，下方有下腔静脉和食管右缘（图 2-3-8）。

（四）上纵隔

上纵隔位于胸廓上口和胸骨角平面之间，前界为胸骨柄，后界为第 1~4 胸椎及椎间盘，两侧为纵隔胸膜。上纵隔由前向后可分为 3 层：前层有胸腺，左、右头臂静脉和上腔静脉；中层有主动脉弓及其三大分支、膈神经及迷走神经；后层有气管、左喉返神经和食管（图 2-3-7~图 2-3-10）。

（五）下纵隔

1. **前纵隔** 为心包与胸骨体之间的潜在间隙，其中有纵隔前淋巴结、胸廓内血管及其分支、由上纵隔向下延伸的胸腺及疏松结缔组织（图 2-3-7，图 2-3-8）。

2. **中纵隔** 为心包和心脏所在的部位。此外，还有出入心的大血管、奇静脉弓、膈神经、心包膈血管、心神经丛及淋巴结等（图 2-3-7，图 2-3-8）。

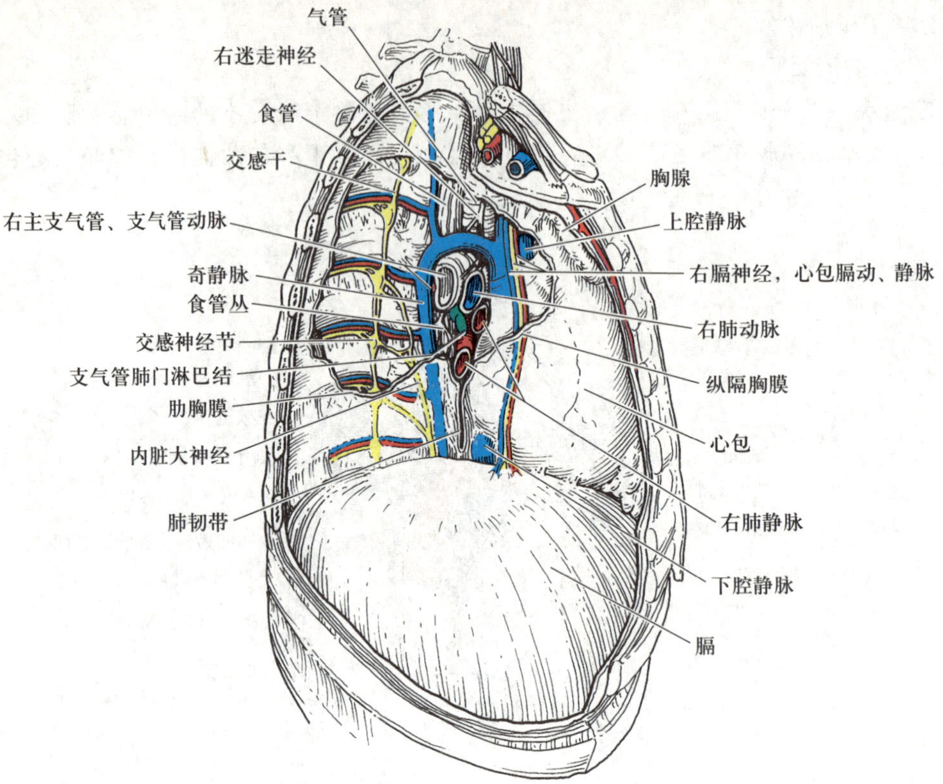

图 2-3-8 纵隔右侧面观

3. **后纵隔** 位于心包后面与下 8 个胸椎之间，上平胸骨角平面，下方至膈。后纵隔内的器官大都纵向走行，气管及其分叉在前，食管居中，胸导管在后，胸主动脉、副半奇静脉和半奇静脉位于食管的左后方，奇静脉位于食管的右后方。迷走神经在后纵隔下份与食管伴行。左、右交感干远离食管分列于脊柱的两侧（图 2-3-7，图 2-3-8，图 2-3-10）。

（史树堂）

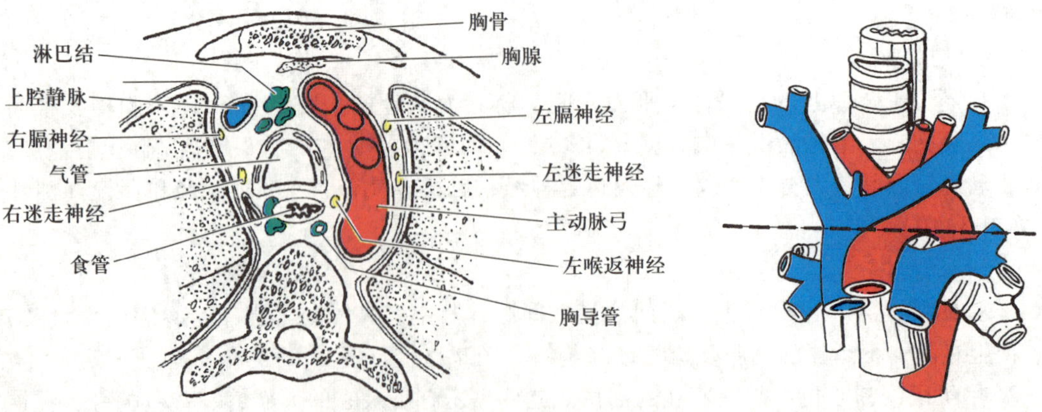

图 2-3-9 上纵隔内容

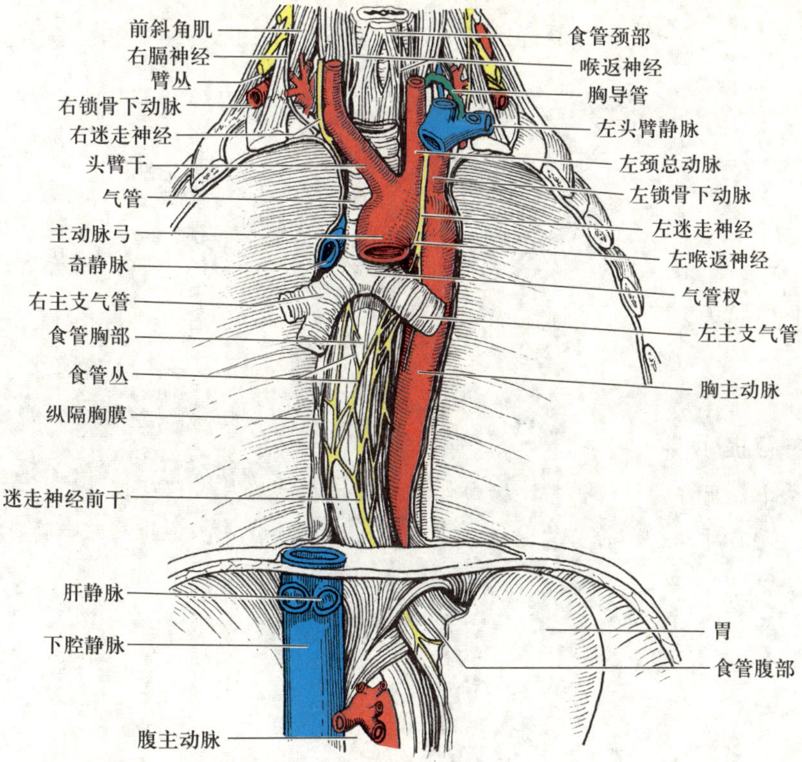

图 2-3-10 后纵隔结构

思考题

1. 在腋后线第 7、8 肋间隙做胸膜腔穿刺引流时经过哪些结构？进针应选择在肋间隙的什么部位？为什么？

2. 胸锁筋膜的位置及出入结构有哪些？

3. 在离体肺上观察左、右肺门内各主要结构的排列关系。

4. 简述后纵隔的内容。

第四章　腹　　部

重点内容提示

腹腔脏器在腹前外侧壁的投影；腹前外侧壁由浅入深的层次结构；腹股沟管的结构；腹膜腔间隙的交通；肝外胆道的结构和组成；消化道的血供特点；肾的毗邻；腹膜后间隙的结构和位置关系。

第一节　概　　述

腹部位于胸部和盆部之间，由腹壁、腹膜腔、腹腔器官和神经、血管等构成。

一、腹部的境界

腹壁的上界是胸骨剑突、肋弓、第 11 肋前端、第 12 肋以及第 12 胸椎，下界为耻骨联合、腹股沟韧带及髂前上棘和髂嵴。腹壁又以腋后线为界，分为腹前外侧壁和腹后壁两部分。

腹腔的界限与腹壁的境界并不一致。腹腔的顶为膈，向下经骨盆上口续于盆腔。由于膈穹向胸腔膨隆，所以一些腹腔器官（如肝、胃、肾等）的上部突入胸部。另外，一些器官（如小肠、乙状结肠）部分经骨盆上口落入盆腔中。故腹腔的范围较腹壁的境界为大。

二、腹部的分区和器官在腹前壁的投影

腹部分区见第一篇第二章消化系统。成人腹腔内主要器官在腹前壁的投影见图 2-4-1 及表 2-4-1。

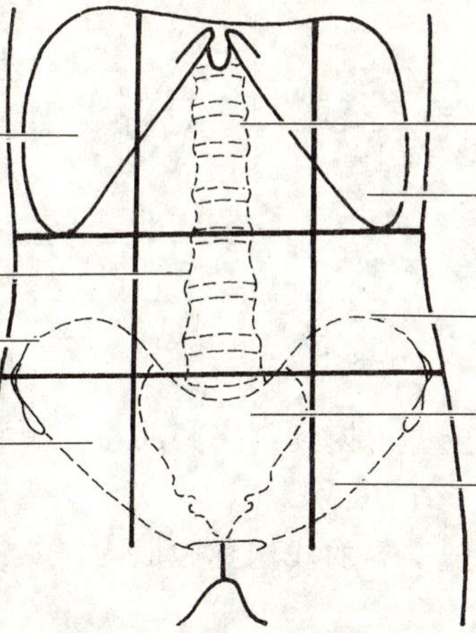

图 2-4-1 腹部的分区（九分法）

表 2-4-1 腹腔主要器官在腹前壁的投影

右季肋区	腹上区	左季肋区
1. 肝右叶大部分 2. 胆囊一部分 3. 结肠右曲 4. 右肾上部	1. 肝右叶小部分及肝左叶大部分 2. 胆囊 3. 胃幽门部及胃体一部分 4. 胆总管、肝动脉、肝门静脉及小网膜 5. 十二指肠大部分 6. 胰头、胰体 7. 两肾一部分及肾上腺 8. 腹主动脉及下腔静脉 9. 腹腔神经节	1. 肝左叶小部分 2. 胃贲门、胃底及部分胃体 3. 脾 4. 胰尾 5. 结肠左曲 6. 左肾上部
右外侧区	**脐区**	**左外侧区**
1. 升结肠 2. 部分回肠 3. 右肾下部 4. 右输尿管	1. 胃大弯（胃充盈时） 2. 横结肠 3. 大网膜 4. 十二指肠一小部分 5. 空、回肠袢 6. 腹主动脉及下腔静脉	1. 降结肠 2. 部分空肠 3. 左肾下部 4. 左输尿管
右腹股沟区	**腹下区**	**左腹股沟区**
1. 盲肠 2. 阑尾 3. 回肠末端	1. 回肠袢 2. 膀胱（充盈时） 3. 乙状结肠一部分	1. 乙状结肠大部分 2. 回肠袢

第二节 腹前外侧壁

一、腹前外侧壁的体表标志

1. **骨性标志** 在腹前外侧壁上方可摸到剑突和肋弓，下方有髂前上棘、髂嵴、耻骨联合、耻骨结节等骨性标志。

2. **软组织标志** 腹前壁与大腿交界的浅沟称腹股沟，其深面有腹股沟韧带。

二、腹前外侧壁的层次

腹前外侧壁的层次，由浅入深通常分为六层，即皮肤、浅筋膜、肌层、腹横筋膜、腹膜外筋膜和壁腹膜。但在不同部位，腹壁的层次和结构并不一致。

（一）皮肤

腹前外侧壁的皮肤较薄而富有弹性，与皮下组织的连结不紧密，移动性大。

（二）浅筋膜

腹前外侧壁的浅筋膜由疏松结缔组织构成。浅筋膜内含有脂肪、腹壁浅血管、浅淋巴管和皮神经。浅筋膜在脐平面以下分为浅、深两层：浅层为脂肪层，即 Camper 筋膜，向下与股部脂肪层相连续；深层为膜性层，又称 Scarpa 筋膜，为富含弹性纤维的纤维膜。膜性层在中线处附着于白线，其两侧向下，在腹股沟韧带下方约一横指（约 1.5 cm）处附于大腿阔筋膜，但在耻骨联合至耻骨结节间的前面向下续接阴囊肉膜，并向下与会阴浅筋膜（又称 Colles 筋膜）及阴茎浅筋膜相连续，致使腹壁浅筋膜深面与会阴浅隙相通。因此，当尿道球部破裂引起尿外渗时，尿液可渗至会阴浅隙，向前蔓延至阴茎、阴囊，向上扩散至同侧腹前外侧壁浅筋膜深面，但不能向下至股部或越过中线至对侧（图 2-4-2）。

（三）深筋膜

腹前外侧壁的深筋膜与此部位的阔肌分层相适应，也分为若干层，覆盖于腹肌的表面，或充填于相邻的两层肌肉之间，并衬于最内层腹肌内面。

（四）肌层

腹前外侧壁的腹肌由正中线两侧的腹直肌和其外侧的三对扁平阔肌组成，扁平阔肌为腹外斜肌、腹内斜肌和腹横肌。

1. 腹直肌和腹直肌鞘

（1）**腹直肌**：是位于白线两侧的带状肌，被腹直肌鞘包裹，有 3~4 条腱划，腱划与腹直肌鞘的前层愈着紧密，不易剥离，但与腹直肌鞘后层并无愈着，手术时易将腹直肌与鞘的后层分开，并将肌牵向一侧。腱划内常有血管，当分开腹直肌纤维时，腱划处常有出血点，应注意止血。

（2）**腹直肌鞘**：由三块阔肌的腱膜构成，可分前、后两层。前层由腹外斜肌腱膜和腹内

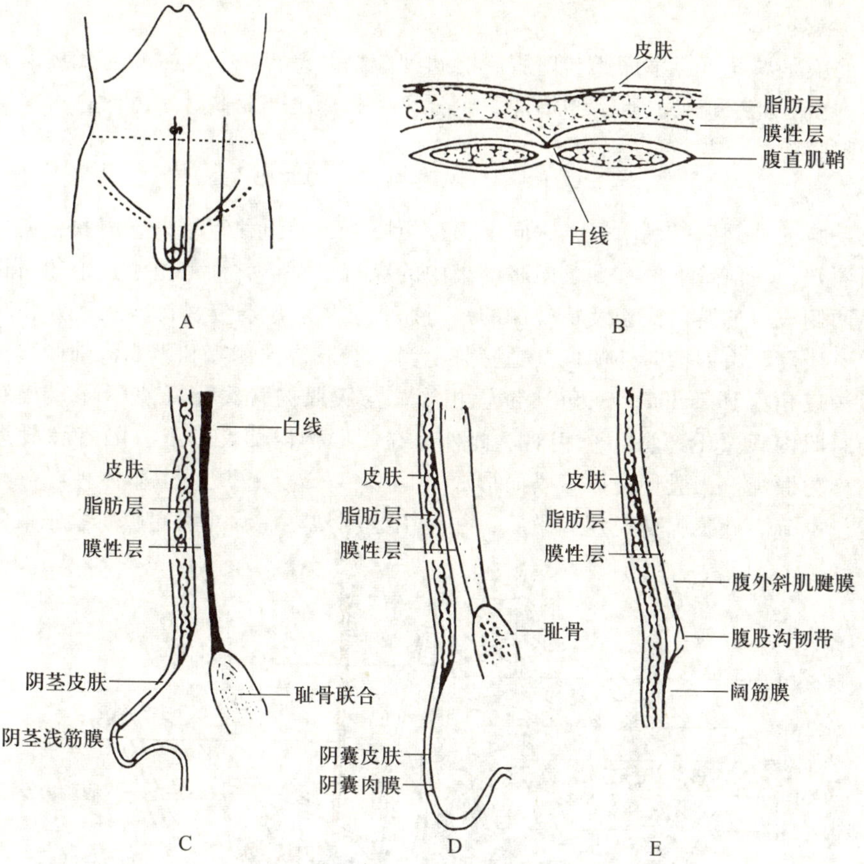

图 2-4-2　腹前外侧壁的浅筋膜

A. 腹前壁矢状切部位；B. 腹前壁横切（脐下）；C. Scarpa 筋膜向下与阴茎浅筋膜相连；D. Scarpa 筋膜向下与阴囊肉膜、会阴浅筋膜相连；E. Scarpa 筋膜在腹股沟韧带下方与大腿阔筋膜愈着

斜肌腱膜的前层组成，后层由腹内斜肌腱膜的后层和腹横肌腱膜组成。但在脐以下 4～5 cm 处，三层阔肌的腱膜均前移为腹直肌鞘前层，鞘的后层缺如，形成一凸向上的弧形游离缘，称弓状线。弓状线以下的腹直肌后面紧贴腹横筋膜。

（3）**白线**：位于腹前壁正中线上，由两侧的腹直肌鞘纤维彼此交织而成。脐以上白线宽约 1 cm，脐以下部分因两侧腹直肌靠近而变窄，有时不甚明显。

2. **阔肌**　阔肌位于腹前外侧，由浅入深为腹外斜肌、腹内斜肌和腹横肌。以上三肌的外侧部分为肌性组织，达腹直肌外缘时移行为腱膜并参与腹直肌鞘的组成。腹外斜肌纤维自外上向内下斜行，腹内斜肌纤维从外下向内上斜行，而腹横肌纤维呈水平位自外侧向内侧横行。三层肌纤维不同方向的排列，可增强腹壁力量，起到保护腹腔器官、增加腹压、辅助呼吸、维持脏器位置以及参与脊柱的运动等作用。腹部手术分离肌层时，也应按肌纤维方向进行。

（五）腹横筋膜

腹横筋膜为衬贴于腹横肌深面的一层纤维膜，其上方与膈下筋膜相连，下方与髂筋膜及盆筋膜连接。腹横筋膜在腹上部处较薄弱，在腹下部接近腹股沟韧带处较致密，膜内有横行的纤维。腹横筋膜与腹横肌结合疏松，但与腹直肌鞘后层连接紧密，不易分离。

（六）腹膜外筋膜

腹膜外筋膜是填充于腹横筋膜与壁腹膜之间的疏松结缔组织，其数量有个体差异，一般在腹下部较多。由于此层疏松，且易与周围组织分离，临床上作膀胱等手术时，可在腹膜外进行而无需经过腹膜腔。

（七）壁腹膜

壁腹膜是腹前外侧壁的最内层，它向上移行至膈下，向下移行于盆壁腹膜，向后可到达腹后壁。从内面观，腹前壁下份有5条向脐部集中的纵行皱襞，它们是位于正中的脐正中襞、位于脐正中襞两侧成对的脐内侧襞及最外侧的一对脐外侧襞。5条皱襞在膀胱上方和腹股沟韧带上方形成3对浅窝，由内侧向外侧依次是膀胱上窝、腹股沟内侧窝和腹股沟外侧窝。腹股沟内侧窝和腹股沟三角（Hesselbach三角）位置相当，与腹股沟管浅环（皮下环）相对；腹股沟外侧窝则与腹股沟管深环（腹环）相对。此外，在腹股沟内侧窝的下方隔着腹股沟韧带还有一个浅凹，称为股窝，为股环覆以腹膜而形成（图2-4-3）。壁腹膜由躯体神经分布，反应灵敏，疼痛定位准确。壁腹膜受炎症刺激后，往往引起剧烈疼痛，并引起腹肌紧张或强直。

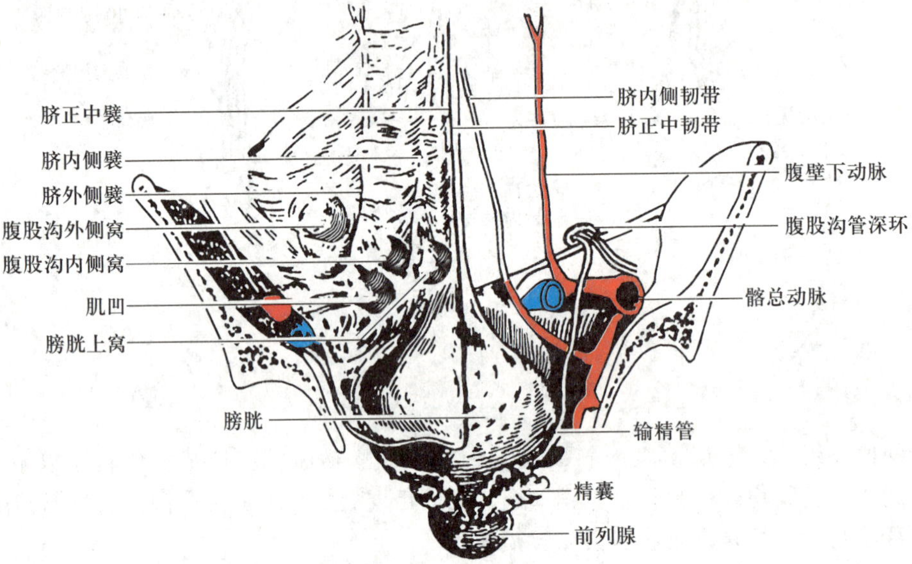

图2-4-3 腹前外侧壁内面的腹膜皱襞和凹陷

腹部手术切口（图2-4-4）

（1）正中切口：是沿腹正中线所作的切口。切口层次由浅入深依次为皮肤、浅筋膜、白线与腹横筋膜、腹膜下筋膜和壁腹膜。此切口能迅速地切开腹壁，进入腹膜腔，且不损伤腹肌和其中的神经和血管，是腹部常用的手术切口之一。

（2）旁正中切口：为沿腹正中线旁约2 cm的纵向切口。切口层次为皮肤、浅筋膜、腹直肌鞘前层，向外侧牵拉腹直肌后再切开腹直肌鞘后层、腹横筋膜、腹膜下筋膜和壁腹膜，进入腹膜腔。此切口对腹壁神经和血管的损伤很少，且不切开腹直肌，切口可视手术需要延长，故为外科常用。

（3）腹直肌切口：为正对腹直肌中线所作的切口。其层次与旁正中切口的层次相同，但需切开腹直肌，损伤神经和血管较前者为多，但因暴露良好，亦为临床常用切口。

（4）肋缘下斜切口：为自剑突下 2 cm 处起，沿肋弓下缘 2~3 cm 斜向外下方所作的切口。切口层次为皮肤、浅筋膜、腹直肌鞘前层、腹直肌、腹直肌鞘后层、腹横筋膜、腹膜下筋膜和壁腹膜，向外侧延长还需切开三层阔肌。此切口对肝、胆囊、脾等手术暴露良好，但需切断第 7~9 肋间神经和血管。

（5）右下腹斜切口：又称阑尾切口，为阑尾手术时常用的切口。通常为在右髂前上棘与脐连线的中、外 1/3 交界处作一与此线垂直的切口，切口层次为皮肤、浅筋膜、腹外斜肌及其腱膜、腹内斜肌、腹横肌、腹横筋膜、腹膜下筋膜和壁腹膜。此切口因各肌层纤维方向交叉重叠，术中只按纤维方向分开，故愈合较好，但暴露范围较小，不利于切口的扩大和延伸。

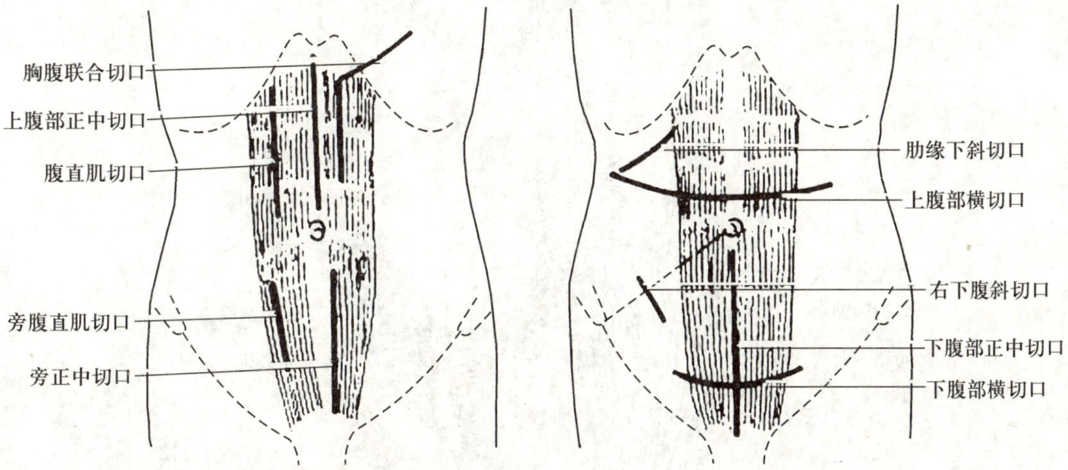

图 2-4-4　腹前外侧壁手术切口示意图

三、腹股沟管

腹股沟管位于腹股沟韧带内侧半的上方，为一斜行于腹肌和腱膜之间的裂隙，成人长 4~5 cm，管内有精索（或子宫圆韧带）、髂腹股沟神经和生殖股神经的生殖支通过。腹股沟管可分四壁和两环。四壁：前壁为腹外斜肌腱膜和腹内斜肌起始部；后壁是腹横筋膜和腹股沟镰；上壁为腹内斜肌与腹横肌的弓状下缘；下壁是腹股沟韧带。两环：内环为腹股沟管深环，位于腹股沟韧带中点上方一横指处，其内侧有腹壁下动、静脉，后面正对腹股沟外侧窝；外环是腹股沟管浅环，是腹外斜肌腱膜在耻骨结节外上方的一个裂口，后面正对腹股沟内侧窝。当腹肌收缩时管的前壁与后壁贴近，上壁和下壁靠拢，使裂隙缩小，封闭腹股沟管深环，腹壁得以加强。但若腹肌发育不良，鞘突未闭或长期腹腔压力较大，则易发生腹股沟斜疝（图 2-4-5）。

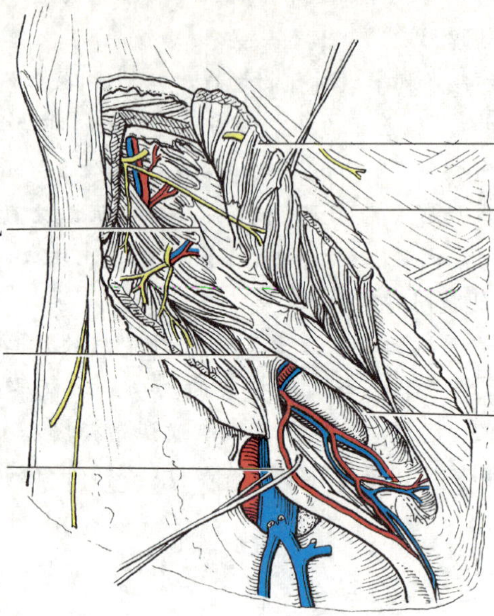

图 2-4-5 腹股沟管

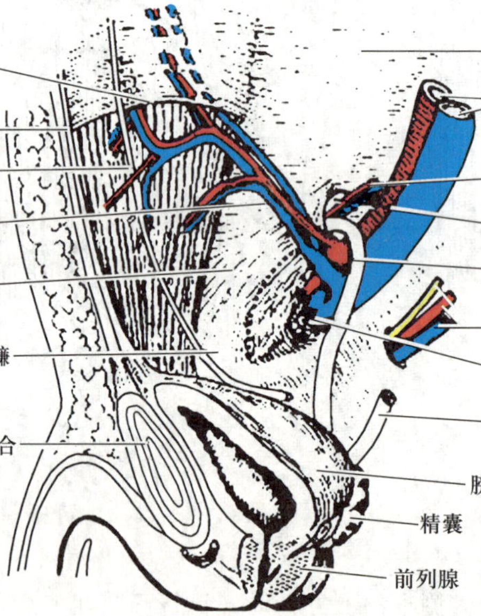

图 2-4-6 腹股沟三角（内面观）

四、腹股沟三角

腹股沟三角 inguinal triangle 又称海氏三角 Hesselbach triangle，由腹壁下动脉、腹直肌外侧缘和腹股沟韧带围成（图 2-4-6）。三角的底（深面）是腹横筋膜和腹股沟镰，浅面正对腹股沟管浅环。肌肉发育薄弱的人腹直肌细窄，腹股沟三角扩大。当腹压增加时，腹腔内容物若由腹股沟三角突出，经浅环直达皮下，形成腹股沟直疝。

睾丸下降与斜疝的关系

胚胎时期，睾丸位于腹后壁，随着胚胎的发育，睾丸逐渐下降。胚胎第3个月时，睾丸降至髂窝，第7个月时降至腹股沟管深环处，通常在出生时睾丸已达阴囊。如出生后睾丸仍停留在下降途中，即称隐睾症。

在睾丸下降之前，腹膜已有一盲囊突向阴囊，称腹膜鞘突。睾丸降至阴囊后，鞘突包绕睾丸形成睾丸鞘膜，其上部与腹膜腔连通部分逐渐萎缩而闭锁，形成鞘突剩件或鞘韧带。如腹膜鞘突未闭，仍与腹膜腔相通，则可形成先天性腹股沟斜疝或交通性鞘膜积液。由于右侧睾丸下降速度较左侧为慢，鞘突闭锁时间也较晚，因此，右侧斜疝多于左侧。

第三节　腹膜和腹膜腔

一、概述

腹膜属于浆膜，覆盖于腹、盆腔壁的内面和脏器的外表，依其覆盖的部位不同可分为壁腹膜和脏腹膜。腹膜脏层与壁层互相延续构成不规则的腔隙，称腹膜腔。腹膜腔内含少量浆液，有润滑和减少脏器运动时相互摩擦的作用。男性腹膜腔是完全封闭的，女性由于输卵管腹腔口开口于腹膜腔，因而可经输卵管、子宫和阴道与外界相通。

奇特的腹膜

腹膜除对脏器有支持、固定的作用外，还具有分泌和吸收功能。正常情况下腹膜可分泌少量浆液，以润滑脏器表面，减少它们运动时的摩擦。由于腹膜具有广阔的表面积，所以有较强的吸收能力。在病理情况下，腹膜渗出增加，则可形成腹水。

腹膜具有较强的修复和愈合能力，因而在消化道手术中浆膜层的良好缝合可使接触面光滑，愈合速度加快，且减少粘连。由于腹膜具有这一特征，如果手术操作粗暴，腹膜受损则术后并发粘连。腹膜还具有防御功能，一方面其本身具有一些防御或吞噬功能的细胞；另一方面，当腹腔脏器感染时，周围的腹膜形成物尤其是大网膜可迅速趋向感染病灶，包裹病灶或发生粘连，使病变局限不致迅速蔓延。

二、腹膜腔的分区

腹膜腔以横结肠及其系膜为界可分为结肠上、下两大区。

（一）结肠上区

结肠上区位于膈肌与横结肠及其系膜之间，又称膈下间隙。它可被肝分为肝上和肝下两个间隙。

1. **肝上间隙** 被肝镰状韧带分为右肝上间隙和左肝上间隙。右肝上间隙又被肝冠状韧带分为较大的右肝上前间隙和较小的右肝上后间隙。此外，冠状韧带前、后层间的肝裸区与膈下筋膜间充以疏松结缔组织，称膈下腹膜外间隙，肝脓肿可经此间隙溃破入胸腔。

2. **肝下间隙** 借肝圆韧带划分为右肝下间隙（肝肾陷窝）和左肝下间隙。左肝下间隙又可被胃及小网膜分为左肝下前间隙和左肝下后间隙（网膜囊）。上述七个间隙发生的脓肿统称为膈下脓肿，但以右肝上后间隙多见，右肝下间隙和右肝上前间隙次之（图 2-4-7）。

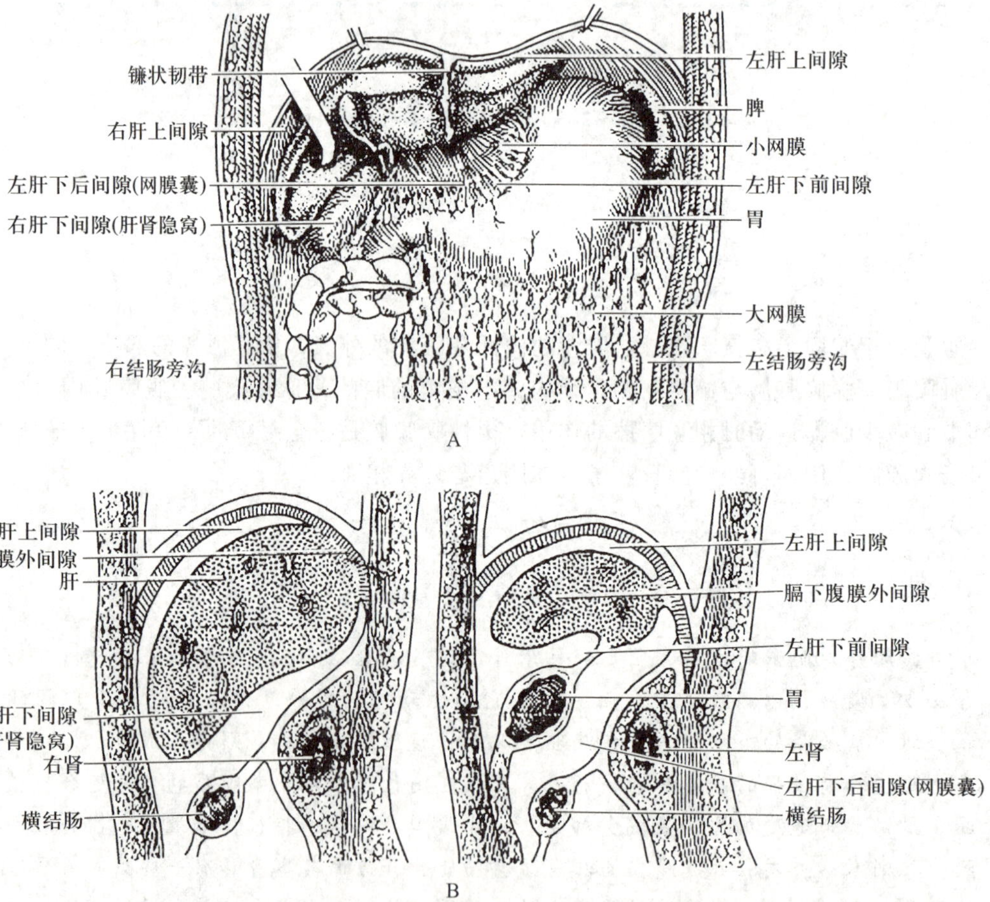

图 2-4-7 膈下间隙

A. 从前面观膈下间隙；B. 在正中矢状面右侧和左侧观膈下间隙

（二）结肠下区

结肠下区位于横结肠及其系膜的下方，由升、降结肠和小肠系膜根分成四个间隙：左、右结肠旁（外侧）沟和左、右肠系膜窦。右结肠旁沟与膈下间隙相通，左结肠旁沟由于膈结肠韧带的存在，与膈下间隙有一定程度的阻隔。左、右结肠旁沟分别经左、右髂窝通入盆腔的陷凹。横结肠及其系膜以下和升、降结肠间的区域被小肠系膜根分为左、右两个间隙。右侧者为右肠系膜窦，呈三角形，周界几乎是封闭的，为小肠袢所占据；左侧者为左肠系膜窦，呈向下开口的斜方形，向下与盆腔的陷凹相通。腹膜腔感染时，脓液常向上或向下扩散（图 2-4-8）。

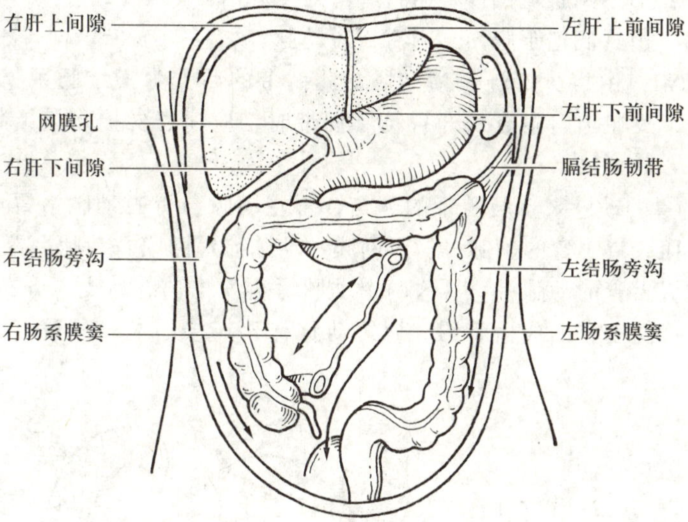

图 2-4-8　腹膜腔的沟通

三、结肠上区的器官

（一）胃

1. 胃的位置和毗邻（图 2-4-9）　胃的大部分（胃底、贲门部、胃体的大部分）位于左季肋区，小部分（幽门部、胃体小部分）位于腹上区。贲门口位于膈的食管裂孔下 2 cm 处，

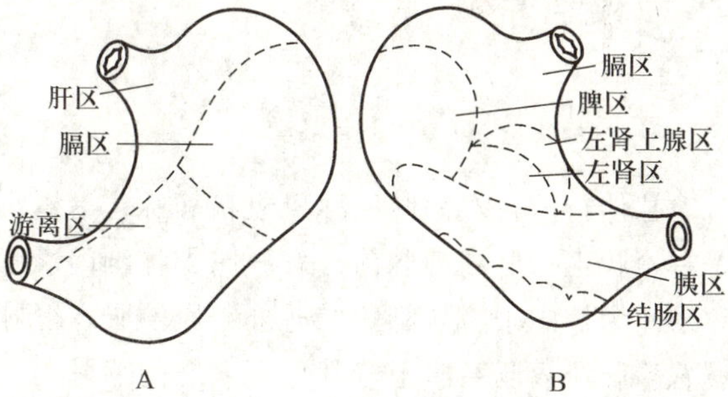

图 2-4-9　胃的毗邻

A. 前面；B. 后面

相当于第 11 胸椎体左侧；幽门位于第 1 腰椎体右侧距中线 2 cm 处。胃的位置可因体位、呼吸及其内容的充盈程度而变化。直立时除贲门较固定外，均可向下移动，胃大弯可降至脐或脐以下，幽门有时可降至第 3 腰椎水平。胃前壁右侧与肝相邻，左侧为膈肌所覆盖，中部贴近腹前壁，因胃常随呼吸而上下活动，所以胃前壁溃疡不易形成粘连。胃后壁借网膜囊与胰、左肾、左肾上腺、脾、膈脚、横结肠及其系膜等相毗邻，通常称之为“胃床”。胃后壁溃疡常与胰体粘连。

2. **胃的韧带**

（1）**肝胃韧带**：即小网膜左侧部，由胃小弯连于肝门。

（2）**胃脾韧带**：由胃底连于脾门，内有胃短动脉。

（3）**胃结肠韧带**：由胃大弯连于横结肠，此韧带的后方为横结肠系膜，两者紧密相贴，有时因炎症而粘连，故在幽门附近切开胃结肠韧带时，应注意勿损伤横结肠系膜内的中结肠动脉。

3. **胃的血管** 胃的动脉来自腹腔干的分支，胃左动脉与胃右动脉沿胃小弯走行，于小网膜两层间相互吻合而成胃小弯的动脉弓；胃网膜左动脉与胃网膜右动脉沿胃大弯走行，在大网膜内相互吻合而成胃大弯的动脉弓。从这两个动脉弓再发出前、后支，分布于胃的前、后壁，并在胃壁黏膜下层广泛吻合形成血管网。胃短动脉有 3~4 支，行于胃脾韧带内，分布于胃底部（图 2-4-10）。

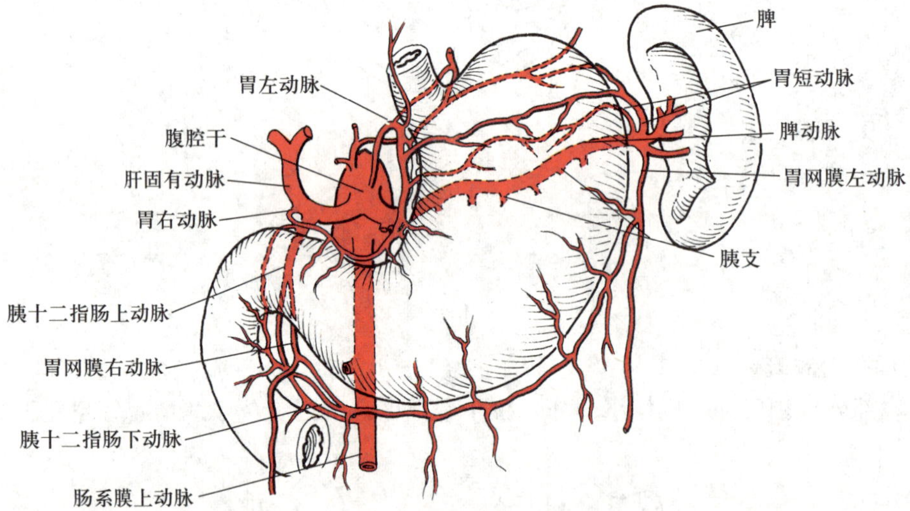

图 2-4-10 胃的动脉

胃的静脉多数与同名动脉伴行。胃左静脉又称胃冠状静脉，沿胃小弯左行至贲门口处转向右行，汇入肝门静脉。胃右静脉汇入肝门静脉前，有一属支称幽门静脉，位于幽门与十二指肠交界处的前方，手术时常以此为标志来辨认幽门。此外，胃网膜左静脉和胃短静脉注入脾静脉后再入肝门静脉，胃网膜右静脉流入肠系膜上静脉后汇入肝门静脉。

4. **胃的淋巴引流** 胃的淋巴管起自胃黏膜下的淋巴管网，穿过肌层至浆膜下淋巴管网，然后经淋巴管流入胃周围淋巴结。胃的淋巴结可分为四组（图 2-4-11）：① 胃左、右淋巴结，位于胃左、右动脉周围，接受胃小弯附近胃前、后壁的淋巴；② 胃网膜左、右淋巴结，位于胃网膜左、右动脉周围，接受胃大弯附近胃前、后壁的淋巴；③ 幽门上、下淋巴结，位于幽门上、下方，接受胃右、胃网膜右淋巴结输出的淋巴和胃幽门部的淋巴；④ 脾淋巴结，位于脾门附近，接受胃网膜左淋巴结输出的淋巴和胃底部的淋巴。上述各组淋巴结的输出管最后都注入腹腔淋巴结，腹腔淋巴结经肠干注入乳糜池。

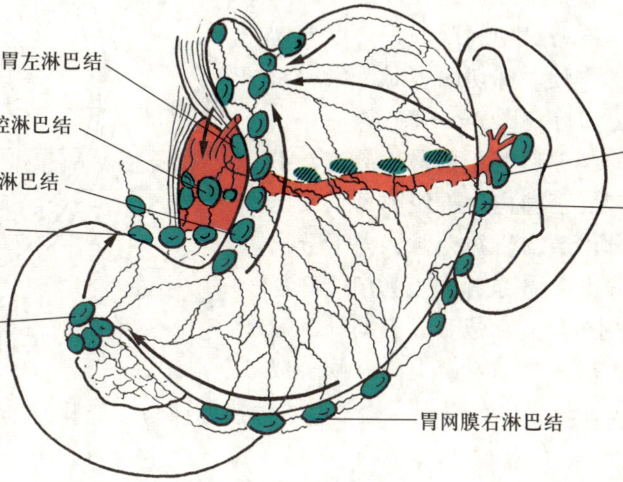

图 2-4-11 胃的淋巴

5. **胃的神经** 来自交感神经和副交感神经。交感神经发自腹腔神经节的节后纤维，这些纤维伴随腹腔干的分支走行，分布至胃，可减少胃液分泌，抑制胃的蠕动。副交感神经则来自左、右迷走神经，它们在食管周围形成食管丛，至食管下端又重合成迷走神经前干和后干进入腹腔。迷走神经可增加胃液分泌和促进胃的蠕动（图 2-4-12）。临床上治疗胃十二指肠溃疡时，均采用高选择性迷走神经切断术，只需切断“鸦爪”形支以上（相当于角切迹以上）胃前、后壁的全部小分支，仍保留幽门部的神经分支，这样不仅能促进溃疡愈合，而且保存了胃的排空功能。

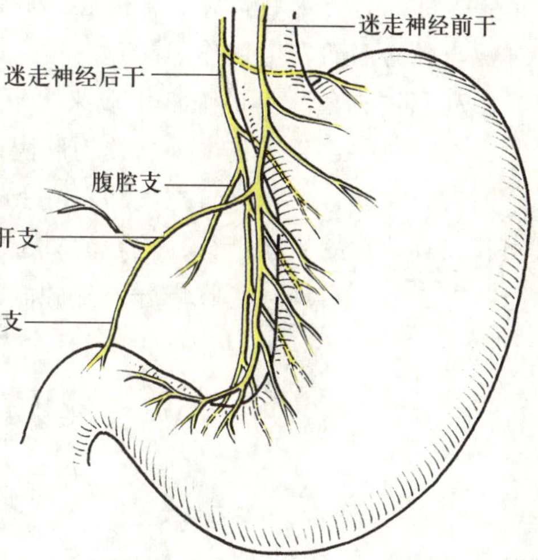

图 2-4-12 胃的迷走神经

（二）脾

1. **脾的位置** 脾位于左季肋区后外侧，在左腋中线第 9~11 肋的深面，其长轴与第 10 肋相一致。正常时其下缘不超出肋弓，只有在脾大时才能在肋弓下缘触及。脾的位置常随体位和呼吸运动及胃肠充盈程度而变化，如脾蒂过长，可形成游走脾。15%~40%的人有副脾，其数目与位置不定，少则 1 个，多时有 4~5 个，通常位于脾门、胰尾、胃脾韧带、胃结肠韧带或大网膜等处。

2. **脾的毗邻** 脾的脏面凹陷，中间有脾门，出入脾门的脾动、静脉及神经和淋巴管被结缔组织包绕，称为脾蒂。脾门的前上方与胃底相邻，脾门后下方为左肾及左肾上腺，脾门处与胰尾相接，脾门下方为结肠左曲。脾的膈面隆凸与膈相贴近。

3. **脾的韧带** 脾为腹膜内位器官，脾与胃之间的双层腹膜构成胃脾韧带，其中有胃短血管和胃网膜左血管通过。自脾门连至左肾前面的韧带称脾肾韧带，内有脾动、静脉和胰尾等。此外，还有短小的脾结肠韧带和有时不甚明显的膈脾韧带。以上韧带均有支持和固定脾的作用，脾切除术时，应切断这些韧带才能将脾提出切口（图 2-4-13）。

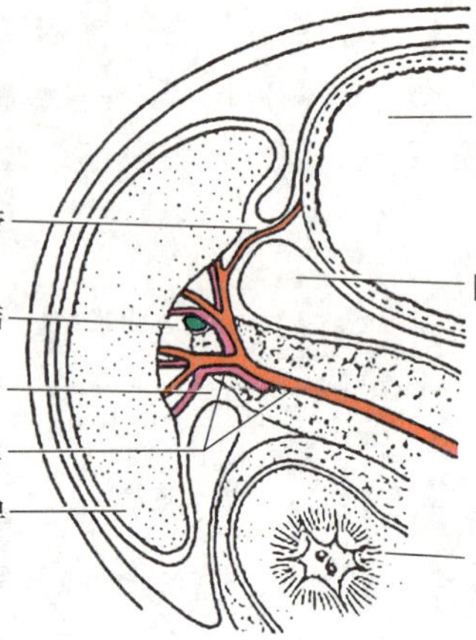

图 2-4-13 脾的韧带
（经过脾门的横切面）

4. **脾的血管** 脾动脉是腹腔干的最大分支，沿胰上缘向左行并分出胰支至胰内，再经脾肾韧带至脾门，入脾门前向上分出数支胃短动脉，向下分出胃网膜左动脉，最后分出 2~3 条脾支入脾门。脾静脉由 2~6 个属支在脾门处汇合而成，在脾动脉的后下方横行向右并在胰头后方与肠系膜上静脉吻合成肝门静脉。脾静脉沿途还接受胃短静脉、肠系膜下静脉及胰短小静脉的血液。

（三）肝

1. **肝的位置和毗邻** 肝是人体最大的实质性器官，大部分位于右季肋区和腹上区，小部分可达左季肋区。肝的上面基本与膈穹隆一致，肝右叶上面借右肋膈隐窝与右肺下叶相邻，故肝的某些病变可使肝与膈粘连或破膈侵入胸腔及肺。肝右叶下面前方有结肠右曲，中部为十二指肠上部，后方为右肾和右肾上腺。肝左叶下面大部分与胃前壁相邻，因此，胃十二指肠溃疡时常与肝的下面发生粘连。

2. **肝的血管** 肝的血液供应来自肝总动脉和肝门静脉。肝总动脉发自腹腔干，它分出胃十二指肠动脉之后，其本干延续为肝固有动脉，行于肝蒂内，在到达肝门前分为左支和右支，分别入肝的左、右叶。自左支和右支上还可发出中间支，手术中应予注意。肝门静脉在胆总管和肝固有动脉的后方上行，达肝门时分为左、右两支入肝。肝静脉位于肝的腔静脉窝上方，分为肝左、中、右静脉，收集肝内静脉血液，注入下腔静脉（图 2-4-14）。

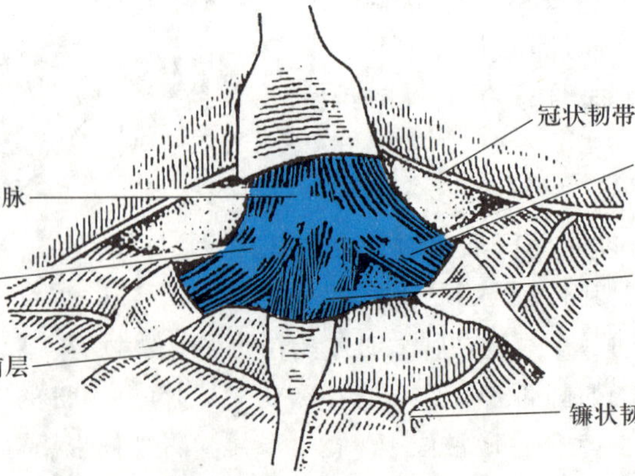

图 2-4-14 第二肝门

门静脉高压症解剖学基础

（1）门静脉与下腔静脉在网膜孔处前、后紧邻，这种关系对门静脉高压症施行门-腔静脉分流减压术提供了十分有利的条件。在多数情况下，门-腔静脉走向交叉成角，宜做门-腔静脉端侧吻合术；若两者平行，则做门、腔静脉侧侧吻合术较为方便。

（2）脾静脉与左肾静脉之间的关系极为密切，两者的走向可平行、重叠或交叉成角，这对脾、肾静脉分流术具有重要意义。

（3）门静脉系中，由回结肠静脉汇入肠系膜上静脉处，至右结肠静脉与胃网膜右静脉汇合支汇入肠系膜上静脉处，这之间的一段肠系膜上静脉，鉴于其长度（3~4 cm）、管径（1~1.2 cm）和位置紧靠下腔静脉，适合用于施行肠系膜上静脉与下腔静脉间的分流手术，因而有“外科干”之称。

四、结肠下区的器官

（一）空肠和回肠

小肠系膜由包裹小肠的两层腹膜组成，其中含有大量血管、神经、淋巴管和淋巴结。系膜根部附着于腹后壁，起自第 2 腰椎左侧，斜向右下方，止于右骶髂关节的前方，长约 15 cm。小肠系膜呈扇形展开，附于小肠的系膜缘。系膜附着处的肠壁无腹膜覆盖，此处横断面呈三角形，故称系膜三角，肠壁的血管、神经等由此出入（图 2-4-15）。在行小肠吻合手术时，应注意缝合此区，以防止肠瘘的发生。

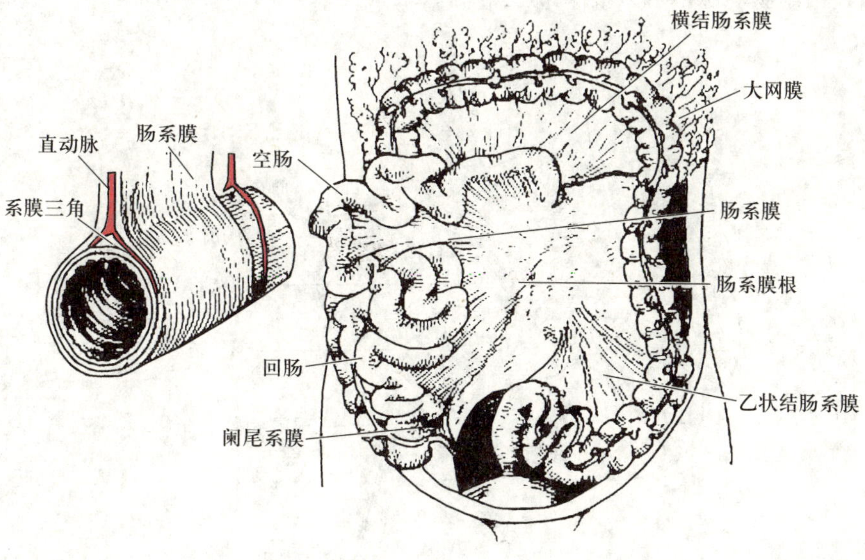

图 2-4-15　小肠系膜（系膜三角）

(二) 阑尾

阑尾大部分位于右髂窝内，盲肠的后下端，为腹膜内位器官。阑尾根部位于盲肠的后内方，恰为3条结肠带的汇集点，手术时可沿结肠带追寻阑尾。阑尾根部的体表投影为右髂前上棘与脐连线的中、外1/3交界处，称麦克伯尼（McBurney）点，阑尾尖端活动性较大，位置不恒定，常见的位置有以下几种类型（图2-4-16）。

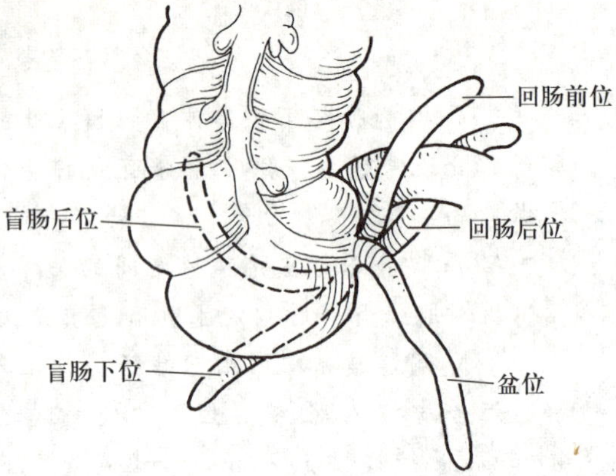

图2-4-16 阑尾的常见位置和盲肠

(1) 回肠前位：约占7.4%，阑尾位于回肠前方，其尖端指向左上方，靠近腹前壁。

(2) 盆位（回肠下位）：约占41.3%，阑尾自盲肠后内侧经回肠下面，斜向小骨盆边缘或靠近闭孔内肌。

(3) 盲肠后位：约占29.4%，阑尾位于盲肠后方与腹后壁腹膜之间，有时阑尾呈腹膜外位，其尖端指向上方或上外方。

(4) 回肠后位：约占4.4%，阑尾在回肠的后方，其尖端指向左上方。

(5) 盲肠下位（髂窝位）：约占17.4%，阑尾位于盲肠下方，其尖端伸向右下方。

阑尾除上述位置外，还有几种特殊位置。例如：① 高位阑尾，阑尾在肝的下方；② 低位阑尾，阑尾在小骨盆腔内；③ 腹膜外阑尾和左髂窝内阑尾等。

阑尾系膜是回肠末端与阑尾之间的双层腹膜，呈三角形，其中有阑尾血管、神经和淋巴管。由于阑尾系膜较阑尾为短，故阑尾呈屈曲状，手术时常不易向切口外提出。阑尾动脉起于回结肠动脉，通常为一支，在回肠后方进入阑尾系膜内，沿阑尾系膜游离缘走行。阑尾静脉与动脉伴行，经回结肠静脉回流入肠系膜上静脉，最终注入肝门静脉（图2-4-17）。在化脓性

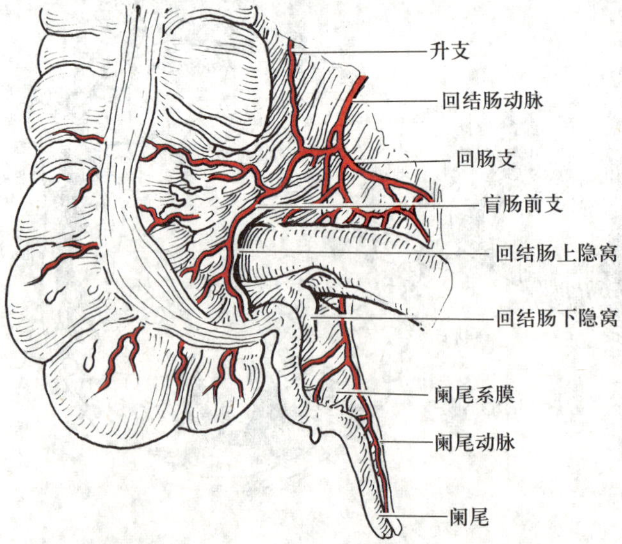

图2-4-17 回盲部和阑尾动脉

阑尾炎时，细菌有可能随静脉血进入肝门静脉和肝内，引起化脓性肝门静脉炎或肝脓肿。成人阑尾的管腔很细，阑尾开口也较狭小，粪石或蛔虫一旦进入腔内，便不易排出而形成阻塞性阑尾炎。小儿的阑尾腔不易梗阻发炎，但小儿阑尾壁较成人薄，故小儿阑尾炎易造成穿孔。

（三）结肠

结肠的分部结肠可分为升结肠、横结肠、降结肠和乙状结肠四部分。

结肠的血液供应来自回结肠动脉，左、右结肠动脉，中结肠动脉和乙状结肠动脉。这些动脉的分布特点是，在接近肠壁前均相互吻合成弓状的结肠缘动脉（图 2-4-18），由结肠缘动脉发出的终末支分为长支与短支，以与肠管垂直的方向进入肠壁，相互间吻合较差。升结肠和降结肠的动脉均位于肠管内侧，升、降结肠的手术以从肠管外侧切开较为安全。在结肠手术分离肠脂垂时，不能牵拉过紧，以免把浆膜下终末动脉分支切断。又因中结肠动脉左支与左结肠动脉的升支在结肠左曲处吻合较差，有时缺如，故在手术时应防止中结肠动脉左支的损伤，以免引起横结肠左侧部的坏死。结肠的静脉与动脉伴行，最后经肠系膜上、下静脉进入肝门静脉。血流动力学的研究表明，肠系膜上静脉的血液沿肝门静脉右侧多流入右半肝，脾静脉和肠系膜下静脉的血液沿肝门静脉左侧多流入左半肝。

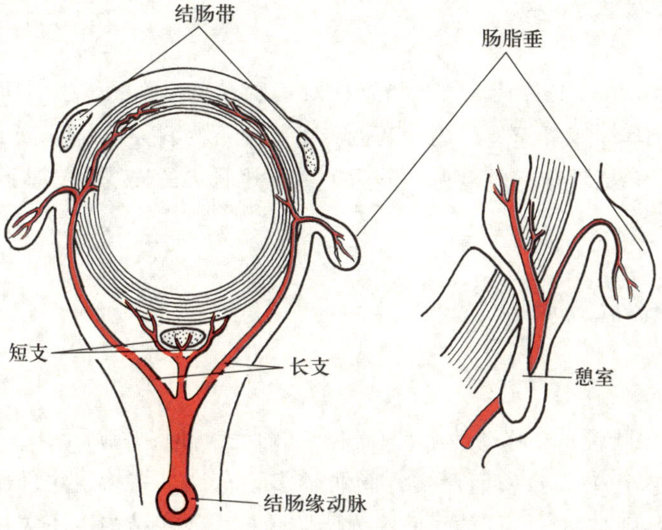

图 2-4-18　结肠缘动脉

（石　静）

思考题

1. 探查腹壁浅筋膜深层（Scarpa 筋膜）与深筋膜附着关系有何临床意义？
2. 简述阑尾手术切口的层次。
3. 腹股沟直疝、斜疝及股疝的疝囊分别从何处膨出？
4. 胆囊三角是如何围成的？该三角内有何重要结构通过？
5. 简述腹膜腔间隙的交通关系。

第五章 脊 柱 区

重点内容提示

脊柱区的分区和体表标志；脊柱区的层次概念；椎管及其内容物；脊柱区的临床应用。

一、脊柱区的境界与分区

脊柱区 vertebral region 又称背区，是指脊柱及其后方和两侧的软组织所配布的区域。上界起自枕外隆凸和上项线，下界至尾骨尖，两侧界由上至下为斜方肌前缘、三角肌后缘上份、腋后壁与胸壁交界处、腋后线、髂嵴后份、髂后上棘至尾骨尖的连线。脊柱区可分为项区、胸背区、腰区和骶尾区。

二、脊柱区的层次结构

（一）浅层结构

1. **皮肤**　背区皮肤较厚，移动性小，有较丰富的毛囊和皮脂腺。

2. **浅筋膜**　背区浅筋膜致密而厚实，脂肪较多，有许多结缔组织纤维束与深筋膜相连。项区上部的浅筋膜特别坚韧，腰区的浅筋膜内脂肪较多。浅层结构中还含有来自脊神经后支的皮神经以及浅层的血管。

（二）深筋膜

项区的深筋膜分为浅、深两层，包裹斜方肌，属封套筋膜的一部分。浅层覆盖在斜方肌的表面，深层在该肌的深面，称**项筋膜** nuchal fascia。胸背区和腰背区的深筋膜亦分为浅、深两层。浅层较薄，位于斜方肌和背阔肌的表面；深层较厚，称胸腰筋膜。骶尾区的深筋膜薄弱。

1. **项筋膜**　项筋膜内侧附于项韧带，上方附于上项线，向下移行为胸腰筋膜的后层。

2. **胸腰筋膜**　胸腰筋膜在胸背区较薄弱，覆盖在竖脊肌表面，向上续项筋膜，内侧附于胸椎棘突和棘上韧带，外侧附于肋角，向下至腰区增厚，并分为前、中、后3层。

由于项、腰部活动度大，在剧烈活动中，项筋膜和胸腰筋膜都可被扭伤，尤以腰部的胸腰筋膜损伤更为多见。

（三）肌层

肌层由背肌和部分腹肌组成（图 2-5-1），由浅入深可分为四层：第一层为斜方肌、背阔肌和腹外斜肌后部；第二层为夹肌、肩胛提肌、菱形肌、上后锯肌、下后锯肌和腹内斜肌后部；第三层为竖脊肌和腹横肌后部；第四层为枕下肌、横突棘肌和横突间肌等。

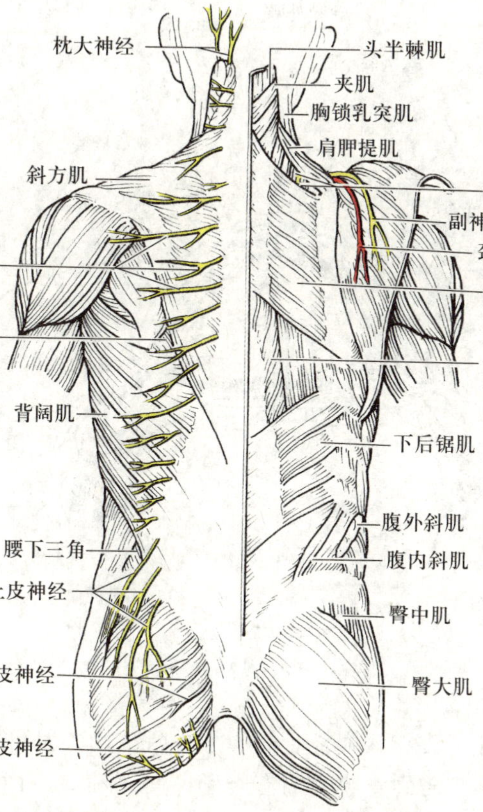

图 2-5-1 背肌及皮神经

（四）深部的血管和神经

项区主要由枕动脉、颈浅动脉、肩胛背动脉和椎动脉等供血，胸背区由肋间后动脉、胸背动脉和肩胛背动脉等供血，腰区由腰动脉和肋下动脉等供血，骶尾区由臀上、下动脉等供血。脊柱区的深静脉与动脉伴行。项区的静脉汇入椎静脉、颈内静脉或锁骨下静脉；胸背区的静脉经肋间后静脉汇入奇静脉，部分汇入锁骨下静脉或腋静脉；腰区的静脉经腰静脉汇入下腔静脉；骶尾区的静脉经臀区的静脉汇入髂内静脉。脊柱区的神经主要来自 31 对脊神经后支、副神经、胸背神经和肩胛背神经。

（五）椎管及其内容物

椎管是由各部椎骨的椎孔和椎骨间的骨连结共同连成的管道，上经枕骨大孔与颅腔相通，下经骶骨的骶管达骶管裂孔。椎管的前壁由椎体后面、椎间盘后缘和后纵韧带组成，后壁是椎弓板、关节突关节和黄韧带，两侧壁是椎弓根和椎间孔。构成椎管壁的任何结构发生病变，均可使椎管腔变形或变窄，压迫椎管内容物。

椎管内容物有脊髓、脊髓被膜、脊神经根、血管及结缔组织等。脊髓上端经枕骨大孔连于脑，下端成人终于第1腰椎下缘，小儿终于第3腰椎下缘，向下以终丝附于尾骨背面。脊髓的表面被覆三层被膜，由外向内依次为硬脊膜、脊髓蛛网膜和软脊膜。各层膜间及硬脊膜与椎管骨膜间均存在腔隙，由外向内依次为硬膜外隙、硬膜下隙和蛛网膜下隙（图2-5-2）。

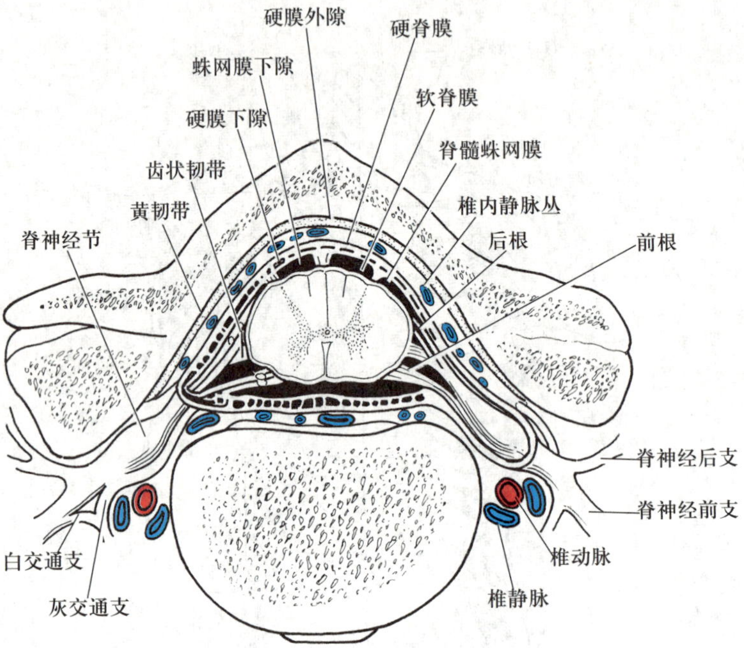

图2-5-2 脊髓被膜和脊膜腔隙

硬脊膜厚而坚韧，形成一长筒状硬脊膜囊。上方附于枕骨大孔边缘，与硬脑膜相连续；向下形成盲端，借终丝附于尾骨。硬脊膜囊内有脊髓、马尾和31对脊神经根，每对脊神经根穿硬脊膜囊时被其紧密包被，硬脊膜则延续为神经外膜，并与椎间孔周围的结缔组织紧密相连。脊髓蛛网膜薄而半透明，向上与脑蛛网膜相连续，向下成一盲端。此膜借许多结缔组织小梁与软脊膜相连。软脊膜柔软而富有血管，与脊髓表面紧密相贴。

硬膜外隙位于椎管骨膜与硬脊膜之间，其内填有脂肪、椎内静脉丛、窦椎神经和淋巴管等，并有脊神经根及其伴行血管经过，正常时呈负压。此隙上端起自枕骨大孔，下端终于骶管裂孔。由于硬脊膜紧密附着于枕骨大孔边缘，所以此腔隙与颅内腔隙不交通。硬膜下隙是位于硬脊膜与脊髓蛛网膜之间的潜在腔隙，与脊神经周围的淋巴隙相通，内有少量液体。蛛网膜下隙位于脊髓蛛网膜与软脊膜之间。在活体，其内充满脑脊液，向上与颅内蛛网膜下隙相通。

脊神经根离开脊髓时被覆以软脊膜，当穿脊髓蛛网膜和硬脊膜时，带出此两膜，形成蛛网膜鞘和硬脊膜鞘。

椎管内脊髓的动脉有两个来源：起自椎动脉的脊髓前、后动脉和起自节段性动脉（如肋间后动脉等）的根动脉。

三、腰椎穿刺和硬膜外穿刺的解剖学基础

临床硬膜外麻醉将药物注入硬膜外隙，以阻滞硬膜外隙内的脊神经根。硬膜外麻醉穿刺时，由浅入深经皮肤、浅筋膜、棘上韧带、棘间韧带、黄韧带达硬膜外隙。骶管内硬膜外隙上大、下小，前宽、后窄，硬脊膜紧靠骶管后壁，间距仅为0.10~0.15 cm，所以骶管麻醉时应注意进针的角度。蛛网膜下隙的下部自第1腰椎至第2骶椎水平扩大，形成终池。终池无脊髓，只有腰、骶神经根构成的马尾和软脊膜向下延伸形成的终丝。因此，临床上在第3~4或第4~5腰椎棘突间进行腰椎穿刺以抽取脑脊液或注入药物，不会损伤脊髓。硬膜外隙呈负压，针穿入此隙后会有抽空感。

（邓香群）

思考题

腰椎穿刺时，如何确定部位？穿刺针进入硬膜外隙和进入蛛网膜下隙依次经过的层次及出现的情况有何异同？

第六章　盆　部

重点内容提示

盆膈的构成及其所通过的结构；盆筋膜间隙的位置与交通；膀胱的位置、毗邻，膀胱三角及黏膜特点；直肠的位置、毗邻及其血管与淋巴引流；子宫的形态、位置、毗邻及其固定装置；卵巢和输卵管的形态、位置及其固定装置；前列腺的形态、位置、毗邻及分叶；盆腔内的动脉分支与分布。

第一节　概　述

盆部位于躯干的下部，由骨盆、盆壁肌及筋膜和盆腔内的器官所组成。骨盆、盆壁肌、盆底肌及其筋膜共同围成盆腔，泌尿、生殖以及消化系统的部分器官位于盆内。

一、盆部的境界

1. **上界**　前面以耻骨联合上缘、耻骨结节、腹股沟和髂嵴前份的连线与腹部分界，后面以髂嵴后份、髂后上棘至尾骨尖的连线与腰骶部分界。

2. **下界**　借盆膈与会阴分界。

二、盆部的体表标志

在盆部上界的外侧可触及髂嵴，沿髂嵴向前可触到髂前上棘，再向前下沿腹股沟可扪及耻骨结节，自此向内侧可触到耻骨嵴和耻骨联合上缘，沿髂嵴向后可触及髂后上棘。

第二节　盆　筋　膜

盆筋膜 pelvic fascia 是腹内筋膜的延续，按部位分为盆壁筋膜、盆膈筋膜和盆脏筋膜。

一、盆壁筋膜

盆壁筋膜 parietal pelvic fascia 覆盖于盆壁内面。位于骶骨前方的为骶前筋膜；位于梨状肌表面的为梨状肌筋膜；位于闭孔内肌表面的为闭孔内肌筋膜，其上部明显增厚，称肛提肌腱弓，为肛提肌起点和盆膈上、下筋膜的附着处，是维持膀胱、前列腺和尿道位置的重要结构（图 2-6-1）。

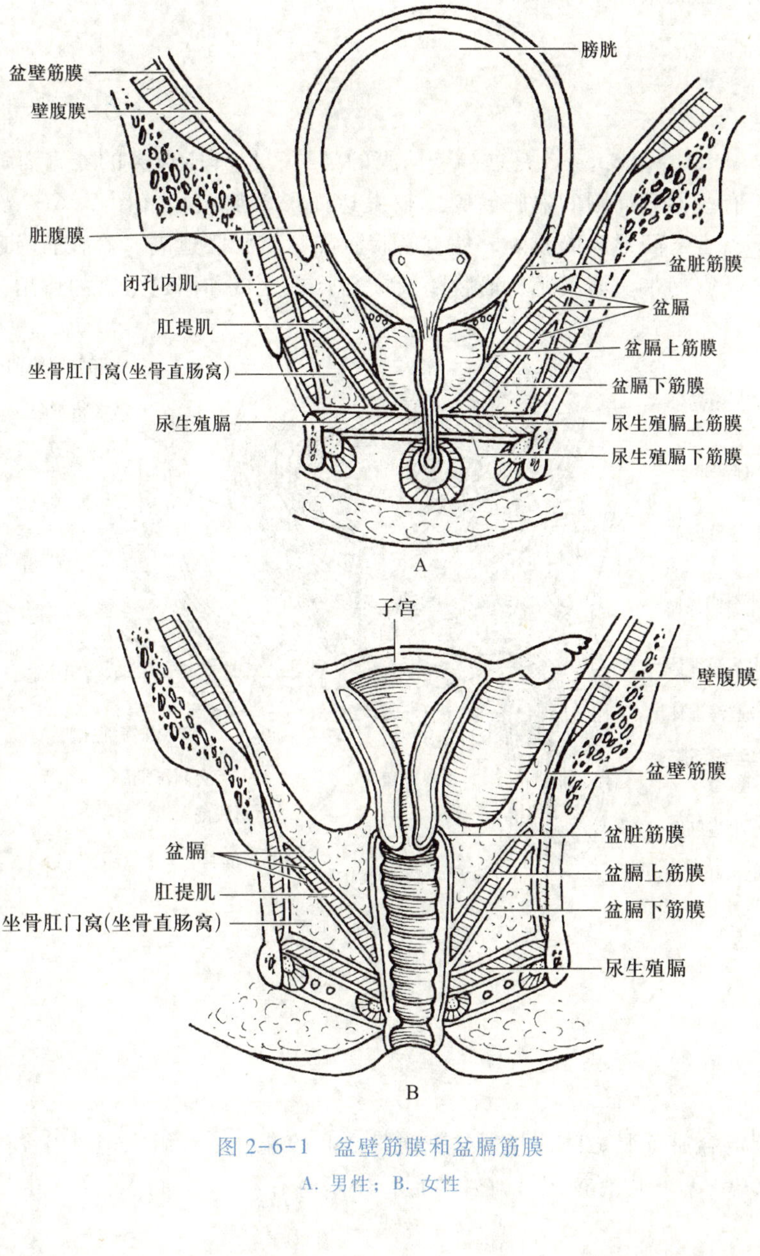

图 2-6-1　盆壁筋膜和盆膈筋膜

A. 男性；B. 女性

二、盆膈筋膜

盆膈上筋膜是指覆盖于肛提肌和尾骨肌上面的筋膜，该筋膜向盆内器官周围移行而成盆脏筋膜。覆盖于肛提肌和尾骨肌下面的筋膜称盆膈下筋膜，该筋膜是臀筋膜向会阴部的直接延续。盆膈上、下筋膜和其间的肛提肌、尾骨肌共同构成盆膈，形成盆腔的底，封闭骨盆下口的大部分，其中央有肛管通过。盆膈具有支持、承托和固定各盆腔器官的作用，盆膈不发达或萎缩可导致脱肛或子宫脱垂。

三、盆脏筋膜

盆脏筋膜 visceral pelvic fascia 是盆膈上筋膜的延续，以其所包裹的器官而命名，如膀胱筋膜、子宫筋膜。有些器官周围的盆脏筋膜比较发达而形成筋膜鞘（图 2-6-2），如前列腺鞘。盆脏筋膜延伸至器官之间形成筋膜隔，如直肠膀胱隔、直肠阴道隔。盆脏筋膜还形成韧带，如子宫主韧带、骶子宫韧带。筋膜鞘、筋膜隔及韧带具有支持和固定器官的作用。

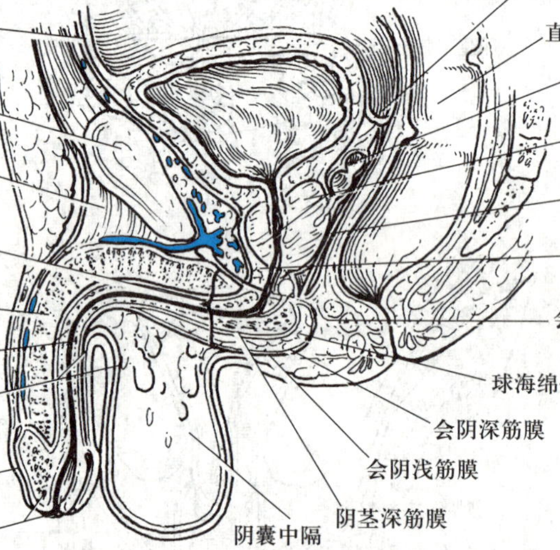

图 2-6-2 男性盆脏筋膜（正中矢状切面）

四、盆筋膜间隙

在盆壁筋膜与盆脏筋膜之间或相邻盆脏筋膜之间的疏松结缔组织构成潜在的间隙，称为**盆筋膜间隙**（图 2-6-3），内有神经、血管通行，手术时有利于器官的分离，也易于聚集渗液和脓液。

1. **耻骨后隙** retropubic space　位于耻骨联合与膀胱之间，也称膀胱前隙，疏松结缔组织丰富（图2-6-3）。耻骨骨折引起的血肿或膀胱前壁损伤引起的尿外渗易潴留在该间隙内，外科手术的耻骨上切口经此间隙到达膀胱可避免损伤腹膜腔。

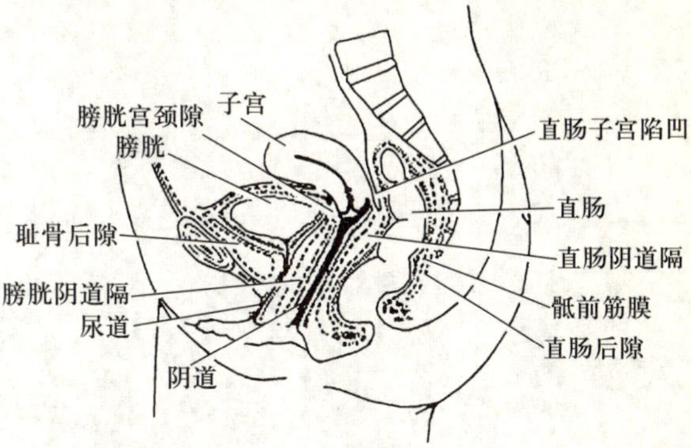

图2-6-3　盆筋膜间隙和筋膜隔

2. **骨盆直肠隙**　位于盆底腹膜与盆膈之间，后方为直肠筋膜，前方在男性为膀胱及前列腺的筋膜，在女性为子宫及阴道上部的筋膜。女性的骨盆直肠隙即直肠阴道隙，该隙为一潜在的较易分离的间隙，分娩造成的直肠阴道隔伸展和撕裂，可使直肠向阴道后壁膨出，甚至可改变肛管的角度而影响排便。

3. **膀胱阴道隙**　位于膀胱筋膜与阴道筋膜之间。分娩时产道的损伤可导致膀胱后壁和阴道前壁的膨出和脱垂。

4. **膀胱宫颈隙**　为膀胱阴道隙向上的延续，位于膀胱筋膜与宫颈筋膜之间，是一个很易分离的潜在间隙。在做子宫全切时，即在该间隙将膀胱与宫颈钝性分离。

5. **直肠后隙**　位于直肠筋膜与骶前筋膜之间，又称骶前间隙。此间隙向上与腹膜后隙相通。临床上做骶前封闭或腹膜后注气造影即在此间隙进行。

上述筋膜间隙之间相互连通，因此盆筋膜间隙的脓肿、血肿或尿外渗等可互相蔓延。

（牟兆新）

思考题

1. 盆壁由哪些结构组成？
2. 盆筋膜间隙有何临床意义？

第七章　会　阴　部

重点内容提示

盆部与会阴的境界和分区，会阴的概念；盆膈与尿生殖膈的构成；盆腔器官的位置、毗邻、与腹膜的关系及其血管与神经。

第一节　会阴部的境界和分区

广义的会阴为封闭骨盆下口全部软组织的总称（临床上常将肛门与外生殖器之间的区域称为狭义会阴）。会阴境界略呈菱形，前界为耻骨联合下缘，后界为尾骨尖，两侧界为耻骨下支、坐骨支、坐骨结节和骶结节韧带。两侧坐骨结节的连线将会阴分为前方的尿生殖区与后方的肛区（图 2-7-1）。

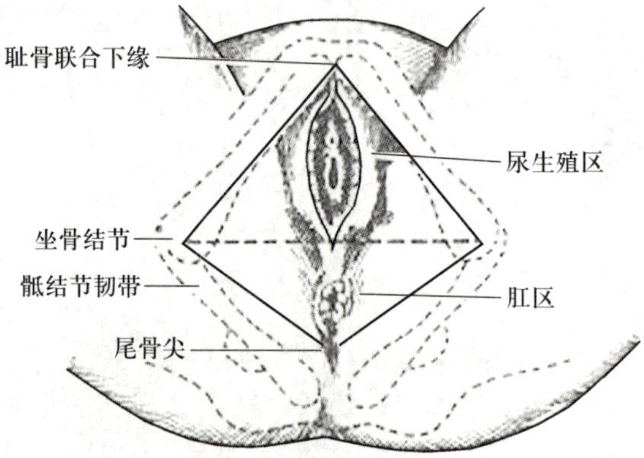

图 2-7-1　女性会阴分区

第二节　尿 生 殖 区

尿生殖区又称尿生殖三角，在男性有尿道通过，在女性有尿道及阴道通过。

一、会阴的筋膜间隙

会阴浅筋膜以及尿生殖膈上、下筋膜三层之间形成了两个间隙。

1. **会阴浅隙** superficial perineal space　又称**会阴浅袋**，位于会阴浅筋膜和尿生殖膈下筋膜之间，向前上与腹前壁 Scarpa 筋膜深面的间隙相通。会阴浅隙内两侧有阴茎（阴蒂）海绵体左、右阴茎脚（阴蒂脚）附着，其表面附有坐骨海绵体肌；中部有尿道球（前庭球）及其表面的球海绵体肌（阴道括约肌）；后部为一对会阴浅横肌（图 2-7-2）。会阴浅隙内还有阴部内血管及阴部神经的分支。

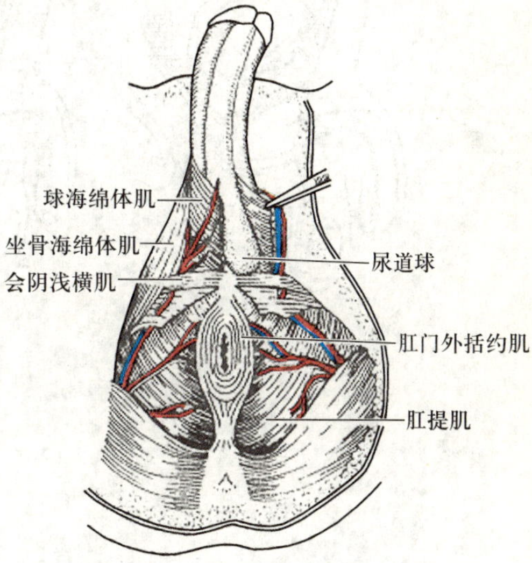

图 2-7-2　男性会阴浅隙的内容

2. **会阴深隙** deep perineal space　又称**会阴深袋**，由尿生殖膈下筋膜和尿生殖膈上筋膜所围成。两层筋膜在周边完全愈着，形成封闭的筋膜间隙，其内有阴部内血管及阴部神经的分支。在男性还有会阴深横肌和一对尿道球腺，尿道膜部贯穿会阴深横肌及会阴深隙，尿道膜部周围的环行肌为尿道括约肌；在女性有尿道和阴道通过，其周围的环行肌束为尿道阴道括约肌。

尿生殖膈上、下筋膜和其间的会阴深横肌构成三角形的尿生殖膈，它与盆膈共同封闭骨盆下口。

二、会阴筋膜间隙与男性尿道的关系及其临床意义

男性尿道长 16~22 cm，依次贯穿前列腺、尿生殖膈和尿道海绵体，分为前列腺部、膜部和海绵体部。尿道前列腺部和膜部称为后尿道，海绵体部称为前尿道。

尿道断裂和尿外渗

临床上男性尿道断裂发生在尿道前列腺部时，尿外渗首先至前列腺周围和膀胱周围的疏松结缔组织内，进一步蔓延，在前面可沿着腹膜外组织向上蔓延，在后面可沿着腹膜后间隙向后蔓延。当尿道膜部断裂时，尿外渗进入会阴深隙，尿液不易扩散，仅限于深隙之内。尿道断裂发生在尿道球部时，因会阴浅筋膜与阴囊肉膜、阴茎浅筋膜、腹前壁的 Scarpa 筋膜相续，尿外渗先至会阴浅隙内，使阴囊肿胀。继续发展，可沿会阴浅筋膜深面蔓延，导致会阴、包皮皮下肿胀。再向上蔓延至腹壁浅筋膜深层之下，使耻骨上区、下腹部皮下出现弥漫性尿液浸润。由于尿生殖膈的限制，尿道球部损伤的尿外渗不能进入盆腔内（图 2-7-3）。

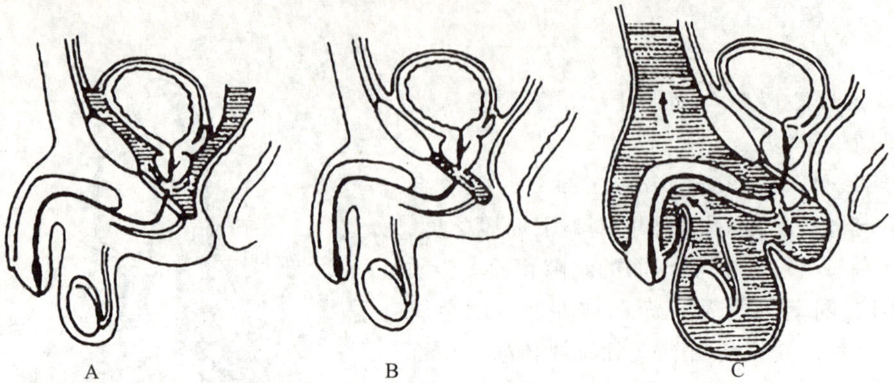

图 2-7-3 尿道断裂与尿外渗

A. 尿道前列腺部断裂；B. 尿道膜部断裂；C. 尿道球部断裂

第三节 肛 区

肛区又称肛门三角，内有坐骨肛门窝和肛管。

一、坐骨肛门窝

坐骨肛门窝位于肛管两侧的楔形间隙。窝的前界是会阴浅横肌与尿生殖膈的后缘，后界为骶结节韧带与臀大肌下缘，内侧壁为肛提肌和盆膈下筋膜，外侧壁为闭孔内肌及其筋膜。窝内充以大量脂肪组织，具有弹簧垫的作用，有利于肛门扩张。在坐骨结节上方 3 cm 处，窝的外侧壁有一筋膜鞘，称**阴部管** pudendal canal，管内有阴部内血管和阴部神经通过（图 2-7-4）。

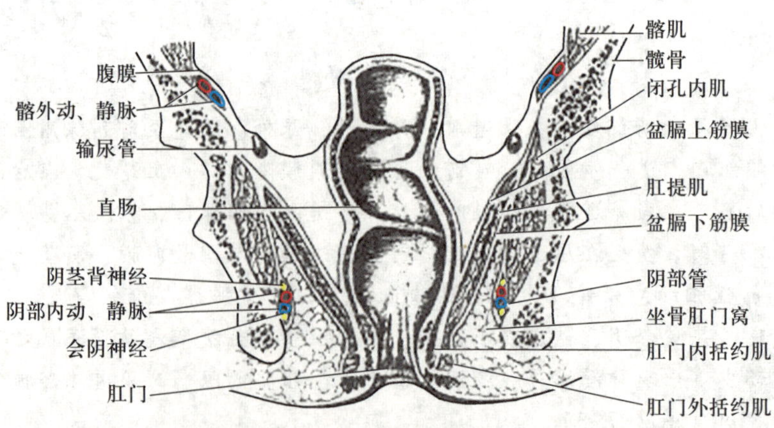

图 2-7-4 骨盆冠状切面模式图

坐骨肛门窝的临床应用

临床上进行阴部神经阻滞时，可在坐骨结节与肛门连线中点进针，朝向坐骨棘下方做扇形浸润。坐骨肛门窝血运较差，为脓肿好发部位，脓肿扩散时，可穿破肛提肌形成骨盆脓肿，穿过肛管及皮肤形成肛瘘。

二、肛管

肛管长约 4 cm，上接直肠，向后下绕尾骨尖终于肛门。肛门位于尾骨尖下约 4 cm 处，会阴中心体的稍后方，肛门周围皮肤形成辐射状皱褶。

肛管周围有肛门内、外括约肌，具有控制排便的作用。

1. **肛门内括约肌** sphincter ani internus　为肛管壁内环行肌层增厚形成，属不随意肌，具有产生便意、协助排便的作用。

2. **肛门外括约肌** sphincter ani externus　为环绕肛门内括约肌周围的横纹肌，按其纤维的位置又可分为：① 皮下部，在肛管下端的皮下，肌束环行；② 浅部，位于皮下部之上，肌束围绕肛门内括约肌下部；③ 深部，围绕肛门内括约肌上部，肌束较厚，环行（图 2-7-5）。

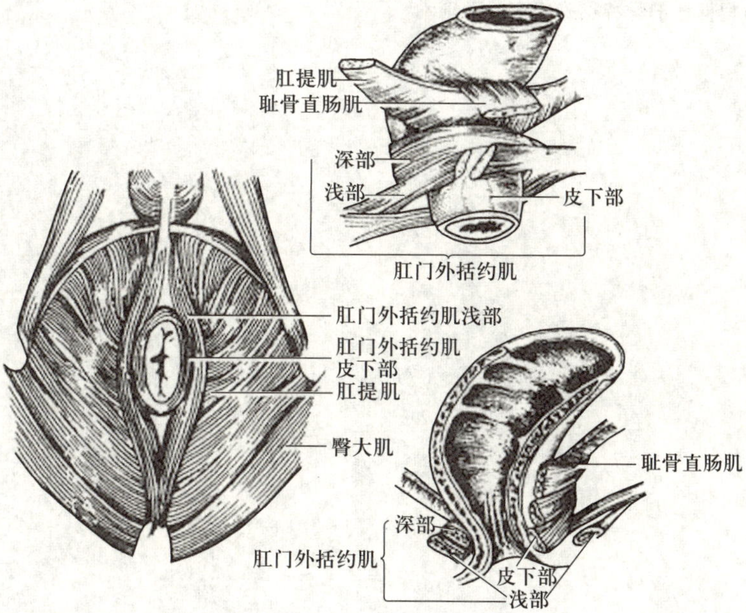

图 2-7-5　肛门外括约肌

3. **齿状线** dentate line　又称肛皮线，是肛管内各肛柱下端和肛瓣相互连接形成的锯齿状连线。此线是内、外胚层在发生上的移行处，也是黏膜与皮肤的交界线。齿状线上、下的结构差别显著，具有重要的临床意义（表 2-7-1）。

表 2-7-1 齿状线上、下结构的区别

	齿状线以上	齿状线以下
上皮	复层立方上皮（黏膜，属内胚层）	复层扁平上皮（皮肤，属外胚层）
动脉	直肠上、下动脉	肛动脉
静脉	直肠下静脉（属肝门静脉系）	肛静脉（属下腔静脉系）

齿状线稍下方有一呈环形隆起的光滑区，称肛梳（痔环）。肛梳的皮下组织和肛柱的黏膜下层有丰富的静脉丛，如果由于各种病理原因形成静脉曲张，称为痔。齿状线以上的痔称内痔，齿状线以下的痔称外痔，上、下均有为混合痔。

（牟兆新）

思考题

1. 广义会阴和狭义会阴有什么不同？
2. 何谓盆膈、尿生殖膈？
3. 简述男性尿道膜部和海绵体部破裂引起的尿外渗的范围。
4. 肛门内、外括约肌的结构如何？各有何临床意义？
5. 临床上怎样根据解剖学特点确定痔的类别？

第八章 上 肢

重点内容提示

上肢重要的骨性体表标志，血管、神经干的体表投影、走行，掌浅弓、掌深弓；臂丛主要分支支配范围及损伤后的主要症状；腋窝、肘窝的境界和主要内容；腋鞘的结构特点及临床意义；手腕管、腱鞘、滑液囊的特点。

第一节 概 述

一、上肢的境界和分部

上肢通过肩与颈部、胸背部相连，其境界上为锁骨上缘外侧 1/3、肩峰，下为通过腋前、后皱襞在胸壁上的连线，前为三角肌胸大肌间沟，后为三角肌后缘上份。

按部位将上肢分为肩、臂、肘、前臂和手部。各部又分若干区。

二、上肢的体表标志

1. **肩部** 最高的部位是肩峰，向前为锁骨，向后可摸到肩胛冈。在肩部外侧可见肱骨近侧端和三角肌形成的圆形隆起。当肩关节脱位或三角肌萎缩时，该隆起消失，称方肩。

2. **臂部** 前面有肱二头肌隆起，其两侧分别称为肱二头肌内、外侧沟。在肱二头肌内侧沟内可摸到肱动脉的搏动，此处是肱动脉的压迫止血点。肱二头肌外侧沟皮下有头静脉通过。

3. **肘部** 两侧最突出的骨点是肱骨内、外上髁，后部的隆起为尺骨鹰嘴。肘前部肱二头肌腱的内侧可摸到肱动脉搏动，为测量血压的部位。肱骨内上髁与尺骨鹰嘴之间有尺神经沟，尺神经在此部位容易损伤。

肘关节的意义

当肘关节伸直时，肱骨内、外上髁与尺骨鹰嘴三者成一条直线；当肘关节屈曲90°时，三者呈等腰三角形。肘关节脱位时，以上位置关系改变，而肱骨髁上骨折时则无此变化。

4. **腕部** 两侧为尺骨茎突和桡骨茎突。握拳并屈腕时，腕掌侧由外向内依次可见桡侧腕屈肌腱、掌长肌腱、指浅屈肌腱和尺侧腕屈肌腱的隆起。在桡侧腕屈肌腱的桡侧可摸到桡动脉的搏动，为临床上计数脉搏和诊脉的部位。

5. **手掌** 外侧隆起为鱼标，内侧隆起为小鱼标，中间为掌心。

6. **拇指** 拇指外展时，手背桡侧三角形凹陷称**鼻烟壶**，其近侧界为桡骨茎突，桡侧界为拇长展肌腱和拇短伸肌腱，尺侧界为拇长伸肌腱，窝底为手舟骨及大多角骨。当手舟骨骨折时，此窝肿胀、消失，并有压痛。其内有桡动脉走行，在此处可触及其搏动。

三、上肢的体表投影

1. **腋动脉及肱动脉** 将上肢外展90°，手掌向上，锁骨中点到肘窝中点连线的上1/3为腋动脉的体表投影，下2/3为肱动脉的体表投影（图2-8-1）。

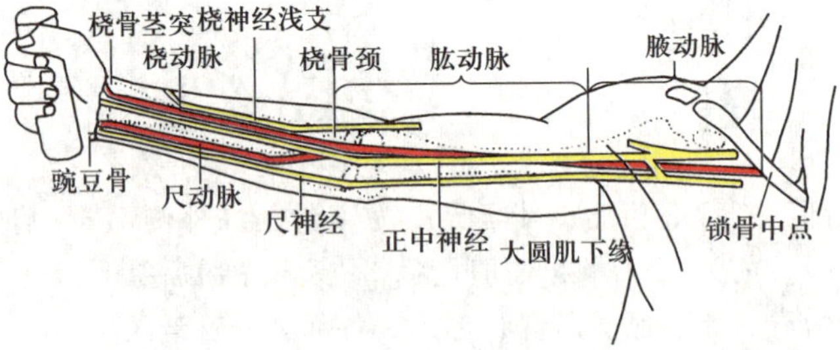

图2-8-1 上肢动脉干和神经干的体表投影

2. **桡动脉** 为自肘窝中点下一横指处至桡骨茎突尺侧的连线。

3. **尺动脉** 为自肘窝中点下一横指处至豌豆骨桡侧的连线。

4. **正中神经** 在臂部与肱动脉一致，在前臂为从肱骨内上髁与肱二头肌腱连线的中点至腕远侧纹中点稍外侧的连线。

5. **尺神经** 为自腋窝顶至尺神经沟、豌豆骨桡侧的连线。

6. **桡神经** 为从腋后襞下缘外端与臂交点处向下斜过肱骨后方与肱骨外上髁的连线。

第二节 腋 窝

腋窝 axillary fossa 位于臂上部和胸侧壁之间，是一由肌肉围成的锥体形腔隙（图2-8-2），为上肢与颈部之间血管和神经的通路。

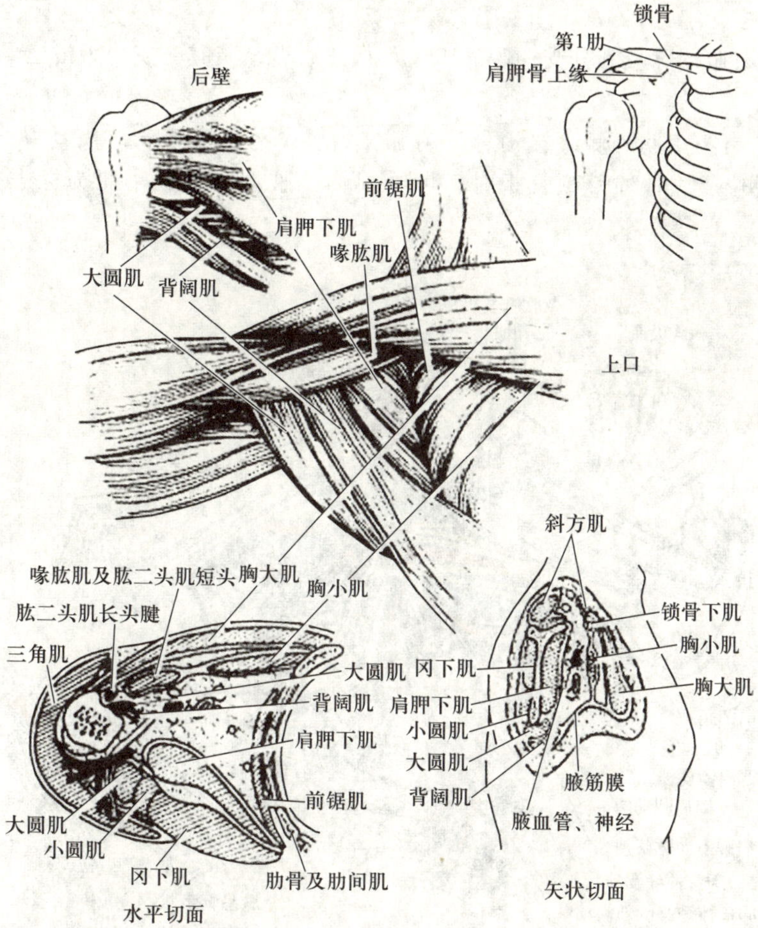

图 2-8-2 腋窝的构成

一、腋窝的构成

1. **顶** 为腋窝的上口，向上通向颈根部。

2. **底** 由皮肤、浅筋膜和腋筋膜构成。腋窝的皮肤较薄，成人生有腋毛，并有大量的皮脂腺及汗腺，少数人顶泌汗腺分泌臭味汗液，称腋臭。

3. **腋窝的四壁** 前壁由浅入深分别为皮肤、浅筋膜、胸大肌和胸小肌及其筋膜，胸小肌连于喙突的筋膜称胸锁筋膜，有头静脉穿过注入腋静脉，头静脉位置表浅，在乳腺癌手术时应注意保护；后壁为肩胛下肌、大圆肌和背阔肌；内侧壁为第 1~5 肋骨、肋间肌和前锯肌；外侧壁为肱骨上部的内侧面及喙肱肌、肱二头肌。

二、腋窝的内容

腋窝内主要有腋动脉及其分支、腋静脉及其属支、臂丛及其分支、腋淋巴结群和丰富的疏松结缔组织。

1. **腋动脉** 自第1肋外侧缘接锁骨下动脉，沿腋窝外侧壁下行。腋动脉与肩关节相邻，当肱骨头向前脱位或肱骨外科颈骨折时，可受损伤。腋动脉以胸小肌为标志分为3段（图2-8-3）。

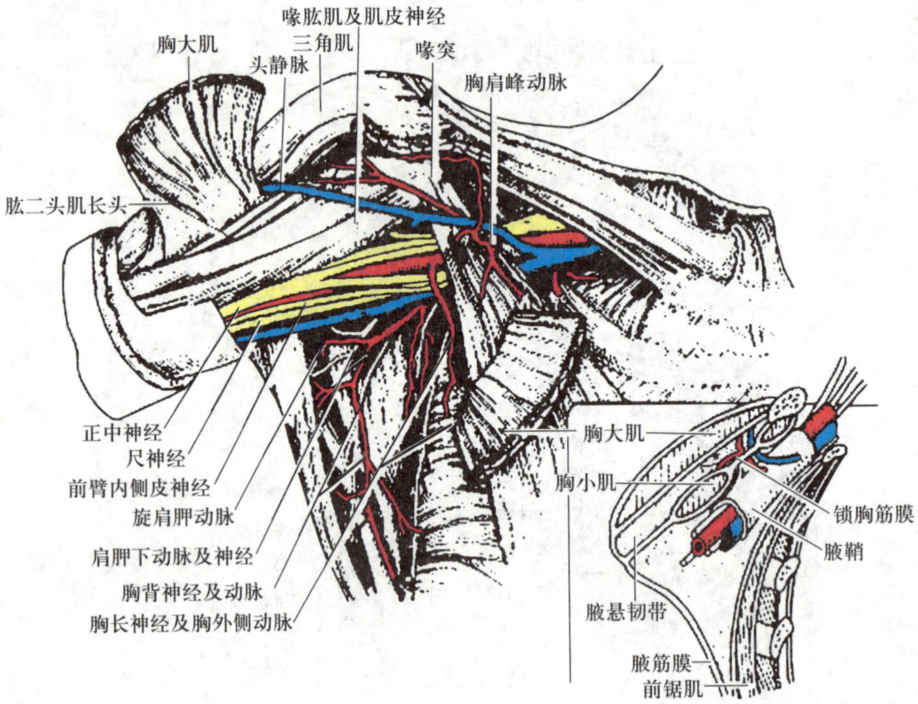

图2-8-3 腋窝的血管和神经

第1段，位于胸小肌内侧，前方有胸大肌和锁胸筋膜覆盖，内侧有腋静脉伴行，外侧与臂丛相邻。

第2段，位于胸小肌后方，臂丛后束、外侧束和内侧束包绕在腋动脉的周围。该段的分支有：① 胸肩峰动脉，穿出锁胸筋膜，分布于胸大、小肌和三角肌；② 胸外侧动脉，沿胸小肌下缘分布于胸壁。女性该动脉较大，营养乳房。

第3段，位于胸小肌下缘以下，位置较浅。该段的重要分支为：① 旋肱后动脉，向后绕肱骨外科颈，伴腋神经分布于肩关节和三角肌；② 肩胛下动脉，沿肩胛下肌下缘向后下行，分出胸背动脉和旋肩胛动脉。胸背动脉沿腋窝后壁中线下降至背阔肌，旋肩胛动脉绕过肩胛骨外侧缘，分布于冈下窝，与来自锁骨下动脉的肩胛上动脉、颈横动脉的分支相吻合。因此，当结扎腋动脉时，为保证上肢近侧的血液供应，最好在肩胛下动脉起始部以下进行。

2. **腋静脉** 与腋动脉伴行，位于动脉的前内侧。由于动脉、静脉共同被包绕在一个腋鞘内，此处血管外伤易发生腋动脉静脉瘘。

3. **臂丛** 是颈根部臂丛的延续，与血管共同包在一个由结缔组织围成的腋鞘内，临床上臂丛阻滞麻醉就是将药物注入此鞘内，以达到麻醉臂丛的目的。臂丛的3个束开始都在腋动脉第1段的外后方，继而围绕在腋动脉第2段内、外侧和后方。至腋动脉第3段周围，外侧束分出肌皮神经及正中神经外侧根，后束分出腋神经、桡神经，内侧束分出尺神经和正中神经内侧根。此外，臂丛还发出胸长神经和胸背神经。在乳腺癌根治术清扫腋淋巴结时，应注意保护这些神经，以免损伤后影响上肢的功能。

4. **腋淋巴结群** 主要收集上肢、胸背部上份及乳房等处的淋巴，按位置可分为五群。

（1）**胸肌淋巴结群：**沿胸外侧动脉排列，收集上肢、胸前外侧壁、乳房外侧大部分的淋巴以及脐以上腹前外侧壁的淋巴。

（2）**肩胛下淋巴结群：**沿肩胛下血管和胸背神经排列，收集背上部、颈后部的淋巴。肩胛下淋巴结肿大时，可在背阔肌外侧缘的深面摸到。

（3）**外侧淋巴结群：**沿腋静脉排列，收集上肢的淋巴，肿大时可在臂上端的内侧摸到。

（4）**中央淋巴结群：**位于腋窝中央的疏松结缔组织内，接受上述三群淋巴结的输出管。

（5）**尖淋巴结群：**沿腋静脉上段排列，收纳中央淋巴结的输出管及乳房上部的淋巴。其输出管组成锁骨下干，右侧的注入右淋巴管，左侧的注入胸导管。

腋淋巴结群的临床意义

由于腋淋巴结群之间有广泛的交通，当患乳腺癌或乳腺炎时，首先侵及胸肌淋巴结群，并引起肿大，可在胸大肌外侧缘的深面摸到。因此，胸肌淋巴结群在诊断乳腺疾病中具有重要意义。所以作乳腺癌根治术时，应将腋淋巴结群一起清扫。

第三节 肘 前 区

肘前区是指位于肘关节前方略呈三角形的凹陷，其上、下界为肱骨内、外上髁连线上、下各两横指的水平线，内、外侧界为通过肱骨内、外上髁的垂线。

一、肘前区的浅层结构

肘前区的浅层结构为**皮肤及浅筋膜**。肘前区的皮肤薄而柔软，浅筋膜疏松，内有走行于肱二头肌腱外侧的头静脉和前臂外侧皮神经、走行于肱二头肌腱内侧的贵要静脉和臂内侧皮神经。两条浅静脉之间有肘正中静脉吻合连接，或前臂正中静脉在肘前分为内、外两支，呈

"Y"形分别注入头静脉和贵要静脉（图 2-8-4）。

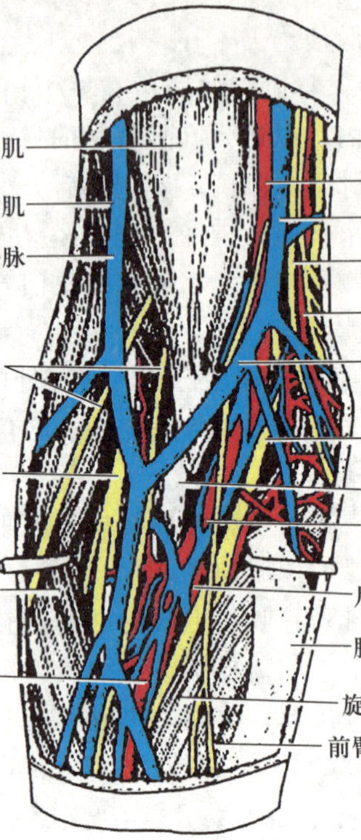

图 2-8-4 肘前区的浅层结构

二、肘前区的深层结构

1. **深筋膜** 肘前区的深筋膜上续臂筋膜，下连前臂筋膜。肱二头肌腱膜是从肱二头肌腱内侧向下散开止于前臂筋膜的部分。腱膜的游离上缘与肱二头肌腱交角处是触及肱动脉搏动和测量血压的听诊部位，该腱膜下缘与肱二头肌腱交角处的深面有肱动脉的末端，若此腱膜挛缩，可压迫肱动脉和正中神经，导致缺血性挛缩。

2. **肘窝** 是肘前区深筋膜下呈尖端朝向远侧的三角形浅窝。上界为肱骨内、外上髁的连线，下外侧界为肱桡肌，下内侧界为旋前圆肌，底主要是肱肌。

在肱二头肌腱外侧主要有前臂外侧皮神经和桡神经，内侧主要有肱动脉和正中神经。肱骨髁上骨折时，骨折断端移位，可压迫或损伤肱动脉、肱静脉和正中神经，造成前臂缺血性挛缩或感觉障碍和瘫痪。

第四节 手 部

一、手休息时的正常姿势

手休息时的正常姿势即所谓手的“休息位”。此时，手指和桡腕关节的屈、伸以及拇指的外展、内收等肌力均处于平衡和稳定状态。表现为桡腕关节背伸30°，第2~5指呈半握拳状，拇指稍外展，指尖接近示指的远侧指间关节（图2-8-5）。

手的运动姿势是多变的，而休息姿势则比较恒定，手休息姿势的改变对肌腱断裂的诊断具有重要意义。

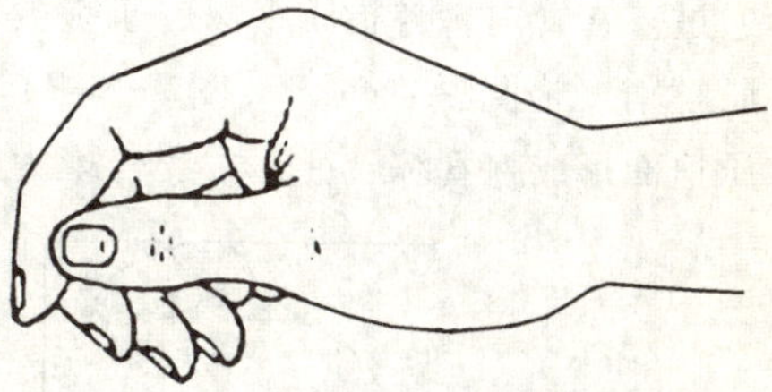

图2-8-5 手休息时的正常姿势

二、手部的皮肤和浅筋膜

1. **手掌皮肤和浅筋膜** 手掌皮肤厚而坚韧，角质层较厚，富有汗腺，但没有毛囊和皮脂腺。浅筋膜有较厚的脂肪垫，并有很多垂直的纤维隔将皮肤与掌腱膜紧密连接，因此不易滑动。这一解剖结构特点使手掌有利于手的抓、握、持物的功能。当皮下感染化脓时，疼痛明显，脓肿不易破溃，却反而易向深部扩散。

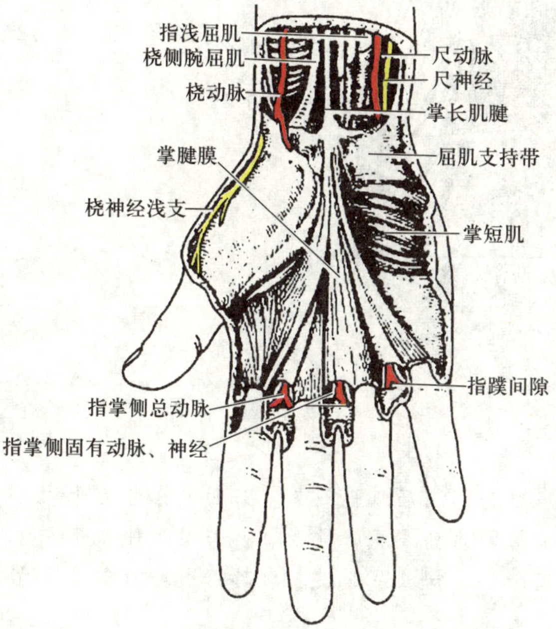

图2-8-6 掌腱膜

2. **手背皮肤和浅筋膜** 手背皮肤薄而柔软，移动性大。因此，当握拳或抓物时，手背皮肤不会过紧，伸展时也不会过松。手背浅筋膜较少，皮肤与伸肌腱和关节囊之间被疏松结缔组织分开，有利于手背皮肤自由移动，但也容易出现撕脱性损伤。

三、手掌深筋膜

1. **浅层** 分3部：两侧部较薄弱，分别覆盖鱼际和小鱼际；中间部浅层增厚，形成掌腱膜。

掌腱膜呈三角形，厚而坚韧，为纵、横纤维交织而成。其近端与掌长肌腱相连，远端分4束止于第2~5指近节指骨底两侧（图2-8-6）。掌腱膜可协助屈指，外伤或炎症时，可发生挛缩，影响手指运动。

2. **深层** 被覆于掌骨和骨间肌的表面，称骨间掌侧筋膜。

四、屈肌支持带和腕管

1. **屈肌支持带** 又称腕横韧带，为深筋膜在腕前部增厚形成的扁带。其桡侧端附着于大多角骨和舟骨，尺侧端附着于豌豆骨和钩骨。

2. **腕管** 由屈肌支持带与腕骨沟共同围成，管内有 9 条指屈肌腱及其腱滑液鞘和正中神经通过。在管内，各指浅、深层肌腱被一屈肌总腱鞘（又名尺侧囊）包裹，拇长屈肌腱被拇长屈肌腱鞘（桡侧囊）包裹（图 2-8-7）。正中神经位于腕管的浅层偏桡侧，容易受到屈肌支持带的压迫而形成腕管综合征，主要表现为鱼际肌肌力减弱，拇指、食指和中指麻木、疼痛等。

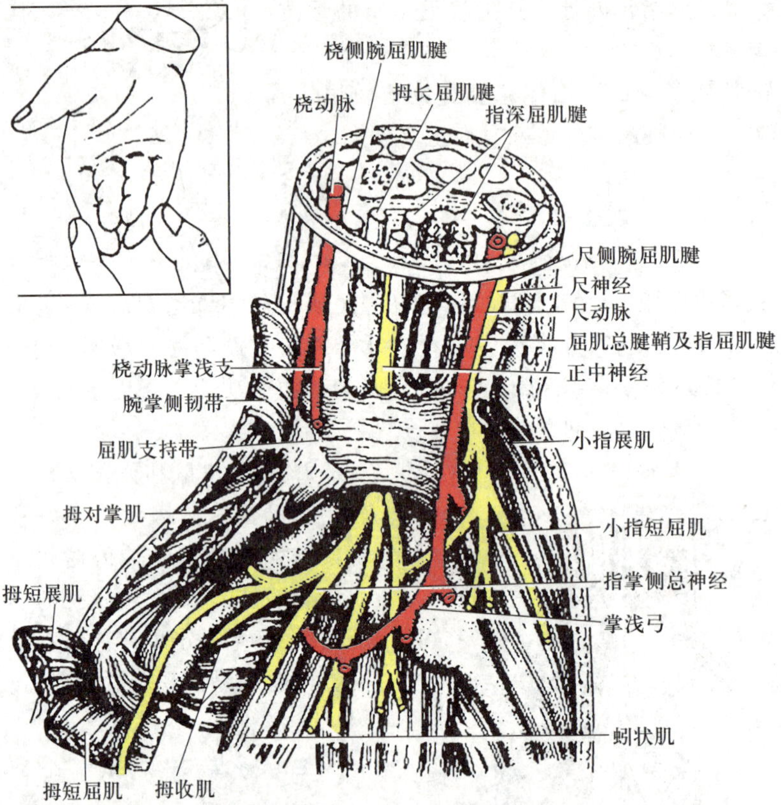

图 2-8-7 腕前区深层结构

指屈肌腱损伤检查方法

固定患指中节，若不能屈远侧指间关节，则为指深屈肌腱断裂。若固定除患指外的其他 3 个手指于伸直位，不能屈近侧指间关节者则为指浅屈肌腱断裂。若用两种检查方法指关节均不能屈，则是指深、浅屈肌腱均有断裂。拇长屈肌腱断裂时，固定拇指近节指骨，则其远节指骨不能屈曲。

手掌筋膜间隙的临床应用

手掌外伤和炎症蔓延都可引起手掌筋膜间隙感染。由于掌腱膜坚韧，不仅脓液不易破溃外流，而且手掌不致有明显肿胀，不易及早发现，但后果较严重。间隙积脓压力过高时可压迫指屈肌腱，造成坏死或纤维化，影响手的功能。因此，筋膜间隙的化脓感染应及时切开引流。掌中间隙引流切口应在第 3、4 掌骨小头间，鱼际间隙引流切口应沿鱼际皱纹行走。

五、手指

1. **皮肤和浅筋膜**　手指掌面的皮肤较背面者厚，表面满布指纹，可作为区别个体的标志。指腹处神经末梢丰富，感觉灵敏，浅筋膜内含有较多的脂肪和纤维结缔组织，但在指横纹处无浅筋膜，皮肤与腱鞘直接相连，刺伤感染时，易引起腱鞘炎。在指腹处，浅筋膜结缔组织形成许多坚厚的纤维隔，连接皮肤和骨膜，并将脂肪组织分隔成许多柱形小体，有血管和神经在其内穿行（图 2-8-8）。

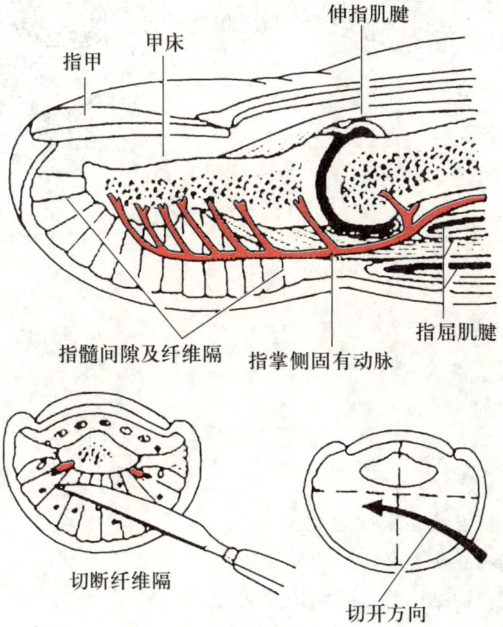

图 2-8-8　指端解剖

2. **指腱鞘**　包被指的浅、深屈肌腱，由指纤维鞘和指滑膜鞘组成（图 2-8-9）。

（1）**指纤维鞘**：由指掌侧深筋膜增厚而成，包绕指滑膜鞘，两侧附于指骨及关节囊，与指骨的骨膜共同形成一个骨纤维性管道。它在远、中节指骨中部处增厚，关节处较薄弱。此鞘对腱起约束、支持作用。

（2）**指滑膜鞘：**衬于指纤维鞘内，是包绕指浅、深屈肌腱的双层封闭的滑膜鞘，其形态、结构已在运动系统中述及。

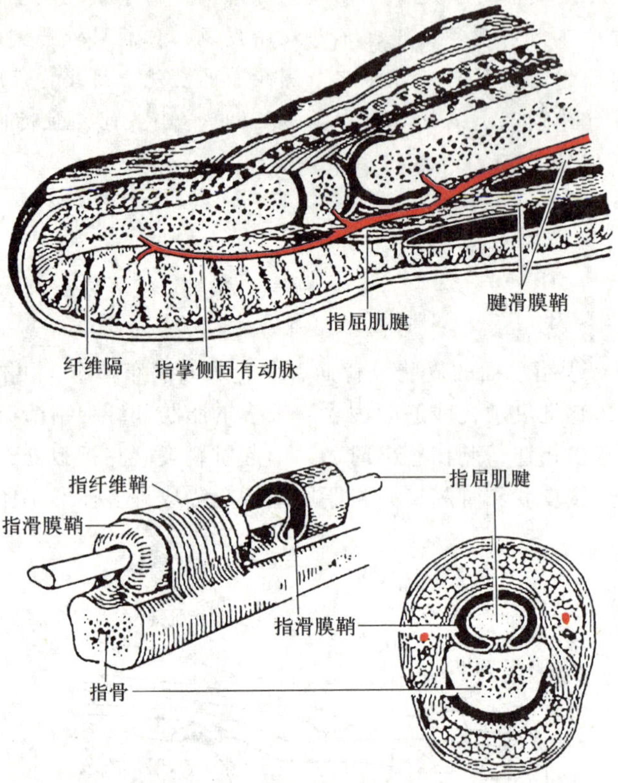

图 2-8-9 指腱鞘

（牟兆新）

思考题

1. 简述腋窝的境界和内容。
2. 简述手掌和手背的结构特点及临床意义。
3. 简述手筋膜间隙的结构和临床意义。
4. 简述手指浅筋膜和指腱鞘的结构特点及临床意义。

第九章 下 肢

重点内容提示

股三角、股管、收肌管、腘窝的位置、构成及内容；血管腔隙、肌腔隙的境界及内容；股动脉、股神经的走行、主要分支及损伤后的临床意义；大隐静脉的行程、属支和收集范围及临床意义。

第一节 概 述

一、下肢的境界和分部

下肢前以腹股沟韧带，后以髂嵴与躯干分隔。可分为臀部、股部、膝部、小腿部、踝部和足部。

二、体表投影

1. **股动脉** 将大腿微屈、外展并外旋，自腹股沟韧带中点至股骨内上髁连线，其上 2/3 段为股动脉的体表投影。

2. **足背动脉** 自内、外踝连线中点至第 1、2 趾间的连线为足背动脉的体表投影。

3. **坐骨神经** 髂后上棘至坐骨结节连线的上、中 1/3 交界处，股骨大转子与坐骨结节连线的中点稍内侧，股骨内、外侧髁连线的中点，以上 3 点的连线大致为坐骨神经的投影。

第二节 臀 部

1. **臀部的浅层结构** 皮肤较厚，浅筋膜发达，富含脂肪垫保护深部组织，骶骨后面和髂后上棘附近较薄，长期卧床时易形成褥疮。

2. **臀部的深筋膜** 深筋膜又称臀筋膜，较厚，包绕臀大肌。

3. **梨状肌上孔** 梨状肌上孔位于梨状肌上缘，有臀上神经和臀上动、静脉穿出（图 2-9-1），主要分布于臀中肌、臀小肌和阔筋膜张肌。在臀部手术时，误伤臀上动脉后，该动脉近心端可回缩至盆腔内，引起严重出血。

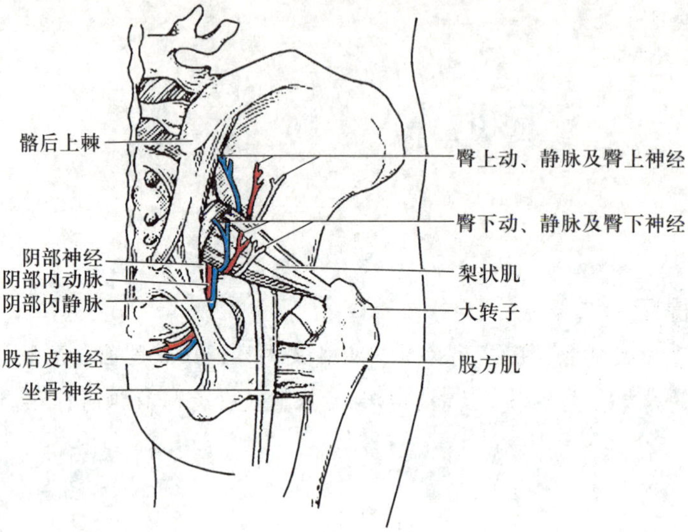

图 2-9-1 臀部的血管和神经

4. **梨状肌下孔** 梨状肌下孔位于梨状肌下缘，由外向内依次有坐骨神经、股后皮神经、臀下神经以及臀下动、静脉，阴部内动、静脉及阴部神经穿出（图 2-9-1）。

坐骨神经一般从梨状肌下孔穿出，在股后中、下 1/3 交界处分为胫神经和腓总神经。

梨状肌上、下孔的临床意义

由于血管和神经皆经梨状肌上、下孔穿出骨盆至下肢，因此，臀部肌内注射时，应于臀部的外上 1/4 处进针以避免损伤血管、神经。有时变异的坐骨神经从盆腔内即分支，胫神经从梨状肌下孔穿出，而腓总神经则穿经梨状肌肌腹而下降，当梨状肌痉挛或损伤时，可压迫腓总神经而产生疼痛，临床上称梨状肌综合征。

第三节 股前内侧区

一、股前内侧区的境界

股部前上方借腹股沟韧带与腹部分界，下界为经髌骨上方 2 横指处的横线。由股内、外上髁各作一纵线，此两线前方之间的部分为股前内侧区。

二、股前内侧区的浅层结构

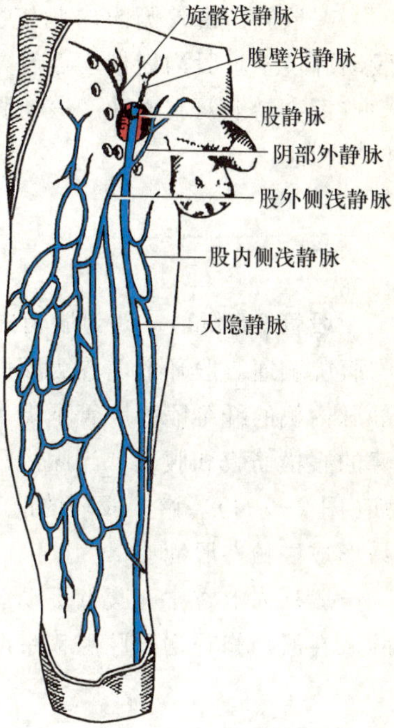

图 2-9-2　大隐静脉及其属支

1. **皮肤**　厚薄不均，内侧薄而柔软，为植皮取皮瓣之处。

2. **浅筋膜**　向腹部延续，含有丰富的脂肪以及浅层动、静脉和淋巴管等。

3. **大隐静脉**　全长约 76 cm，起于足背静脉弓的内侧，经内踝前方、小腿和大腿内侧上升，在耻骨结节外下方穿隐静脉裂孔注入股静脉，在汇入股静脉之前还收集旋髂浅静脉、腹壁浅静脉、阴部外静脉、股内侧浅静脉、股外侧浅静脉 5 条属支的静脉血（图 2-9-2）。当大隐静脉曲张，行高位结扎术时，须同时分别结扎各属支，以防其复发。

三、肌腔隙和血管腔隙

腹股沟韧带和髋骨前缘之间的间隙被连于腹股沟韧带和髂耻隆起的**髂耻弓** iliopectineal arch 分为内、外侧两部分，内侧部分称**血管腔隙** lacuna vasorum，由外向内有股动脉、股静脉和股管；外侧部分称**肌腔隙** lacuna musculorum，有髂腰肌和股神经通过（图 2-9-3）。

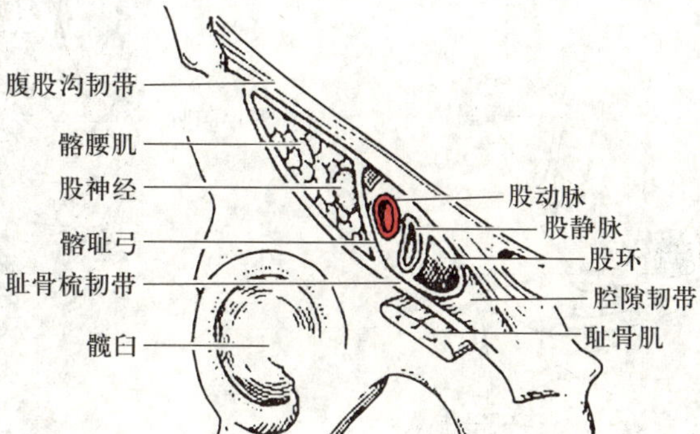

图 2-9-3　肌腔隙和血管腔隙

四、股三角

股三角是指位于股前内侧区上 1/3 部呈倒置的三角区。其上界为腹股沟韧带；外下界为缝匠肌内侧缘；内侧界为长收肌内侧缘；前壁为阔筋膜；后壁凹陷，从外侧向内侧依次为髂腰肌、耻骨肌及长收肌。

在股三角由外侧向内侧依次有股神经、**股鞘** femoral sheath 及其包绕的股动脉和股静脉。股动脉位于腹股沟韧带中点后方，在股静脉和股神经之间下行入股三角。股动脉在腹股沟韧带中点下方易触及其搏动，该动脉是临床上施行股动、静脉穿刺，压迫止血和股神经阻滞麻醉定位的标志。

五、股管

股管 femoral canal 为股鞘内侧的一个漏斗状腔隙，长约 1.5 cm，上口为**股环** femoral ring，与腹腔相通。股环的前界为腹股沟韧带，后界为耻骨梳韧带，内侧界为腔隙韧带，外侧界为股静脉内侧的纤维隔。股管下端为盲端，位于隐静脉裂孔的深面。由于股环与腹腔之间只隔着很薄的腹横筋膜和腹膜，当腹内压增高时，腹腔内容物经股环、股管突出于隐静脉裂孔处，称**股疝**(图 2-9-4)。由于股环的前、后、内侧三面均为韧带结构，疝内容突出后不易还纳，因而易形成嵌顿性股疝。

股环内上方常有腹壁下动脉和闭孔动脉的吻合支，有时此吻合支异常粗大，称**异常闭孔动脉**。在股疝修补切开腔隙韧带时，应注意避免误伤该动脉。

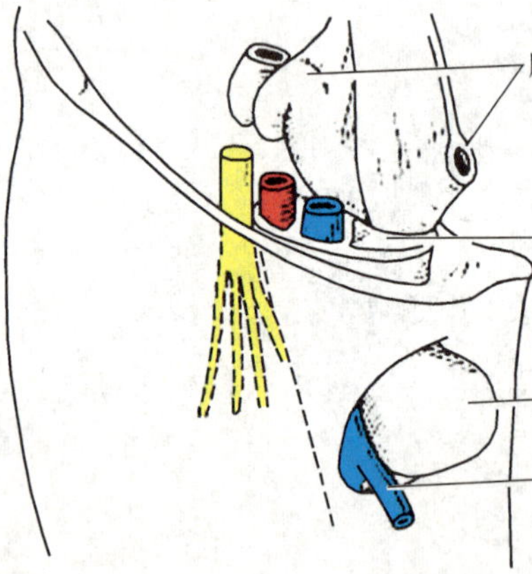

图 2-9-4　股疝

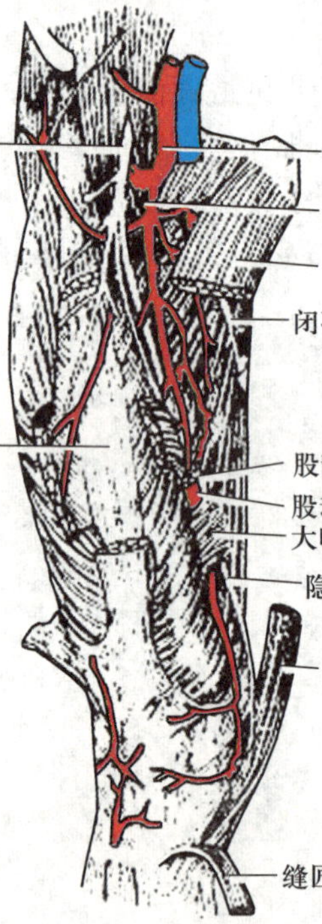

图 2-9-5　收肌管

六、收肌管

收肌管（图 2-9-5）是位于股中 1/3 段内侧面的一个肌筋膜管，长 15～17 cm。该管位于缝匠肌的深面、大收肌和股内侧肌之间，其前壁为**大收肌腱板**。收肌管向上通股三角，向下经收肌腱裂孔通腘窝。管内由浅入深依次排列有隐神经、股动脉和股静脉。

第四节 腘 窝

1. **腘窝的境界** **腘窝**是位于膝关节后方的菱形凹窝。上外侧界为股二头肌，上内侧界为半腱肌和半膜肌，下外、下内侧界分别为腓肠肌外侧头和内侧头，窝底主要为膝关节囊的后壁和腘肌，窝顶为腘筋膜。腘筋膜致密而坚韧，患腘窝囊肿或动脉瘤时，因受腘筋膜限制而局部胀痛明显。

2. **腘窝的内容** 在腘窝内由浅入深依次有胫神经、腘静脉和腘动脉，其中腘动、静脉被包在同一个血管鞘中（图 2-9-6）。由于腘动脉上段与股骨后面紧邻，当股骨髁上骨折时，远端由于受肌的牵拉而向后移位，极易损伤腘动脉。腓总神经沿股二头肌腱内侧缘向下外斜行，绕过腓骨颈外侧向前下行，此处腓总神经位于皮下，位置表浅，较易受伤。

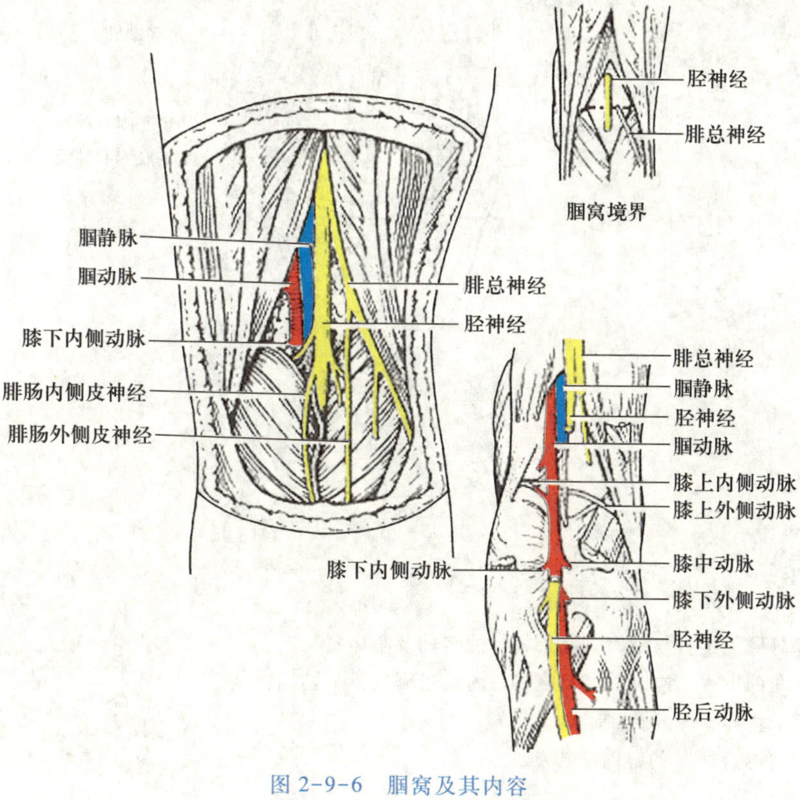

图 2-9-6 腘窝及其内容

第五节 踝 管

踝管 malleolar canal 位于内踝后下方，在内踝与跟骨结节之间的深筋膜增厚，形成屈肌支持带，此韧带与跟骨管围成踝管（图 2-9-7）。踝管被 3 个纤维隔分为 4 个通道，自前向后依次有胫骨后肌腱，趾长屈肌腱，胫后动、静脉及胫神经和䠞长屈肌腱通过。踝管是小腿后区与足底间的通道，感染可借踝管互相蔓延，当踝管狭窄时，压迫其内容物，形成“踝管综合征”。

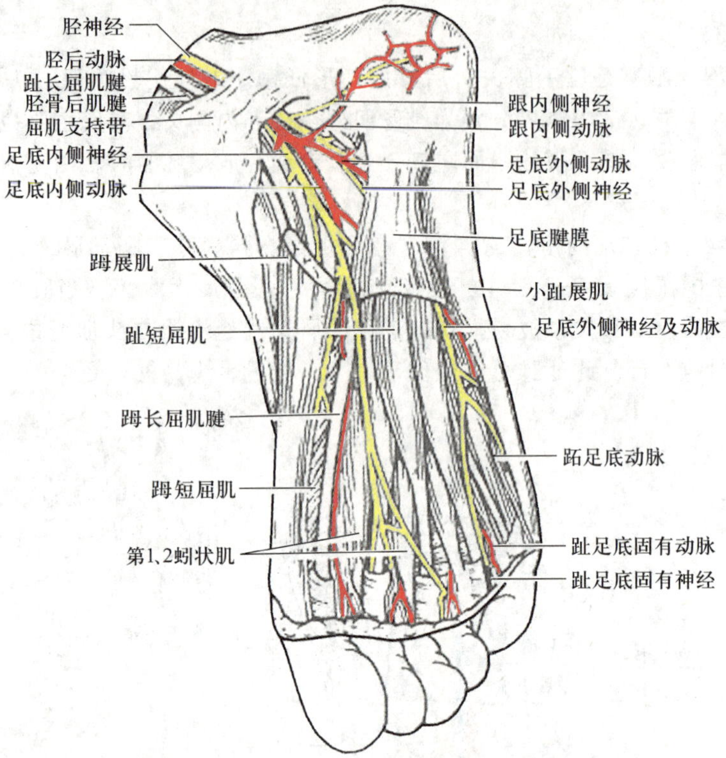

图 2-9-7　踝管与足底

（路兰红）

思考题

1. 试述大隐静脉的走行与毗邻，五个属支的名称及临床意义。
2. 试述股三角的境界、构成，以及股三角内通过哪些重要结构？
3. 试述腘窝的境界、内容及临床意义。
4. 试述“踝管综合征”的解剖学特点。

第三篇

组织胚胎学

组织学（histology）是研究机体细微结构及其相关功能的科学；**胚胎学**（embryology）是研究个体发生发育及其相关机制的科学。两者研究基础均为细胞，研究内容、研究方法有一定的关联，但又有不同，在发展历程中，两者相互交叉和推进，形成**组织胚胎学**（histo-embryology）。

第一章　基本组织

重点内容提示

上皮组织的结构特点与分类，被覆上皮的形态特征、分布及功能；结缔组织的结构特点与分类，疏松结缔组织中主要细胞的形态特征和功能；血液的组成，各种血细胞的光镜下形态结构和功能；骨骼肌、心肌、平滑肌的一般结构特点，骨骼肌及心肌纤维的超微结构特点；神经元的形态、结构、分类及其联系，化学性突触的超微结构。

人体器官是由不同组织构成的，组织由细胞群和细胞间质构成。归纳起来，构成人体器官的基本组织有 4 种：上皮组织、结缔组织、肌组织和神经组织。

第一节　上皮组织

上皮组织 epithelial tissue 由大量紧密且规则排列的上皮细胞和少量细胞间质构成，简称**上皮** epithelium。大部分上皮覆盖于身体表面并衬贴在有腔器官的腔面，称**被覆上皮** covering epithelium；有些上皮构成腺，称**腺上皮** glandular epithelium；还有一些具有特殊功能的上皮，包括感受特定刺激的感觉上皮（如味觉、嗅觉、听觉及视觉等有关的上皮）和产生生殖细胞的生殖上皮（如生精小管的上皮），称**特殊上皮** special epithelium。位于身体不同部位和不同器官的上皮，功能也不相同。上皮组织具有保护、吸收、分泌和排泄等功能。本章重点叙述被覆上皮。

一、被覆上皮

上皮细胞呈现明显的极性，朝向身体表面或有腔器官腔面的一面称游离面；与其相对的另一面朝向深部的结缔组织，称基底面。基底面附着于基膜，上皮借基膜与结缔组织相连。上皮组织中没有血管，细胞所需的营养依靠结缔组织内的血管透过基膜供给。

被覆上皮依据上皮细胞排列层数和形态结构可分为下列类型（表 3-1-1）。

表 3-1-1　被覆上皮的分类

被覆上皮	分类	分布
单层上皮	单层扁平上皮	内皮：心脏、血管和淋巴管的腔面 间皮：胸膜、腹膜和心包膜的表面 其他：肺泡壁和肾小囊壁层等处
	单层立方上皮	肾小管上皮、甲状腺滤泡上皮等
	单层柱状上皮	胃、肠、子宫黏膜等处
	假复层纤毛柱状上皮	呼吸道腔面
复层上皮	复层扁平上皮	非角化型：口腔、食管、阴道等腔面 角化型：皮肤的表皮
	复层柱状上皮	睑结膜、男性尿道等腔面
	变移上皮	肾盂、肾盏、输尿管和膀胱等腔面

1. **单层扁平上皮** simple squamous epithelium　由一层扁薄的细胞组成，表面看细胞呈多边形，边缘呈锯齿状，核椭圆形，位于细胞的中央。侧面看细胞核扁椭圆形，胞质很薄，含核的部分略厚（图 3-1-1）。

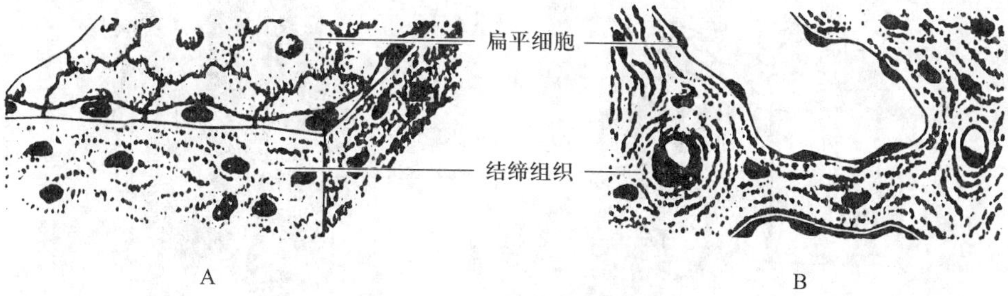

图 3-1-1　单层扁平上皮

A. 立体模式图；B. 切片模式图

分布于心脏、血管和淋巴管腔面的单层扁平上皮称**内皮** endothelium。内皮表面光滑，可减少血液和淋巴流动的阻力，有利于内皮细胞内、外的物质交换。

内皮细胞的抗凝作用

内皮细胞能产生抗凝血的物质（如抗凝血酶Ⅲ），并能产生抗血小板聚集的物质（如前列环素），还能将受损伤细胞释放的 ADP 灭活。因此，完整的心血管内皮是防止血栓形成的重要因素。

分布于胸膜、腹膜和心包膜等处的单层扁平上皮称**间皮** mesothelium。间皮表面湿润光滑，可降低内脏活动的摩擦力。

2. **单层立方上皮** simple cuboidal epithelium　表面看细胞呈六角形，侧面观察细胞呈立方形，核圆形居细胞中央（图 3-1-2）。

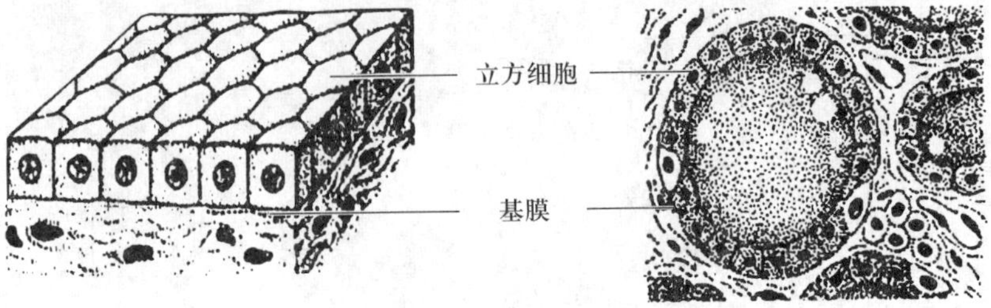

A B

图 3-1-2 单层立方上皮

A. 立体模式图；B. 切片模式图

3. **单层柱状上皮** simple columnar epithelium 从表面看，细胞呈六角形，柱状细胞游离面上有微绒毛，可形成光镜下的纹状缘；垂直切面上，柱状细胞呈柱状，核椭圆并靠近细胞基底部。肠黏膜的单层柱状上皮除柱状细胞外，还含有杯状细胞。杯状细胞呈高脚酒杯状，核呈三角形，靠近细胞的基底部。杯状细胞可分泌黏液（图 3-1-3）。

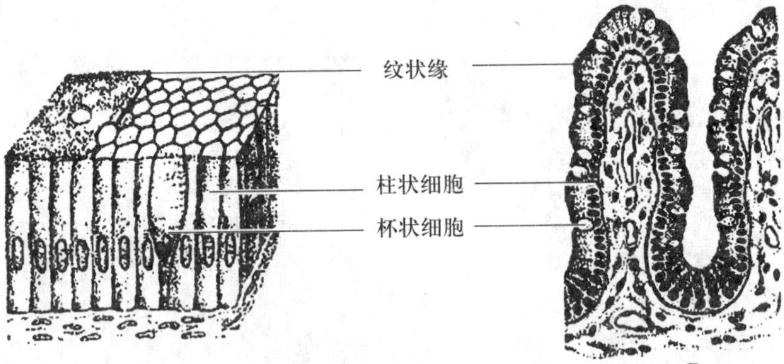

A B

图 3-1-3 单层柱状上皮

A. 立体模式图；B. 切片模式图

4. **假复层纤毛柱状上皮** pseudostratified ciliated columnar epithelium 由四种细胞组成：柱状细胞、杯状细胞、梭形细胞和锥形细胞。细胞的高矮不一，形态不同，细胞基底面均附着于基膜上，只有柱状细胞和杯状细胞的游离面能与腔面接触，柱状细胞游离面上有纤毛。垂直切面上，上述四种细胞的细胞核排列不在同一平面上，看起来形似复层，其实是单层，故称为假复层纤毛柱状上皮（图 3-1-4）。

5. **复层扁平上皮** stratified squamous epithelium 由多层细胞组成，从上皮垂直切面看，细胞的形状和厚薄不一。紧靠基膜的是一层矮柱状或立方形的基底层细胞，此层细胞可不断分裂增生并向表层推移，得以补充表层衰老或损伤脱落的细胞；中间为数层多边形细胞；靠近表面的几层细胞呈扁平状（图 3-1-5）。分布在皮肤表皮的复层扁平上皮，浅层细胞无细胞核，胞质中充满角质蛋白，是干硬的死细胞，具有更强的保护作用，这种上皮称为角化型复层扁平上皮。衬覆在口腔和食管等腔面的复层扁平上皮，浅层细胞是有核的活细胞，含角质蛋白少，称非角化型复层扁平上皮。复层扁平上皮具有耐摩擦和阻止异物侵入等作用。

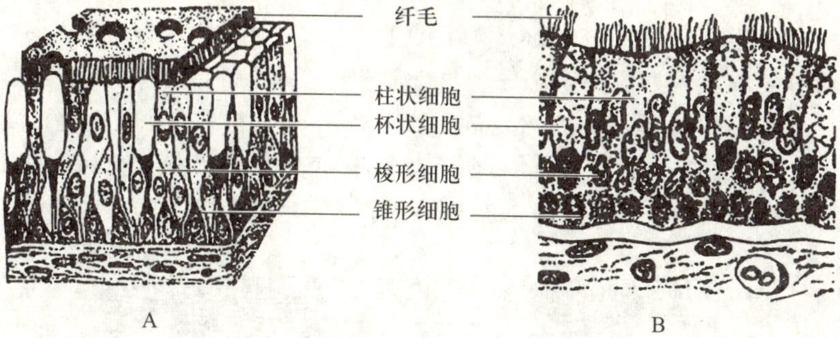

图 3-1-4　假复层纤毛柱状上皮

A. 立体模式图；B. 切片模式图

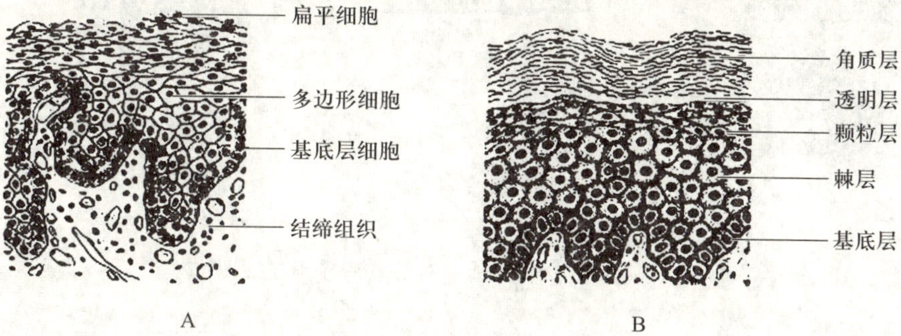

图 3-1-5　复层扁平上皮

A. 非角化型；B. 角化型

6. **变移上皮** transitional epithelium　由多层细胞组成，分布于排尿管道腔面。此类上皮细胞的层数和形态可随所在器官的容积改变而变化。如膀胱缩小时，上皮变厚，细胞层数变多（5~6 层），表层细胞呈大立方形，胞质丰富，有的细胞含双核，中层细胞呈多边形或倒置梨形，基底层细胞呈矮柱状或立方形；当膀胱充盈扩张时，上皮变薄，细胞层数变少（2~3 层），细胞形态变扁变小（图 3-1-6）。

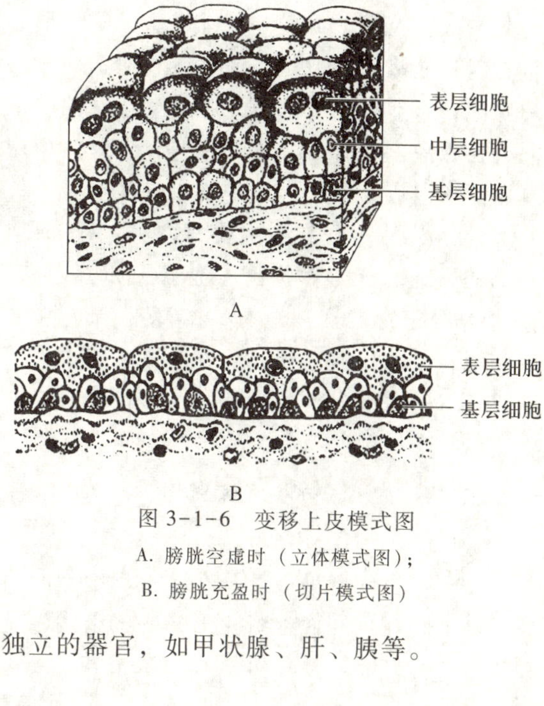

图 3-1-6　变移上皮模式图

A. 膀胱空虚时（立体模式图）；

B. 膀胱充盈时（切片模式图）

二、腺上皮和腺

由腺细胞构成的专门行使分泌功能的上皮称为腺上皮，由腺上皮构成的行使分泌功能的结构称为**腺** gland。有些腺位于不同器官的结缔组织内，如胃腺、肠腺、子宫腺等；有些腺则是独立的器官，如甲状腺、肝、胰等。

1. **腺的发生及分类** 腺上皮是由胚胎时期的被覆上皮向深部结缔组织中增生、迁移而形成的，最初增生的细胞在结缔组织中形成突出的上皮索，然后进一步分化成腺。腺分为两类，即外分泌腺和内分泌腺。若形成的腺有导管与表面相连，分泌物可经导管排至身体表面或器官的管腔内，这种腺称**外分泌腺** exocrine gland，如汗腺、唾液腺等。若形成的腺没有导管，腺细胞周围有丰富的毛细血管，分泌物通过体液运送，此种腺称为**内分泌腺** endocrine gland，如甲状腺、肾上腺等（图 3-1-7），详细内容见有关章节。

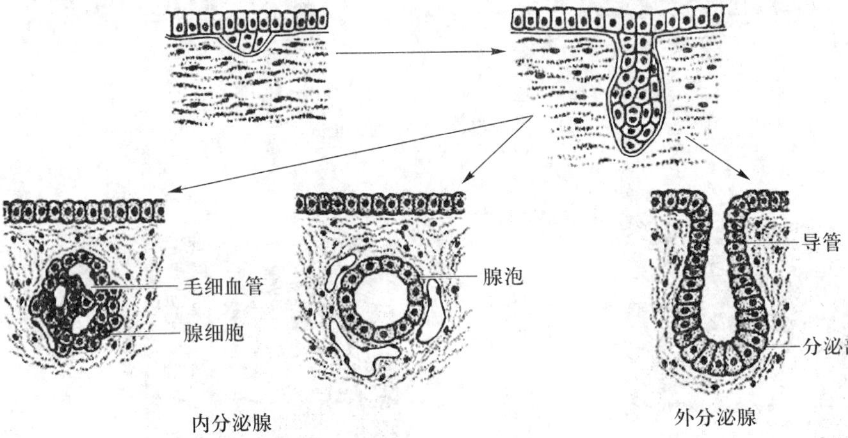

图 3-1-7 内分泌腺与外分泌腺发生模式图

2. **外分泌腺的一般结构和分类** 大部分外分泌腺由分泌部和导管两部分组成。分泌部由一层腺细胞围成，中央有腺腔，腺细胞合成的分泌物先排入腺腔内，再经导管排出。分泌部形态可呈管状、泡状或管泡状，泡状或管泡状的分泌部称腺泡，腺泡可分为黏液性腺泡、浆液性腺泡和混合性腺泡。导管与分泌部相连，管壁由单层或复层上皮组成，主要作用是排出分泌物。

外分泌腺分类方法主要有两种：① 依据分泌部的形态，分为管状腺、泡状腺和管泡状腺；② 根据分泌物的性质，分为黏液性腺、浆液性腺和混合性腺，但这种分类方法只适用于一部分腺（图 3-1-8）。

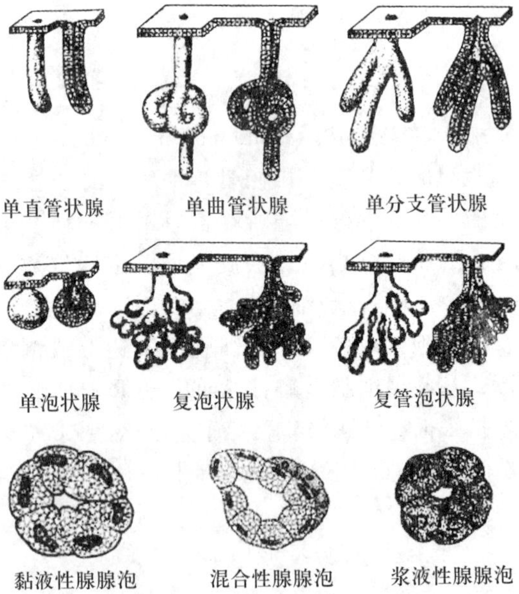

图 3-1-8 几种外分泌腺模式图

三、上皮组织的特殊结构

由于上皮细胞呈极性分布，上皮细胞游离面、基底面和侧面常处在不同的环境中，为了适应其功能，在不同面上特化形成一些结构，见图 3-1-9、图 3-1-10、表 3-1-2。

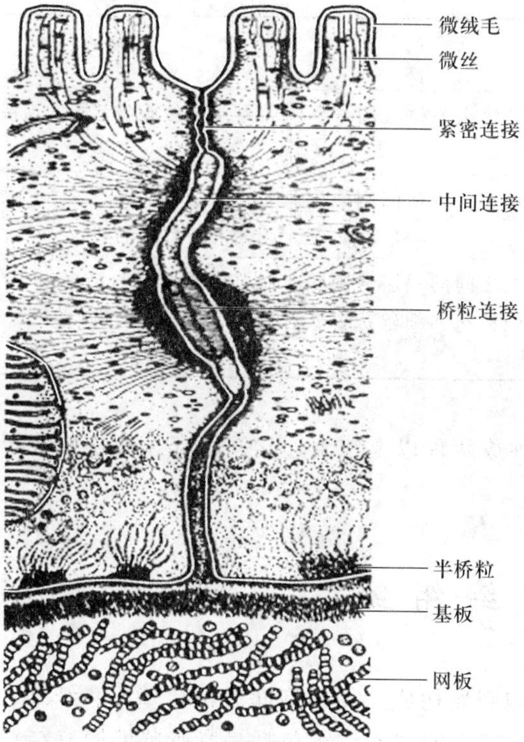

图 3-1-9　上皮细胞连接与基膜超微结构模式图

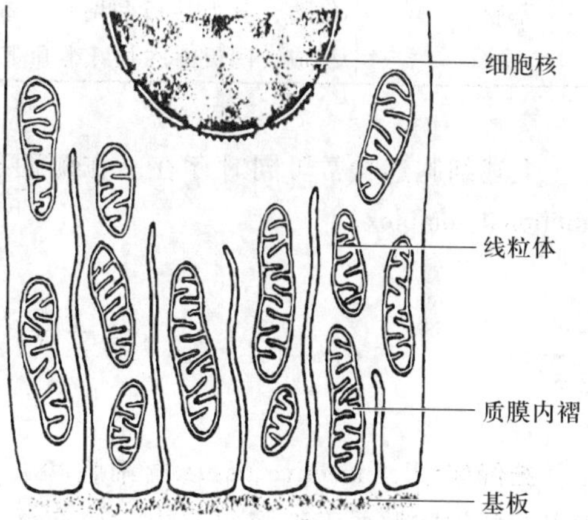

图 3-1-10　质膜内褶超微结构模式图

表 3-1-2　上皮细胞的特殊结构

名称		结构特点	功能
游离面	微绒毛	上皮细胞的细胞膜及细胞质向细胞表面伸出细而短的突起，其内含微丝	增加细胞表面积
	纤毛	上皮细胞的细胞膜和细胞质向表面伸出粗而长的突起，其内部结构主要含微管	可呈节律性摆动
侧面	紧密连接	在上皮细胞顶部，相邻细胞侧面细胞膜外层嵴状融合，呈桶箍状围绕细胞四周	可防止大分子物从细胞间进入深部组织
	中间连接	在紧密连接深面，相邻细胞间有 15~20 nm 的间隙，其内含有致密丝状物质连接两侧的细胞膜，此处细胞质面有微丝附着	加强细胞间的黏着和传递细胞间收缩力
	桥粒连接	位于中间连接的深部，呈斑状，连接区细胞之间有15~30 nm 的间隙，内含丝状物质，丝状物质在间隙中央交织，形成一条中间线，此处细胞质面各有一椭圆形的附着板，有许多张力丝附着	使相邻细胞之间牢固相连
	缝隙连接	在某些上皮细胞侧面桥粒连接深处，相邻细胞的细胞膜间断性融合，形成许多规则小管	细胞离子交换和信息传递

续表

名称		结构特点	功能
基底面	半桥粒	上皮细胞基底面细胞膜与基膜间形成类似桥粒的致密斑，但只有桥粒的一半	加强上皮细胞与基膜的连接
	质膜内褶	细胞基底面的细胞膜内陷，形成内褶，内褶间胞质内含大量线粒体	增加细胞表面积，增强细胞对水和电解质的转运
	基膜	是上皮细胞基底面与深层结缔组织之间的一层薄膜状结构，分为基板和网板，基板由颗粒状和细丝状物质构成，网板由网状纤维和基质构成	加强上皮细胞与结缔组织的连接，有物质交换功能

上述细胞连接常可同时存在。在侧面有两种或两种以上细胞连接同时存在称**连接复合体** junctional complex。

第二节 结缔组织

结缔组织 connective tissue 由细胞和大量细胞间质构成。其细胞间质包括基质和纤维。结缔组织的细胞散居于细胞间质内，分布无极性。广义的结缔组织包括呈凝胶状的固有结缔组织、固态的软骨与骨、液态的血液。平时所说的结缔组织仅指固有结缔组织，它包括疏松结缔组织、致密结缔组织、脂肪组织和网状组织。结缔组织在体内分布广，具有支持、保护、连接、防御、营养等功能。

结缔组织起源于胚胎时期中胚层的间充质 mesenchyme。间充质由间充质细胞和基质构成。间充质细胞呈星状，多突起，突起彼此相连成网，胞质嗜碱性，细胞核较大，核仁明显（图 3-1-11）。这种细胞分化程度低，在胚胎时期可分化为多种结缔组织细胞、平滑肌、血管和血管内皮细胞等。

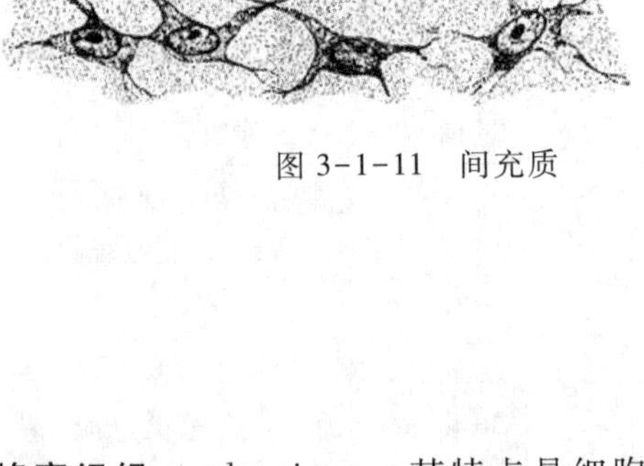

图 3-1-11 间充质

一、固有结缔组织

（一）疏松结缔组织

疏松结缔组织 loose connective tissue 又称**蜂窝组织** areolar tissue，其特点是细胞种类较多，纤维少，排列稀疏。该种结缔组织在体内分布广泛，位于器官之间、组织之间甚至细胞之间，起连接、营养、防御、修复等功能。疏松结缔组织的组成如下（表 3-1-3）：

表 3-1-3　疏松结缔组织的组成

<table>
<tr><td rowspan="11">疏松结缔组织</td><td rowspan="6">细胞</td><td colspan="2">成纤维细胞</td></tr>
<tr><td colspan="2">巨噬细胞</td></tr>
<tr><td colspan="2">浆细胞</td></tr>
<tr><td colspan="2">肥大细胞</td></tr>
<tr><td colspan="2">脂肪细胞</td></tr>
<tr><td colspan="2">未分化间充质细胞</td></tr>
<tr><td rowspan="5">细胞间质</td><td rowspan="3">纤维</td><td>胶原纤维</td></tr>
<tr><td>弹性纤维</td></tr>
<tr><td>网状纤维</td></tr>
<tr><td rowspan="2">基质</td><td>蛋白多糖</td></tr>
<tr><td>纤维粘连蛋白</td></tr>
</table>

1. **细胞**　疏松结缔组织中细胞种类较多，形态各异，功能不同。

（1）**成纤维细胞** fibroblast：是结缔组织的主要细胞成分，细胞呈多突扁平状，胞质较丰富，呈嗜碱性，胞核较大，扁卵圆形，着色浅，核仁明显（图 3-1-12）。在电镜下，细胞质内含丰富的粗面内质网和发达的高尔基复合体（图 3-1-13）。成纤维细胞可产生纤维和基质。当成纤维细胞功能处于静止状态时，细胞体积小，呈长梭形，胞核变小，染色深，此时称为纤维细胞。

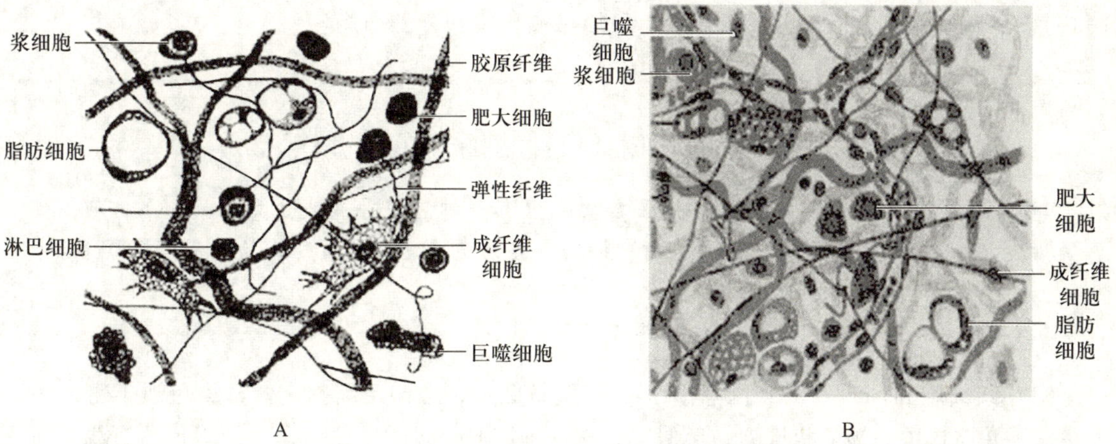

图 3-1-12　疏松结缔组织

A. 结构模式图；B. 铺片结构图

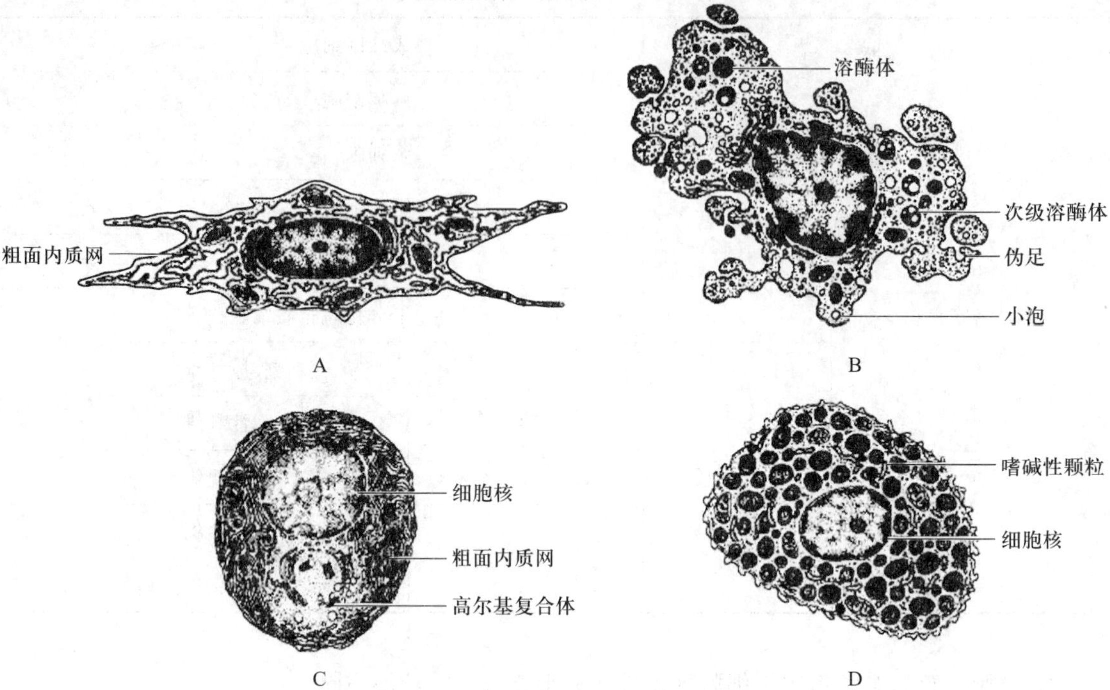

图 3-1-13 疏松结缔组织几种细胞超微结构图

A. 成纤维细胞；B. 巨噬细胞；C. 浆细胞；D. 肥大细胞

（2）**巨噬细胞** macrophage：又称**组织细胞** histocyte，是体内广泛存在的一种免疫细胞。其形态多样，一般为圆形或椭圆形，当功能活跃时，可伸出伪足而形态多突不规则；细胞核较成纤维细胞的胞核小，呈圆形或卵圆形，着色深；胞质较丰富，内含许多颗粒或空泡（图 3-1-12）。电镜下可见胞质内含有大量溶酶体、吞噬体和吞噬小泡，高尔基复合体较发达（图 3-1-13）。巨噬细胞具有活跃的吞噬作用、抗原呈递作用和分泌功能。

巨噬细胞可能是治疗糖尿病的关键

加州大学的一项研究表明，在巨噬细胞中有一种能够导致发炎的酶（IKK-a），与胰岛素抗性和 2 型糖尿病有直接关系。抑制巨噬细胞中这种酶可能成为一种新的糖尿病疗法。

（3）**浆细胞** plasma cell：细胞呈圆形；细胞核圆形，常偏于细胞一侧，染色质丰富，多聚集在核周并向核中心辐射状排列，形似车轮状；细胞质呈强嗜碱性，在近细胞核处有浅染而透明的区域（图 3-1-12）。电镜下，细胞质内含大量粗面内质网，在浅染区有高尔基复合体和中心体（图 3-1-13）。浆细胞合成、分泌**免疫球蛋白** immunoglobulin，即**抗体** antibody。抗体能抑制或杀灭细菌与病毒，促进巨噬细胞对抗原的特异性吞噬。

（4）**肥大细胞** mast cell：体积大，呈圆形或椭圆形；细胞核小，着色浅；细胞质内充满了粗大的嗜碱性颗粒，此颗粒具有异染性，可被甲苯胺蓝染成红紫色（图 3-1-12）。电镜下可见颗粒内含有许多细小微粒，呈均质状、点阵状或指纹状，同时可见有粗面内质网、线粒体、高尔基复合体等细胞器（图 3-1-13）。肥大细胞颗粒内含肝素、组胺、慢反应物质和嗜酸性粒细胞趋化因子等，它们在过敏反应中分别与抗凝血、扩张毛细血管、增强毛细血管的通透性及使支气管平滑肌收缩或痉挛有关。肥大细胞主要参与机体的过敏反应。

花粉致人哮喘的奥秘

春天来了，满山遍野，山花烂漫处处香，人们向往大自然。然而，却有人在那“乱花渐欲迷人眼”的地方突然喘不过气来，还伴有流泪和喷嚏。原来，花粉对某些人是过敏原，这些人在以往外出游玩中吸入这种花粉后，体内浆细胞受刺激，产生了一种称为 IgE 的抗体。当 IgE 与肥大细胞膜上的 IgE 受体结合后，机体对花粉这种过敏原处于致敏状态。再次外出游玩吸入相同花粉时，这种过敏原与结合在肥大细胞表面的 IgE 结合，使肥大细胞激活而脱颗粒，释放出组胺、慢反应物质，同时肥大细胞胞质内合成的白三烯也释放出来。上述物质可使支气管平滑肌痉挛性收缩，导致过敏性哮喘。

（5）**脂肪细胞** fat cell：单个或成群存在，细胞体积较大，常呈球形或相互挤压成多边形；胞质被脂滴挤到细胞的周缘；胞核被挤成扁圆形，位于细胞的一侧。在 HE 染色的标本中，脂滴被溶解，细胞呈空泡状（图 3-1-12）。脂肪细胞可合成和储存脂肪，参与脂质代谢。

（6）未分化的间充质细胞：是一种原始、幼稚的细胞，多分布在血管周围，在形态上该种细胞很难与成纤维细胞相区分。在机体损伤修复过程中，这些细胞可在血管周围增殖、分化成内皮细胞、成纤维细胞和平滑肌细胞，参与组织修复。

（7）**白细胞** leukocyte，white blood cell：血液中的白细胞（如中性粒细胞、嗜酸性粒细胞、淋巴细胞等）常以变形运动穿出毛细血管和微静脉，游走到疏松结缔组织内，行使防御功能。

2. 细胞间质

（1）**纤维** fiber：包埋在基质内，在疏松结缔组织中有 3 种不同纤维：胶原纤维、弹性纤维和网状纤维。

1）**胶原纤维** collagen fiber：数量最多，新鲜时呈白色，故又名白纤维。在 HE 染色切片中呈粉红色，粗细不等，波纹状，直径 1~2 μm，互相交织分布（图 3-1-12）。电镜下，胶原纤维束由胶原原纤维组成，后者由胶原蛋白分子聚合而成，每一根胶原原纤维呈现有明暗交替的周期性横纹。胶原纤维韧性大，抗拉力强。

2）**弹性纤维** elastic fiber：新鲜时呈黄色，又名黄纤维。在 HE 染色切片中染成浅红色，不易与胶原纤维区分，用醛复红能将其染成紫色。弹性纤维有分支，交织成网（图 3-1-12）。电镜下，弹性纤维由弹性蛋白和微原纤维束组成，具有很强的弹性。

3）**网状纤维** reticular fiber：直径为 0.2～1.2 μm，细短分支多，常相互交织成网。HE 染色切片上不着色，不能分辨。用硝酸银染色，染成黑色，故网状纤维又称嗜银纤维。

（2）**基质** ground substance：疏松结缔组织中的基质是一种无定形的胶状物质，具有一定黏性，主要由蛋白多糖、纤维粘连蛋白和水等组成，其中蛋白多糖中的多糖分子有较多的透明质酸。透明质酸可增加基质黏稠度，使基质具有限制细菌等有害物质扩散的防御屏障作用，也是机体最大的“储水库”。

（二）致密结缔组织

致密结缔组织 dense connective tissue 的特点是细胞和基质成分少，纤维成分多，纤维粗大、致密，依据纤维的性质和排列方式可分为规则致密结缔组织和不规则致密结缔组织。在规则致密结缔组织（如肌腱）中，大量的胶原纤维束顺着受力方向平行排列，纤维束之间有腱细胞（成纤维细胞）；在不规则致密结缔组织（如真皮、硬脑膜、巩膜等）中，粗大的胶原纤维纵横交织，形成致密的板层结构，纤维之间含少量基质和成纤维细胞（图 3-1-14）。

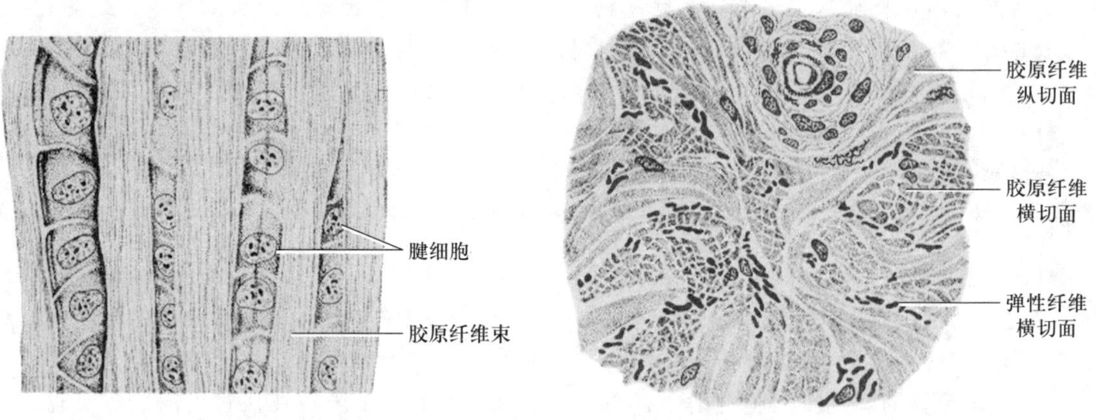

A　　　B

图 3-1-14　致密结缔组织

A. 肌腱；B. 真皮

（三）脂肪组织

脂肪组织 adipose tissue 主要由大量脂肪细胞聚集而成，被疏松结缔组织分隔成小叶，结缔组织小隔内含有丰富的毛细血管网（图 3-1-15）。脂肪组织主要储存脂肪，是机体最大的“能量库”，同时具有缓冲、保护和保持体温等作用。

自体脂肪移植隆胸又减肥

女性乳房主要由乳腺和脂肪组织构成。若成年女性胸围较小，乳房低平，影响曲线美观，可采取湿性真空吸脂的方法，提取自体腰部或臀部的脂肪组织移到乳房内，这种自体组织移植无排斥反应，组织损伤少，隆胸、减肥可同时进行。

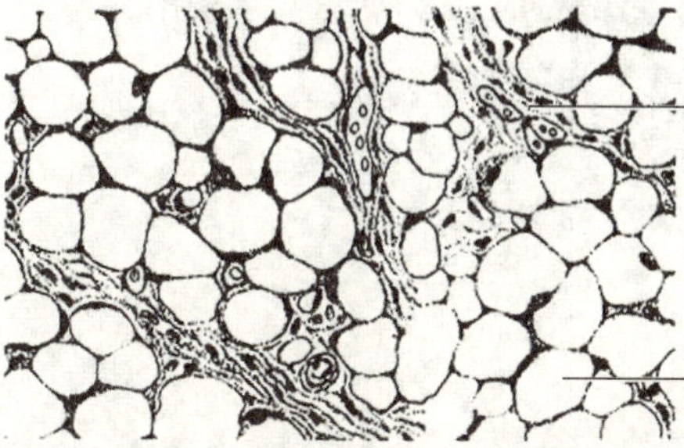

图 3-1-15　脂肪组织光镜结构模式图

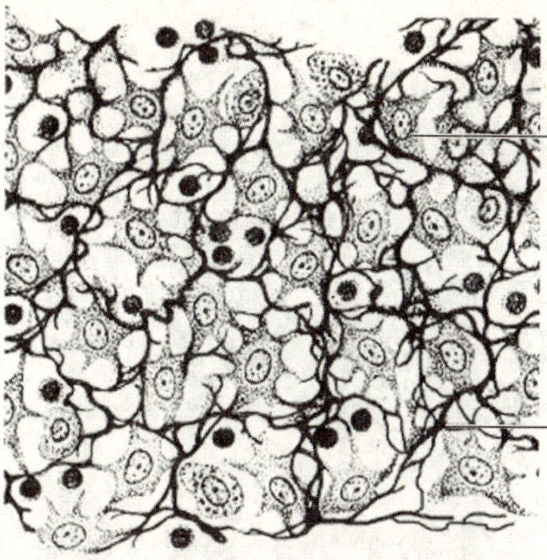

图 3-1-16　网状组织

（四）网状组织

网状组织 reticular tissue 主要由网状细胞、网状纤维和基质构成。网状细胞是具有突起的细胞，相邻细胞的突起彼此相互连接，网状纤维沿网状细胞分布，共同构成网架（图 3-1-16），它是淋巴组织、淋巴器官及骨髓结构的基础。在造血器官内，网状组织可提供血细胞发育所需的微环境。

二、软骨组织与软骨

（一）软骨组织

软骨组织 cartilage tissue 由软骨细胞和细胞间质构成。

1. **细胞间质**　由纤维和基质构成。

（1）纤维：不同软骨的软骨组织中含不同的纤维，纤维的排列方式也不同。依据软骨组织中所含的纤维成分，可把软骨分为**透明软骨** hyaline cartilage、**弹性软骨** elastic cartilage 和**纤维软骨** fibrous cartilage 三种类型。

（2）基质：软骨组织的基质呈凝胶状，具有韧性，其主要成分为蛋白多糖和水，多糖分子中主要是硫酸软骨素。基质内有一些小腔，称软骨陷窝，陷窝周围的基质中含硫酸软骨素较多，普通染色呈强嗜碱性，称软骨囊 cartilage capsule（图 3-1-17）。

2. **细胞**　软骨组织中的细胞称为软骨细胞，被包埋在软骨陷窝内，生活状态时，细胞充满于软骨陷窝，但在切片上，由于软骨细胞的胞质收缩，胞体变形，陷窝与细胞之间可见空隙（图 3-1-17）。细胞形态不一。在软骨的浅层，软骨细胞呈扁平椭圆形，细胞小而幼稚，一个陷窝内常只见一个软骨细胞。在软骨的深层，软骨细胞体积增大，呈圆形或椭圆形，并不断在软骨陷窝内分裂、增殖，形成细胞群（通常以 2～8 个细胞为一群），称为同源细胞。

（二）软骨

软骨 cartilage 是一种器官，由软骨组织和软骨膜构成。

1. **软骨膜** perichondrium　是包在软骨组织外的一层较致密的结缔组织膜（除关节软骨表

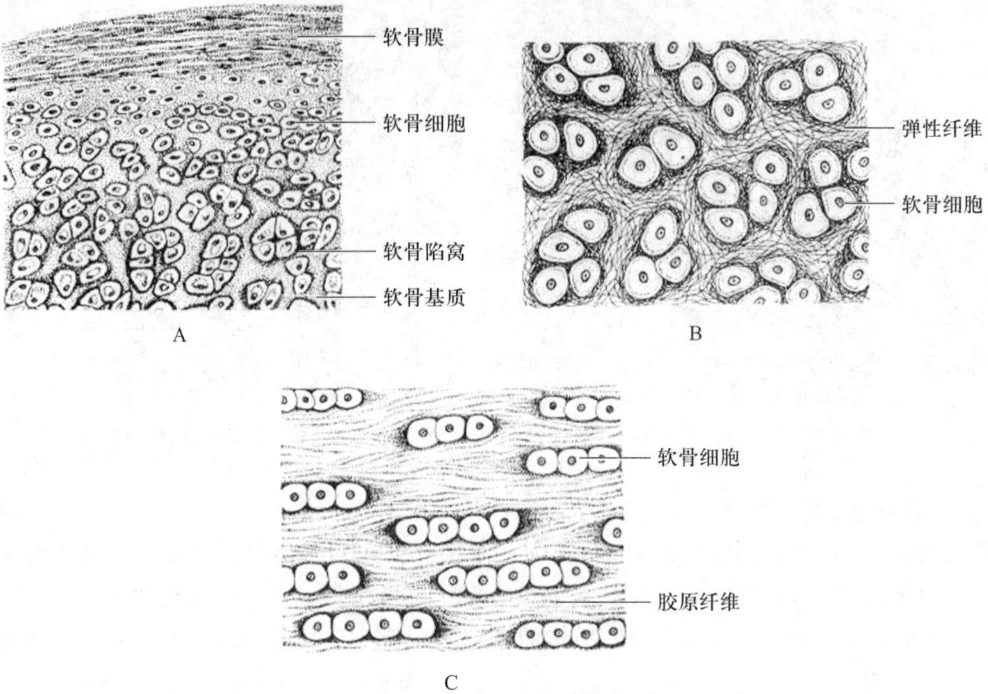

图 3-1-17　软骨光镜结构模式图

A. 透明软骨；B. 弹性软骨；C. 纤维软骨

面外）。软骨膜可分为内、外两层。外层纤维较致密，血管少，细胞疏散，主要起保护作用；内层纤维较少，血管和细胞较多，主要起营养等作用。

2. **三种类型软骨的比较**　见表 3-1-4、图 3-1-17。

表 3-1-4　三种类型软骨的比较

类型	结构特点	分布部位
透明软骨	新鲜时呈半透明状，间质中的纤维为胶原纤维。由于纤维细小且折光率与基质接近，故 HE 染色片上不能区别	鼻、咽、喉、肋软骨及关节软骨等处
弹性软骨	新鲜时呈不透明的黄色，间质中的纤维为大量交织成网的弹性纤维，折光率不一，HE 染色片上可见到纤维	耳郭、会厌等处
纤维软骨	新鲜时呈不透明的乳白色，间质中含有大量交叉或平行排列的胶原纤维束，软骨陷窝内软骨细胞成行分布于纤维束之间	椎间盘、耻骨联合及关节盘等处

3. **软骨的生长方式**　软骨的生长方式有两种。

（1）软骨膜下生长：软骨膜内的骨原细胞不断分裂、增殖、分化为软骨细胞，使软骨逐层增粗。

（2）软骨内生长：表层新生的软骨细胞呈扁平椭圆状，往深层细胞逐渐变大、变圆，体积增大，基质也增加。软骨细胞分裂形成同源细胞群，使软骨的内部长大、加长。

三、骨组织与骨

（一）骨组织

骨组织 osseous tissue 是骨的结构主体，由细胞和钙化的细胞间质组成。

1. **细胞间质**　骨组织的细胞间质又称**骨基质** bone matrix，由有机质和无机质构成。有机质成分是由大量的胶原纤维和少量的基质构成，基质呈无定形凝胶状，具有黏合胶原纤维的作用。有机质能使骨具有韧性。无机质主要成分为骨盐，其化学结构为羟基磷灰石结晶，骨盐的含量随年龄的增长而增加。无机质使骨具有坚硬性。

骨组织中的胶原纤维多高度有规律地分层排列，每层胶原纤维与基质共同构成薄板状结构，称**骨板** bone lamella。在骨板内或相邻骨板之间有小的空隙，称为骨陷窝，相邻的骨陷窝之间有小管相通连，这些小管称为骨小管（图 3-1-18）。若骨板层数较多，排列规则，紧密结合，构成骨密质。若骨板排列不规则，形成片状或针状的骨小梁，并交错成为多孔的立体网格样结构，称骨松质。

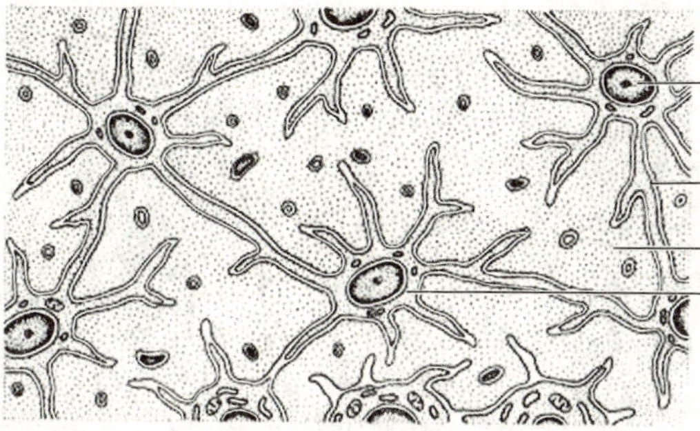

图 3-1-18　骨细胞模式图

2. **骨组织的细胞**

（1）**骨原细胞**：是骨组织的干细胞。细胞存在于骨外膜和骨内膜贴近骨质处，体积较小，呈梭形，细胞核椭圆形，细胞质较少，呈弱嗜碱性。当骨组织生成或重建时，它能分裂、分化为成骨细胞（图 3-1-19）。

（2）**成骨细胞**：体积较大，呈立方状或矮柱状，细胞侧面和底部有突起，细胞核圆形，核仁明显，细胞质呈强嗜碱性，染成深蓝色（图 3-1-19）。成骨细胞具有分泌有机质的功能。

（3）**骨细胞**：细胞呈多突星形。胞体扁椭圆形，位于骨陷窝内，突起多而细长，伸入骨小管中，相邻骨细胞的突起有缝隙连接相连，细胞核呈卵圆形，染色质多（图 3-1-19）。

（4）**破骨细胞** osteoclast：是一种多核大细胞，一般可含 6～50 个细胞核，分布在骨质表面，在紧贴骨质的一侧有纹状缘，胞质呈泡沫状（图 3-1-19）。破骨细胞具有很强的重吸收骨的能力。

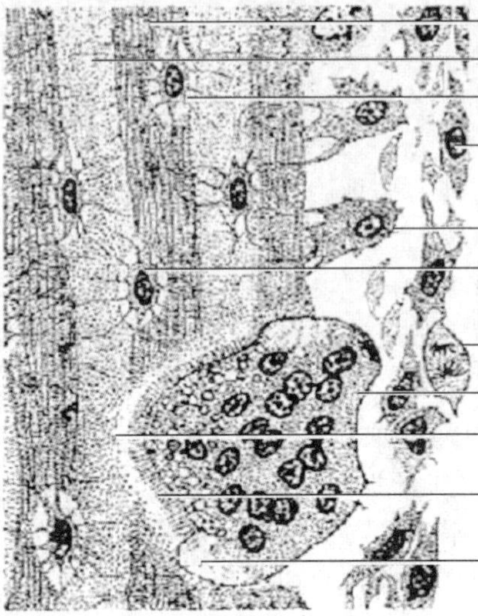

图 3-1-19　骨组织的各种骨板和各种细胞

（二）长骨的结构

长骨由骨松质、骨密质、骨膜、关节软骨及血管、神经等构成。

1. **骨干**　主要由骨密质构成，内侧有少量由骨松质形成的骨小梁。骨密质在骨干的内、外表面形成环骨板，在中层形成骨单位（又称哈弗斯系统）和间骨板（图 3-1-20）。

（1）**环骨板** circumferential lamellae：是环绕骨干内、外表面排列的骨板，分别称为外环骨板和内环骨板。外环骨板环绕于骨干表面并与骨表面平行排列，比较整齐。外环骨板的外面与骨膜紧密相接，其中可见横向穿行的管道，称**穿通管** perforating canal，又称**福克曼** Volkmann 管，骨外膜的小血管由此进入骨内。内环骨板位于骨干的骨髓腔面，仅由几层骨板构成，骨板排列不平整，表面衬以骨内膜，内环骨板中也有横向走行的穿通管。

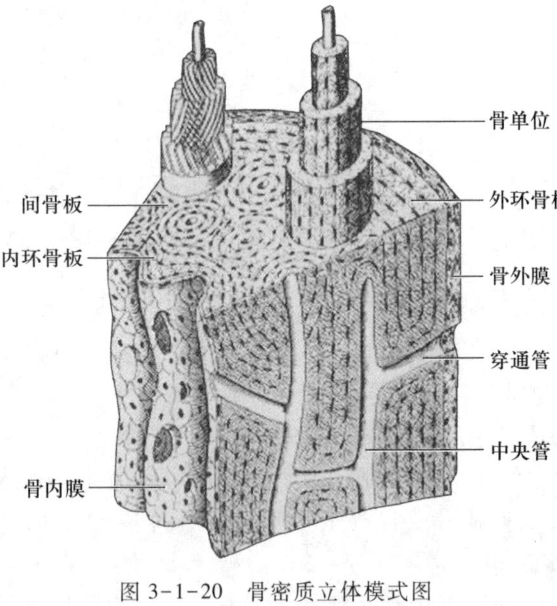

图 3-1-20　骨密质立体模式图

（2）**骨单位** osteon：又称**哈弗斯系统** Haversian system，介于内、外环骨板之间，是骨干骨密质的主要部分，由**中央管** central canal（又称**哈弗斯管** Haversian canal）及其周围的骨单位骨板 osteon lamella（又称哈弗斯骨板 Haversian lamella）组成。中央管内有血管、神经及少量的结缔组织。

（3）**间骨板**：是填充在骨单位之间的一些不规则的平行骨板，是骨生长和改建过程中哈弗斯骨板或环骨板未被吸收的残留部分。

2. **骨骺** 主要由骨松质构成，其表面有薄层骨密质。骨松质内的小腔隙和骨干中央的髓腔连通，共同形成骨髓腔。

3. **骨膜** 除关节面以外，骨的内、外表面都覆盖有结缔组织膜，分别为骨内膜和骨外膜。骨外膜较厚，可分为内、外两层。外层为致密的结缔组织，纤维粗大、密集，交织成网；内层为疏松结缔组织，富含血管、神经和骨原细胞。骨膜的主要作用是营养骨组织，对骨的生长和修复具有很大作用。因此，在进行骨手术时应注意保护骨膜。

（三）骨的发生

骨起源于胚胎时期中胚层的体节和间充质。骨的发生有两种方式，即膜性成骨和软骨性成骨。膜性成骨是由间充质先形成含有骨原细胞的结缔组织膜，由膜直接骨化形成骨组织，如额骨、顶骨、面颅骨、锁骨和一些扁骨是以此方式发生的。软骨性成骨是体节或间充质先形成软骨雏形，然后在软骨雏形基础上被新生的骨组织所替换，如躯干骨、四肢骨以此方式发生。

四、血液

血液 blood 呈液态，是在心血管内流动的结缔组织，由血细胞和血浆组成。健康成人约有 5 L，占体重的 7%。**血浆** plasma 占血液容积的 55%，相当于一般结缔组织的细胞间质，为淡黄色的液体，其中水分占 90%，其余为血浆蛋白（包括清蛋白、球蛋白、纤维蛋白原等）、脂蛋白、酶、激素、无机盐和多种营养代谢物质。血液在体外静置后，溶解状态的纤维蛋白原转变为不溶解的纤维蛋白，将细胞成分及大分子血浆蛋白包裹起来，形成血凝块，并析出淡黄色的清亮液体，称**血清** serum。血细胞主要在骨髓生成，占血液容积的 45%。血液中的血细胞陆续衰老死亡，骨髓则源源不断地输出新生的血细胞，形成动态平衡。血细胞的分类和正常值见表 3-1-5。

表 3-1-5 血细胞分类和正常值

血细胞	正常值
红细胞	男：$(4.0\sim5.5)\times10^{12}$/L；女：$(3.5\sim5.0)\times10^{12}$/L
白细胞	$(4.0\sim10.0)\times10^{9}$/L
中性粒细胞	0.5～0.7
嗜酸性粒细胞	0.005～0.03
嗜碱性粒细胞	0～0.01
单核细胞	0.03～0.08
淋巴细胞	0.25～0.30
血小板	$(100\sim300)\times10^{9}$/L

（一）红细胞

红细胞 erythrocyte，red blood cell（RBC）是血液中数量最多的一种细胞。成熟的红细胞呈双面凹陷的扁圆形，直径为 7～9 μm，无细胞核和其他细胞器，细胞质中充满了**血红蛋白** hemoglobin（Hb）。Wright 染色，细胞质染成橘红色，边缘着色深，中央着色浅（图 3-1-21）。在扫描电镜下，红细胞呈双面凹陷的圆盘状小体，周边较厚，中央较薄（图 3-1-22）。红细胞的这种外形比球形表面积增大 20%～30%，有利于气体交换。血红蛋白是一种含铁蛋白质，具有与氧结合为氧合血红蛋白的能力。在肺泡中氧分压高时，通过血液循环，红细胞借血红蛋白把 O_2 携带到体内各组织、细胞中。而在组织、细胞中二氧化碳分压高而氧分压低时，它可以释放 O_2 而与 CO_2 结合成还原血红蛋白，把 CO_2 带到肺泡内释放，再与 O_2 结合，以此进行细胞与外界的气体交换。正常成人，男性每升血液中含血红蛋白120～150 g，女性每升血液中含血红蛋白110～140 g。幼年血液中红细胞和血红蛋白含量均较高。

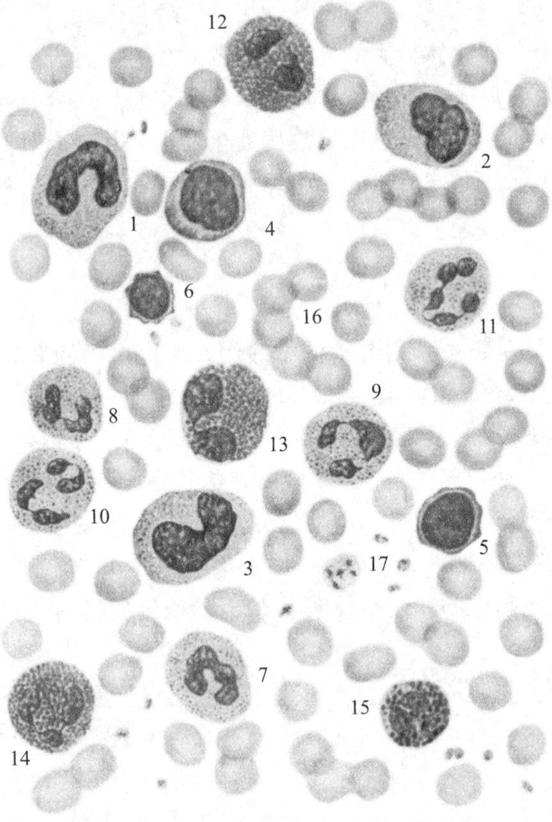

图 3-1-21 各种血细胞的光镜结构

1～3. 单核细胞 4～6. 淋巴细胞 7～11. 中性粒细胞 12～14. 嗜酸性粒细胞

15. 嗜碱性粒细胞 16. 红细胞 17. 血小板

红细胞在体内一般可存活 120 天左右。

网织红细胞 reticulocyte 是从骨髓进入血液的一种未完全成熟的红细胞。这些细胞内尚残留部分核糖体，用煌焦油蓝染色呈细网状。网织红细胞在血液中大约经过一天后完全成熟，核糖体消失。正常网织红细胞的数量占红细胞总数的 0.5%～1.5%。

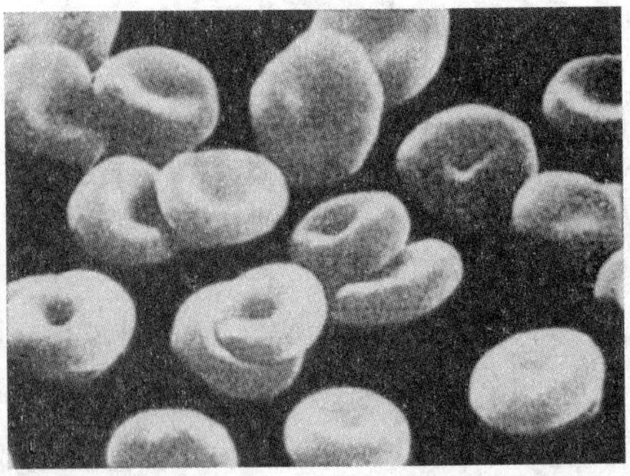

图 3-1-22 人红细胞扫描电镜图

（二）白细胞

白细胞 leukocyte, white blood cell（WBC）是一种无色有核的球形血细胞，能变形穿过毛细血管壁进入结缔组织或淋巴组织中，发挥防御和免疫功能。根据白细胞胞质内有无特殊颗粒，可将其分为有粒白细胞（粒细胞）和无粒白细胞。粒细胞又根据其特殊颗粒染色特点分为中性粒细胞、嗜酸性粒细胞和嗜碱性粒细胞三种。无粒白细胞可分为单核细胞和淋巴细胞。

1. **淋巴细胞** lymphocyte　呈球形，直径 6~20 μm，依细胞体积的大小，可分为大、中、小淋巴细胞三种类型。小淋巴细胞直径 6~8 μm，中淋巴细胞直径 9~12 μm，大淋巴细胞直径 13~20 μm，但大淋巴细胞不存在于血液中。淋巴细胞的共同形态、结构特征是：胞核圆，其一侧常有凹痕；胞核染色质呈致密块状，常被染成深蓝色；胞质少，染成天蓝色，胞质内常含有少量嗜天青颗粒（图 3-1-21）。电镜下，淋巴细胞胞质内含大量游离核糖体，可有小型的溶酶体、粗面内质网、高尔基复合体（图 3-1-23），其功能见免疫系统。

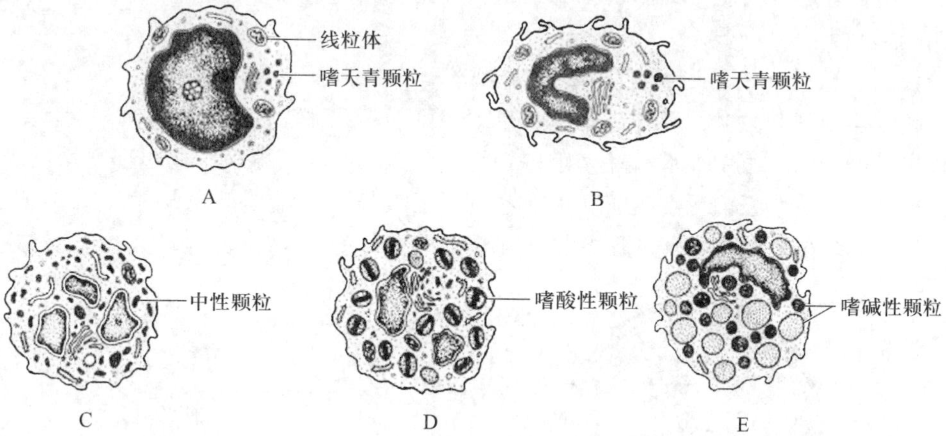

图 3-1-23　血液白细胞超微结构模式图

A. 淋巴细胞；B. 单核细胞；C. 中性粒细胞；D. 嗜酸性粒细胞；E. 嗜碱性粒细胞

2. **单核细胞** monocyte　是血细胞中体积最大的一种细胞，直径为 14~20 μm。核呈肾形、马蹄铁形或扭曲折叠的不规则形，染色质颗粒细而松散，着色较浅。胞质丰富，弱嗜碱性而呈灰蓝色，内含许多细小的淡紫色嗜天青颗粒（图 3-1-21）。电镜下，单核细胞胞质内可见溶酶体和小型的线粒体、高尔基复合体等（图 3-1-23）。单核细胞具有活跃的变形运动，在血液中停留 1~2 天即离开血管进入结缔组织或其他组织中，分化成具有吞噬功能的巨噬细胞。

3. **中性粒细胞** neutrophilic granulocyte　是白细胞中最多的一种，细胞呈圆形，直径 10~12 μm，胞核呈杆状或分叶状。分叶核一般为 2~5 叶，叶间有纤细的缩窄部相连，正常人以 2~3 叶者居多。幼稚的细胞核呈杆状，衰老的细胞核分叶数目多。临床上进行血涂片检查时，杆状核白细胞多，称为核左移，常出现在机体严重感染时；4~5 叶核多见，称为核右移。中性粒细胞胞质内含有很多细小、分布均匀的浅红色中性颗粒和紫红色嗜天青颗粒（图 3-1-21）。电镜下，胞质内嗜天青颗粒体积较大，呈圆形或椭圆形，其实际上是一种溶酶体；特殊颗粒体积较小，呈哑铃形或椭圆形。中性粒细胞胞质中的嗜天青颗粒含有酸性磷酸酶、过氧化物酶和多种水解酶等，能消化吞噬的细菌和异物。特殊颗粒中含溶菌酶、吞噬素等，具有杀菌作用（图 3-1-23）。

4. **嗜酸性粒细胞** eosinophilic granulocyte　直径为 10~15 μm，细胞核多分为 2 叶，胞质内

充满粗大、均匀的鲜红色嗜酸性颗粒（图 3-1-21）。电镜下，颗粒中含有晶状小体，胞质内含有少量线粒体，可见高尔基复合体（图 3-1-23）。嗜酸性颗粒是一种特殊的溶酶体，除含一般溶酶体酶外，还含有组胺酶、芳基硫酸脂酶以及阳离子蛋白。释放的这些酶分别能分解组胺和灭活白三烯，从而抑制过敏反应；释放的阳离子蛋白对寄生虫有很强的杀灭作用。因此，在患过敏性疾病或寄生虫病时，血液中嗜酸性粒细胞增多。

5. **嗜碱性粒细胞** basophilic granulocyte　数量最少，直径 10~12 μm，细胞核形状呈“S”形或不规则形，着色较浅。胞质内含有大小不等、分布不均、染成紫蓝色的嗜碱性颗粒，颗粒具有异染性，常遮盖细胞核（图 3-1-21）。电镜下，嗜碱性颗粒具有大小不等、分布不均的特点（图3-1-23）。这些颗粒中含有肝素、组胺、嗜酸性粒细胞趋化因子等，细胞质基质内有白三烯。嗜碱性粒细胞与肥大细胞属同源细胞，分泌物相同，也参与过敏反应。

（三）血小板

血小板 blood platelet 是从骨髓内巨核细胞脱落下来的胞质小块，体积较小，直径 2~4 μm，呈双凸盘状，当受到刺激时，则伸出突起，呈不规则形。在血涂片中，血小板一般呈多突的星形，常聚集成群。血小板中央部有蓝紫色的颗粒区，含有嗜天青颗粒，周边部呈均质浅蓝色的透明区。电镜下，血小板内无细胞核，但有小管系、线粒体、血小板颗粒等（图 3-1-21，图 3-1-24）。血小板在止血和凝血过程中起着重要作用。

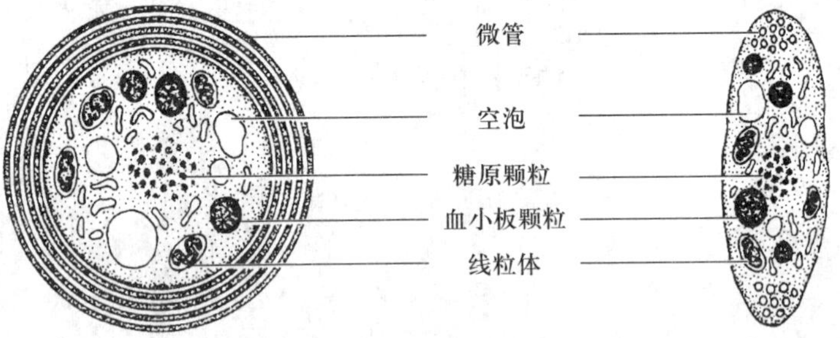

图 3-1-24　血小板超微结构

第三节　肌　组　织

肌组织 muscle tissue 主要由肌细胞构成。肌细胞之间有少量的结缔组织、血管、淋巴管及神经。肌细胞因呈细长纤维状，故又称**肌纤维** muscle fiber，其细胞膜称肌膜，细胞质称**肌质** sarcoplasm，胞质内的滑面内质网称**肌质网** sarcoplasmic reticulum，肌细胞内有大量的肌丝，是肌纤维收缩和舒张的物质基础。肌组织根据肌纤维的形态和功能，可分为骨骼肌、心肌和平滑肌。

一、骨骼肌

骨骼肌 skeletal muscle 主要由骨骼肌纤维组成，肌纤维有明暗相间的横纹，故又称横纹肌 striated muscle。骨骼肌通过肌腱附着在骨骼上，其收缩和舒张活动受意识控制，也称随意肌。

（一）骨骼肌纤维的一般结构

骨骼肌纤维在纵切面上呈细长圆柱形，长短不一，长 1～40 mm，直径 10～100 μm，有多个甚至几百个呈扁椭圆形的细胞核，位于肌膜下方，肌质内充满**肌原纤维** moyfibril。在横切面上，肌纤维呈圆形，细胞核位于肌膜内侧，肌质内的肌原纤维呈细点状。肌细胞成束排列（图 3-1-25）。

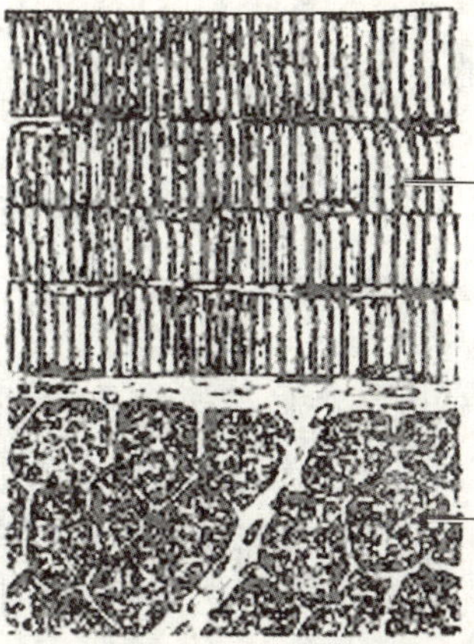

图 3-1-25　骨骼肌光镜结构

肌原纤维呈细丝状，直径 1～2 μm，沿细胞长轴平行排列，每条肌原纤维显示出许多明暗相间的横纹（图 3-1-26），分别称为**明带** light band 和**暗带** dark band，明带又称 I 带，暗带又称 A 带。在暗带中央有一色浅区，称 H 带，H 带中央有一暗线，称 M 线。在明带中央有一条暗线，称 Z 线。两相邻 Z 线之间的一段肌原纤维称为**肌节** sarcomere，每个肌节包括 1/2 I 带+A 带+1/2 I 带，长 2～2.5 μm，它是肌原纤维的结构和功能单位。由于肌原纤维的 A 带与 I 带整齐排列在同一平面上，故使肌纤维在纵切面上呈现明暗相间的横纹。

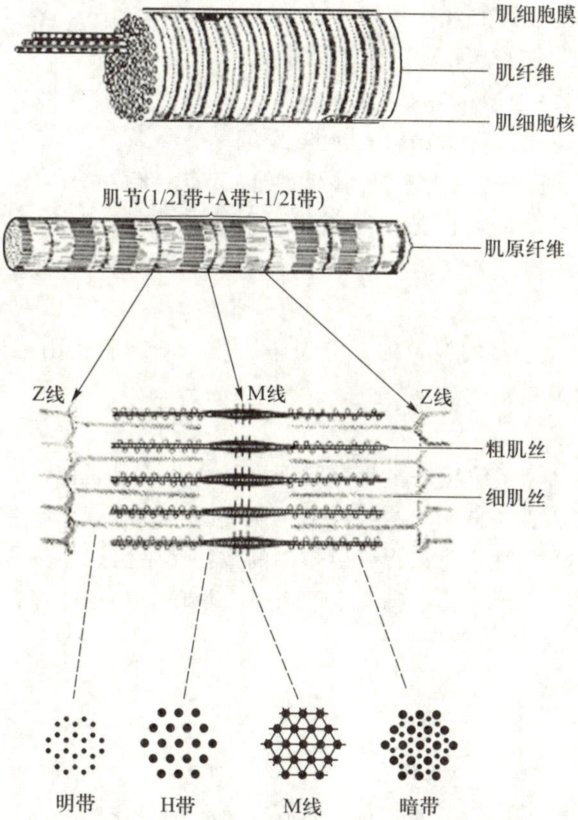

图 3-1-26　骨骼肌肌原纤维示意图

（二）骨骼肌纤维的超微结构

1. **肌原纤维** 在电镜下，可见肌原纤维由许多平行排列的细而密的粗、细两种肌丝所组成。

粗肌丝长约 1.5 μm，直径约 10 nm，由许多杆状的肌球蛋白分子平行聚集而成，位于肌节中部，两端游离，中央借 M 线固定。

细肌丝长约 1 μm，直径 5 nm，由肌动蛋白、原肌球蛋白和肌钙蛋白组成。细肌丝位于肌节的两侧，一端附着于 Z 线，另一端伸入粗肌丝之间，与之平行走行，其末端游离，止于 H 带的外侧。

当肌纤维收缩时，粗肌丝牵拉细肌丝向 A 带中的 H 带方向滑行，使 I 带和 H 带宽度同步缩窄，所以肌节也随之缩短；当肌纤维舒张时，肌节伸长，相邻两 Z 线间距增大，I 带和 H 带相应增宽；A 带宽度在舒缩时均不改变（图 3-1-26）。

2. **横小管** transverse tubule 是肌膜向肌质内凹陷形成的管状结构（图 2-1-27），其走向与肌纤维长轴垂直，位于明带与暗带交界处。同一平面上的横小管在细胞内分支吻合，环绕每条肌原纤维的周围。横小管可将肌膜的兴奋迅速传到肌细胞内部。

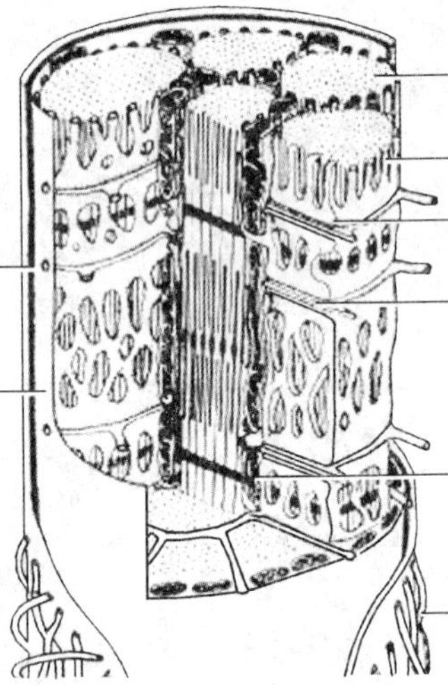

图 3-1-27 骨骼肌纤维超微结构立体模式图

3. **肌质网** 是肌纤维中特化的滑面内质网，位于横小管之间，其中部纵行包绕每条肌原纤维，且分支相互吻合，形成连续性的管状系统，称**纵小管** longitudinal tubule。纵小管的两端在横小管的两侧扩大，呈扁囊状，称**终池** terminal cisternae。每条横小管与两侧的终池组成**三联体** triad，在此部位将兴奋传到肌质网膜。肌质网膜上有钙泵和钙通道。钙泵能把肌质中的 Ca^{2+} 泵入肌质网内储存，当肌质网膜接受兴奋后，钙通道开放，大量 Ca^{2+} 涌入肌质（图 3-1-27）。

4. **线粒体** 肌质内有丰富的线粒体，分布于肌膜下、细胞核附近以及肌原纤维之间。线粒体产生 ATP，为肌收缩提供能量。

（三）骨骼肌的构成

每一块骨骼肌是由结缔组织把许多骨骼肌纤维结合在一起而构成的。在每一条肌纤维的周围有一薄层结缔组织，称肌内膜。数条或数十条肌纤维组成肌束。肌束外表包有较厚的结缔组织，称肌束膜。在整块骨骼肌外面包着一层较厚的致密结缔组织，称肌外膜。肌内膜、肌束膜和肌外膜的结缔组织彼此连接，其中有丰富的血管、淋巴管和神经穿行。

二、心肌

心肌 cardiac muscle 分布于心壁和邻近心脏的大血管壁上，主要由心肌纤维构成。心肌纤维之间有薄层结缔组织和丰富的毛细血管，其收缩有自动节律性。

（一）心肌纤维的一般结构

心肌纤维在纵切面上呈不规则的短圆柱状，常有分支，且彼此吻合成网。多数心肌纤维有一个细胞核，少数有双核，核呈椭圆形，位于细胞中央。心肌纤维也有明暗相间的横纹。相邻心肌纤维的相互连接处形成**闰盘** intercalated disk，在一般染色标本中着色较深，呈横行或阶梯状粗线（图 3-1-28）。

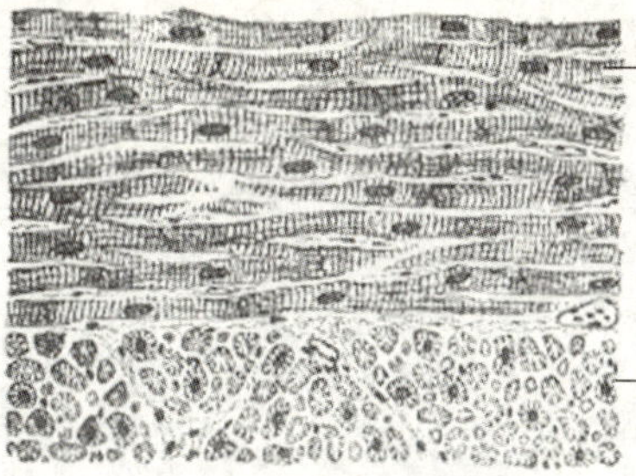

图 3-1-28 心肌光镜结构

（二）心肌纤维的超微结构特点

心肌纤维的超微结构与骨骼肌纤维相似，有如下特点：

（1）大量纵行排列的肌丝组成粗细不等的肌丝束，不形成明显的肌原纤维。

（2）横小管较粗，位于 Z 线水平。

（3）肌质网稀疏，纵小管和终池不发达，多见横小管与一侧终池相贴形成的**二联体** diad，故储 Ca^{2+} 能力较弱（图 3-1-29）。

（4）闰盘的横位部分位于 Z 线水平，有中间连接和桥粒连接，使心肌纤维间的连接更牢固；在闰盘的纵位部分存在缝隙连接，便于细胞间化学信息的交流和电冲动的传导，分别使心房肌和心室肌整体的收缩和舒张同步化（图 3-1-30）。

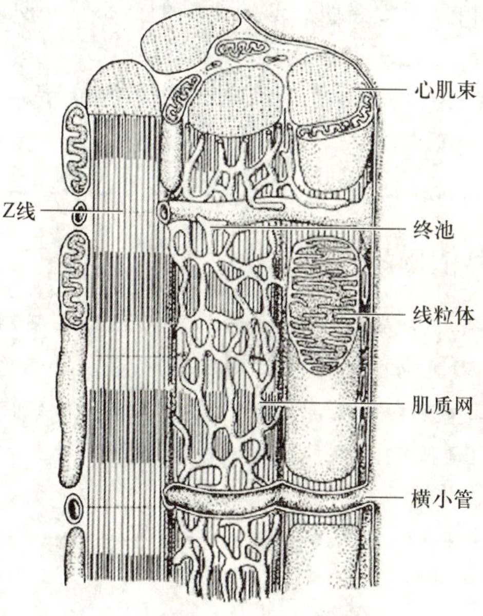

图 3-1-29 心肌纤维超微结构模式图

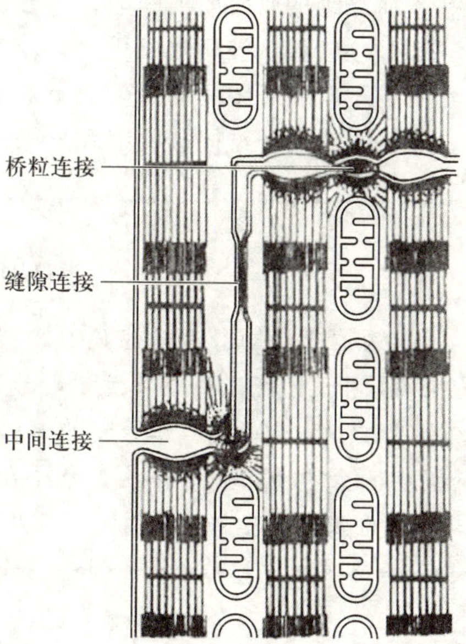

图 3-1-30 心肌闰盘超微结构模式图

三、平滑肌

平滑肌 smooth muscle 广泛分布于消化管、呼吸道、血管等中空性器官壁内。

（一）平滑肌纤维的一般结构

平滑肌纤维在纵切面上呈长梭形，细胞中央有一杆状或椭圆形的细胞核，有核部分粗，无核部分细。平滑肌纤维一般平行成束或成层排列。在横切面上肌纤维的直径大小不等，有的可见细胞核，有的未见细胞核（图 3-1-31）。

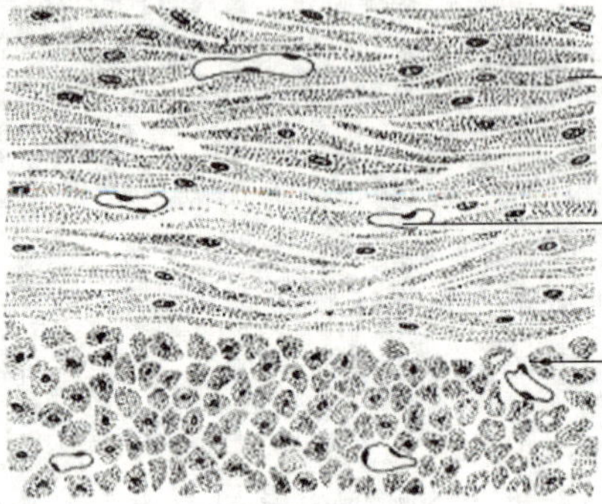

图 3-1-31 平滑肌光镜结构模式图

（二）平滑肌纤维超微结构

平滑肌纤维内也有粗、细肌丝，但由于两种肌丝排列形式特殊，只形成肌丝束，不形成肌原纤维，无横纹结构。

平滑肌纤维的肌膜向下凹陷，形成许多小凹，相当于骨骼肌、心肌纤维的横小管。肌质网不发达，呈小管状。核两端肌质内含较多的线粒体，可见高尔基复合体等细胞器。

相邻的平滑肌纤维间有缝隙连接，便于肌纤维之间的化学信息和神经冲动的传导，使成束、成层的平滑肌纤维同步收缩和舒张，形成一个功能整体。

运动使肌肉强壮的奥秘

生命在于运动，运动能使肌肉强壮。肌肉强壮不表现在肌细胞增多（因为在胚胎的第 24 周，骨骼肌细胞数量不再增加），而是肌细胞增大，肌丝和肌节增多，使肌原纤维变粗、加长；线粒体等细胞器以及储存在肌细胞内的糖原增加；骨骼肌中结缔组织和毛细血管也都增多。这些因素合在一起，肌肉便隆起。这就是健美、体操、举重等运动员肌肉强壮的奥秘。

第四节 神 经 组 织

神经组织 nervous tissue 由神经细胞和神经胶质细胞组成，是神经系统中最主要的组织成分。**神经细胞** nerve cell 又称**神经元** neuron，约有 10^{12} 个，能接受体内外环境的刺激和传导兴奋，是神经系统结构和功能的基本单位，有些神经细胞（如下丘脑神经元）还具有内分泌功能。**神经胶质细胞** neuroglial cell 简称**神经胶质** neuroglia，其数量是神经元的 10~50 倍，它们没有感受刺激及传导兴奋的功能，但有支持、营养、保护和绝缘的作用。

一、神经胶质细胞

神经胶质细胞是一种有突起的细胞，但无树突和轴突之分，根据其分布位置的不同，分为中枢神经系统的神经胶质细胞和周围神经系统的神经胶质细胞两类。

（一）中枢神经系统的神经胶质细胞

脑和脊髓的神经胶质细胞有四种，即星形胶质细胞、少突胶质细胞、小胶质细胞和室管膜细胞。这几种细胞可用特殊染色方法（如镀银染色）显示其全貌加以区别。

1. **星形胶质细胞** astrocyte 胞体呈星形，核大呈圆形或卵圆形，染色较浅，胞质内含有胶质丝。由胞体伸出许多放射状突起，末端膨大形成脚板，在脑和脊髓表面形成胶质界膜，或贴附在毛细血管壁上，构成血-脑屏障的神经胶质膜。根据星形胶质细胞的突起形状和胞质内胶质丝的多少，分为纤维性星形胶质细胞和原浆性星形胶质细胞两种。纤维性星形胶质细胞突起细长，分支少，表面光滑，胞质内含较多胶质丝，主要分布在脑和脊髓的白质内。原浆性星形胶质细胞突起短粗，分支多，表面粗糙，胞质内胶质丝少，多分布于脑和脊髓的灰质内（图 3-1-32）。

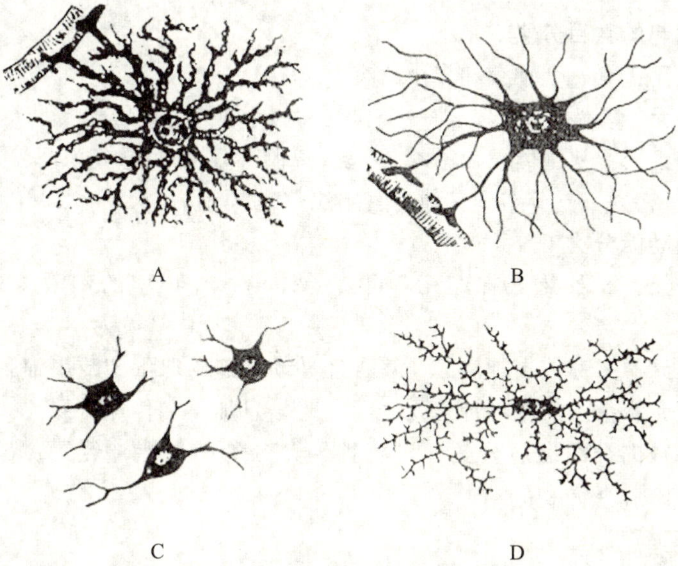

图 3-1-32 中枢神经系统的几种胶质细胞

A. 原浆性星形胶质细胞；B. 纤维性星形胶质细胞；
C. 少突胶质细胞；D. 小胶质细胞

2. **少突胶质细胞** oligodendrocyte 胞体较小，核卵圆形，染色质致密，突起少，分支也少（图 3-1-32），分支末端扩展为宽叶片状，包卷神经元的轴突形成髓鞘，是中枢神经系统的髓鞘形成细胞。

3. **小胶质细胞** microglia 是最小的神经胶质细胞。其胞体细长或椭圆，核小，呈扁平或三角形，染色深。突起细长，有分支，表面有许多小棘突。一般认为小胶质细胞来源于血液中的单核细胞，具有吞噬能力。当神经系统损伤时，小胶质细胞可转变为巨噬细胞，吞噬死亡细胞碎屑及退化变性的髓鞘（图 3-1-32）。

4. **室管膜细胞** ependymal cell 是一层立方或柱状上皮样细胞，衬覆在脑室和脊髓中央管的腔面，形成室管膜。室管膜细胞具有支持和保护等功能。

（二）周围神经系统的神经胶质细胞

1. **神经膜细胞** 又称**施万细胞** Schwann cell，是周围神经系统的髓鞘形成细胞，它们成串排列，包裹在轴突周围，形成髓鞘。施万细胞的外表面有基膜，能分泌神经营养因子，促进受损的神经元存活及其轴突再生。

2. **卫星细胞** satellite cell 是神经节内包裹神经元胞体的一层扁平或立方形胶质细胞，又称被囊细胞。

二、神经元

（一）神经元的分类

神经元的分类方法通常有四种，即以神经元突起的数目、轴突的长短、功能及释放的递质进行分类。

1. 按神经元突起的数目分类

（1）**多极神经元**：有一个轴突和多个树突。

（2）**双极神经元**：有两个突起，即一个树突和一个轴突。

（3）**假单极神经元**：从胞体发出一个突起，离胞体不远处再分为两支，一支进入中枢神经系统（称中枢突），另一支分布到其他器官组织（称周围突）。

2. 按神经元的功能分类

（1）**感觉神经元**：又称传入神经元，可接受体内、外环境的刺激，并将神经冲动传向中枢。

（2）**运动神经元**：又称传出神经元，将神经冲动传递给肌细胞或腺细胞。

（3）**中间神经元**：位于前两种神经元之间，起信息加工和传递作用。

3. **按神经元释放的神经递质分类** 可将神经元分为胆碱能神经元、肾上腺素能神经元、氨基酸能神经元和肽能神经元等。

（二）神经元的结构

神经元的形态不一，但每个神经元都由胞体和突起两部分组成。胞体呈球形、锥体形、梭形、梨形和颗粒形等，突起分为树突和轴突两种（图 3-1-33）。

1. **胞体** 是神经元的营养和代谢中心，主要位于大脑和小脑的皮质、脑干和脊髓的灰质及神经节内，均由细胞膜、细胞质和细胞核组成。

（1）**细胞核**：位于胞体中央，球形，核膜清楚，核仁大而明显，染色质细小而分散，着色浅，呈泡状（图 3-1-33）。

（2）**细胞质**：神经元的细胞质除含一般细胞器（如线粒体、高尔基复合体、溶酶体等）

外，在光镜下可见两种有特征性的结构，即尼氏体和神经原纤维。① **尼氏体** Nissl body 又称嗜染质，在光镜下呈嗜碱性斑块或细颗粒状结构（图 3-1-33）。电镜下，尼氏体由发达的粗面内质网和游离核糖体构成（图 3-1-34），表明神经元的胞体具有活跃的合成蛋白质的功能。② **神经原纤维** neurofibril 的银染标本在光镜下为可见的棕黑色、交错排列的细丝（图 3-1-33）。电镜下，神经原纤维由神经丝和微管构成，它们构成神经元的细胞骨架，并参与细胞内的物质运输（图 3--1-34）。

（3）**细胞膜**：神经元的细胞膜具有接受刺激、处理信息、产生和传导神经冲动的功能。

2. **突起**

（1）**树突** dendrite：每个神经元有一个至多个树突，形如树枝状，其内部结构与胞体基本相似，但无高尔基复合体。树突表面常有许多棘状或小芽状突起，称树突棘，是形成突触的主要部位。树突的主要功能是接受刺激，并将冲动传入胞体。

（2）**轴突** axon：每个神经元只有一个轴突，一般由胞体发出。胞体发出轴突的部位呈圆锥形，称**轴丘** axon hillock。轴丘内不含尼氏体，故染色浅。轴突细长，直径较均匀，有侧支呈直角分出，末端分支较多，形成轴突终末。

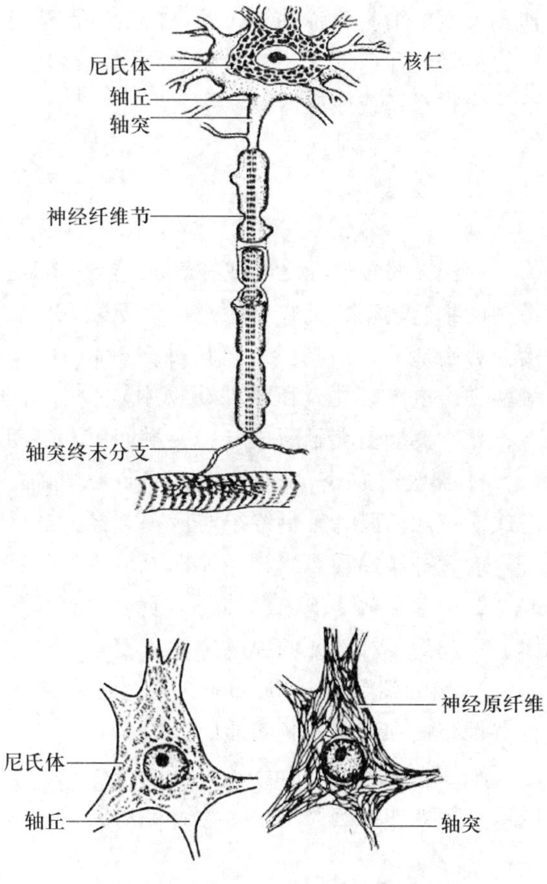

图 3-1-33　神经元形态结构模式图

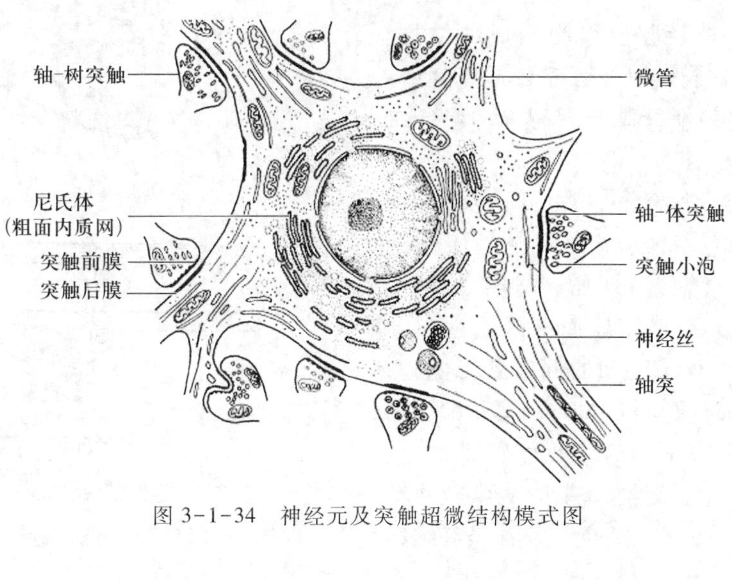

图 3-1-34　神经元及突触超微结构模式图

轴突表面的细胞膜称轴膜，轴突内的细胞质称轴质。轴质内无尼氏体和高尔基复合体，但有大量的神经丝和微管，还有滑面内质网、微丝、线粒体和小泡。轴突的主要功能是将神经冲动传至其他神经元或效应器。

三、突触

神经元与神经元之间或神经元与效应器之间传递信息的部位称**突触** synapse。突触是一种特殊的细胞连接，最常见的是一个神经元的轴突终末与另一个神经元的树突、树突棘或胞体连接，分别形成轴-树突触、轴-棘突触和轴-体突触（图 3-1-34）。突触可分为化学突触和电突触两类。电突触在人和哺乳动物中较少。化学突触以神经递质作为传递信息的媒介。在电镜下，化学突触由突触前成分、突触间隙和突触后成分组成（图 3-1-34）。

1. **突触前成分** presynaptic element 即轴突终末的膨大部分，主要由突触前膜和突触小泡组成。突触前膜为轴突终末与后一神经元或效应细胞相接触的细胞膜。突触小泡呈圆形或椭圆形，内含神经递质。当神经冲动沿轴膜传导到轴突终末时，可使突触前膜对离子的通透性发生改变，引起突触小泡内的神经递质以出胞作用释放到突触间隙，并作用于突触后膜上的相应受体，引起后一神经元的膜电位发生变化，产生神经冲动。

2. **突触间隙** synaptic cleft 是突触前膜与突触后膜之间的狭窄间隙，间距约为 15～30 nm，含有糖蛋白和一些丝状物质。

3. **突触后成分** postsynaptic element 是后一神经元或效应细胞与突触前成分相对应的局部区域。该处的细胞膜增厚，为突触后膜，含有能与神经递质特异性结合的受体。

四、神经纤维和神经

（一）神经纤维

神经纤维 nerve fiber 是由神经元的长突起及包在其外面的神经胶质细胞构成的结构。根据包绕长突起的胶质细胞是否形成**髓鞘** myelin sheath，可将神经纤维分为有髓神经纤维和无髓神经纤维两种。

1. **有髓神经纤维** myelinated nerve fiber 周围神经系统的有髓神经纤维在光镜下一般由神经元的轴突（轴索）和周围包卷的髓鞘与施万细胞构成。髓鞘节段而有规则地包卷轴索，呈藕节状。两节之间的间断处无髓鞘，称**神经纤维节** node of nerve fiber，又称**郎飞结** Ranvier node（图 3-1-35）。此处轴膜裸露，适于轴膜内、外离子交换，有利于神经冲动的传导（图 3-1-36A）。两个相邻神经纤维结

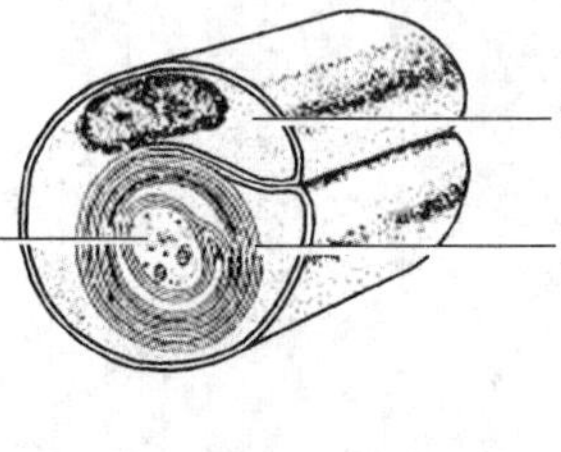

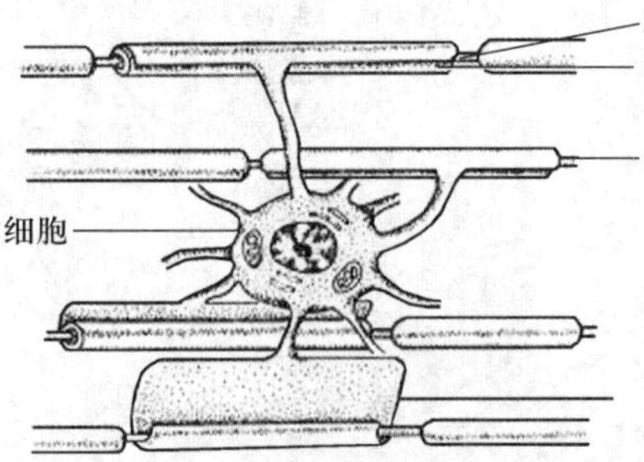

图 3-1-35 神经纤维髓鞘形成示意图

之间的一段髓鞘称结间体。神经纤维愈粗，结间体愈长，髓鞘也愈厚。有髓神经纤维传导神经冲动是从一个神经纤维结跳到相邻的另一个神经纤维结，这种传导方式称为跳跃式传导。因此，结间体愈长，传导速度也就愈快。在周围神经系统有髓神经纤维的形成过程中，首先是伴随神经元的轴突生长，施万细胞表面凹陷形成纵沟，轴突陷入纵沟内，沟两侧的细胞膜贴合形成轴突系膜。此后轴突系膜不断伸长并旋转卷绕轴突，结果在轴突周围形成许多同心圆环绕的板层膜，即髓鞘（图 3-1-35）。由此可见，髓鞘由施万细胞的细胞膜构成，而胞质被挤到髓鞘的内、外两侧及两端（图 3-1-36）。髓鞘的主要成分是脂蛋白，在常规染色的标本上，因脂类被溶解，存留的蛋白质呈网状。

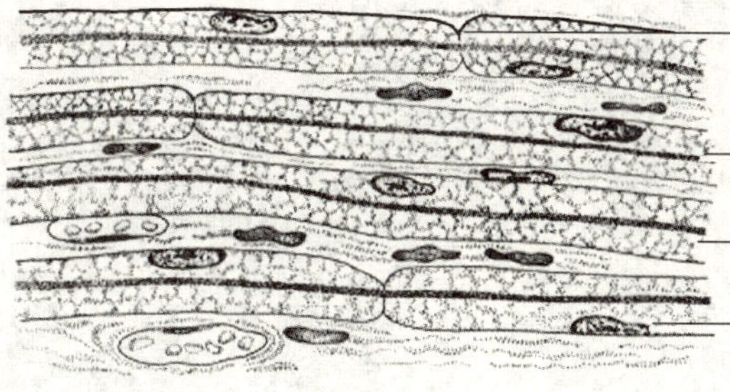

A

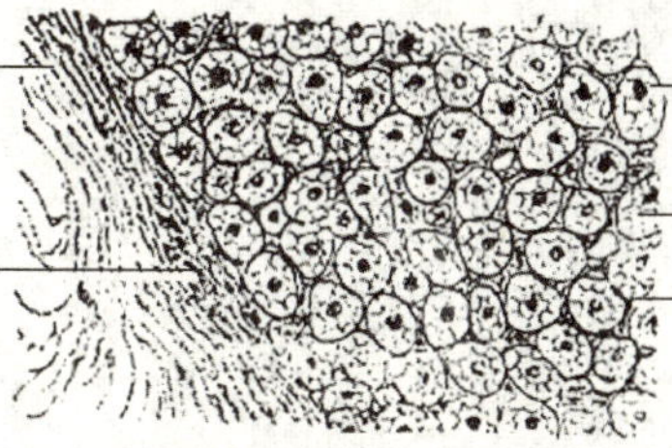

B

图 3-1-36　周围神经结构模式图

A. 神经纤维纵切面；B. 神经纤维横切面

2. **无髓神经纤维** unmyelinated nerve fiber　由较细的轴索和包囊在外面的神经膜细胞构成。神经膜细胞不形成髓鞘，一个神经膜细胞可以包囊许多轴索，神经膜细胞外有基膜。

（二）神经

周围神经系统中走行一致的神经纤维集合在一起，与结缔组织、血管和淋巴管共同构成神经，如脊神经、脑神经等，分布到全身各器官和组织。每条神经包括若干神经束，每一神经束又包括许多神经纤维。神经、神经束和神经纤维的外面都被结缔组织包裹，这些结缔组织分别称为神经外膜、神经束膜和神经内膜（图 3-1-36B）。

五、神经末梢

神经末梢 nerve ending 是周围神经纤维的终末部分，是终止于其他组织中所形成的特有装置。按其功能，可分为感觉神经末梢和运动神经末梢两大类。

（一）感觉神经末梢

感觉神经末梢 sensory nerve ending 是感觉神经元（假单极神经元）周围突的末端。它们通常与周围的其他组织共同构成感受器，能接受体内、外环境刺激，并把刺激转化为神经冲动，通过感觉神经纤维传至中枢，产生感觉。根据感觉神经末梢的结构，可分为游离神经末梢和有被囊神经末梢。

1. **游离神经末梢** free nerve ending 由较细的有髓或无髓神经纤维的终末反复分支而成，其细支裸露，广泛分布在表皮、角膜和毛囊的上皮细胞之间，以及部分结缔组织和肌组织内（图 3-1-37）。游离神经末梢能感受冷、热、疼痛的刺激。

2. **有被囊神经末梢** encapsulated nerve ending 这类神经末梢的结构特点是：外面均有结缔组织被囊，神经纤维到达被囊时失去髓鞘，以裸露的轴突进入被囊内，分布于囊内的感觉细胞周围。依据功能不同，有被囊神经末梢可分为 3 种类型。

（1）**触觉小体** tactile corpuscle：被囊内有许多扁平触觉细胞，裸露的轴索呈螺旋状缠绕于触觉细胞上。触觉小体多分布在手指掌面、足趾跖面的真皮乳头内，感受触觉（图 3-1-37）。

（2）**环层小体** lamller corpuscle：被囊内有数十层呈同心圆排列的扁平细胞，中央有一均质样圆柱体，裸露的神经纤维穿行于圆柱体内。环层小体广泛分布于皮下组织、腹膜、肠系膜、关节囊、韧带等处，感受振动和压觉等（图 3-1-37）。

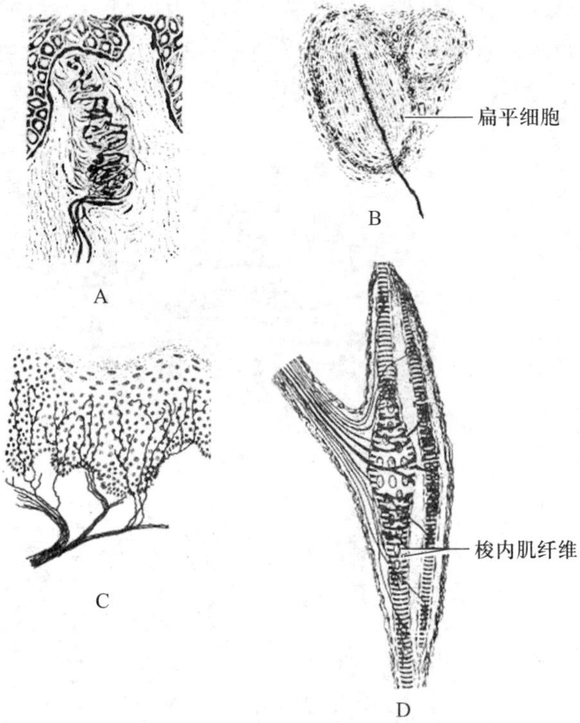

图 3-1-37 感觉神经末梢光镜结构模式图

A. 触觉小体；B. 环层小体；C. 游离神经末梢；D. 肌梭

（3）**肌梭** muscle spindle：被囊内有数条梭内肌纤维，裸露的轴索缠绕在梭内肌纤维中心段的外表。肌梭分布于骨骼肌纤维之间，感受肌纤维的伸缩、牵拉变化，调节骨骼肌纤维张力（图 3-1-37）。

（二）运动神经末梢

运动神经末梢 motor nerve ending 是指运动神经元的轴突在肌组织和腺体的终末结构，支配肌纤维的收缩，调节腺细胞的分泌。运动神经末梢可分为躯体运动神经末梢和内脏运动神经末梢两类。

1. **躯体运动神经末梢** somatic motor nerve ending 是支配骨骼肌的运动神经末梢。躯体运动神经元的轴突在接近骨骼肌纤维时失去髓鞘，裸露的轴突先形成爪状分支，各分支末端再形成纽扣样膨大，附着于邻近的多个肌纤维的肌膜上，构成**运动终板** motor end plate，又称神经肌连接。电镜下，运动终板处肌纤维的肌质丰富，线粒体和细胞核较多。肌膜表面局部凹陷形成突触槽，槽底肌膜即是突触后膜。突触后膜再向肌质内反复凹陷形成许多皱褶，以扩大突触后膜的表面积。槽内嵌入的轴突终末为突触前成分，轴膜即是突触前膜。轴突终末的轴质内含有许多突触小泡，小泡内含乙酰胆碱，当神经冲动到达运动终板时，乙酰胆碱释放，与突触后膜上的相应受体结合，改变肌膜（突触后膜）两侧的离子分布而产生兴奋，引发肌纤维收缩。轴膜与肌膜之间有宽达 30~50 nm 的间隙，称突触间隙（图 3-1-38）。

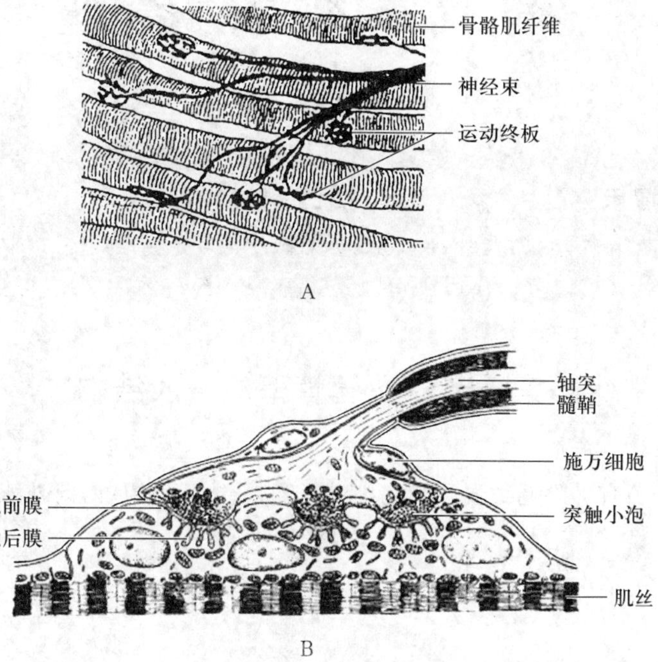

图 3-1-38　运动终板

A. 光镜结构模式图；B. 超微结构模式图

2. **内脏运动神经末梢** visceral motor nerve ending　自主神经节发出的无髓神经纤维终末反复分支，其分支末端呈串珠状**膨体** varicosity，贴附于心肌、平滑肌表面或穿行于腺细胞之间，与其建立突触，管理心肌、平滑肌纤维的收缩和腺细胞的分泌。

（易德宝　玛依拉·布拉克）

思考题

1. 简述上皮组织与结缔组织的结构特点。
2. 简述疏松结缔组织中主要细胞的形态结构和功能。
3. 简述三种有粒白细胞光镜下的结构和功能。
4. 试述骨骼肌和心肌纤维超微结构的异同点。
5. 试述神经元的形态结构及突触结构。

第二章 循环系统

重点内容提示

大、中、小动脉管壁的结构特点；毛细血管的结构与分类；心壁的结构。

第一节 血管管壁的一般结构

血管属于管腔器官，除毛细血管和毛细淋巴管外，其管壁从内向外依次分为内膜、中膜和外膜3层。

一、内膜

内膜 tunica intima 是血管壁的最内层，一般又可分为3层，即内皮、内皮下层和内弹性膜。

1. **内皮** 是衬贴在血管腔面的单层扁平上皮。内皮细胞的长轴多与血流方向相一致，胞核居中，基底面附着于基膜上。内皮游离面光滑，直接与管腔内的血液或淋巴液接触，减少液体流动时的阻力。

2. **内皮下层** 为内皮外侧的薄层结缔组织，内含少量胶原纤维和弹性纤维。

3. **内弹性膜** 在内皮下层外侧，由弹性蛋白构成，呈均质膜状。在血管横切面上，因血管壁收缩，内弹性膜常呈波浪状。一般以内弹性膜作为动脉内膜与中膜的分界。

二、中膜

中膜 tunica media 位于内膜与外膜之间，由结缔组织和肌组织（平滑肌）构成。其厚度和组成成分因血管种类而异。

三、外膜

外膜 tunica adventitia 由疏松结缔组织构成，内含弹性纤维和胶原纤维。有的血管外膜与中膜交界处尚可分出由弹性纤维组成的外弹性膜。

血管管壁的结构，随着管径变小，管壁越来越薄，直至毛细血管管壁。在三层结构中，变化最大的是中膜和外膜，其次是内膜中的内皮下层和内弹性膜，但无论怎样变化，内皮始终存在。

第二节　血管各段的结构特点

一、动脉

动脉离开心后发出许多分支，管径越来越细。根据其管径大小，动脉分为大动脉、中动脉、小动脉和微动脉 4 级。各级动脉是相互移行的，其间没有明显的分界。

（一）大动脉

管径在 10 mm 以上的动脉属大动脉。大动脉管壁含许多弹性膜，故又称弹性动脉。其管壁的结构特点是：① 内皮下层之外的内弹性膜与中膜的弹性膜相连，故内膜与中膜没有明显的分界，外膜无明显外弹性膜，故大动脉三层结构分层不明显。② 中膜最厚，由 40~70 层弹性膜构成，每层弹性膜之间有少量环行平滑肌及胶原纤维和弹性纤维。大动脉具有很强的弹性，对维持血液连续均匀流动起重要作用。③ 外膜很薄，主要由结缔组织构成，内有营养血管、淋巴管和神经（图 3-2-1）。

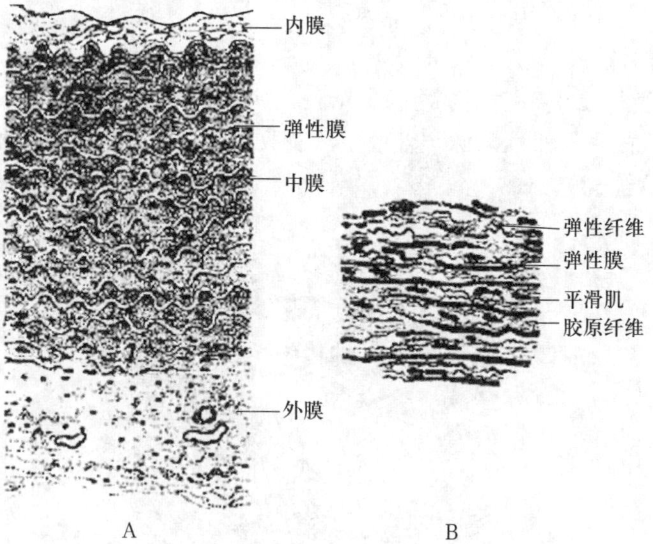

图 3-2-1　大动脉

A. 大动脉三层结构（低倍）；B. 大动脉中膜（高倍）

（二）中动脉

管径 1~10 mm 的动脉属中动脉。中动脉管壁含许多平滑肌，故又称肌性动脉。其管壁的结构特点是：① 内弹性膜与外弹性膜均明显，故三层分界清楚。在切片上，由于血管壁收缩，内弹性膜常呈波纹状。② 中膜较厚，由 10~40 层环行排列的平滑肌组成，肌纤维间夹杂一些弹性纤维和胶原纤维。平滑肌的舒缩可控制管径的大小，调节器官的血流量。③ 外膜厚度与中膜相近，由结缔组织构成，内有营养血管、淋巴管和神经（图 3-2-2）。

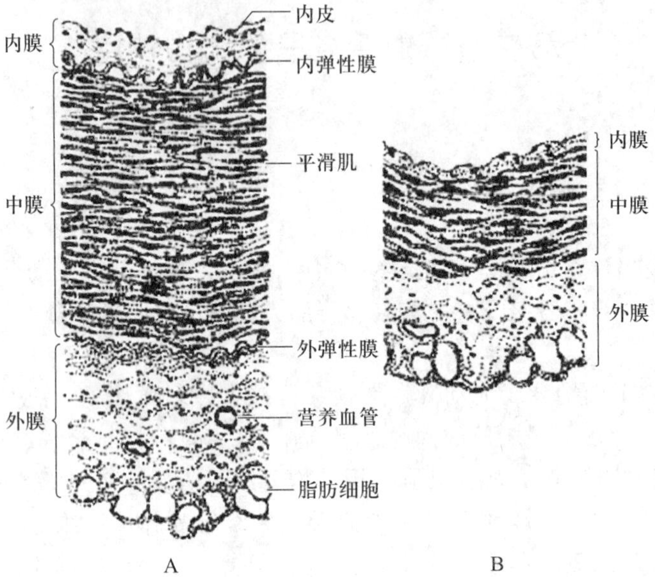

图 3-2-2 中动脉和中静脉的结构模式图

A. 中动脉；B. 中静脉

（三）小动脉与微动脉

1. **小动脉** 其管径在 0.3~1 mm 之间，结构与中动脉相似，但各层均变薄。小动脉中膜由数层平滑肌组成，故也属肌性动脉。管壁平滑肌收缩时，管径变小，增加血流阻力，故又称外周阻力血管（图 3-2-3）。

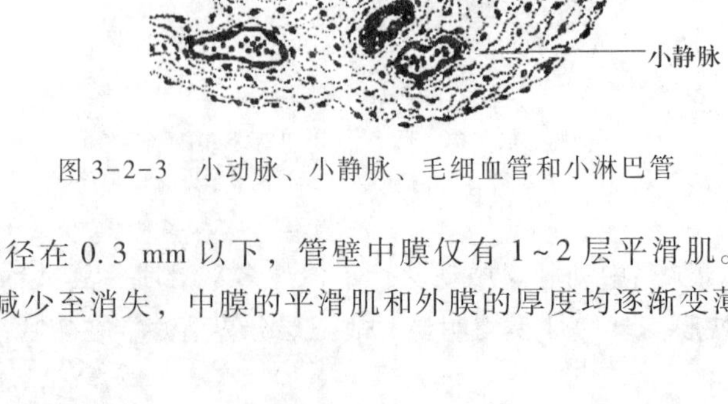

图 3-2-3 小动脉、小静脉、毛细血管和小淋巴管

2. **微动脉** 其管径在 0.3 mm 以下，管壁中膜仅有 1~2 层平滑肌。从小动脉到微动脉，内膜的内弹性膜逐渐减少至消失，中膜的平滑肌和外膜的厚度均逐渐变薄，一般无外弹性膜。

动脉结构的年龄变化

动脉管壁结构的发育到成年时才趋完善。可能由于心和动脉始终不停地进行舒缩活动，使它们易发生损伤和衰老变化，尤以主动脉、冠状动脉和脑基底动脉的变化明显。如冠状动脉和基底动脉在20岁时就开始变化，其他动脉在40岁以后才开始退化。中年时，血管壁中的结缔组织成分增多，平滑肌纤维减少，内膜增厚，中膜的弹性纤维变性，血管壁硬度增加。老年时，血管壁增厚，内膜出现脂质沉积和钙化，血管壁硬度增大。

二、毛细血管

毛细血管 capillary 是数量最多、分布最广的血管。它们分支多且互相吻合成网，管径最细，管壁最薄，血流缓慢，通透性高，是血液与周围组织进行物质交换的部位。

（一）毛细血管的一般结构

毛细血管管径一般为7~9 μm，可容纳1~2个红细胞。管壁结构简单，主要由一层内皮细胞、基膜和薄层结缔组织构成。内皮基底面附于基膜上，沿血管长轴排列。内皮细胞外周有薄层基膜，其外侧常伴有少许结缔组织。另外，紧贴在内皮细胞的外面还有一种扁而有突起的细胞，称周细胞，可能是具有分化潜能的细胞。

（二）毛细血管的分类

电镜下，根据内皮细胞结构的不同，毛细血管可分为3类（图3-2-4）。

1. **连续毛细血管** continuous capillary　其主要特点是内皮细胞之间有紧密连接，形成一层连续性内皮；基膜完整；胞质中有许多吞饮小泡。吞饮小泡起着向毛细血管内、外运送物质的作用，物质交换通过吞饮小泡来完成。此型毛细血管分布于结缔组织、肌组织、肺和中枢神经系统等处。

2. **有孔毛细血管** fenestrated capillary　其特点是内皮细胞不含核的部分很薄，有许多贯穿胞质的环行小孔（称窗孔），孔的直径60~80 nm，有的小孔有隔膜封闭；内皮外有连续的基膜；胞质中的吞饮小泡很少。物质交换通过窗孔完成。此型毛细血管多见于胃肠黏膜、某些内分泌腺和肾血管球等处。

3. **血窦** sinusoid　又称窦状毛细血管，其特点是腔大壁薄，形状不规则；内皮细胞间隙大，有的内皮细胞有窗孔；基膜可以是连续的，也可以不完整或缺如。物质交换通过窗孔和细胞间隙完成。此型毛细血管分布于肝、脾、骨髓和一些内分泌腺中。

三、静脉

静脉在引导血液回心的过程中，由小到大逐级汇合，管径逐渐增粗，管壁逐渐增厚。根据管径的大小，静脉也分大静脉、中静脉、小静脉和微静脉4级。与相应动脉相比，静脉管壁有如下结构特点：① 静脉的数量多，管径大，管腔不规则，管壁薄，弹性较小，故切片上管壁

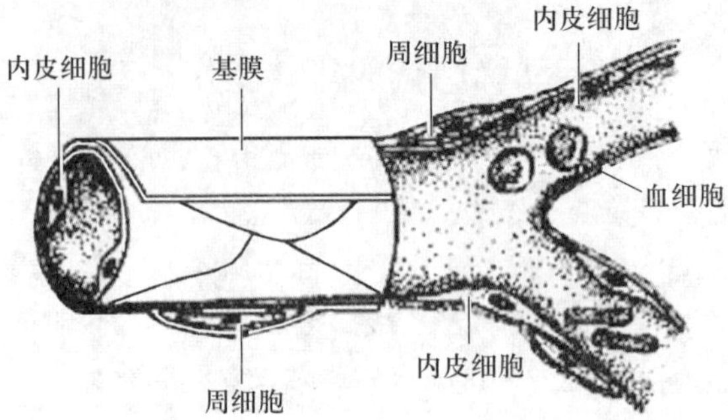

A

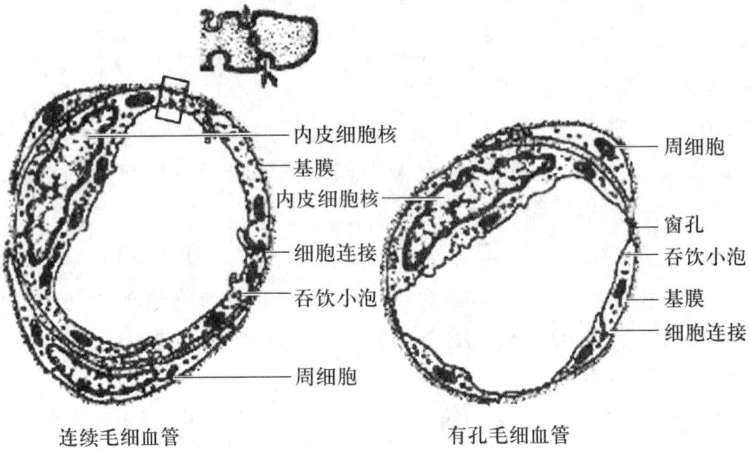

B

图 3-2-4 毛细血管结构模式图

A. 毛细血管纵切图；B. 毛细血管超微结构图

大多塌陷。② 静脉管壁也分内膜、中膜和外膜 3 层，其中外膜最厚。因管壁内、外弹性膜不发达，故三层膜常无明显分界（图 3-2-2）。③ 管径在 2 mm 以上的静脉管腔内有瓣膜，瓣膜由内膜凸入管腔形成，起到防止血液逆流的作用。

第三节 心

一、心壁的结构特点

心壁由 3 层膜组成，从内向外依次是心内膜、心肌膜和心外膜（图 3-2-5）。

1. **心内膜** endocardium 位于心腔内面，从内向外可分为内皮、内皮下层和内膜下层。内皮与大血管根部的内皮相延续。内皮下层较薄，为细密的结缔组织。内膜下层由疏松结缔组织组成，内含血管、神经和心传导系的分支。

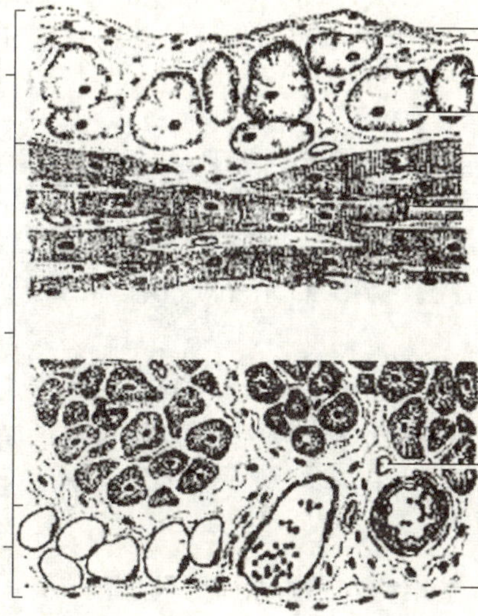

图 3-2-5 心壁组织结构

2. **心肌膜** myocardium 主要由心肌纤维构成，其间有少许结缔组织和丰富的毛细血管。心肌纤维呈螺旋状排列，大致可分为内纵、中环与外斜 3 层。心房肌较薄，心室肌较厚，两者的肌纤维互不连续，分别附着在房室交界处的纤维环上。

3. **心外膜** epicardium 即浆膜心包的脏层，由间皮和薄层结缔组织组成。心外膜中含有血管、神经、淋巴管及脂肪组织等。

4. **心瓣膜** 是心内膜突向心腔折叠而成的薄片状瓣膜，附于纤维环上，其表面衬贴一层内皮，内部为致密结缔组织。心瓣膜的作用是阻止血液逆流。

二、心的传导系统

心的传导系统由特殊心肌纤维组成。特殊心肌纤维可分为 3 类（图 3-2-6）。

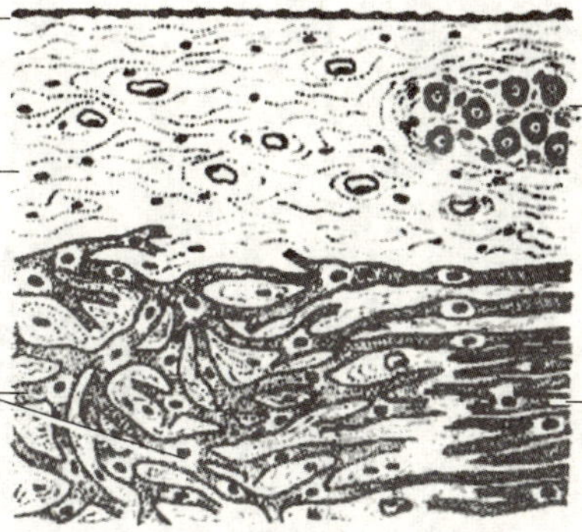

图 3-2-6 窦房结特殊心肌纤维

1. **起搏细胞** pacemaker cell 简称 P 细胞，主要分布于窦房结，房室结内也有少量此类细胞，包埋在富有毛细血管的结缔组织中。P 细胞较小，呈梭形或多边形，胞质内细胞器较少，无闰盘。它是心肌兴奋的起搏点，故名起搏细胞。

2. **移行细胞** transitional cell 主要存在于窦房结和房室结的周边及房室束。形态结构介于起搏细胞与心肌纤维之间，呈细长形，比心肌纤维短而细，胞质内含较多的肌原纤维。这种细胞起传导冲动的作用。

3. **浦肯野细胞** Purkinje cell 又称束细胞，广泛分布于心内膜下层。这种细胞比心肌纤维短而粗，细胞中央有1~2个核，胞质中有丰富的线粒体和糖原，但肌原纤维较少，束细胞之间由较发达的闰盘相连。此种细胞能够快速将冲动传导至普通心肌纤维。

第四节 淋 巴 管

除中枢神经系统、软骨、骨、骨髓、胸腺和牙等处没有淋巴管分布外，人体中其余的组织和器官大多都有淋巴管。

1. **毛细淋巴管** lymphatic capillary 是最细小的淋巴管，以盲端起始于组织内，互相吻合成网。其结构特点是管腔大而不规则，管壁很薄，仅由内皮和极薄的结缔组织构成。电镜下，毛细淋巴管内皮细胞之间有较宽的间隙，基膜很薄或不存在，故通透性大，大分子物质易于透过。

2. **淋巴管和淋巴导管** 两者管壁结构与静脉相似，但管腔大，壁较薄。管壁由内皮、少量平滑肌和结缔组织构成。瓣膜较多，其结构和功能与静脉瓣相似。

（申社林）

思考题

1. 试述大动脉和中动脉的管壁结构特点及功能。
2. 叙述毛细血管的分类、结构特点及功能。
3. 简述心壁的结构特点。

第三章 免疫系统

重点内容提示

淋巴细胞的分类及功能；淋巴组织的分类；胸腺、脾和淋巴结的结构和功能。

免疫系统 immune system 是人体内重要的防御系统，免疫是机体对抗原物质产生的一种生物学反应，称免疫应答。免疫系统由免疫细胞、淋巴组织、淋巴器官等组成。其生理功能是识别、清除抗原物质，保持机体内环境的稳定，即在体内实现免疫防御、免疫监视和免疫稳定，但也可引起超敏反应、自身免疫性疾病、肿瘤及移植排斥反应等。

第一节 免疫细胞

免疫细胞 immune cell 主要是指能识别抗原、产生免疫应答的细胞。参与免疫应答的细胞主要有两大类，即淋巴细胞和巨噬细胞。淋巴细胞是免疫系统的核心成分，是参与免疫应答的主要细胞；巨噬细胞具有捕获抗原的能力，在免疫应答中具有重要作用。此外，浆细胞、粒细胞、肥大细胞等在免疫应答中也具有一定的作用。

一、淋巴细胞

淋巴细胞 lymphocyte 分布广泛，种类繁多且功能各异。各种淋巴细胞形态相似，在光镜下不易区分（图 3-3-1）。根据淋巴细胞的发生部位、形态结构、表面标志和生理功能，将淋巴细胞分为四种类型。

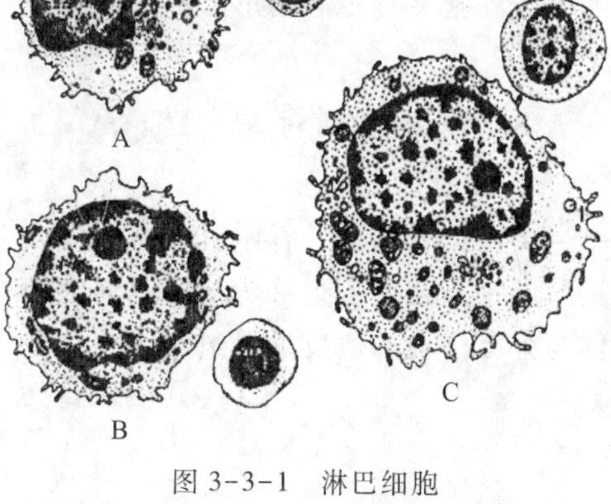

图 3-3-1 淋巴细胞

小细胞示光镜结构，大细胞示超微结构

A. T 细胞；B. B 细胞；C. 大颗粒淋巴细胞

1. **T 细胞** 来源于胸腺内的淋巴干细胞，故又称胸腺依赖淋巴细胞，数量较多。该细胞经血液循环移至周围淋巴组织或免疫器官的胸腺依赖区定居，在抗原刺激下，T细胞经过多次分裂增殖，大部分形成效应T细胞，小部分保持静止状态，形成记忆T细胞。效应T细胞可分为3个亚群：辅助性T细胞、抑制性T细胞和细胞毒性T细胞。效应T细胞存活期短，具有杀伤靶细胞的能力，但必须与靶细胞结合才能产生免疫效应。这种与细胞直接作用的免疫应答形式称**细胞免疫** cellular immunity。记忆T细胞体积小，寿命长，能保留接受抗原信息的能力，积极参与淋巴再循环，形成免疫储备能力。

2. **B细胞** 来源于骨髓中的淋巴干细胞，故又称骨髓依赖淋巴细胞，数量较少。B细胞经血流散播到周围淋巴组织或免疫器官定居，在受抗原刺激后增殖、分化，大部分成浆细胞，合成和分泌抗体（免疫球蛋白），引起**体液免疫** humoral immunity；少部分细胞成为记忆B细胞。B细胞生存期一般较短，可存活数周或数月，也有的寿命长达数年。

3. **K细胞** 即杀伤性淋巴细胞，它直接来自骨髓中的淋巴干细胞，分布在腹膜腔渗出液、血液和脾中。在抗体的介导下，K细胞特异性地与靶细胞结合，杀伤靶细胞。K细胞寿命短，不参与再循环。

4. **NK细胞** 即自然杀伤细胞，它由骨髓中淋巴干细胞分化而来。NK细胞在人体内分布广泛，以外周血、脾和淋巴结中的NK细胞活性最高，在骨髓中的NK细胞活性较低。NK细胞不需抗原呈递细胞的中介，也不需抗体的协助，即可直接杀伤靶细胞，例如杀伤被病毒感染的细胞和肿瘤细胞。NK细胞的这种抗感染和抗肿瘤的杀伤作用是广谱的，所以NK细胞是非特异性免疫的重要组成部分。

二、巨噬细胞与单核吞噬细胞系统

骨髓的多能干细胞发育形成血液中的单核细胞，后者穿过血管内皮进入组织内，分化成巨噬细胞。巨噬细胞在体内分布广，且具有强大的吞噬功能。单核细胞及由单核细胞分化而来的具有吞噬功能的细胞，统称为**单核吞噬细胞系统** mononuclear phagocyte system（MPS）。该系统包括单核细胞、疏松结缔组织和淋巴组织中的巨噬细胞、肝Kupffer细胞、神经组织的小胶质细胞、肺巨噬细胞及浆膜腔巨噬细胞等，它们的共性是具有强大的吞噬能力，不同组织器官中的巨噬细胞又有不同的形态和功能特点。

三、抗原呈递细胞

体内具有捕获、吞噬和处理抗原，并将抗原呈递给特异性淋巴细胞，激发T细胞活化、增殖的一类细胞，统称为**抗原呈递细胞** antigen presenting cell（APC）。这类细胞广泛分布于人体与外界接触部位及淋巴组织内。

第二节 淋 巴 组 织

淋巴组织 lymphoid tissue 又称免疫组织 immune tissue，是以网状细胞和网状纤维为支架，网眼中充满大量的淋巴细胞和一些巨噬细胞、浆细胞、肥大细胞等。淋巴组织依其形态可分为弥散淋巴组织、淋巴小结和淋巴索 3 种。

1. **弥散淋巴组织** diffuse lymphoid tissue　无固定的形态，呈弥散性分布，与周围的结缔组织无明显分界，主要含 T 细胞，也有少量 B 细胞和浆细胞。弥散淋巴组织中除一般毛细血管和毛细淋巴管外，还有毛细血管后微静脉，其特征是内皮为单层立方或矮柱状，上皮间有间隙，基膜不完整，是淋巴细胞由血液进入淋巴组织的重要通道。

2. **淋巴小结** lymphoid nodule　是具有一定形态结构的密集淋巴组织，呈圆形或椭圆形，境界清晰，主要含有大量 B 细胞，尚有少量 T 细胞和巨噬细胞。通常淋巴小结有两种类型：初级淋巴小结，见于未受刺激的淋巴小结，体积较小；次级淋巴小结，在小结的中央部分染色较浅，常见细胞分裂象，可产生淋巴细胞，故称生发中心。

淋巴小结除分布在独立的淋巴器官外，还分布于消化管、呼吸道及泌尿生殖管道的管壁内。根据存在的形式，淋巴小结又可分为两种类型：单独存在的称孤立淋巴小结，有 10～40 个淋巴小结成群存在的称集合淋巴小结。随着机体的生理或病理状态不同，淋巴组织的形态经常处于动态变化之中。

3. **淋巴索** lymphoid cord　为淋巴组织构成的条索状结构，以 B 细胞为主。

第三节 淋 巴 器 官

淋巴器官 lymphoid organ 是以淋巴组织为主要成分的器官，在体内实现免疫功能，故又称免疫器官。根据发生、结构和功能的不同，可分为中枢淋巴器官和周围淋巴器官。

中枢淋巴器官 central lymphoid organ 包括胸腺和骨髓，在胚胎时期出现较早，其发生与功能不受抗原刺激的影响，出生前已基本发育完善。胸腺可产生 T 细胞，胚胎期肝和骨髓可能是 B 细胞来源的部位。中枢淋巴器官不断向周围淋巴器官输送淋巴细胞，促进周围淋巴器官的发育。

周围淋巴器官 peripheral lymphoid organ 包括淋巴结、脾、扁桃体等，胚胎发生时出现较晚，可接受和容纳由中枢淋巴器官迁来的淋巴细胞。在抗原刺激下，淋巴细胞增殖、分化，产生参与免疫应答的效应 T 细胞或浆细胞。效应 T 细胞产生和释放各种淋巴因子，浆细胞分泌抗体。所以，周围淋巴器官是免疫活性细胞定居、增殖及产生免疫应答的重要部位。

一、胸腺

胸腺 thymus 是中枢淋巴器官。

（一）胸腺的一般结构

胸腺表面包有结缔组织被膜，与胸腺内结缔组织形成的小叶间隔相连。小叶间隔内含血管、神经，构成了胸腺的间质，把胸腺实质分成许多分隔不全的胸腺小叶，小叶由皮质和髓质构成（图 3-3-2）。

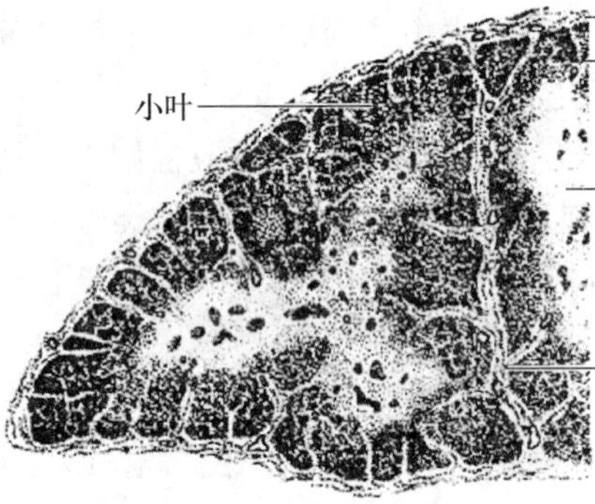

图 3-3-2　胸腺小叶（低倍）

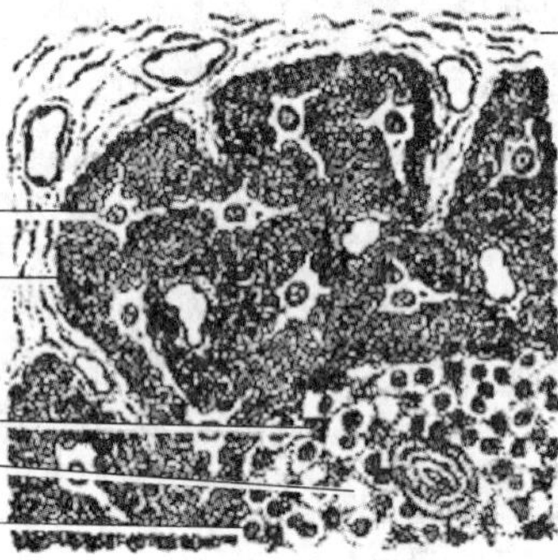

图 3-3-3　胸腺（高倍）

1. **皮质** cortex　主要以胸腺上皮细胞（又称上皮性网状细胞）为支架，含有密集的胸腺细胞和少量巨噬细胞等。胸腺上皮细胞有两种：① 被膜下上皮细胞：为分布在被膜下及小叶间隔表面的单层扁平上皮细胞；② 交错突细胞：均为星形，相邻交错突细胞的突起以桥粒相连，形成海绵状结构，孔隙间充满淋巴细胞及巨噬细胞（图 3-3-3）。

胸腺细胞 thymocyte 即 T 细胞的前身细胞，是由骨髓中的造血干细胞经血流进入胸腺后分裂分化而来。靠近被膜下及小叶间隔周围皮质浅层的胸腺细胞较大而幼稚，常见分裂象；皮质深层的胸腺细胞较小且成熟，并常见退化的胸腺细胞。在皮质内增殖的胸腺细胞大部分（约 95%）凋亡，被巨噬细胞吞噬，仅小部分成熟为 T 细胞，并穿入位于皮质与髓质交界处的毛细血管后微静脉，经血流迁移到周围淋巴器官的特定区域定居。

2. **髓质** medulla　含有较多的胸腺上皮细胞，胸腺细胞较少，故染色较浅。髓质常见椭圆形或不规则形的**胸腺小体** thymus corpuscle，由数层扁平的胸腺上皮细胞呈同心圆排列而成（图 3-3-3）。小体中心的细胞核已变性解体、消失。小体内还常见巨噬细胞、嗜酸性粒细胞和浸润的淋巴细胞。胸腺小体上皮细胞的功能尚不清楚。

血-胸腺屏障 blood-thymus barrier：皮质内的毛细血管及其周围结构具有独特的屏障作用，称为血-胸腺屏障。它主要由下列结构组成：① 连续性毛细血管内皮；② 完整的内皮基膜；③ 血管周隙（其中有巨噬细胞等）；④ 上皮性网状细胞的基膜（上皮基膜）；⑤ 连续的上皮性网状细胞（图 3-3-4）。

（二）胸腺的功能

1. **培育 T 细胞**　胸腺是 T 细胞分化成熟的场所。

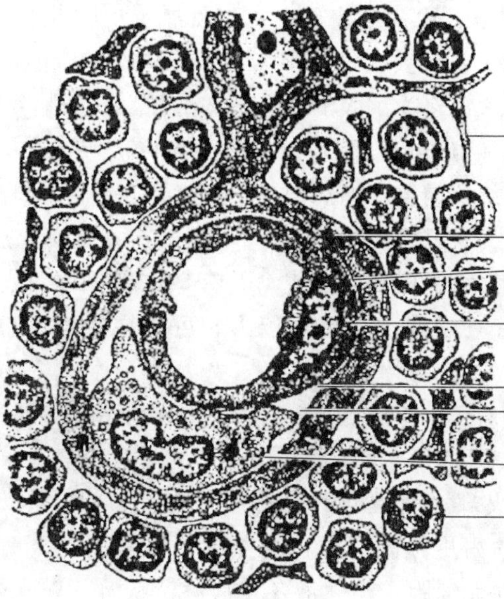

图 3-3-4　血-胸腺屏障结构示意图

2. **分泌激素**　胸腺上皮细胞可分泌多种激素，如胸腺素和胸腺生成素，还可分泌多种细胞因子，促进胸腺细胞增殖与分化。

二、淋巴结

淋巴结 lymphoid node 位于淋巴循环的途径中，成群分布，是滤过淋巴和进行免疫应答的重要场所。

（一）淋巴结的一般结构

淋巴结的表面有薄层致密结缔组织构成的被膜，被膜和淋巴结门的结缔组织向淋巴结实质内伸入，形成许多小梁。其实质可分为周围的皮质和中央的髓质。皮质与髓质的结构相互通连，两者无明显分界。在皮质和髓质内均有淋巴窦贯通（图 3-3-5）。

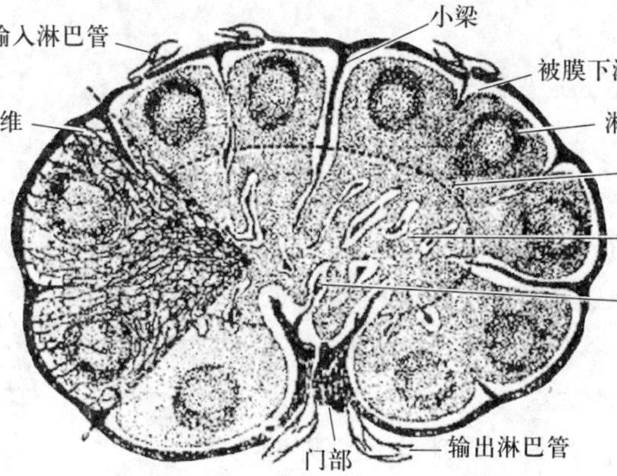

图 3-3-5　淋巴结结构模式图

1. **皮质** cortex 位于被膜下方，由浅层皮质、深层皮质及皮质淋巴窦组成。

(1) **浅层皮质** peripheral cortex：主要含淋巴小结和薄层弥散淋巴组织。受到抗原刺激后，此层增厚，出现淋巴小结增多、增大，多为次级淋巴小结，主要为B细胞分布区，也有T细胞、巨噬细胞等，是最先接受抗原刺激和B淋巴细胞增殖分化的部位，与体液免疫功能强弱密切相关。分布在淋巴小结之间的弥散淋巴组织与淋巴结深部皮质相连，主要为T细胞分布区。

(2) **深层皮质** deep cortex：又称副皮质区 paracortical zone，是在浅层皮质和髓质之间的区域，为弥散淋巴组织，主要由密集的T细胞构成，并有散在的网状细胞和**交错突细胞**。交错突细胞是一种树突状细胞，具有较强的抗原呈递能力，可诱导T细胞分裂分化或释放淋巴因子，引起细胞免疫应答。

(3) **皮质淋巴窦**：位于被膜下方和小梁周围，分别称**被膜下窦** subcapsular sinus 和**小梁周窦** trabecular sinus。被膜下窦的窦腔较宽，而在小梁周围的窦腔较窄。

2. **髓质** 位于淋巴结的中央部。髓质的淋巴组织排列呈索状，称为髓索，粗细不等并相互连接成网。髓索周围有扁平的内皮细胞与淋巴窦相邻。髓索内主要有B细胞和浆细胞，还有巨噬细胞、肥大细胞和嗜酸性粒细胞。当体液免疫应答活跃时，髓索内浆细胞显著增多。在髓索之间或髓索与小梁之间的淋巴窦称髓窦，窦腔较宽大，互相通连，呈网状。

淋巴窦 lymphoid sinus：即皮质淋巴窦和髓窦，是淋巴结内淋巴流动的通道。淋巴窦的管壁是由连续性单层扁平内皮、外面的薄层基质、少量网状纤维和一层扁平网状细胞构成。淋巴窦内有许多网状细胞和网状纤维，相互交织成网，支撑着淋巴窦，巨噬细胞附于其上或游离于窦腔内。淋巴在窦内流动缓慢，有利于巨噬细胞清除病原微生物、异物等。

淋巴液由输入淋巴管流入被膜下窦，经小梁周质窦再流入髓窦，最后经1~2条输出淋巴管流出。

(二) 淋巴结的功能

1. **滤过淋巴液** 淋巴液内的异物或细菌进入淋巴结时，由于淋巴窦内淋巴液流速缓慢，窦内的巨噬细胞可将其吞噬而清除，从而起到滤过淋巴液的作用。

2. **参与免疫应答** 当受到抗原刺激后，即产生体液免疫和细胞免疫。最初可出现巨噬细胞吞噬抗原，将信息传递给淋巴细胞。体液免疫应答时，淋巴小结增大，生发中心B细胞分裂增殖，浆细胞增多，产生抗体。细胞免疫应答时，深层皮质区明显扩大，T细胞分裂增殖，产生大量效应T细胞。

淋巴结与肿瘤转移

淋巴道转移是恶性肿瘤最常见的转移途径之一。由于毛细淋巴管壁通透性大，恶性肿瘤细胞易进入毛细淋巴管，随淋巴液到达淋巴结，使淋巴结肿大，之后可继续转移至其他淋巴结，最后可经胸导管进入血液，继发血液转移。

值得注意的是，有的肿瘤可以逆行转移或发生跳跃式转移。在临床上最常见的肿瘤转移是左锁骨上淋巴结，其原发病灶多位于肺和胃肠道。

三、脾

脾 spleen 是人体最大的免疫器官，位于血液循环的路径上。

（一）脾的一般结构

脾的结构与淋巴结有相似之处，也主要由淋巴组织构成，但脾无皮质与髓质之分，分为白髓、边缘区和红髓。脾内无淋巴窦，而有许多血窦（图 3-3-6）。

脾的表面由致密结缔组织和平滑肌形成较厚的被膜，其游离面有间皮被覆。被膜与脾内的小梁相连，被膜和小梁内平滑肌及弹性纤维的伸缩可调节脾的容积和血量。

1. **白髓** white pulp　由密集的淋巴细胞组成，沿中央动脉周围分布。白髓分为动脉周围淋巴鞘和淋巴小结两部分。① 动脉周围淋巴鞘：是环绕在中央动脉周围的弥散淋巴组织，主要由 T 细胞构成；② 淋巴小结：又称脾小体，主要由 B 细胞组成。当抗原刺激引起免疫应答时，脾小体增多，出现于动脉周围淋巴鞘的一侧，此时中央动脉常偏向一侧（图 3-3-6）。

2. **边缘区** marginal zone　位于白髓与红髓的交界处。该区含有 B 细胞和 T 细胞，以 B 细胞为主，也有巨噬细胞和浆细胞。中央动脉的分支离开白髓进入边缘区分支，形成许多毛细血管，并开口于此区。边缘区是淋巴细胞从血液进入淋巴组织的重要通道，这是脾首先接触抗原并引起免疫应答的重要部位（图 3-3-6）。

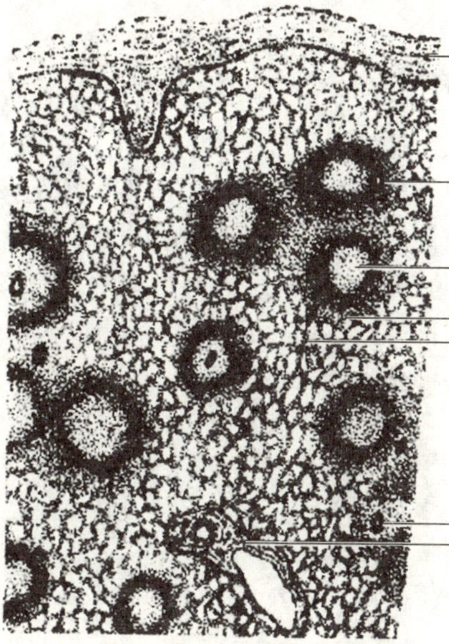

图 3-3-6　脾（低倍）

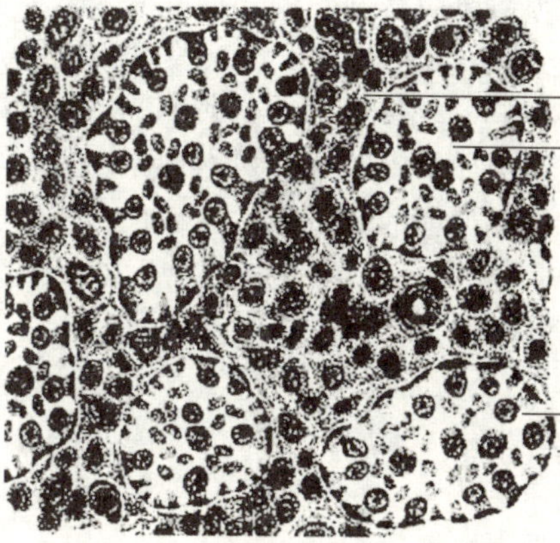

图 3-3-7　脾红髓

3. **红髓** red pulp　位于被膜下、小梁周围及白髓之间，占脾的 2/3，因含大量血细胞，故在新鲜脾切面上呈红色。红髓可分为脾索及脾窦（图 3-3-7）。

（1）**脾索** splenic cord：由含丰富血细胞的淋巴组织索构成。脾索内含有许多 B 细胞、浆细胞、巨噬细胞及各种血细胞。巨噬细胞可吞噬异物、衰老的红细胞及血小板。脾索对滤过血液和产生抗体有重要作用。

（2）**脾窦** splenic sinusoid：形状不规则，相互吻合成网，位于脾索之间。窦壁由杆状内皮细胞纵向排列而成，细胞之间有裂隙，内皮外基膜不完整，有利于血细胞的穿透。

（二）脾的功能

1. **造血** 胚胎时期脾能产生各种血细胞，出生后只产生淋巴细胞。

2. **储血** 人脾可储血约 40 ml，当机体需要时，被膜和小梁内平滑肌收缩，迅速将所储的血液排入血循环。

3. **滤血** 当血液流经脾时，巨噬细胞能及时清除血内异物、衰老的红细胞及血小板。当脾大或功能亢进时，红细胞破坏过多，可导致贫血。脾切除术后，血液中异形衰老红细胞会大量增多。

4. **免疫** 脾内含有各类淋巴细胞，包括 B 细胞、T 细胞、NK 细胞等，因此受抗原刺激时可产生相应的免疫应答。

四、扁桃体

扁桃体 tonsil 是机体最常接触抗原引起免疫应答的淋巴器官，有腭扁桃体、咽扁桃体及舌扁桃体。它们的共同特点是复层扁平上皮下固有层含有淋巴组织。扁桃体的主要功能是对抗原的刺激产生相应的免疫应答，对机体有重要的防御和保护作用。

第四节 淋巴细胞再循环

淋巴细胞经淋巴管离开淋巴组织或免疫器官进入血液循环，血液循环中的部分淋巴细胞又经毛细血管后微静脉返回淋巴组织或免疫器官，称淋巴细胞再循环。参加再循环的淋巴细胞多数是 T 细胞，也有少量 B 细胞。通过淋巴细胞再循环，使淋巴细胞周流全身淋巴组织或免疫器官，有利于淋巴细胞发现和识别抗原，提高和扩大免疫应答能力。通过脾再循环的淋巴细胞比通过淋巴结再循环的数量多，循环快，所以脾是淋巴细胞再循环的主要器官。

（申社林）

思考题

1. 简述淋巴细胞的分类及功能。
2. 比较脾和淋巴结结构和功能的异同。

第四章 内分泌系统

重点内容提示

甲状腺、甲状旁腺的结构与功能；肾上腺的结构与功能；腺垂体、神经垂体的结构与功能。

内分泌系统 endocrine system 主要是由一些具有内分泌功能的细胞组成。它在体内有三种存在形式：① 独立组成的内分泌器官：又称内分泌腺，包括甲状腺、甲状旁腺、肾上腺、垂体、松果体等；② 位于其他器官内的内分泌组织：如胰腺中的胰岛、卵巢中的黄体、睾丸中的间质细胞等；③ 散在分布的内分泌细胞：如 APUD 系统的细胞，可分布于胃肠道、呼吸道、泌尿生殖管道、中枢神经系统等处。

内分泌腺表面有薄层结缔组织被膜，其组织结构有以下共同特点：① 腺细胞排列成索状、网状、团状或围成滤泡状；② 腺组织中有丰富的毛细血管和毛细淋巴管；③ 内分泌腺无导管。

内分泌细胞的分泌物称**激素** hormone，通过血液循环周流全身，作用于其他部位器官、组织的特定细胞。有的激素可直接作用于邻近的细胞，称为旁分泌。能接受激素刺激的器官、组织或细胞称为该激素的靶器官、靶组织或靶细胞。

内分泌系统是机体重要的功能调节系统，其调节主要是在中枢神经系统，特别是下丘脑的控制下进行的。近年来还发现免疫系统也参与神经和内分泌对全身生命活动的调节，这一复杂的调节称神经免疫内分泌网络系统。本章仅叙述甲状腺、甲状旁腺、肾上腺、垂体、松果体等内分泌腺，内分泌组织和内分泌细胞在有关章节内叙述。

第一节 甲 状 腺

一、甲状腺的一般结构

甲状腺 thyroid gland 表面包有薄层结缔组织被膜，它伴随血管伸入腺实质内，将其分成许多界限不明显的小叶，每个小叶内有 20~40 个滤泡，滤泡构成甲状腺的实质。滤泡间有少量结缔组织、丰富的毛细血管及滤泡旁细胞，构成甲状腺的间质（图 3-4-1）。

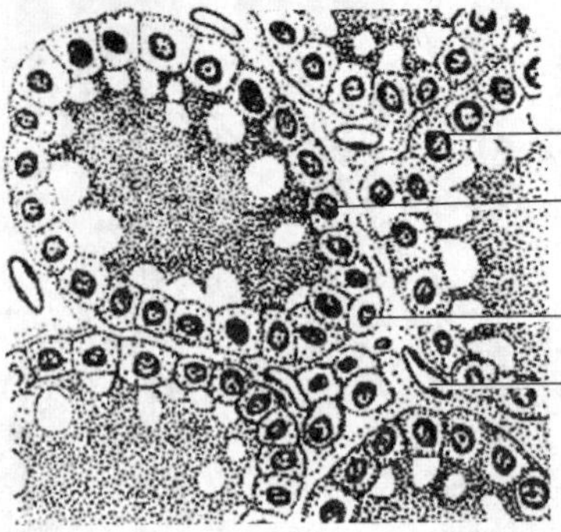

图 3-4-1 甲状腺

二、滤泡

滤泡 follicle 大小不等，呈圆形、椭圆形或不规则形，主要由滤泡上皮细胞围成，腔内充满胶质。胶质由上皮细胞分泌，在 HE 染色切片上呈均质状嗜酸性。

滤泡上皮细胞通常呈立方形，核位于中央，可因其功能状态不同而变化。甲状腺功能旺盛时，细胞变高呈柱状；功能低下时，滤泡上皮细胞变矮，甚至呈扁平状。电镜下，滤泡细胞的游离面有少量微绒毛，胞质内有发达的粗面内质网，线粒体和溶酶体较多，核上部有高尔基复合体（图 3-4-2）。

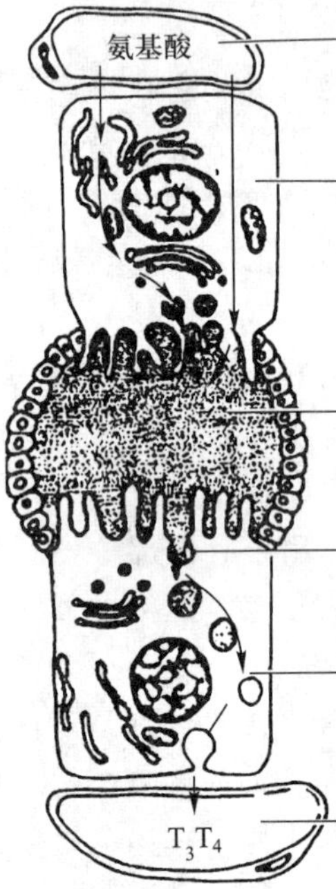

图 3-4-2 甲状腺激素合成和分泌模式图

滤泡上皮细胞能合成和分泌甲状腺激素，甲状腺激素的形成经过合成、储存、碘化、重吸收、分解和释放等过程。滤泡上皮细胞首先从血液中摄取酪氨酸等氨基酸，在粗面内质网合成甲状腺球蛋白前体，运输至高尔基复合体内加工，形成分泌颗粒，然后以胞吐的方式排到滤泡腔内储存。此外，滤泡上皮细胞基底面细胞膜上有碘泵，可从血液中摄取碘离子，在细胞内使其活化后，从细胞游离面进入滤泡腔，与甲状腺球蛋白前体结合形成碘化甲状腺球蛋白。在腺垂体分泌的促甲状腺激素的作用下，滤泡上皮细胞将碘化甲状腺球蛋白重新吸收入胞质内，由溶酶体将其分解，形成大量的甲状腺素［即四碘甲腺原氨酸（T_4）］和少量的三碘甲腺原氨酸（T_3），经细胞基底部释放入毛细血管（图 3-4-2）。

甲状腺激素的主要功能是促进机体的新陈代谢和生长发育，提高神经系统的兴奋性，尤其对幼儿的骨骼和神经系统的发育影响较大。甲状腺功能减退，甲状腺激素减少，在婴幼儿可引起呆小病，在成人则发生黏液性水肿（甲状腺功能减退症）；甲状腺功能过高，甲状腺激素增多，可导致甲状腺功能亢进症。

甲状腺激素对生长和发育的影响

在人类，甲状腺激素对维持正常生长发育，尤其对骨骼和脑的发育最为重要。需要指出的是，甲状腺激素对中枢神经系统发育的影响在出生后的 3~4 个月内最为重要。

一个先天性甲状腺发育不全的胎儿，出生时身高尚可正常，但脑的发育已受到不同程度的影响。所以，在缺碘地区预防呆小病的发生，应在妊娠期补碘，治疗呆小症必须在出生后3个月以前补给甲状腺激素，过迟难以奏效。

三、滤泡旁细胞

滤泡旁细胞 parafollicular cell 数量较少，位于滤泡之间的结缔组织内或滤泡壁上，在 HE 染色切片上，细胞呈卵圆形，胞体较大，胞质染色淡（图 3-4-1）。银染可见基底部胞质内有嗜银颗粒。

滤泡旁细胞分泌降钙素。降钙素的主要作用是增强成骨细胞的活性，减少破骨细胞的数量，并抑制其活动，使血钙浓度降低，与甲状旁腺素共同维持血钙的平衡。

第二节　甲状旁腺

一、甲状旁腺的一般结构

甲状旁腺 parathyroid gland 表面包有薄层结缔组织被膜，被膜结缔组织伸入腺实质形成小梁，小梁内有血管和神经，这些成分构成间质。腺实质由腺细胞构成，细胞排列成索状或团状。

二、甲状旁腺实质

甲状旁腺的腺细胞分主细胞和嗜酸性细胞两种。

（一）主细胞

主细胞 chief cell 数量多，是构成甲状旁腺的主要细胞。细胞呈圆形或多边形，胞体较小，界限清楚，胞质着色浅，核圆形，位于中央（图 3-4-3）。电镜下，可见发达的高尔基复合体、粗面内质网及膜包分泌颗粒。

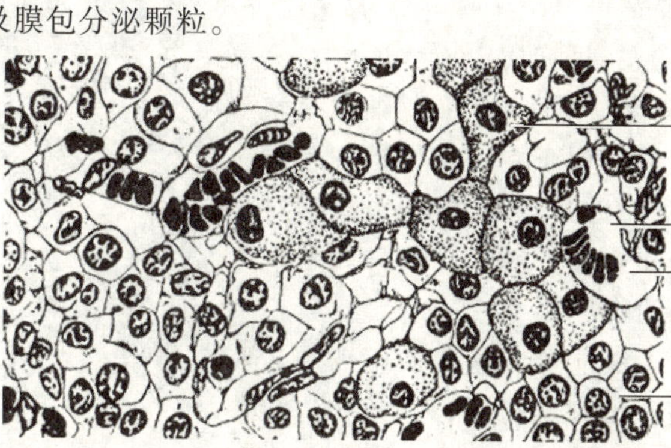

图 3-4-3　甲状旁腺

主细胞分泌甲状旁腺素。甲状旁腺素增强破骨细胞的活性，使骨质溶解，并能促进肠和肾小管吸收钙，使血钙升高。甲状旁腺功能亢进时，可致骨质疏松，容易发生骨折。甲状腺手术时，如误摘甲状旁腺，致使血钙浓度降低，可引起肌肉抽搐，甚至死亡。

(二) 嗜酸性细胞

嗜酸性细胞数量较少，单个或成群分布于主细胞之间。细胞呈多边形，体积较大，胞质内充满嗜酸性颗粒，胞核较小，染色深。该细胞功能目前尚不清楚（图 3-4-3）。

第三节 肾 上 腺

一、肾上腺的一般结构

肾上腺 adrenal gland 表面包有一层结缔组织被膜，被膜结缔组织伴随血管和神经进入实质内，分布在细胞团、索之间构成间质，实质由周围的皮质和中央的髓质两部分构成。

二、肾上腺实质

皮质占肾上腺体积的 80%~90%，髓质占肾上腺体积的 10%~20%。

(一) 皮质

皮质 cortex 由外向内分成三个带：球状带、束状带和网状带。三个带之间无截然的分界（图 3-4-4）。

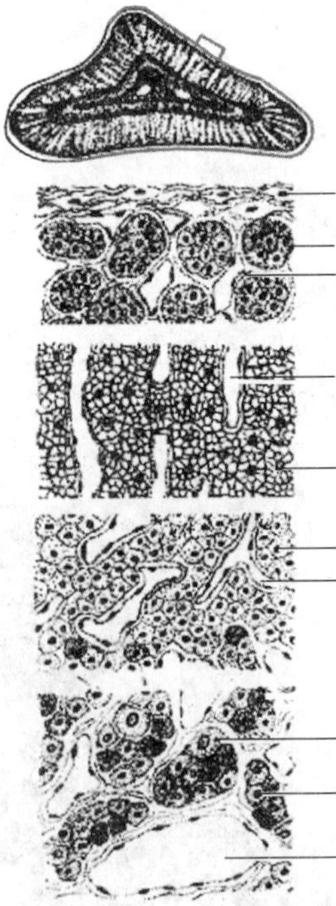

图 3-4-4 肾上腺

1. **球状带** zona glomerulosa 较薄，位于被膜下方。细胞较小，呈短柱状或多边形，排列成球形或椭圆形；胞质弱嗜酸性，内含少量脂滴；核小，染色深。球状带细胞分泌盐皮质激素，如醛固酮等。盐皮质激素的主要作用是促进肾远曲小管和集合小管对钠离子的重吸收和钾离子的排出，对调节机体内电解质和水平衡起着十分重要的作用。

2. **束状带** zona fasiculata 最厚，位于球状带的深面。细胞较大，呈多边形，界限清楚，排列成束；胞质内有大量脂滴，在制作切片中脂滴被溶解，故 HE 染色细胞呈空泡状；核圆形或卵圆形，着色淡，位于中央，少数细胞可有 2 个核。束状带细胞分泌糖皮质激素，主要是皮质醇。糖皮质激素的主要作用是促进蛋白质和脂肪分解并转变成糖，具有抗炎和抑制免疫反应的作用。

3. **网状带** zona reticularis 位于皮质最深面。细胞较小，形状不规则，界限不清楚，呈索状排列，并互相连接成网；胞质内常有脂褐素和少量脂滴；核小，着色深，有时核有固缩现象。网状带细胞主要分泌性激素，以雄激素为主，也可产生少量雌激素。

（二）髓质

髓质 medulla 主要由髓质细胞组成。细胞体积较大，呈圆形或多边形；胞质染色淡；核圆，位于细胞中央。铬盐染色，胞质内可见棕黄色颗粒，故又称嗜铬细胞。细胞排列成索状，并互相连接成网，网眼中可见毛细血管及少量结缔组织。根据分泌颗粒内所含激素不同，可将髓质细胞分为肾上腺素细胞和去甲肾上腺素细胞，分别分泌肾上腺素和去甲肾上腺素。前者使心率加快，后者可使血压增高（图 3-4-4）。

第四节 垂 体

垂体 hypophysis 又称脑垂体，其表面有一薄层被膜，内有少量结缔组织和丰富的血管。垂体的实质由腺垂体和神经垂体两部分组成（图 3-4-5，图 3-4-6）。

- 垂体
  - 腺垂体
    - 远侧部（前叶）
    - 结节部
    - 中间部
  - 神经垂体
    - 漏斗
      - 正中隆起
      - 漏斗柄
    - 神经部（后叶）

图 3-4-5 垂体的组成

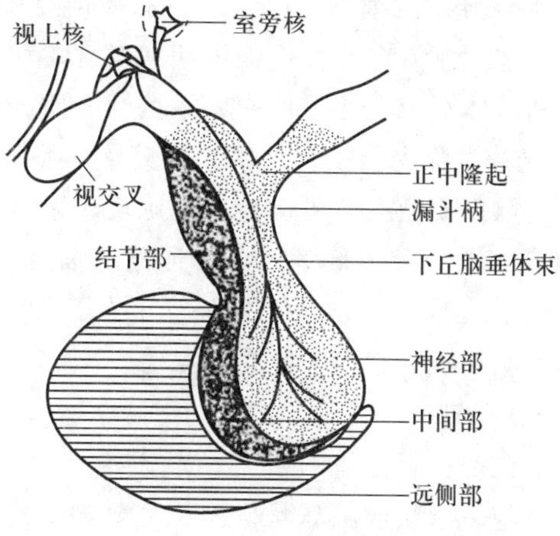

图 3-4-6 人下丘脑及垂体矢状面图解

一、腺垂体

腺垂体 adenohypophysis 是垂体的主要部分，约占垂体的 75%，包括远侧部、结节部和中间部。

（一）远侧部

远侧部最大，腺细胞排列成团状或索状，在 HE 染色切片上，腺细胞按染色性质分为嗜酸性细胞、嗜碱性细胞和嫌色细胞 3 种（图 3-4-7）。

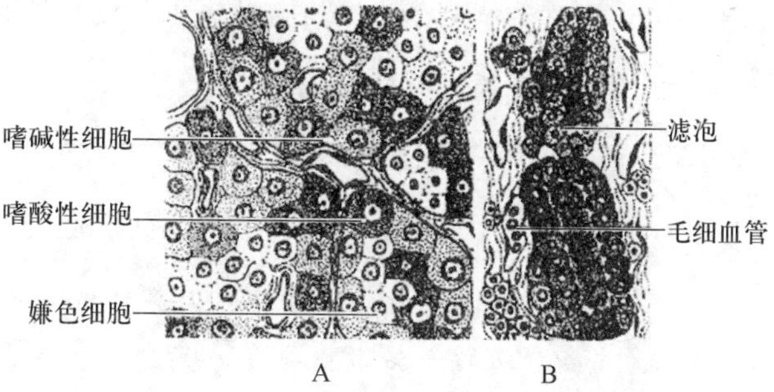

图 3-4-7 垂体远侧部及中间部

A. 远侧部；B. 中间部

1. **嗜酸性细胞** 数量较多，约占远侧部细胞的40%。胞体较大，呈圆形或多边形；胞质内充满粗大的嗜酸性颗粒；核圆，位于中央。根据分泌颗粒的形态结构、数量和分布等来识别分泌不同激素的腺细胞。

（1）生长激素细胞：数量多。电镜下，胞质内充满电子密度高的圆形分泌颗粒，分泌生长激素，促进机体的生长和代谢，尤其可刺激骺板软骨细胞增生，使骨骼生长。如该激素分泌过多，在幼年时期可引起巨人症，成人则发生肢端肥大症；如儿童时期生长激素分泌不足，可引起侏儒症。

（2）催乳激素细胞：男、女性均存在该细胞，但女性较多，特别是在妊娠期和哺乳期，细胞可增多、增大。电镜下，胞质内含有少量粗大的分泌颗粒，分泌催乳素，主要促进乳腺发育和乳汁分泌。

2. **嗜碱性细胞** 数量较少，约占远侧部细胞的10%。细胞大小不一，呈椭圆形或多边形，胞质内含有嗜碱性颗粒。利用免疫细胞化学方法，嗜碱性细胞可分为3种。

（1）促甲状腺激素细胞：电镜下，胞质的边缘部可见少量的小圆形颗粒，可分泌促甲状腺激素，促进甲状腺激素的合成和释放。

（2）促性腺激素细胞：电镜下，胞质内有中等圆形致密颗粒，可分泌卵泡刺激素和黄体生成素。卵泡刺激素在女性可促进卵泡发育，在男性促进精子发生；黄体生成素在女性可促进卵巢排卵和黄体形成，在男性则刺激睾丸间质细胞分泌雄激素，故又称间质细胞刺激素。

（3）促肾上腺皮质激素细胞：电镜下，胞质的边缘部可见少量直径较大的分泌颗粒，可分泌促肾上腺皮质激素，可促进肾上腺皮质束状带细胞分泌糖皮质激素。

3. **嫌色细胞** 数量最多，约占远侧部细胞的50%。体积小，胞质少，着色浅，细胞轮廓不清。电镜下，绝大部分嫌色细胞含少量分泌颗粒，故认为它们多数是嗜酸性细胞和嗜碱性细胞的前体细胞，或为它们的脱颗粒状态。

（二）结节部

结节部包绕神经垂体的漏斗（图3-4-5），前方较厚，后方较薄或缺如，有丰富的纵行毛细血管。细胞呈索状或圆球状排列，主要为嫌色细胞，也有少量嗜酸性细胞和嗜碱性细胞。此部细胞功能尚不清楚。

（三）中间部

中间部位于远侧部与神经部之间的狭长区。有大小不等的滤泡，滤泡腔内含有胶质，滤泡周围有一些散在的嫌色细胞和嗜碱性细胞。在鱼类和两栖类动物，中间部发育较完善，嗜碱性细胞可分泌黑素细胞刺激素，有调节表皮内黑素细胞合成黑色素的作用。人类中间部不发达，嗜碱性细胞的功能尚未明确。

生长激素治疗侏儒症

人的身材的高低取决于营养、内分泌的调节和遗传3大因素。内分泌调节是指人体自身产生和分泌的一些微量物质，其含量很少，但在维持生长和调节代谢中却至关重要。与生长有关的激素有生长激素、甲状腺素和性激素。

应用高科技的生物基因工程研制而成的人生长激素是20世纪80年代早期医药界的重大成果。在国内，目前应用生长激素治疗只限于未成年患者。同时，用生长激素治疗侏儒症必须经内分泌专科检查确诊后，在专科医生的严密指导下接受治疗。

二、神经垂体

神经垂体 neurohypophysis 包括正中隆起、漏斗和神经部，由大量无髓神经纤维、垂体细胞和丰富的毛细血管组成。

无髓神经纤维是由下丘脑神经核团（视上核、室旁核）的轴突向下会合于正中隆起内，形成下丘脑垂体束，经漏斗柄进入神经部，末梢终止于毛细血管附近。下丘脑神经核团具有分泌激素的功能，其激素沿神经纤维流向神经垂体，储存于末梢。在轴突沿途和终末，分泌颗粒常聚集成团，在HE切片上被染成大小不等的均质状嗜酸性团块，称赫林体 Herring body。电镜下，可见神经纤维内充满分泌颗粒。视上核分泌血管升压素，使小动脉和毛细血管收缩，同时又促进肾远曲小管和集合小管对水的重吸收，减少尿量，因此又称抗利尿激素（ADH）。如果这些神经元功能受损，ADH分泌减少，将出现尿崩症。室旁核分泌催产素，可使子宫平滑肌收缩，加速分娩过程，同时促进乳腺的分泌。

垂体细胞即神经胶质细胞，形态多样，胞体内常含褐色的色素颗粒。电镜下，可见垂体细胞包绕着含有分泌颗粒的无髓神经纤维（图3-4-8），对神经纤维有支持、营养的作用，并可能对激素的释放有调节作用。

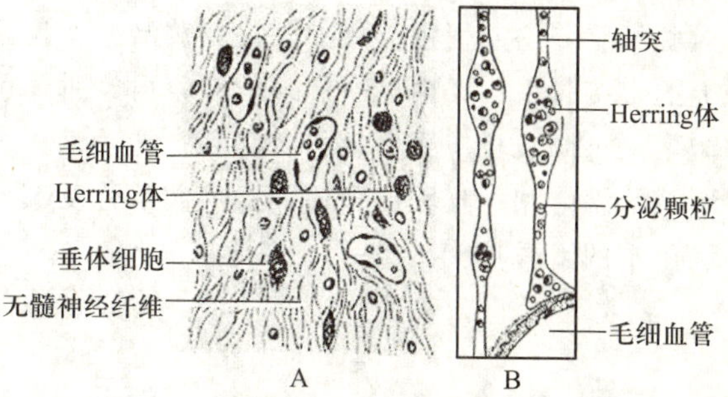

图3-4-8　神经垂体

A. 神经垂体；B. 无髓神经纤维电镜模式图

三、下丘脑-垂体-靶器官的相互关系

（一）下丘脑与神经垂体的关系

下丘脑视上核和室旁核的轴突经漏斗进入神经垂体，构成该部的无髓神经纤维，神经垂体是储存和释放下丘脑所形成激素的部位，两者在结构和功能上有着直接联系，共同组成下丘脑-神经垂体系统（图3-4-9）。当机体需要时，神经垂体释放激素进入血液，作用于靶器官。

（二）下丘脑与腺垂体的关系

下丘脑与腺垂体的联系是通过垂体门脉系统实现的（图3-4-9）。腺垂体的血液供应主要来自大脑动脉环发出的垂体上动脉，在漏斗处形成窦状毛细血管网，称初级毛细血管网；继而入结节部汇集成数条垂体门微静脉；下行至远侧部再度形成窦状毛细血管网，称次级毛细血管网。垂体门微静脉及两端的毛细血管网共同构成垂体门脉系统。

下丘脑的漏斗核等分泌多种激素，激素沿轴突运输到漏斗处，释放入初级毛细血管网，经

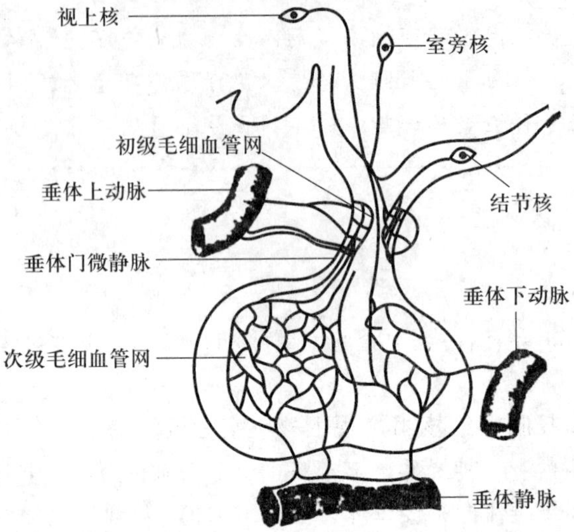

图 3-4-9 脑垂体的血管发布及其与下丘脑的关系

垂体门微静脉到远侧部的次级毛细血管网，从而调节远侧部各种细胞的分泌活动。这些激素中对腺细胞分泌起促进作用的，称释放激素；反之，称释放抑制激素。下丘脑与腺垂体虽无结构上的直接联系，但由其所产生的激素可经垂体门脉系统调节腺垂体的分泌，腺垂体分泌的各种激素又可调节相应靶器官的分泌和功能活动；另一方面，靶细胞所分泌的激素和其他物质也可影响腺垂体和下丘脑的分泌，这种调节称反馈性调节。机体通过这种调节，维持内环境的稳定和正常的生理功能。

（申社林）

思考题

1. 简述甲状腺的结构和功能。
2. 简述肾上腺的结构和功能。
3. 说出腺垂体和神经垂体的功能。

第五章 消化系统

重点内容提示

消化管的一般结构；胃底腺主细胞和壁细胞的形态结构特点；食管、胃和小肠的结构特点；肝的微细结构；胆汁的产生部位及其排出途径。

第一节 消化管

一、消化管的一般结构

消化管壁一般从内向外分为黏膜、黏膜下层、肌层和外膜四层（图 3-5-1）。

（一）黏膜

黏膜是消化管进行消化吸收活动最重要的部分，表面润滑，便于食物的运动和消化吸收。黏膜由上皮、固有层和黏膜肌层三部分组成。

1. **上皮** 衬于消化管的腔面，上皮的类型因其所在位置而异。消化管两端（咽、食管与肛门）为复层扁平上皮，以保护作用为主；其余部分为单层柱状上皮，除保护作用外，以消化、吸收功能为主。上皮与管壁内的小消化腺（如食管腺、胃腺等）及大消化腺的导管相延续。

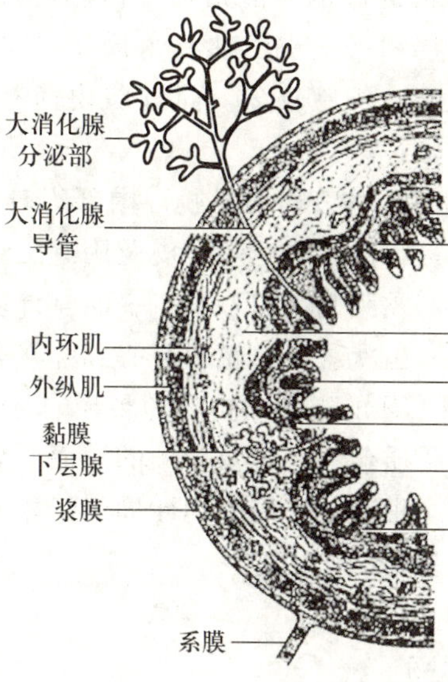

图 3-5-1 消化管壁一般结构模式图

2. **固有层** 由细密结缔组织组成，其纤维较细。胃、肠黏膜的固有层含有类似网状组织的成分以及较丰富的淋巴组织。固有层内还有小消化腺、血管、淋巴管、神经和分散的平滑肌。淋巴组织呈弥散型或淋巴小结形式，尤以咽、回肠、阑尾等处较多。胃肠道的上皮和腺体内有散在分布的内分泌细胞，其分泌的激素对胃肠道和其他器官的功能具有重要的调节作用。

3. **黏膜肌层** 为薄层平滑肌，一般为内、外两层，内层为环行，外层为纵行。此层肌的收缩可改变黏膜形状，有利于物质吸收、血液运行和腺体的排泌。

（二）黏膜下层

黏膜下层又称黏膜下组织，为疏松结缔组织，含有较大的血管、淋巴管和神经。食管和十二指肠的黏膜下层分别有食管腺和十二指肠腺。黏膜下层内还有神经丛，称黏膜下神经丛。

黏膜和部分黏膜下层常共同形成纵行或环行皱褶，突入腔内，称皱襞，借以扩大黏膜的表面积。

（三）肌层

咽、食管上端和肛门的肌层为骨骼肌，其余均由平滑肌组成。一般排列成两层，内层为环行，外层为纵行。肌肉的收缩和舒张形成消化管的蠕动，使消化液与消化管内的食物充分混合，并不断将食物向下推进。两层肌肉之间有肌间神经丛，其结构和性质与黏膜下神经丛相同。

（四）外膜

外膜为纤维膜或浆膜。纤维膜为结缔组织，使消化管与周围器官相互联系与固定。若外膜表面覆盖间皮，则称浆膜，具有保持表面光滑、减少消化管蠕动时摩擦的作用。

二、口腔

1. **口腔黏膜的一般结构** 口腔腔面覆以黏膜，由复层扁平上皮与固有层组成。红唇和硬腭的复层扁平上皮浅部有角质层，其他部分的上皮无角化。固有层为结缔组织，其中胶原纤维较细，细胞较多。固有层内尚有黏液腺。黏膜下层的深部为骨骼肌（唇、颊）或骨（硬腭）。

2. **舌** 舌的表面为黏膜，内部为较厚的骨骼肌，肌纤维呈纵行、横行与垂直行等不同方向排列。黏膜由复层扁平上皮及固有层组成。舌底部黏膜较薄，表面光滑，与口腔黏膜结构相同。舌背部黏膜则粗糙不平，表面有许多乳头状隆起，称舌乳头。人的舌乳头分为 4 种类型：丝状乳头、菌状乳头、轮廓乳头和叶状乳头。

3. **牙** 牙的组织结构分为釉质、牙本质和牙骨质。牙本质构成牙的主体，釉质覆于牙冠表面，牙骨质包在牙根及牙颈的表面。牙的中轴有一小管腔，为牙髓腔，腔内有牙髓。牙髓结缔组织经牙根孔与牙周围的牙周组织相联系。牙周组织包括牙周膜、牙槽骨的骨膜及牙龈，有固定和支持牙的作用。

三、咽

1. **黏膜** 口咽表面覆以未角化的复层扁平上皮。鼻咽上皮类型不一，顶部、侧面及咽鼓管开口的周围为假复层纤毛柱状上皮，间有杯状细胞，下部为复层柱状上皮，并渐移行向咽的复层扁平上皮。固有层由细密结缔组织组成，内有分散的淋巴小结与弥散淋巴组织，还有较多的黏液腺。固有层下方的弹性纤维较多，形成弹性纤维膜，无黏膜肌层。

2. **黏膜下层** 咽的黏膜下层甚薄，与固有层无明显分界。

3. **肌层** 咽的肌层为骨骼肌，即咽缩肌与咽提肌，肌纤维排列不规则。固有层内的黏液腺有时伸入肌层内。

4. **外膜** 咽的外膜为疏松结缔组织。

四、食管

食管腔面有 7~10 条纵行皱襞，食物通过时皱襞消失。

（一）黏膜

1. **上皮** 为较厚的未角化的复层扁平上皮，耐摩擦，有保护作用。在食管与胃贲门交界处，复层扁平上皮骤然变成单层柱状上皮。

2. **固有层** 为细密结缔组织，含有血管、淋巴管、神经和食管腺导管，淋巴组织常围绕于导管周围。食管下段近贲门处有食管贲门腺，为黏液腺，分泌黏液。

3. **黏膜肌层** 由纵行平滑肌组成。

（二）黏膜下层

食管的黏膜下层为疏松结缔组织，内含血管、淋巴管、神经和食管腺。食管腺为黏液腺，分泌的黏液经导管排入食管。

（三）肌层

食管上 1/3 段的肌层为骨骼肌，下 1/3 段为平滑肌，中段由骨骼肌与平滑肌混合组成。肌纤维的排列为内环行和外纵行两层。

（四）外膜

食管的外膜含有较大的血管、淋巴管和神经。

五、胃

胃壁由黏膜、黏膜下层、肌层、浆膜 4 层组成（图 3-5-2）。

（一）黏膜

胃黏膜有许多皱襞，当胃充盈时皱襞变低或消失。黏膜表面有许多胃小凹，由上皮深陷而成，小凹的底部有 3~5 个胃腺开口。黏膜上皮与胃小凹及胃腺的上皮相连续。

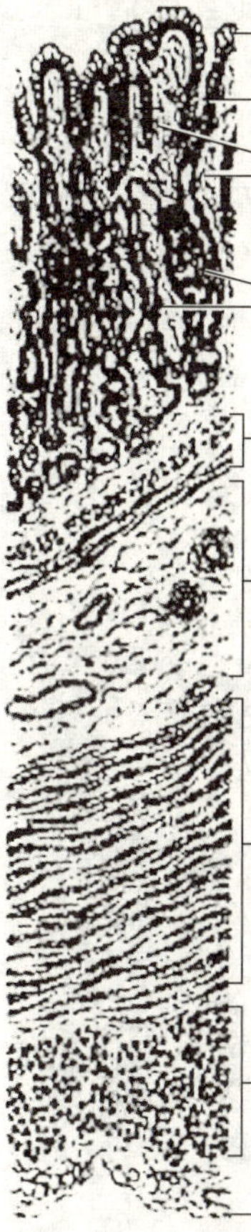

图 3-5-2 胃底横切面模式图

1. **上皮** 为单层柱状上皮，顶部胞质内充满黏原颗粒，在 HE 染色时，由于黏原颗粒不易着色而呈现透明区。核位于基部，核仁明显。电镜下，上皮细胞游离面有短的微绒毛，表面的糖衣较厚，顶部胞质内有圆形或椭圆形电子密度较高的分泌颗粒。上皮细胞分泌黏液，覆盖于细胞表面。上皮细胞不断更新，4~5 天更新一次，细胞脱落后，由胃腺颈部的未分化细胞增殖补充。胃上皮细胞之间的紧密连接及细胞表面的黏液组成胃黏膜屏障，能阻止离子通透，如阻止 H^+ 从胃腔进入黏膜及 Na^+ 从黏膜透向胃腔，并可缓冲胃酸和吸附胃蛋白酶，防止酸与胃蛋白酶对黏膜自身的消化。

2. **固有层**　为类似于网状组织的结缔组织，其中含有分散的平滑肌、淋巴细胞和浆细胞等。固有层内有大量腺体紧密排列。根据结构与分布部位的不同，胃腺分为贲门腺、胃底腺与幽门腺 3 种。

（1）**贲门腺** cardiac gland：分布于贲门附近的固有层内，为单管状腺或复管状腺。胃贲门腺与食管腺相似，细胞呈柱状，胞质色浅，分泌黏液与溶菌酶，形成黏膜表面的黏液层。贲门腺内可有少量壁细胞分布。

（2）**胃底腺** fundic gland：分布于胃底与胃体部的固有层内，为单管状腺或复管状腺，腺腔较小。每个腺体可分为三部分：上段（颈部）最短，与胃小凹底部相连；中段（体部）较长；下段（底部）靠近黏膜肌层，略有弯曲。胃底腺由壁细胞、主细胞、颈黏液细胞、未分化细胞和内分泌细胞等组成（图 3-5-3）。

壁细胞 parietal cell 又称盐酸细胞，分布在胃底腺各段，以颈部与体部较多。细胞较大，圆形或三角形，少数有双核，胞质呈嗜酸性。电镜观察壁细胞游离面的胞膜向胞质内陷，形成迂曲分支的小管，称细胞内小管，又称分泌小管。小管的腔面有许多细长的微绒毛，扩大了壁细胞的表面积。胞质内有许多管泡状滑面内质网，称微管泡系统，当细胞分泌盐酸时，微管泡系统与细胞内小管相连。线粒体也较多，圆形或杆形，其嵴甚密。此外，细胞内尚有高尔基复合体、粗面内质网、微管与微丝等结构（图 3-5-4）。壁细胞的功能是合成和分泌盐酸。

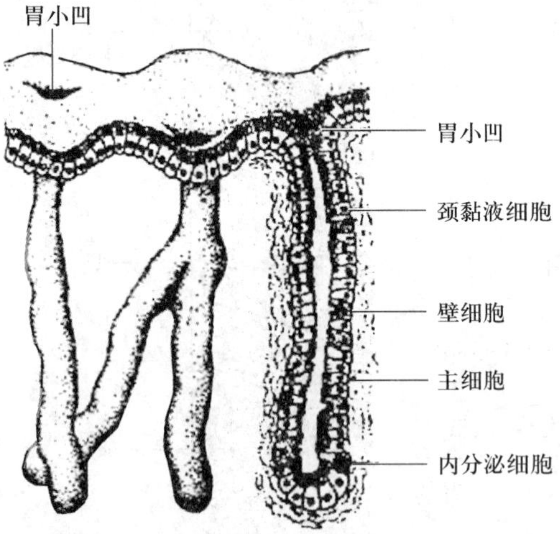

图 3-5-3　胃底腺模式图

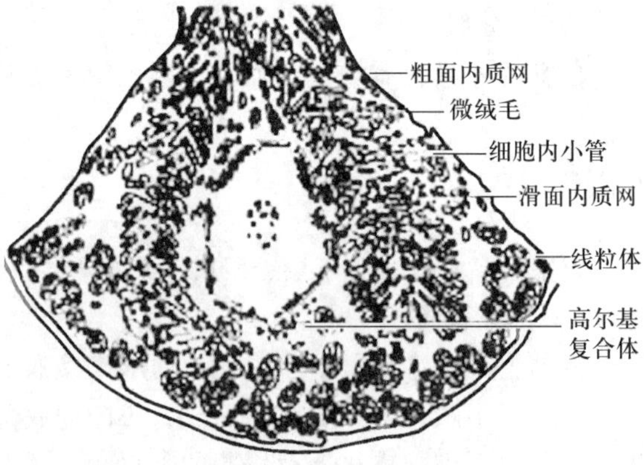

图 3-5-4　壁细胞超微结构图

盐酸是胃液的重要组成成分，具有杀菌作用，并能激活胃蛋白酶原变成胃蛋白酶。胃蛋白酶可水解蛋白质和多肽。盐酸还能刺激胃肠内分泌细胞的分泌和促进胰液的分泌。人的壁细胞尚分泌一种糖蛋白，称内因子，它能与维生素 B_{12}（抗恶性贫血因子或外因子）结合成一种复合物，后者与回肠上皮细胞的特殊受体结合，促使回肠吸收维生素 B_{12}。倘若内因子缺乏，维生素 B_{12}吸收障碍，红细胞生成受阻，则出现恶性贫血。

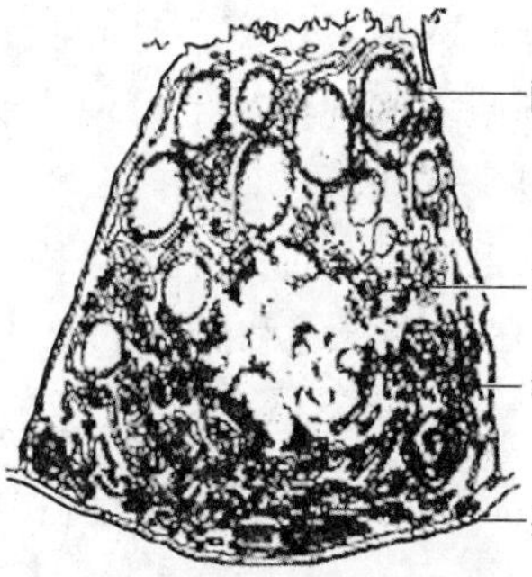

图 3-5-5　胃主细胞超微结构图

主细胞 chief cell 又称胃酶细胞，数量较多，多位于腺体的体部与底部。细胞呈柱状，核圆，位于细胞的基部。胞质嗜碱性，细胞顶部胞质内含有酶原颗粒，机体死后颗粒迅速崩解。电镜下，核上方有许多圆形的酶原颗粒，细胞基部有发达的粗面内质网和高尔基复合体（图 3-5-5）。主细胞分泌胃蛋白酶原，经胃酸激活转变成有活性的胃蛋白酶，在酸性环境下参与蛋白质的分解。婴儿的主细胞还分泌凝乳酶，使乳汁凝固。

颈黏液细胞位于胃底腺的颈部，数量较少，常夹在壁细胞之间。细胞呈柱状或烧瓶形，核扁圆，位于基底部。

未分化细胞位于腺体的颈部，颈黏液细胞的下方，细胞较小，也呈柱形，能分裂分化成胃上皮细胞与胃腺的各种细胞。

（3）**幽门腺** pyloric gland：位于幽门部固有层内，为复管状腺，分支较多而弯曲。腺细胞结构与颈黏液细胞相似。幽门腺无壁细胞，腺体的颈部或体部也有内分泌细胞。幽门腺除分泌黏液和电解质外，还分泌溶菌酶和微量的蛋白分解酶。

胃上皮表面覆盖着一层黏稠的黏液，其成分以糖蛋白为主。黏液是由黏膜上皮细胞、贲门腺、幽门腺以及胃底腺颈黏液细胞的分泌物组成，具有轻微中和酸的作用，但不能阻止 H^+、Na^+和水的通过。

3. **黏膜肌层**　由薄层平滑肌组成，分内环行与外纵行两层。平滑肌的收缩有助于胃腺分泌物的排出。

（二）黏膜下层

胃的黏膜下层为疏松结缔组织，内含血管、淋巴管与黏膜下神经丛。

（三）肌层

胃的肌层较厚，可分内斜、中环和外纵三层平滑肌。内斜行肌很薄，与食管的环行肌相续。中环行肌较发达，在幽门处增厚，形成幽门括约肌；贲门处也有环行肌，但不及幽门括约肌明显。外纵行肌是食管纵行肌的延续。

（四）浆膜

胃的浆膜由间皮和纤维结缔组织构成。

六、小肠

小肠的管壁均由黏膜、黏膜下层、肌层和浆膜组成。

（一）黏膜

小肠黏膜有许多环行皱襞，由于黏膜和部分黏膜下层向腔内突出而成，在十二指肠远端与空肠近端最明显。黏膜表面又有许多细小的指状突起，称绒毛，是由黏膜的上皮和固有层向肠腔内突出而成。故绒毛的中心为固有层，表面覆以上皮。小肠各部分的绒毛形状也不完全相同。十二指肠的绒毛较宽，呈叶状；空肠绒毛呈舌状；回肠绒毛较细，呈指状。环行皱襞、绒毛及上皮细胞表面的微绒毛可使小肠的表面积扩大600倍左右，整个小肠的吸收面积达200~300 m^2（图3-5-6）。

相邻绒毛基部的上皮下陷至固有层内，形成管状的肠隐窝，又称肠腺，开口于相邻绒毛之间（图3-5-7）。绒毛和肠腺的上皮相连续。

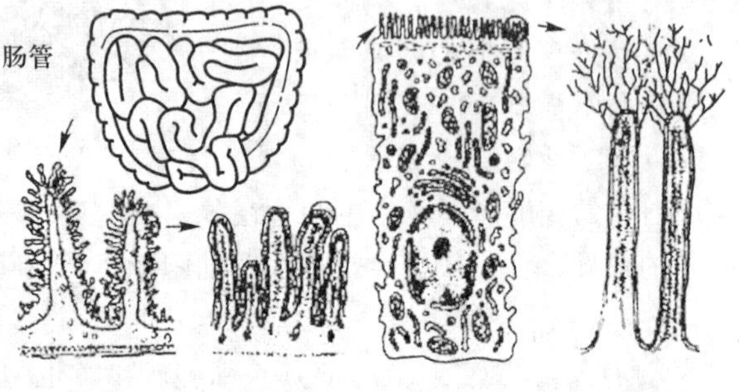

图3-5-6 小肠增加吸收表面积方式模式图

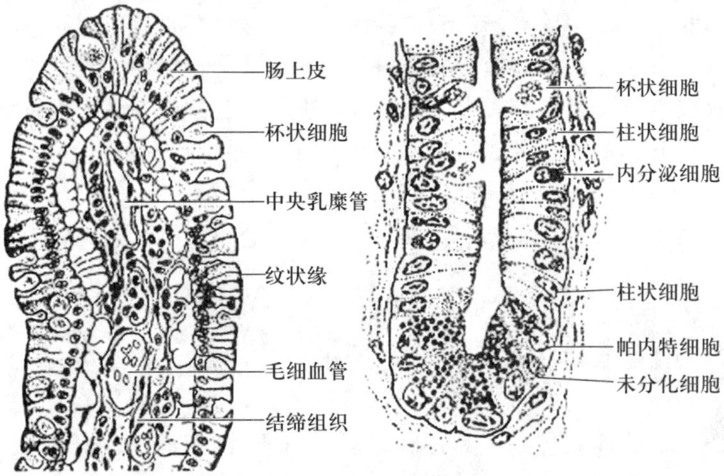

图3-5-7 小肠绒毛和肠腺

1. **上皮** 为单层柱状，由柱状细胞和杯状细胞组成。肠腺还有未分化细胞、帕内特（潘氏）细胞Paneth cell与内分泌细胞。

（1）**柱状细胞**：又称吸收细胞，数量最多。细胞呈高柱状，核椭圆形，位于细胞基部。细胞游离面有明显的纹状缘。纹状缘由许多排列整齐而紧密的微绒毛组成，每个细胞约有3 000根微绒毛。微绒毛表面附有一层糖蛋白组成的糖衣，它除有保护作用外，还具有分子筛的作用。糖衣内有磷酸酶、双糖酶、氨基肽酶等，微绒毛细胞膜内还有某些特殊的受体，如回肠有与内因子结合的受体。微绒毛中轴有纵行排列的微丝，可使微绒毛发生收缩运动。相邻柱状细胞的浅部有连接复合体，使柱状细胞连接紧密，并可阻止大分子物质通过。柱状细胞上部之间的细胞间隙狭窄，下部间隙较宽，基底面以基膜与固有层连接。

（2）**杯状细胞**：分散于绒毛及肠腺上皮柱状细胞之间，十二指肠较少，回肠较多。杯状细胞不断分泌黏液，附于上皮表面，有润滑与保护作用。

(3) **帕内特细胞**：细胞呈锥形，常三五成群位于肠腺基底部。细胞顶部有粗大的嗜酸性分泌颗粒。电镜下，粗面内质网较多，位于细胞基部，高尔基复合体较大，位于核上方。分泌颗粒含有糖蛋白、精氨酸、锌及溶菌酶。

(4) **未分化细胞**：靠近肠腺基底部。细胞较小，呈柱状，夹在其他细胞之间，胞质内核糖体较多，其他细胞器较少。细胞不断进行分裂，从肠腺基部向上迁移，分化形成柱状细胞或杯状细胞等。

小肠上皮每2~4天更新一次，绒毛顶部的柱状上皮经常脱落，由未分化细胞增生补充。

(5) **内分泌细胞**：分布在绒毛、肠腺、十二指肠腺的上皮细胞之间，有多种类型。

2. **固有层** 由类似于网状结缔组织的成分构成，富含毛细血管网、毛细淋巴管、神经、分散的平滑肌和淋巴细胞、浆细胞、巨噬细胞等。绒毛中轴的固有层内有1~2条纵行毛细淋巴管，称中央乳糜管，顶端为盲管，下端穿过黏膜肌层，形成淋巴管丛。中央乳糜管的管壁由一层内皮细胞组成，内皮细胞间的间隙较大，无基膜，通透性较大，乳糜微粒易于进入管内。中央乳糜管周围有丰富的毛细血管网，毛细血管的内皮有孔，有利于物质的通透。绒毛内有散在的平滑肌，它的收缩可使绒毛缩短，以推动淋巴与血液的运行。

固有层富有淋巴组织，包括淋巴小结与弥散淋巴组织。空肠的淋巴小结较少，回肠的淋巴小结发达（图3-5-8），多聚集在集合淋巴小结，分布在肠系膜附着缘对侧肠壁的固有层及黏膜下层内，该部的绒毛短而少。

3. **黏膜肌层** 由内环、外纵两层平滑肌组成。

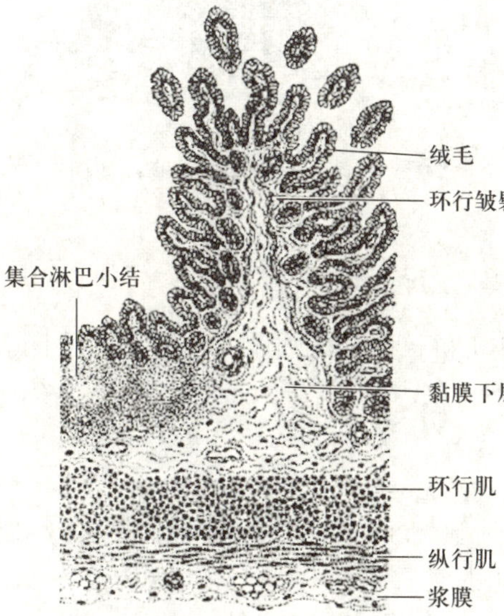

图3-5-8 回肠（纵切）

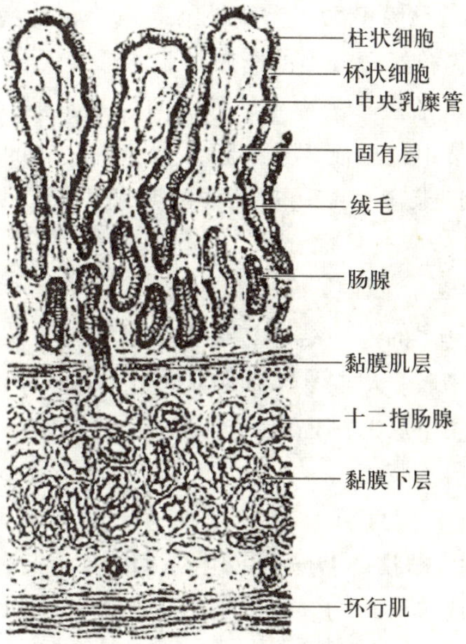

图3-5-9 十二指肠横切面模式图

（二）黏膜下层

小肠壁的黏膜下层由疏松结缔组织组成，内含较大的血管、淋巴管和神经。十二指肠黏膜下层内有十二指肠腺，为复管泡状腺，其导管穿过黏膜肌层开口于肠腺的底部（图3-5-9）。

十二指肠腺为黏液腺，分泌黏液、溶菌酶与碳酸氢盐。分泌物呈碱性，可保护十二指肠免受胃液的侵蚀。

（三）肌层

小肠壁的肌层由内环、外纵两层平滑肌组成。

（四）浆膜

除十二指肠后壁为纤维膜外，小肠其余部分均为浆膜。

七、大肠

大肠肠壁也由黏膜、黏膜下层、肌层和浆膜组成。

（一）结肠

1. **黏膜** 有半环形皱襞，无绒毛。上皮也为单层柱状，但杯状细胞特别多，分泌黏液，润滑黏膜。固有层内有大量肠腺，为单管状腺，较小肠腺长 1~2 倍。腺上皮有柱状细胞、大量杯状细胞以及少量未分化细胞和内分泌细胞。未分化细胞靠近大肠腺的基底部，它不断增生、分化成肠上皮细胞，补充脱落的上皮细胞。固有层内有较多的孤立淋巴小结，常突入黏膜下层。黏膜肌层由内环行和外纵行平滑肌组成。

2. **黏膜下层** 为疏松结缔组织，内有较大的血管、淋巴管、神经和较多的脂肪细胞。

3. **肌层** 为内环、外纵两层平滑肌。内环肌较厚；外纵肌集中，形成 3 条结肠带，各带之间的纵行肌甚薄。

4. **浆膜** 结肠带外面的浆膜中脂肪细胞较多（图 3-5-10）。

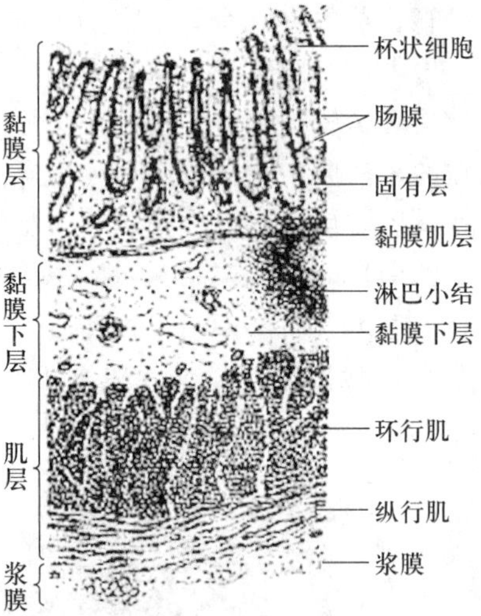

图 3-5-10 结肠纵切面模式图

（二）阑尾

阑尾的管壁结构与结肠相似，肠腔狭窄。

黏膜上皮内杯状细胞很多，固有层内肠腺短而少，淋巴小结与弥散淋巴组织特别丰富，并与黏膜下层的淋巴组织连成一片，以致黏膜肌层很不完整。肌层较薄，也分内环、外纵两层。最外层为浆膜。

（三）直肠

1. **黏膜** 上皮为单层柱状细胞，夹有大量杯状细胞。在齿状线以下，单层柱状上皮突然转变成未角化的复层扁平上皮，在痔环以下则为角化的复层扁平上皮。固有层内有很多肠腺，齿状线以下肠腺消失，近肛门处有环肛腺（顶泌汗腺）和孤立淋巴小结。直肠下部有丰富的静脉丛，容易发生淤血而静脉曲张，形成痔。黏膜肌层为内环、外纵两层平滑肌，齿状线附近黏膜肌层消失。

2. **黏膜下层** 为疏松结缔组织，内含血管，富于静脉丛，还有淋巴管、神经和脂肪细胞等。

3. **肌层** 为内环、外纵两层平滑肌。内环肌在肛管处形成内括约肌；近肛门处，外纵肌的外周有由骨骼肌形成的外括约肌。

4. **外膜** 直肠上部的前面与两侧为浆膜，其余部分为外膜。

八、消化管的免疫功能

消化管壁内有丰富的淋巴组织，包括淋巴小结和弥散淋巴组织，尤以咽、回肠、阑尾为多。细菌、异物等抗原物质经常不断地由消化管侵入机体，此处的淋巴组织构成机体防御功能的第一道防线。

肠道集合淋巴小结的浅部呈圆顶状隆起，其下面为生发中心。圆顶状隆起和生发中心主要为 B 淋巴细胞，二者之间和淋巴小结之间 T 淋巴细胞较多。在集合淋巴小结表面的肠道上皮内，有一种特殊类型的细胞，称为微皱褶细胞（简称 M 细胞）。这种细胞游离面无微绒毛，而有一些短而疏的微皱褶，顶部胞质内还有许多小泡。M 细胞与深部的淋巴细胞靠得很近，甚至互相嵌合。M 细胞可选择性地摄取肠腔内的抗原，通过小泡将其转运给下方的淋巴细胞。当 B 淋巴细胞接受抗原刺激后，逐步转化为浆细胞。浆细胞合成和分泌免疫球蛋白（主要是 IgA）和 J 链，两个 IgA 单体与一个多肽 J 链连成二聚体。当二聚体经过肠上皮细胞时，与上皮细胞合成的分泌片结合，形成分泌性免疫球蛋白（SIgA），以胞吐方式排至肠腔内或附在上皮细胞表面的糖衣上。SIgA 可与相应的抗原结合，以此方式抑制肠道内细菌繁殖和病毒在黏膜内复制，也可阻止食物中大分子物质的吸收。消化管黏膜的局部免疫反应是机体防御功能的重要形式。婴儿肠道内 SIgA 分泌低下，易发生肠道感染。

九、消化管的内分泌细胞

胃肠的上皮及腺内有大量散在的内分泌细胞，目前已确认的有 10 余种，其细胞总数超过任何一种内分泌腺。它们分泌肽类或胺类激素，对消化管的功能起调节作用，对其他器官的功能也有一定的影响。

按内分泌细胞的游离面是否达到腔面，可将其分为开放型和闭合型两种。开放型细胞多呈锥体形，游离面有微绒毛伸入腔内，可感受腔内食物或消化液的刺激而分泌激素。闭合型细胞多为椭圆形，细胞顶部被相邻细胞覆盖而未露出腔面，此型细胞能感受局部微环境改变的刺激而释放激素。

第二节 消 化 腺

消化腺除分布于消化管壁内的小消化腺外，还有位于消化管壁之外的大消化腺，如唾液腺、胰腺和肝。

一、唾液腺

口腔黏膜内有小唾液腺，如唇腺、颊腺、腭腺等；大唾液腺有腮腺、下颌下腺与舌下腺三对，它们以导管开口于口腔。唾液可润滑口腔，其中的淀粉酶能分解食物中的淀粉。唾液中也含有溶菌酶。腺间质内有淋巴细胞和浆细胞，浆细胞分泌的 IgA 与腺细胞分泌的分泌片结合形成分泌性 IgA，排入口腔，具有免疫作用。

唾液腺为复管状腺，由反复分支的导管和末端的腺泡组成腺的实质。腺体表面包以薄层结缔组织被膜，被膜结缔组织伸入腺内将实质分成许多小叶，血管、淋巴管也随同进入腺内构成间质（图 3-5-11）。

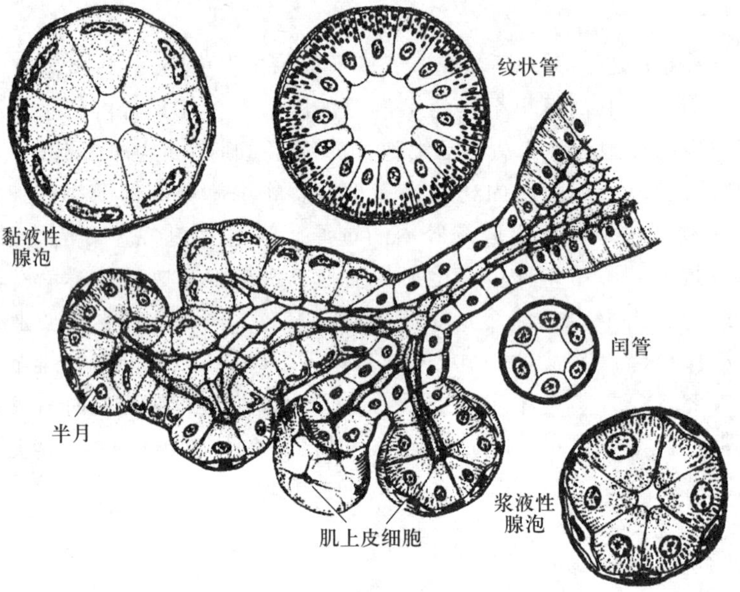

图 3-5-11 唾液腺结构模式图

（一）腺泡

唾液腺的腺泡呈泡状或管泡状，由单层立方或锥体形腺细胞组成。腺细胞基底面与基膜之间有肌上皮细胞附于腺细胞上，肌上皮细胞的收缩有助于腺泡分泌物的排出。腺细胞有浆液性、黏液性和混合性三种类型。

1. **浆液性腺泡** 由浆液性腺细胞组成。在 HE 染色切片中，细胞着色较深，核圆形，位于基部。基部胞质嗜碱性较强，顶部胞质内常见嗜酸性分泌颗粒。浆液性腺泡分泌物稀薄，含淀粉酶和少量黏液。

2. **黏液性腺泡** 由黏液性腺细胞组成。在 HE 染色切片中，细胞着色较浅，核多为扁圆形，位于细胞底部。黏液性腺泡的分泌物黏稠，主要为黏液。

3. **混合性腺泡** 由浆液性腺细胞和黏液性腺细胞共同组成。常见的形式是黏液性腺细胞组成腺泡，于腺泡的末端附有几个浆液性腺细胞，在切片中常呈半月形排列，故称半月。

（二）导管

导管为腺的排泄部，是反复分支的上皮性管道，可分为闰管、纹状管、小叶间导管和总导管。

1. **闰管** 与腺泡相连，较短，管径细，管壁为单层立方或扁平上皮。

2. **纹状管** 又称分泌管，与闰管相延续。管径粗，管壁为单层高柱状上皮，核位于细胞上部，胞质嗜酸性，细胞基部可见垂直纵纹。腺泡分泌物经纹状管时，上皮细胞能主动吸收钠，排出钾，并转运水，改变唾液的量和渗透压。纹状管的吸收和排泌功能受肾上腺皮质的醛固酮等激素的调节。

3. **小叶间导管** 纹状管汇合形成小叶间导管，行于小叶间结缔组织内，管径较粗，多为假复层柱状上皮。

4. **总导管** 小叶间导管逐级汇合，增粗，最后形成一条或几条总导管开口于口腔。总导管开口处，上皮为复层扁平上皮，与口腔上皮相续。

二、胰腺

胰腺由外分泌部和内分泌部两部分组成（图 3-5-12）。外分泌部分泌胰液，含有胰蛋白酶、胰脂肪酶、胰淀粉酶和核糖核酸酶等多种消化酶，对消化食物起重要作用。内分泌部是散在于外分泌部之间的细胞团，称胰岛，分泌激素进入血液或淋巴，主要参与糖代谢的调节。胰腺表面覆以薄层结缔组织，结缔组织伸入腺内，将实质分隔成许多小叶，但人胰腺小叶分界不明显，为浆液性的复管泡状腺。小叶间结缔组织内有导管、血管、淋巴管和神经。

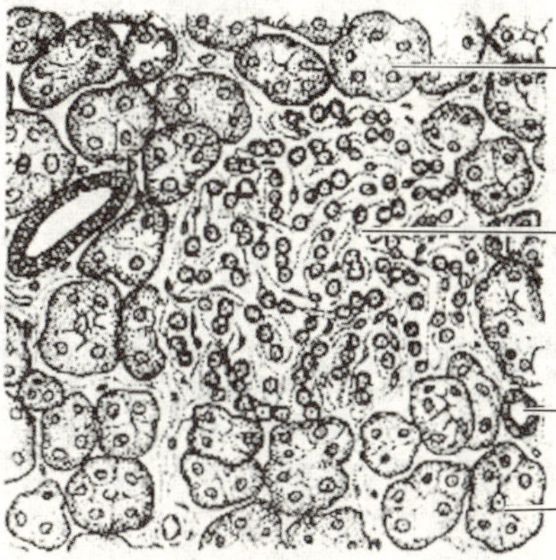

图 3-5-12 胰腺模式图

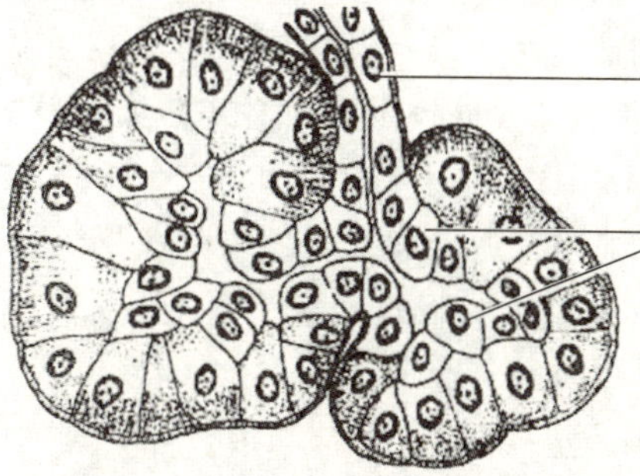

图 3-5-13 胰腺腺泡示泡心细胞模式图

（一）外分泌部

1. **腺泡** 浆液性腺细胞呈锥体形，基底面有基膜，无肌上皮细胞。细胞核圆形，位于基底部，顶部胞质内可见许多嗜酸性染色的酶原颗粒。细胞具有浆液性细胞的超微结构特征，酶原颗粒呈圆形，内容物密度不一，颗粒数量因细胞功能状态而异（如饥饿时增多，进食后减少）。腺细胞合成蛋白质的速度很快，分泌旺盛时，若干酶原颗粒可成串地互相融合连接，分泌物通过连串的颗粒迅速释放。

腺泡的腔面有一些扁平或立方细胞，称泡心细胞（图 3-5-13）。细胞较小，胞质染色浅，核圆形。泡心细胞是闰管上皮细胞延伸入腺泡腔内所成。

2. **导管** 闰管较长，由单层立方上皮组成，无纹状管。闰管直接汇合成小内导管，后者管径较粗，管壁为单层立方上皮。小叶内导管于小叶间结缔组织内汇合成小叶间导管，管径较粗，管壁为单层柱状上皮。许多小叶间导管汇合成一条较粗大的主导管，贯穿胰腺全长，在胰头部与胆总管汇合，开口于十二指肠大乳头。主导管为单层柱状上皮，有杯状细胞，还可见单个或成群存在的内分泌细胞（主要是PP细胞）分布于导管上皮内或上皮的下方。导管上皮细胞（包括泡心细胞）具有分泌水和电解质的功能，胰液中的钠、钾、重碳酸盐、磷酸盐等电解质主要由导管上皮分泌。

胰液的分泌受神经和激素的调节。交感和副交感神经纤维随血管进入胰腺，其末梢分布于腺泡，副交感神经有促进腺细胞分泌的作用。胃肠道激素中，促胰酶素可刺激腺细胞释放分泌物，肠促胰液素则刺激胰腺导管上皮分泌水和重碳酸盐等。胃泌素也有促腺泡分泌的作用。

（二）内分泌部

胰岛 pancreatic islet 是由内分泌细胞组成的细胞团，分布于腺泡之间。成人胰腺有100万~200万个胰岛，约占胰腺体积的1.5%，胰尾部的胰岛较多。胰岛大小不等，小者由十数个细胞组成，大者有数百个细胞，偶见单个细胞（多为B细胞）散在于腺泡之间。胰岛内有丰富的有孔型毛细血管，细胞分泌的激素直接入血。胰岛内分泌细胞有多种类型，但在HE染色标本中不易区分。用特殊染色法可显示下列各种细胞：

1. **A细胞** 约占胰岛细胞总数的20%，多分布于胰岛外周部，细胞较大。A细胞分泌高血糖素，它的作用是促进糖原分解为葡萄糖并抑制糖原合成，导致血糖升高。

2. **B细胞** 数量较多，约占胰岛细胞总数的70%，多位于胰岛中央部，细胞较小。B细胞分泌胰岛素。胰岛素的作用与高血糖素相反，可促进糖原合成和葡萄糖分解，使血糖浓度降低。胰岛素与高血糖素的协同作用维持血糖浓度的相对恒定。若胰岛素分泌不足或高血糖素过多，影响糖原合成，从而使血糖浓度升高，并从尿中排出，称为尿糖。

3. **D细胞** 数量较少，约占胰岛细胞总数的5%，分泌生长抑素，调节A、B细胞的分泌功能。

4. **PP细胞** 近年发现胰岛内存在分泌胰多肽的细胞，称PP细胞，数量很少。胰多肽有抑制胃肠运动、减弱胆囊收缩、增强胆总管括约肌收缩等作用。

三、肝

肝是人体最大的消化腺。肝细胞分泌胆汁，有助于脂肪的消化和吸收。肝重要的功能是参与物质代谢，能合成多种蛋白质和脂类，并参与多种物质的储存、转化和分解。肝细胞也能合成一些重要物质，有的直接释放入血，对维持机体正常生命活动有重要作用，所以也有近似内分泌腺的结构形式。肝内还有大量巨噬细胞，是清除有害物质的重要场所。胚胎时期肝曾是造血器官。

肝表面被覆致密结缔组织被膜，并富含弹性纤维，被膜表面大部分有浆膜覆盖。肝门处的结缔组织随肝门静脉、肝动脉、肝管的分支伸入肝实质，将实质分隔成许多肝小叶（图3-5-14）。

（一）肝小叶

肝小叶 hepatic lobule 是肝的基本结构和功能单位，为多面棱柱体，高约2 mm，宽约1 mm。成人有50万~100万个肝小叶。人的肝小叶间结缔组织较少，故小叶分界不明显。每个肝小叶中央有一条中央静脉，肝板、肝血窦、窦周隙及胆小管以中央静脉为中轴，呈放射状排列，共同组成肝小叶的复杂立体构型（图3-5-15）。

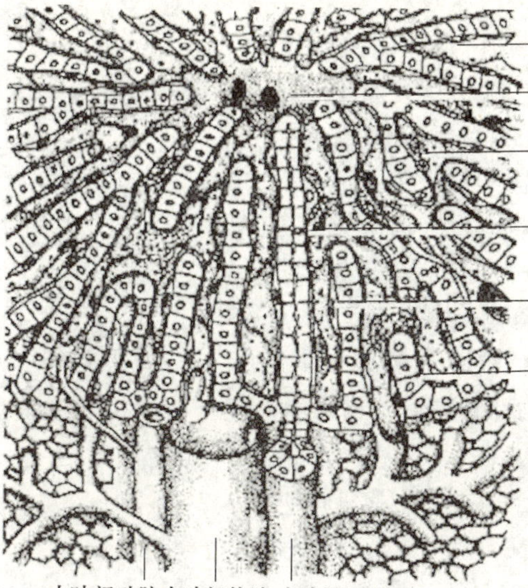

图 3-5-14 肝小叶模式图

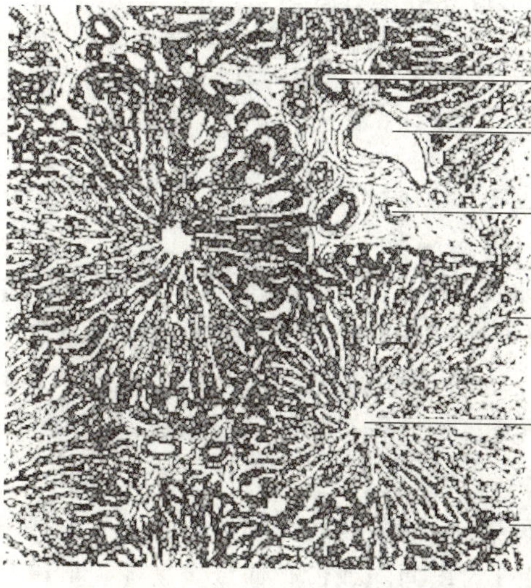

图 3-5-15 肝小叶与门管区切面模式图

1. **中央静脉** 位于肝小叶中央，是许多肝血窦在肝小叶中轴汇成的一条静脉，故管壁不完整。其管壁由内皮和少量结缔组织围成。

2. **肝板** 肝细胞单行排列，形成有孔的板状结构，称肝板。肝板以中央静脉为中轴，呈放射状排列，相邻肝板吻合连成网状。在肝切面中，肝板呈索状，又称肝细胞索。

肝细胞 hepatocyte 是构成肝实质的主要成分，是实现肝功能的结构基础。肝细胞体积较大，直径 20~30 μm，为多面体。肝细胞核圆，位于细胞中央，染色质稀疏，着色较浅，核膜清楚，有 1~2 个核仁（图 3-5-16）。部分肝细胞有双核，一般认为双核肝细胞的功能比较活跃。肝细胞胞质呈嗜酸性，当蛋白质合成旺盛时，胞质出现散在的嗜碱性物质。肝细胞质内含有丰富的各种细胞器及内含物，这些成分与肝功能的多样性有关。它们的含量与分布常因细胞的功能状况或饮食变化而变动。肝细胞几种主要细胞器的结构和功能如下：

（1）**线粒体**：数量很多，遍布于细胞质内，常移向需能较多的部位，为细胞的各种功能活动提供能量。

（2）**粗面内质网和游离核糖体**：很丰富，常成群分布于细胞核与线粒体周围，它们能合成多种血浆蛋白质，如纤维蛋白原、清蛋白和凝血酶原等。肝细胞合成的血浆蛋白直接释放至血窦内。

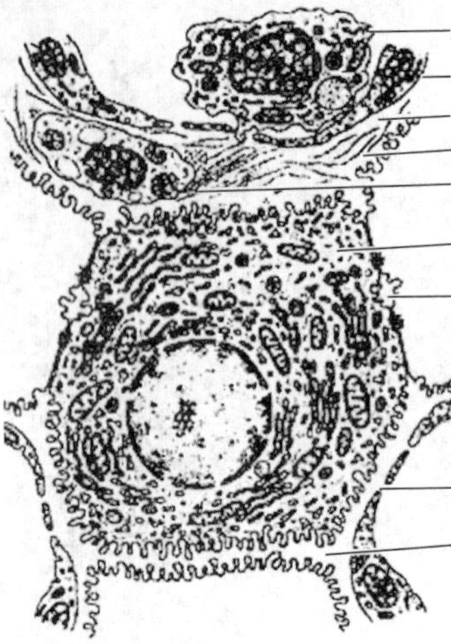

图 3-5-16 肝细胞、肝血窦和胆小管

（3）**滑面内质网**：数量多，广泛分布于细胞质内。滑面内质网的膜上含有氧化还原酶、水解酶、转移酶及合成酶等多种酶系，与肝细胞合成胆汁、脂类、糖以及激素代谢、解毒等功能密切相关。

（4）**高尔基复合体**：很发达，分布于细胞核附近及胆小管周围。它与肝细胞的分泌活动有密切关系。内质网合成的蛋白质和脂蛋白被转移到高尔基复合体内储存、加工，再释放入窦周隙。高尔基复合体还参与胆汁的形成和分泌过程。

（5）**溶酶体**：数量较多，分布于胆小管和高尔基复合体附近。它积极参与肝细胞的细胞内消化，也参与胆红素的转运和铁的储存。因此，溶酶体对保持肝细胞的正常功能和结构的不断自我更新十分重要。

（6）**微体**：较多，微体内的酶能把细胞在代谢过程中产生的过氧化氢还原成水，以消除对细胞的毒害作用。

3. **肝血窦** 是位于肝板之间的不规则腔隙，通过肝板孔互相通连成网状管道。血液从肝小叶周边经血窦流向中央，汇入中央静脉。窦壁上主要有内皮细胞，血窦内还有肝巨噬细胞。

（1）**内皮细胞**：胞体具有许多大小不等的窗孔，孔上无隔膜。细胞之间有较大的间隙，胞质内有较多的吞饮小泡。内皮外无基膜，但有少量网状纤维。上述结构均有利于肝细胞和血液间的物质交换。

（2）**肝巨噬细胞**：又称 Kupffer 细胞。细胞体积较大，形状不规则。细胞位于血窦腔内，常以突起附于内皮细胞上，或者穿过内皮间隙或窗孔伸至窦周隙。肝巨噬细胞既可清除由胃肠道进入肝门静脉血内的病毒、细菌和异物，也可吞噬衰老的红细胞，还能处理抗原，参与免疫应答。

4. **窦周隙** 又称 Disse 隙，它是血窦内皮细胞与肝细胞之间的狭小间隙，光镜下难以辨认。电镜下窦周隙明显，宽约 0.4 μm，其内充满从血窦内渗出的血浆，肝细胞有许多微绒毛伸入其中，微绒毛使肝细胞表面积增大，有利于肝细胞与血液之间进行物质交换。

窦周隙内还有散在的网状纤维和储脂细胞。储脂细胞形状不规则，胞质内有大小不等的脂滴，其主要功能是储存脂肪和维生素 A，产生网状纤维和基质。慢性肝疾病时，窦周隙内网状纤维和储脂细胞增多。

5. **胆小管** 是指相邻肝细胞之间彼此对应的沟状局部凹陷相互扣合形成的细管。其管壁由肝细胞膜围成。胆小管位于肝板内，并互相通连成网，从肝小叶中央向周边部走行。胆小管周围的相邻肝细胞膜形成紧密连接，封闭胆小管腔（图 3-5-14，图 3-5-16），防止胆汁外溢入窦周隙。

黄疸是怎样形成的?

当患黄疸性肝炎或胆道阻塞等疾患时，肝细胞出现变性、坏死或胆道阻力增高，破坏胆小管的正常结构，胆汁溢出，流经窦周隙进入血窦，经血液循环达全身，其中的胆红素将皮肤、巩膜等黄染，形成黄疸。

综上所述，每个肝细胞均具有两种邻接面，即通过窦周隙与血窦进行物质交换的血窦面及相邻肝细胞的连接面。在连接面除有细胞间的连接，局部细胞膜还特化形成胆小管，肝细胞通过这些不同的邻接面实现其多种多样的功能。

（二）肝门管区

在几个肝小叶之间的区域结缔组织较多，其中含有肝固有动脉、门静脉和肝管的分支，它们分别称小叶间动脉、小叶间静脉和小叶间胆管，此区称肝门管区。此外，肝门管区内还有淋巴管和神经（图 3-5-15）。

（三）胆汁的排出途径

肝细胞分泌的胆汁经胆小管从肝小叶的中央流向周边，出肝小叶进入小叶间胆管，继而向肝门方向汇集，形成肝左、右管出肝，汇合成肝总管，再与胆囊管汇合形成胆总管，开口于十二指肠大乳头。

（四）肝血液循环

肝有两套血管。肝门静脉是肝的功能性血管，它将胃肠吸收的营养物质送入肝内供肝细胞代谢和转化。肝门静脉入肝后反复分支，在小叶间结缔组织内形成小叶间静脉，其终末分支称为终末门微静脉，经小叶周边将血液输入血窦。肝固有动脉血含氧量高，是肝的营养性血管。肝固有动脉的分支与肝门静脉的分支伴行，小叶间动脉的终末分支称终末肝微动脉，将血导入血窦。肝血窦中的血液从小叶周边流向中央静脉，许多中央静脉再汇合成小叶下静脉，小叶下静脉单独行走于小叶间结缔组织内，最后汇集成肝静脉出肝。

（五）肝小叶的分带

肝细胞的代谢活动与肝内血液循环关系密切。根据肝血流的方向，以相邻两个肝小叶之间的终末门微静脉、终末肝微动脉及小叶间胆管分支为中轴，至邻近的两个中央静脉构成以微循环为基础的最小结构单位，可将肝小叶分为 3 个带：位于小叶周边的部分为周围带（Ⅰ带），邻近中央静脉周围的部分为中央带（Ⅲ带），两者之间的部分为中间带（Ⅱ带）。周围带的肝细胞首先接受充分的营养物和氧的供应，细胞代谢活跃，再生能力较强。中央带的肝细胞由于营养供应较差，抗病能力较弱，易受药物和有毒物质的损害，如酒精中毒、病毒性肝炎和药物中毒，常先引起中央带的肝细胞变性坏死（图 3-5-17）。

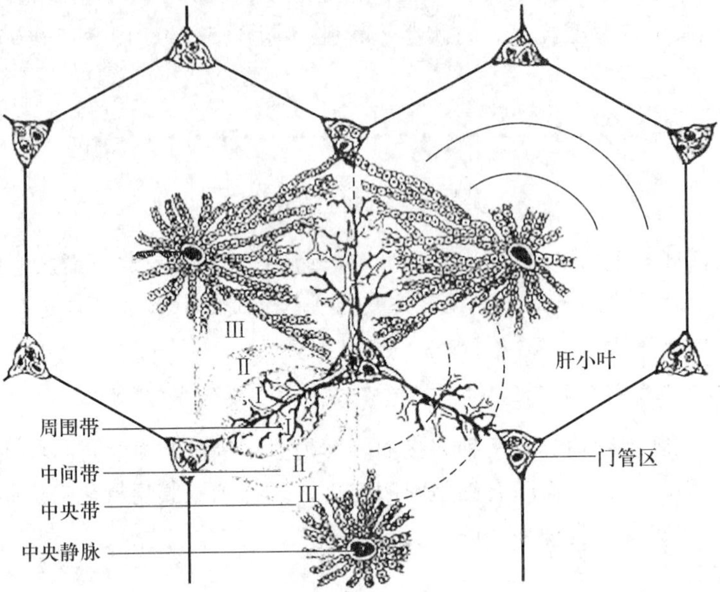

图 3-5-17 肝小叶分带模式图

四、胆囊

胆囊壁分 3 层。

1. **黏膜** 胆囊黏膜形成许多高而有分支的皱襞。上皮为单层柱状，固有层为薄层结缔组织，无腺体。

2. **肌层** 胆囊壁肌层较薄，大致为内纵行和外环行平滑肌。

3. **外膜** 胆囊外膜较厚，与肝相贴面为纤维膜，其余表面被覆浆膜。

胆囊能储存和浓缩胆汁。小肠内分泌细胞分泌的缩胆囊素可刺激胆囊收缩，促进胆汁排出。

（李朝鹏）

思考题

1. 叙述消化管壁的一般结构特点。
2. 描述胃底腺结构。
3. 描述肝小叶结构。
4. 试述胆汁的排出途径。

第六章 呼吸系统

重点内容提示

呼吸道的一般结构；肺的微细结构。

呼吸系统由呼吸道和肺组成。呼吸道包括鼻、咽、喉、气管和主支气管等。肺依其功能可分为导气部和呼吸部。前者包括肺内各级支气管的分支，直至终末细支气管；后者为终末细支气管以下的分支，包括呼吸性细支气管、肺泡管、肺泡囊及肺泡（图 3-6-1）。

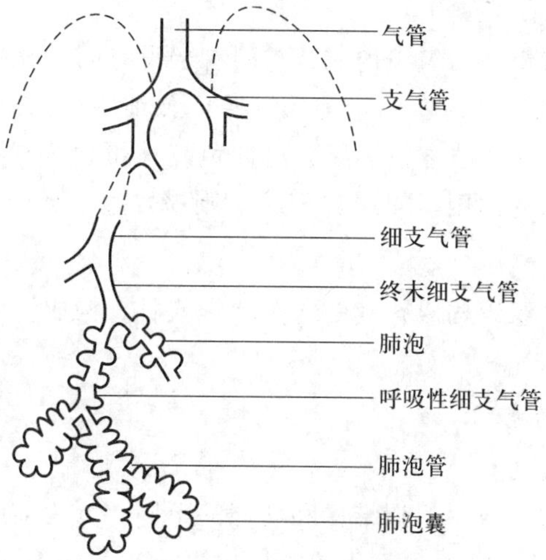

图 3-6-1 肺的导气部和呼吸部示意图

第一节 呼吸道

一、呼吸道的一般结构

呼吸道管壁一般分为黏膜、黏膜下层和外膜 3 层结构，各层无截然分界。管壁的结构特点是有骨或软骨作支架，以保证管腔通畅；管径随分支越变越小，管壁也相应变薄。

（一）黏膜

1. **上皮** 大部分是假复层纤毛柱状上皮。上皮细胞主要有五种类型（图 3-6-2），除纤毛柱状细胞、杯状细胞和基细胞外（见上皮组织），还有刷细胞和小颗粒细胞。

刷细胞呈柱状，游离面有密集的微绒毛，形如刷状。它可能是一种能分化为其他细胞的过渡细胞，有人认为其有感受功能。

小颗粒细胞呈锥形或卵圆形，较矮，基部胞质内有嗜银颗粒，含 5-羟色胺或抑生长素等。其分泌物参与调节呼吸道平滑肌和肺血管平滑肌的收缩及呼吸道腺体的分泌。

2. **固有层** 位于上皮深面，两者间有基膜相隔。固有层由细密结缔组织构成，其内含有较多的弹性纤维，有的部位含淋巴组织。前者能增加管壁的弹性，后者能增强局部免疫功能。

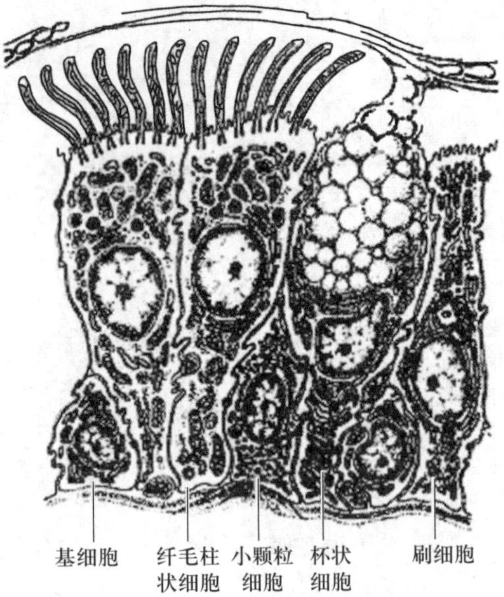

图 3-6-2 肺外呼吸道上皮细胞超微结构模式图

（二）黏膜下层

呼吸道的黏膜下层由疏松结缔组织构成，与固有层没有明显界限，除含血管、淋巴管和神经外，还含有混合腺，腺体分泌物经导管排入管腔。腺细胞分泌黏液和溶菌酶，并产生分泌片。浆细胞分泌的 IgA 与分泌片结合，形成分泌性免疫球蛋白（SIgA），排入管腔，附着在黏膜表面，起抑制外来病原菌的作用。如缺乏 SIgA，则易发生呼吸道感染。

（三）外膜

呼吸道外膜由疏松结缔组织构成，其中含有软骨或骨，构成管壁支架，保持气道畅通。

二、鼻黏膜的结构特点

鼻黏膜由上皮和固有层组成。根据结构和功能的不同，分为前庭部、呼吸部和嗅部。

1. **前庭部** 前庭部黏膜上皮为非角化的复层扁平上皮。固有层结缔组织较致密，内有毛囊、皮脂腺和汗腺。此处的鼻毛可阻挡吸入空气中较大的尘粒与异物。

2. **呼吸部** 呼吸部黏膜占鼻黏膜的大部分，活体上呈淡红色，表面覆以假复层纤毛柱状上皮，杯状细胞较多，固有层中有混合腺及丰富的静脉丛，可湿润和加温吸入的空气。鼻炎时静脉丛异常充血，黏膜肿胀，分泌物增多，鼻道变窄，影响通气。鼻旁窦黏膜与呼吸部黏膜相延续，鼻黏膜慢性炎症时，可影响鼻旁窦黏膜。

3. **嗅部** 嗅部黏膜面积较小，位于鼻腔顶部、鼻中隔上份和上鼻甲表面，活体上时呈浅黄色。上皮为假复层柱状上皮，称嗅上皮，由嗅细胞、支持细胞和基细胞组成，无杯状细胞。

三、气管与主支气管的结构特点

气管与主支气管腔面有一黏液层，其中含有溶菌酶和 SIgA 等。管壁由黏膜、黏膜下层和外膜 3 层构成（图 3-6-3，图 3-6-4）。黏膜上皮为假复层纤毛柱状上皮，杯状细胞较多，基膜较厚。黏膜下层有混合腺，称气管腺。外膜中有“C”形透明软骨环，软骨环之间有韧带相连接，软骨缺口朝向背侧，缺口由结缔组织封闭，内有混合腺和平滑肌束。从主支气管下端起，软骨环逐渐变成间断不规则的软骨片。平滑肌束逐渐增多，肌肉收缩有利于分泌物的排出。

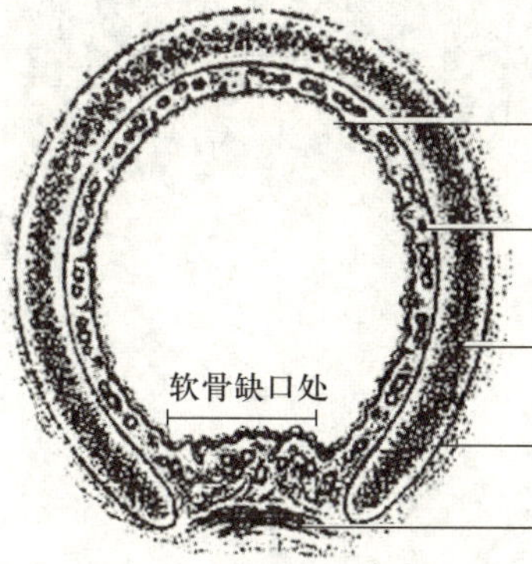

图 3-6-3　气管横切面模式图（低倍）

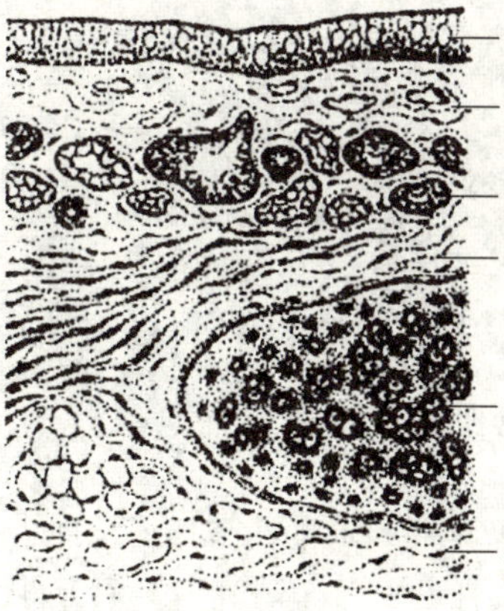

图 3-6-4　气管（高倍）

第二节　肺

肺表面覆以浆膜，为脏胸膜。肺实质由肺内导气部和呼吸部构成（图 3-6-5）。肺内结缔组织、血管、淋巴管和神经等称为肺间质，肺间质将肺分隔成若干叶和小叶。

主支气管分支进入每个肺叶，称肺叶支气管，肺叶支气管分支出数个肺段支气管，每个肺段支气管及其分支和所属的肺组织构成一个支气管肺段 bronchopulmonary segments，简称肺段 segments。肺段支气管以下的多次分支统称小支气管，其管径在 1 mm 以下时称细支气管。细支气管继续分支至直径 0.5 mm 时称终末细支气管。每个细支气管及其各级分支和所属肺泡构成一个肺小叶。

一、导气部

肺导气部随着支气管的反复分支，其管径逐渐由大变小，管壁逐渐由厚变薄，结构渐趋简单。

1. **叶支气管至小支气管**　管壁结构的变化：① 上皮均为假复层纤毛柱状上皮，但逐渐变薄，杯状细胞也逐渐减少；② 腺体逐渐减少；③ 软骨呈片状，并逐渐减少；④ 平滑肌逐渐增多，形成环行肌束围绕管壁。

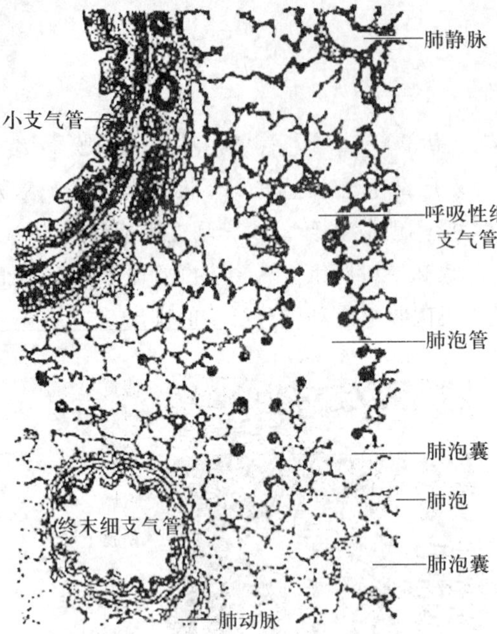

图 3-6-5 肺切面模式图

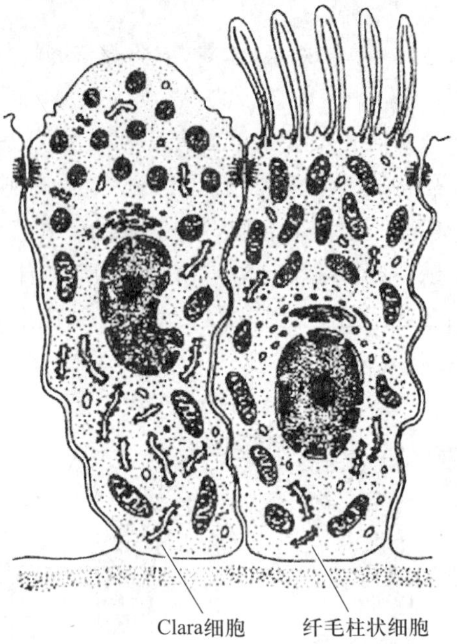

图 3-6-6 Clara 细胞模式图

2. **细支气管** 起始段与小支气管相似，但分层不明显，黏膜可见皱襞，上皮较薄，杯状细胞、腺体和软骨更少乃至消失，环行平滑肌则相对增多。

3. **终末细支气管** 为细支气管的末端分支。管壁薄，分层更不明显，黏膜皱襞明显，上皮为单层纤毛柱状上皮，无杯状细胞、腺体和软骨，平滑肌增多，形成完整的环行肌层。

电镜下，可见细支气管和终末细支气管的上皮内有一种分泌细胞，称 Clara 细胞，呈高柱状，顶部凸向管腔，胞核卵圆形，位于细胞中部，顶部胞质中含有许多分泌颗粒（图 3-6-6），其分泌物中含有蛋白酶和黏液溶解酶等，可分解管腔内的细胞碎片和黏液，保持气道畅通。上皮再生时，Clara 细胞可转变为纤毛柱状细胞和刷细胞。

由于细支气管和终末细支气管失去软骨支撑，故管壁环行平滑肌的收缩或舒张可改变管径，以调节肺泡内的空气流量。在某些病理情况下，终末细支气管平滑肌发生痉挛性收缩，使出入肺泡的气流量减少，引起呼吸困难，如支气管哮喘。

二、呼吸部

1. **呼吸性细支气管** respiratory bronchiole 是终末细支气管的分支。管壁上皮由单层柱状移行为单层立方，上皮内也可见 Clara 细胞，上皮下的结缔组织内有少量平滑肌。由于呼吸性细支气管上有肺泡开口，故具有气体交换功能。

2. **肺泡管** alveolar duct 是呼吸性细支气管的分支，管壁上有许多肺泡和肺泡囊的开口，在相邻肺泡开口之间，表面为单层立方或扁平上皮，上皮下有薄层结缔组织和少量环行平滑肌，故在肺泡管断面上，肺泡开口处的肺泡隔末端呈结节状膨大。

3. **肺泡囊** alveolar sac 与肺泡管相连续，为数个肺泡共同开口的管腔。在相邻肺泡开口处的壁中无平滑肌，故无结节状膨大。

4. **肺泡** pulmonary alveolus 是多面形薄壁囊泡，开口于肺泡囊、肺泡管或呼吸性细支气管，是气体交换的场所。成人肺内有肺泡3亿~4亿个，总面积可达70~80 m^2。肺泡内表面覆以肺泡上皮及其基膜，相邻肺泡间属肺泡隔成分。肺泡上皮由Ⅰ型和Ⅱ型细胞组成（图3-6-7）。

（1）**Ⅰ型肺泡细胞** type Ⅰ alveolar cell：肺泡表面大部分由Ⅰ型细胞覆盖，细胞扁平，胞核扁圆形，细胞含核部分略厚，其余部分很薄，仅0.2 μm，细胞质内可见少量细胞器及大量吞饮小泡，相邻细胞之间有紧密连接。Ⅰ型细胞是气体交换的部位。

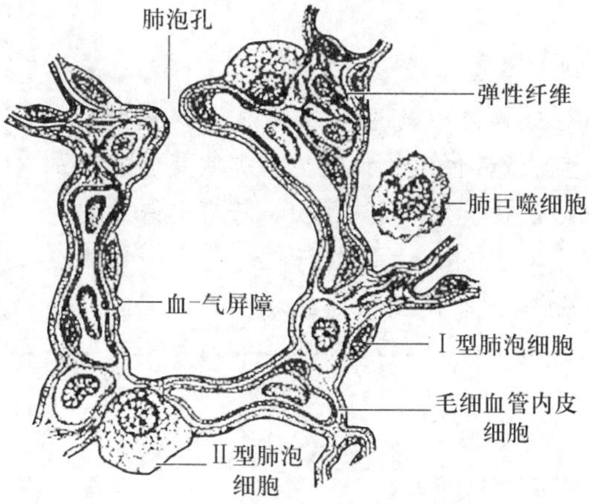

图3-6-7 肺泡结构模式图

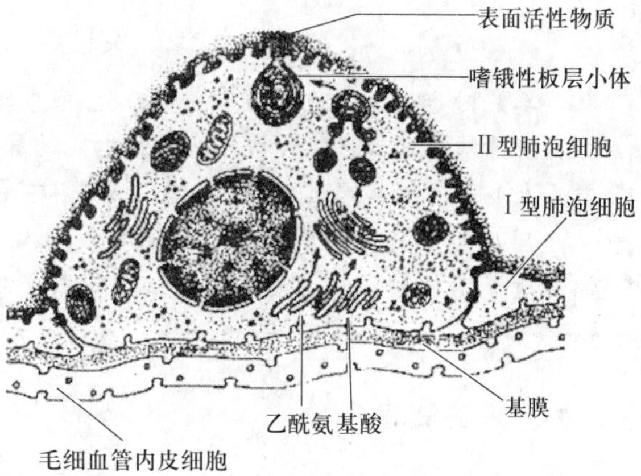

图3-6-8 Ⅱ型肺泡细胞超微结构模式图

（2）**Ⅱ型肺泡细胞** type Ⅱ alveolar cell：较少，细胞呈圆形或立方形，位于Ⅰ型细胞之间，凸向肺泡腔，胞核圆形，胞质着色浅，呈泡沫状。电镜下，可见胞质内有高电子密度的圆形板层结构，其表面有膜包被，称嗜锇性板层小体（图3-6-8），主要含有二棕榈酰卵磷脂。细胞以胞吐方式将其排至肺泡表面，形成一层薄膜，称表面活性物质。该物质能降低肺泡表面张力，防止肺泡塌陷及肺泡过度扩张，起到稳定肺泡直径的作用。创伤、休克、中毒或感染时，肺泡表面活性物质的合成与分泌受到抑制或破坏，可引起肺泡塌陷，影响肺泡的气体交换功能。Ⅱ型肺泡细胞还有增殖分化能力，可修复受损的Ⅰ型肺泡细胞。

5. **肺泡孔** alveolar pore 相邻肺泡之间有小孔相通，称肺泡孔。它是肺泡间的气体通路。当细支气管阻塞时，可通过肺泡孔与邻近肺泡建立侧支通气，有利于气体交换，但肺部感染时，致病菌也可经此孔扩散而造成感染蔓延。

6. **肺泡隔** alveolar septum 是相邻肺泡之间的间质，其内含有丰富的毛细血管网、大量的弹性纤维及成纤维细胞、肺泡细胞和肥大细胞等多种细胞。肺泡隔中的毛细血管网紧贴肺泡上皮，两者在血液与肺泡内气体的交换过程中具有重要作用。肺泡隔内的大量弹性纤维与吸气后肺泡的弹性回缩有关。当肺泡弹性纤维变性时，可使肺泡弹性减弱，肺泡扩大，导致肺气肿。肺泡隔内的肺巨噬细胞是构成机体防御体系的重要成分之一，该细胞体积较大，形状不一，能吞噬吸入的灰尘、细菌、异物及渗出的红细胞等。吞噬灰尘后的巨噬细胞又称尘细胞。肺巨噬细胞除位于肺泡隔外，也可积存于肺间质的其他部位及肺门淋巴结内，还可进入肺泡腔，随呼吸道分泌物排出。

7. **血-气屏障** blood-air barrier 是肺泡与血液间气体交换所通过的结构，包括肺泡表面液体层、Ⅰ型肺泡细胞及其基膜、连续型毛细血管的基膜及内皮。在两层基膜之间有些部位存在薄层结缔组织，但大部分区域两层基膜直接相贴而融合在一起。血-气屏障很薄，其厚度仅 0.2~0.5 μm（图 3-6-9）。屏障中任何部分发生病理改变，均会影响气体交换。

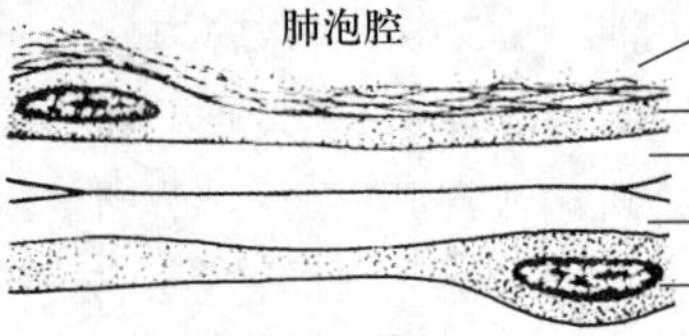

图 3-6-9 血-气屏障的组成

哭比笑不好吗？

婴儿时期，适当地让孩子哭一下也并非坏事。这样可以使更多的肺泡得到充分的膨胀，锻炼肺泡的舒张能力，还能增加婴儿的肺活量，增强机体的抵抗力。那些哭声豁亮的婴儿大多身体健康，很少发生疾病。但并非有意识地让孩子哭，也不要让孩子哭起来没完。

婴儿的啼哭有许多原因，如饥饿时、找人时、冷热时、身体不舒服时、大便时或受惊吓时等不尽相同，这需要家长细心观察，发现规律，促使孩子健康成长。

三、肺的血管

肺有两套血管。

1. **肺动脉与肺静脉** 肺动脉是肺的功能性血管，入肺后不断分支与各级支气管伴行，直至肺泡，在肺泡隔内形成密集的毛细血管网，然后毛细血管再逐渐汇集成肺静脉。

2. **支气管动脉与支气管静脉** 支气管动脉是肺的营养性血管，与支气管伴行入肺，其终末支至呼吸性细支气管时，一部分毛细血管网与肺动脉的毛细血管网吻合，汇入肺静脉，另一部分汇成支气管静脉，与支气管伴行，经肺门出肺。

四、肺的其他功能

肺不仅是气体交换器官，而且参与体内物质的代谢。肺血管内皮细胞含有多种酶，参与5-羟色胺、前列腺素的生成与灭活，去甲肾上腺素和缓激肽等的灭活，以及血管紧张素的转化等。肺在生成与灭活上述生物活性物质时不仅维持肺的正常生理活动，而且还调节血流中这些物质的水平，从而参与全身的生理动态平衡。此外，肺导气部上皮内有内分泌细胞，分泌5-羟色胺和肽类物质。

（马红梅）

思考题

1. 叙述肺导气部和呼吸部的组成。
2. 试述肺导气部管壁结构的变化规律。
3. 试述呼吸过程中气体经过哪些结构。

第七章 泌尿系统

重点内容提示

肾的一般结构；肾单位的组成及各部分的结构特点。

第一节 肾

一、肾的一般结构

肾表面包有一层致密结缔组织被膜。肾门处除血管、神经、淋巴管等进出肾之外，还有较多的结缔组织伸入肾内，共同构成肾内间质。

新鲜肾的冠状切面上，外周暗红色部分为皮质，深部浅色部分为髓质。髓质由 10~18 个肾锥体组成，其底部朝向皮质，尖端朝向肾门，为肾乳头。每个肾锥体与其相连的皮质部分组成肾叶。伸入两个肾锥体间的皮质部分称肾柱，由相邻肾叶的皮质融合而成。从锥体底部向皮质呈放射状走行的细线称髓放线，两条髓放线间的皮质称皮质迷路。每个髓放线及其周围的皮质迷路组成一个肾小叶。肾乳头所突入的漏斗状膜性管道为肾小盏，2~3 个肾小盏汇合成一个肾大盏，全部肾大盏汇合成肾盂，在肾门处移行为输尿管。

二、肾实质

肾实质由肾单位和集合小管组成（图 3-7-1）。

（一）肾单位

肾单位 nephron 由肾小体和肾小管组成（图 3-7-2），每个肾有 100 万~150 万个肾单位。肾单位起始部为膨大的小球，称**肾小体**。与肾小体相连的一条长而弯曲的管道称**肾小管**，它又依次分为近端小管（包括曲部、直部）、细段和远端小管（包括直部、曲部）。远段小管末端与集合小管相连。

肾小体位于皮质迷路和肾柱内。近端小管在皮质迷路内盘曲于肾小体附近，为近端小管曲

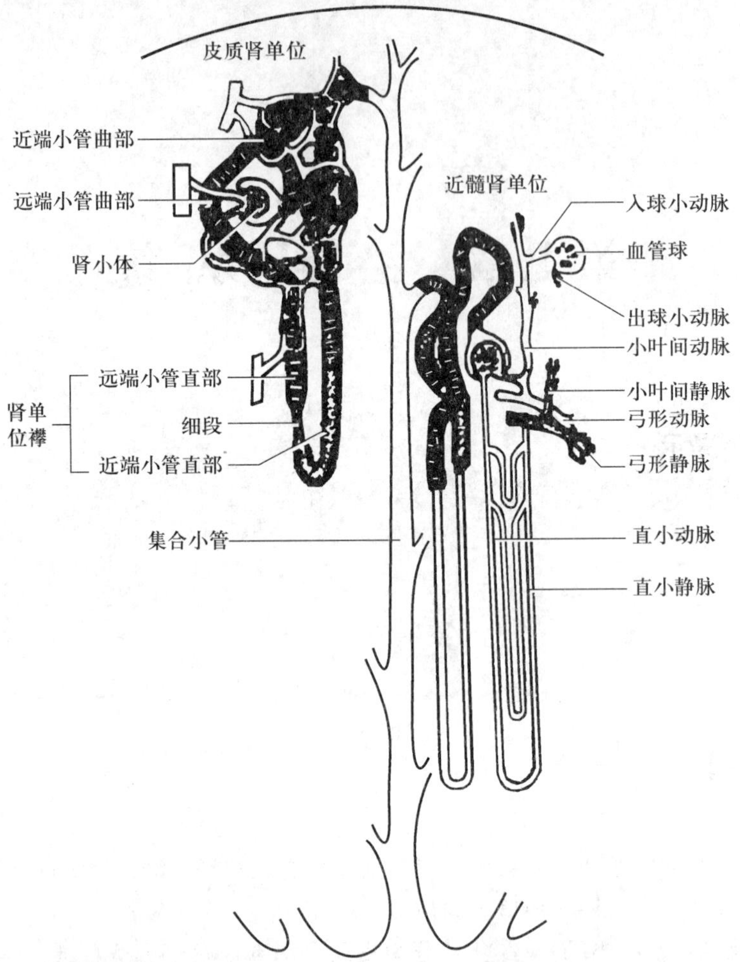

图 3-7-1 肾单位和集合小管模式图

部。随后近端小管离开皮质迷路入髓放线直行而下，进入髓质，为近端小管直部。在髓质内，近端小管直部管径骤然变细，为细段。细段返折上行，管径又变粗，为远端小管直部。由近端小管直部、细段和远端小管直部三者共同组成"U"字形襻状结构，为**髓襻** medullary loop，又称**肾单位襻** nephron loop、亨利襻 Henle loop。远端小管直部在髓质或髓放线内上行，重返皮质迷路，于该部肾小体附近又盘曲而行，为远端小管曲部。远端小管末端接集合小管。集合小管的起始部为弓形集合小管，在皮质迷路内呈弓形弯入髓放线，其后沿髓放线直行向下达髓质，为直集

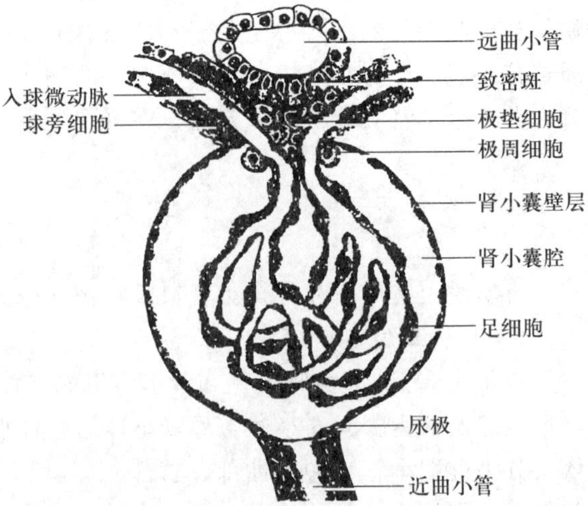

图 3-7-2 肾单位及球旁器模式图

合小管，沿途又不断与其他集合小管汇集，最后汇成乳头管，开口于肾乳头。

1. **肾小体** renal corpuscle　又称肾小球，呈球形，直径为 150~250 μm，由血管球和肾小囊两部分组成。每个肾小体分两个极：血管进出处为血管极，此处有两条小血管，一条为入球微动脉，另一条为出球微动脉，一般入球微动脉粗而短，出球微动脉细而长；与血管极相对的为尿极，同肾小管相连。

（1）**血管球** glomerulus：是入球微动脉与出球微动脉之间的一团毛细血管。入球微动脉进入肾小体后，先分成 4~5 个分支，各分支再分成若干条毛细血管，毛细血管之间互相吻合。电镜下，毛细血管为有孔型。血管极处有少量结缔组织随血管进入血管球，分布于毛细血管襻之间，构成血管系膜。血管系膜由于位于血管球内，故称球内系膜，由**球内系膜细胞** intraglomerular mesangial cell 和基质组成。球内系膜细胞呈星状，核小，染色深，光镜下与内皮细胞不易区分。电镜下，球内系膜细胞有的突起可伸入内皮和基膜之间，甚至经内皮细胞之间伸入毛细血管腔内。目前认为，球内系膜细胞可能有合成基质、吞噬血管内皮基膜上的大分子物质、参与基膜的更新和修复、控制血管球血流量等功能。在肾小球炎症时，球内系膜细胞能分裂增生，数量增多。

（2）**肾小囊** renal capsule：又称 Bowman 囊，是肾小管盲端凹陷而成的杯状双层囊，分壁层和脏层，两层间的狭腔称肾小囊腔。壁层是单层扁平上皮，于尿极处与肾小管上皮相续。脏层上皮细胞形态特殊，包在每条毛细血管外面，有许多突起，称**足细胞** podocyte。光镜下，足细胞与球内系膜细胞不易区分。电镜下，足细胞胞体较大，从胞体伸出几个较大的初级突起，每个初级突起再分出许多指状的次级突起，足细胞自身的次级突起或与相邻足细胞的次级突起相互穿插，呈栅栏状，紧包在毛细血管基膜外面。相邻突起间有狭窄裂隙（宽约 25 nm），称裂孔，孔上覆以薄膜（厚 4~6 nm），称裂孔膜 slit membrane，亦称隔膜（图 3-7-3）。足细胞突起内有微丝，可调节裂孔的宽度。

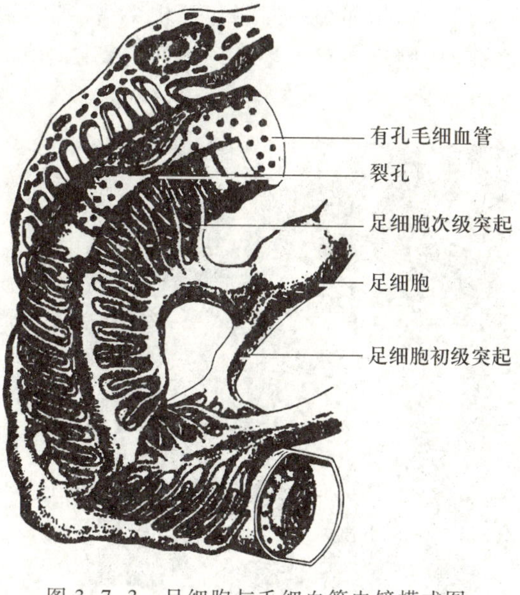

图 3-7-3　足细胞与毛细血管电镜模式图

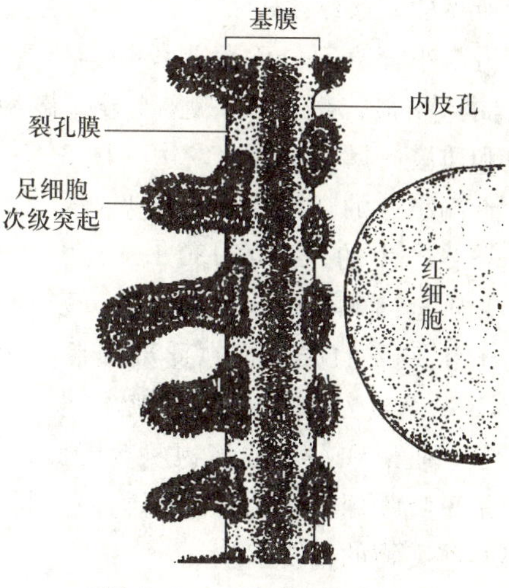

图 3-7-4　滤过膜模式图

血浆从血管球的毛细血管渗入肾小囊内形成原尿，必须通过毛细血管内皮、基膜和裂孔膜，这三层结构组成**滤过膜** filtration membrane，亦称**滤过屏障** filtration barrier（图 3-7-4）。三层结构分别限制一定大小的物质通过，其中足细胞的裂孔膜起主要作用，一般相对分子质量在 70 000 以下的物质都能通过滤过膜。若滤过膜受损，则大分子物质（如蛋白质）甚至红细胞亦能通过，形成蛋白尿或血尿。

滤过屏障

滤过屏障通透性的大小对血液净化起着重要作用。血液中的营养物质（如蛋白质等）不允许被滤出，而体内的某些代谢产物（如尿素、肌酐等）则被大量滤出。某些小分子物质（如水、无机盐等）即使被滤出，也会被肾小管细胞重吸收回血液。倘若肾小球发生病变，滤过屏障通透性增强，血液中的大分子物质就可被滤出；若通透性降低或消失，则血液中的代谢产物就滞留在体内，导致机体中毒（称尿毒症）。由此可见，肾小球是人体血液的净化器。

2. **肾小管** renal tubule 按不同的形态结构、分布位置和功能分成三部分：近端小管、细段和远端小管。

（1）**近端小管** proximal tubule：是肾小管的起始部分，与肾小囊腔相连接，也是肾小管中最粗最长的一段，约占肾小管总长的 1/2。按其行程和结构分为曲部和直部。

近端小管曲部也称近曲小管，位于皮质迷路内，于肾小体附近高度盘曲。光镜下：管壁厚，腔小不规则；管壁由单层锥体状细胞构成，细胞界限不清；胞质呈嗜酸性；核圆，位于基底部；腔面有刷状缘，基部有纵纹。电镜下，腔面有大量密集、规则排列的微绒毛，即光镜下的刷状缘。细胞侧面除有连接复合体外，还有许多侧突，相邻细胞的侧突互相交错，故使细胞界限不清。细胞基底部有发达的质膜内褶，内褶之间的胞质内有大量纵行排列的线粒体，形成光镜所见的基底纵纹。

近端小管直部位于髓放线和锥体内，结构与曲部相似，但上皮细胞较矮，微绒毛、侧突和质膜内褶不及曲部发达（图 3-7-5）。

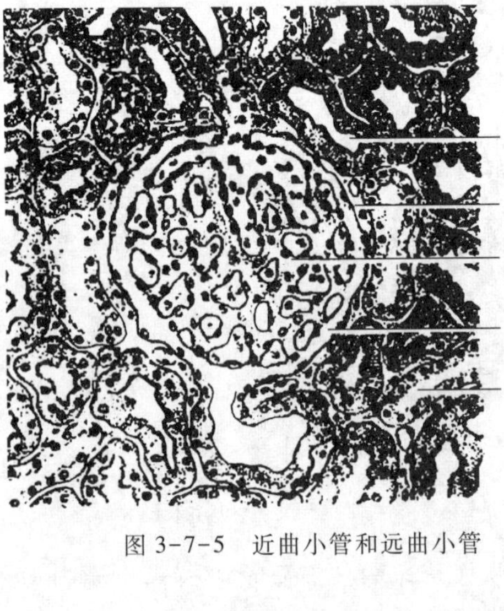

图 3-7-5 近曲小管和远曲小管

近端小管的功能主要是重吸收。成人两肾一昼夜产生的原尿约 180 L，其中 85% 的水、几乎全部葡萄糖和氨基酸，以及 65% 的钠离子和 50% 的尿素都在此部吸收。另外，近端小管上皮细胞还能向管腔排出和分泌氢、氨、肌酐和马尿酸等物质。因此，近端小管是重吸收原尿中大量有用物质、排出和分泌某些废物的重要部位。

（2）**细段** thin segment：位于髓放线和锥体内，呈“U”字形。细胞管径很细，由单层扁平上皮组成。上皮细胞呈弱嗜酸性，着色较淡，核椭圆形，凸向管腔（图 3-7-6）。细段上皮甚薄，水和电解质较易透过管壁而进入间质。

（3）**远端小管** distal tubule：连接于细段和集合小管之间，按其行程和结构分为直部和曲部。

远端小管直部位于髓质内，并经髓放线返回皮质，移行于远端小管曲部，它构成髓襻的第三段。直部由单层立方上皮组成，胞质着色较淡，细胞分界清楚，核圆，位于中央。电镜下，上皮细胞游离面的微绒毛少而短，细胞侧面亦有侧突，并与相邻细胞的侧突互相交错。上皮细胞基底部的质膜内褶发达，有的内褶可伸至细胞顶部，内褶间的线粒体细长，数量较多。质膜内褶上有钠泵，能不断地将小管内的钠离子泵入间质，但水不能通过，以使小管内渗透压低于管外，进而形成间质中的渗透压从锥体底部至乳头部的梯度，有利于集合小管浓缩尿液。

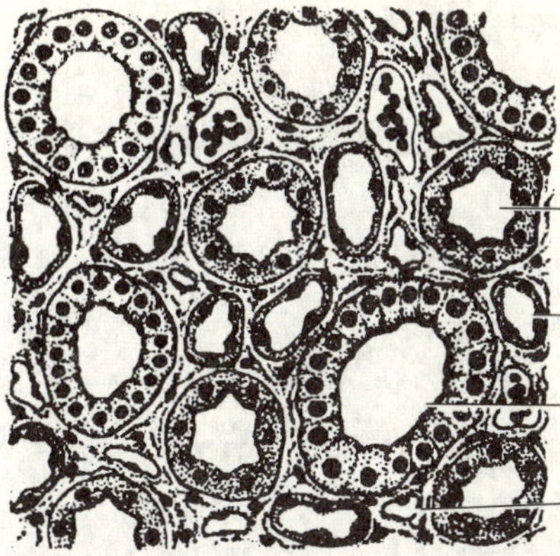

图 3-7-6　肾集合小管及髓襻

远端小管曲部也称远曲小管，位于皮质迷路内。远曲小管的长度比近曲小管短，因此在皮质迷路内的断面比近曲小管少。远曲小管在结构上基本与直部相似，但上皮细胞略大于直部，基底纵纹和质膜内褶不如直部发达，质膜内褶内的线粒体数量较少。

远曲小管的功能是重吸收钠和排出钾，此过程受肾上腺皮质的醛固酮调控，其还可向管腔内分泌氢离子和氨，对维持血液的酸碱平衡有重要作用。此外，在神经垂体抗利尿激素的作用下，远曲小管继续吸收水。

（二）集合小管系

集合小管系 collecting tubule system 按分布位置和结构不同，可分为弓形集合小管、直集合小管和乳头管，三段间无明显分界。弓形集合小管与远曲小管相连的部分位于皮质迷路内，呈弓形，进入髓放线后与直集合小管相连接，几个弓形集合小管汇合成直集合小管，经髓质行至锥体乳头，改称乳头管。整个集合小管的管径由细逐渐增粗，上皮细胞由单层立方渐变为单层柱状，乳头管处的上皮细胞为高柱状。上皮细胞的特点是：胞质清亮，分界清楚，核圆或卵圆形，位于细胞中央，核着色较深。

集合小管也有吸收钠和水的功能，也能排出钾和氨，并受醛固酮和抗利尿激素的调节。

（三）球旁复合体

球旁复合体 juxtaglomerular complex 又称近血管球复合体或肾小球旁器，由球旁细胞、致密斑、球外系膜细胞和极周细胞组成（图 3-7-2）。

1. **球旁细胞** juxtaglomerular cell　是入球微动脉近血管极处由中膜平滑肌细胞特化而成的上皮样细胞，体积较大，呈立方形，核大而圆居中，胞质呈弱嗜碱性，内有分泌颗粒，颗粒内含有肾素。肾素是一种蛋白水解酶，可使血浆中的血管紧张素原变成血管紧张素Ⅰ，后者被组织的转化酶转变成血管紧张素Ⅱ，两者均可使血管平滑肌收缩，升高血压，但血管紧张素Ⅱ作用更强。某些肾病伴有高血压，与肾素分泌有关。

近年来研究发现，出球微动脉中膜平滑肌细胞也能特化成上皮样细胞，并能分泌肾素，不过比入球微动脉要少得多。

2. **致密斑** macula densa 是远曲小管近血管极一侧的管壁上皮细胞特化而成的椭圆形隆起，该处细胞变高变窄，排列紧密而形成椭圆形斑，故称致密斑。光镜下，致密斑上皮细胞呈高柱状，胞质色浅，核椭圆形，位于细胞近游离面。电镜下，细胞基底部侧面有突起，有的突起可伸至球旁细胞和球外系膜细胞，此处基膜不完整。一般认为，致密斑是一种离子感受器，能敏感地感受远曲小管内的钠离子浓度变化，当钠离子浓度降低时将信息传给球旁细胞，促其分泌肾素。

3. **球外系膜细胞** extraglomerular mesangial cell 也称**极垫细胞** polar cushion cell，位于入球微动脉、出球微动脉和致密斑之间的三角区内，并与球内系膜细胞相连，细胞体积较小，有小突起，染色较淡。此种细胞的功能尚不清楚，可能参与信息传递，有人认为在一定条件下其能转变为球旁细胞。

4. **极周细胞** peripolar cell 位于肾小囊脏层和壁层上皮移行处，呈套袖样包绕血管极。极周细胞外形不一，胞质比邻近上皮细胞清亮，核内染色质少，呈空泡状。细胞的基底部紧贴肾小囊基膜，另一面直接凸入肾小囊腔内。极周细胞的功能目前尚不清楚。

三、肾间质

肾间质是指肾内的结缔组织、神经、血管和淋巴管等，分布在肾单位和集合小管之间。皮质部的间质较少，髓质部略有增加，愈近乳头部愈多。肾内间质除一般的结缔组织细胞外，尚有一种特殊的间质细胞，具有突起，胞质中有发达的高尔基复合体、内质网及嗜锇颗粒，颗粒内含有前列腺素或其前体。因此，间质细胞具有分泌前列腺素和生成基质的功能。

四、肾的血液循环

肾的血液循环与尿液的形成有密切关系，有如下特点：① 流量大，流速快，这是由于肾动脉直接起自腹主动脉，且短而粗，肾内血管走行也较直，血流很快能抵达血管球；② 入球微动脉较出球微动脉粗，因而使血管球内的压力较高，利于滤过；③ 两次形成毛细血管网，入球微动脉分支形成毛细血管球（毛细血管网），出球微动脉出球后再次形成毛细血管网，分布在肾小管周围，此处毛细血管内的胶体渗透压较高，有利于肾小管上皮重吸收和尿液浓缩；④ 髓质内的直小血管襻与髓襻伴行，也有利于泌尿小管的重吸收和尿液的浓缩（图 3-7-7）。

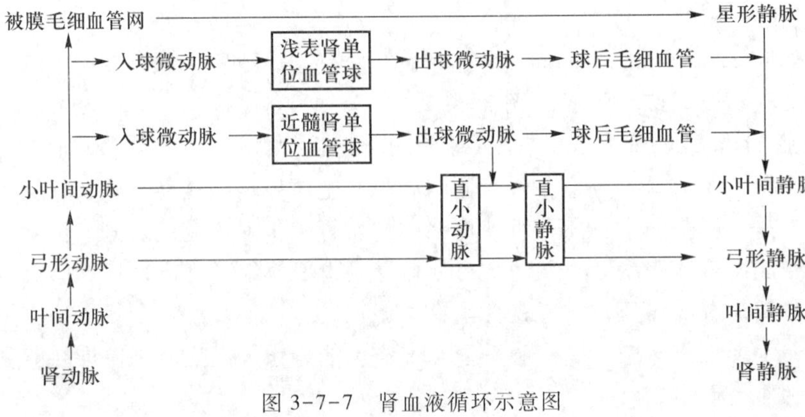

图 3-7-7 肾血液循环示意图

第二节 排尿管道

排尿管道由黏膜、肌层和外膜3层组成。

1. **黏膜** 上皮为变移上皮（尿道除外），开始较薄，只有2~3层细胞，愈向下愈厚。变移上皮细胞的层数可随功能状态而变化。

2. **肌层** 排尿管道的肌层均为平滑肌，膀胱的肌层较厚。

3. **外膜** 排尿管道的外膜除膀胱顶部为浆膜外，其余均为纤维膜。

（郝立宏）

思考题

1. 描述肾的剖面结构。
2. 试述肾单位的构成。
3. 试述尿液的形成和排出途径。

第八章　生殖系统

重点内容提示

睾丸和卵巢的微细结构；精子、卵子的形成过程；子宫内膜的微细结构；子宫内膜与卵巢周期性变化的关系。

第一节　男性生殖系统

一、睾丸

（一）一般结构

睾丸 testis 外面有一层较厚的被膜，此膜由外向内可分为睾丸鞘膜脏层（浆膜）、白膜（致密结缔组织）及血管膜（疏松结缔组织，其中含有较多的血管）。在睾丸后缘，白膜增厚并伸入睾丸内形成睾丸纵隔。

纵隔处的结缔组织呈叶片状向睾丸四周延伸，形成睾丸小隔，把睾丸分隔成 250 个左右的锥形睾丸小叶。小隔并未把小叶完全分开，特别是在小叶底周，故小叶可以互相通连。每个小叶内有 1~4 条生精小管，生精小管之间的疏松结缔组织为睾丸间质，其内有一种特殊细胞，称睾丸间质细胞。

（二）睾丸实质

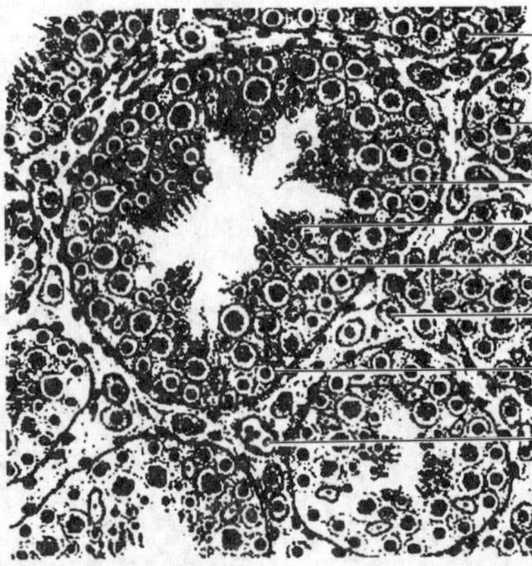

图 3-8-1　生精小管与睾丸间质模式图

睾丸实质由生精小管构成。**生精小管** seminiferous tubule 是一条在小叶内高度盘曲的细长管道，为产生精子的场所。每个小叶的生精小管向纵隔方向汇集，与直精小管相连。生精小管上皮由特殊的生精上皮组成，上皮外有基膜，基膜外有一层由胶原纤维和一些梭形细胞（类肌细胞）构成的界膜（图 3-8-1）。类肌细胞具有平滑肌细胞的结构和功能，它的收缩有助于生精小管内精子和液体的排出。

生精小管上皮由两类细胞组成：生精细胞和支持细胞。前者是形成精子的细胞，后者是起支持、营养和分泌作用的细胞。

1. **生精细胞与精子的发生**　生精细胞是一组细胞，包括精原细胞、初级精母细胞、次级精母细胞、精子细胞和精子。从精原细胞发育成精子的过程称为精子发生，可分为 3 个阶段：① 精原细胞分裂增殖，并产生精母细胞；② 精母细胞减数分裂，形成单倍体的精子细胞；③ 精子细胞变态成为精子。从精原细胞发育到精子成熟约需 64 天。各级生精细胞散布镶嵌在支持细胞之间的不同位置，随着精子发育过程的进行，细胞从基膜逐渐移向腔面（图 3-8-2）。

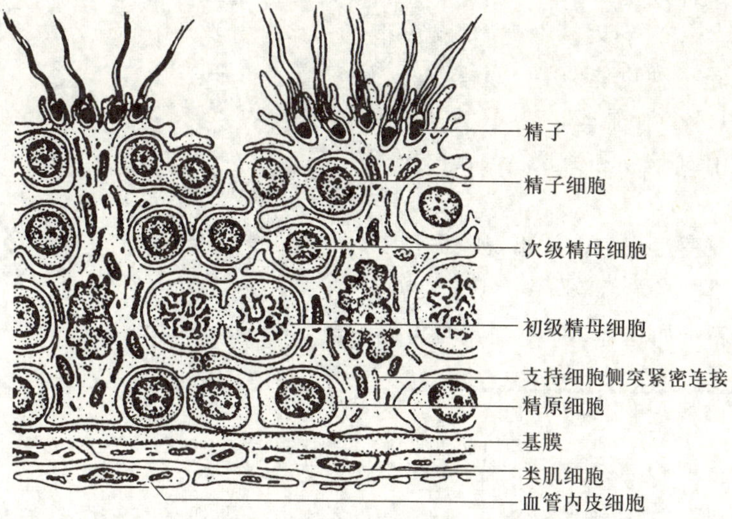

图 3-8-2　生精小管上皮细胞电镜模式图

（1）**精原细胞** spermatogonia：是最幼稚的生精细胞，位于基膜上。细胞呈圆形或卵圆形，体积较小，直径约 12 μm，胞质染色较淡，核圆形，染色浅。从青春期开始，精原细胞不断分裂，其中一部分经多次分裂后体积增大，离开基膜向腔面移动，形成初级精母细胞；另一部分体积不增大，保持在基膜上，并保留继续分裂产生新的精原细胞的能力，为干细胞。

（2）**初级精母细胞** primary spermatocyte：体积较大，直径约 18 μm，位于精原细胞的内面，常有数层。由于处于分裂期，故染色体变得粗大，核呈丝球状。初级精母细胞的分裂前期时间较长（达 22 天），在切片上容易见到。初级精母细胞完成第一次减数分裂后，产生 2 个次级精母细胞。

（3）**次级精母细胞** secondary spermatocyte：体积较小，直径约 12 μm，染色较深，位于初级精母细胞的内面，更靠近管腔。由于次级精母细胞存在的时间短，很快就完成第 2 次成熟分裂，故在切片上不易找到。一个次级精母细胞完成第 2 次成熟分裂后产生 2 个精子细胞。一个初级精母细胞经连续 2 次成熟分裂，使细胞的染色体数目减少 1/2，所以精子细胞为单倍体。

（4）**精子细胞** spermatid：位于生精小管的近腔面或腔面，数量较多。细胞形态不一致，早期精子细胞圆形，体积较小，直径约 8 μm，核圆，染色深。精子细胞不再分裂，经过复杂的形态变化成为精子。从精子细胞演变成精子的过程称为精子形成，其主要变化为：① 细胞核变成精子头；② 高尔基复合体产生囊泡，形成顶体；③ 中心粒演变成轴丝；④ 线粒体呈螺旋状排列，形成线粒体鞘；⑤ 多余细胞器丢失。

（5）**精子** spermatozoon：形似蝌蚪，全长约 60 μm，分头和尾两部。新形成的精子，头部镶嵌在支持细胞的顶部，尾部朝向管腔。

精子的头部正面观呈卵圆形，侧面观呈菱形，其内主要为浓缩的细胞核，头的前 2/3 有顶体覆盖。顶体内含有许多水解酶，如顶体蛋白酶、透明质酸酶、酸性磷酸酶等。在受精过程中，顶体释放顶体酶，溶解卵细胞外面的结构后，精子进入卵细胞使其受精。若缺乏顶体酶，尽管精子外形及活动能力正常，仍可引起男性不育。

精子的尾部又称鞭毛，长约 55 μm，是精子的运动装置。电镜下，精子的尾部可分为颈段、中段、主段（体）和末段（尾）。颈段很短，其内主要是中心粒。中段亦短，在轴丝外包有线粒体鞘，是一种供能装置。主段长，为纤维鞘。末段短，仅有轴丝。精子是一种细胞，其整个外面有细胞膜和薄层的细胞质包裹（图 3-8-3）。

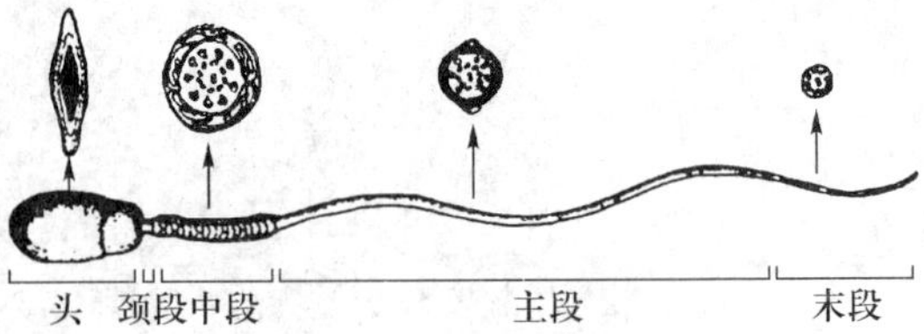

图 3-8-3 精子的结构

在精子细胞演变过程中，常出现畸形精子，如巨大型、短小型、双头、双尾、小头、大头和无尾等。畸形精子如超过 20%，可出现男性不育。

吸烟对精子的影响

医学研究证实，吸烟者精液中所含精子数目比不吸烟者少，而畸形精子的数目较多。烟内毒素对睾丸生精细胞影响较大。科学家早期在动物实验中发现，高浓度儿茶酚胺可以对生精细胞造成损害。后又有人发现，吸烟可以刺激机体分泌大量儿茶酚胺，并可以诱发精索静脉曲张。又有报道，烟草中的尼古丁和多环芳香烃类化合物可使动物睾丸萎缩、精子发育中断和形态发生畸形。

2. **支持细胞** sustentacular cell 又称 Sertoli 细胞。呈不规则的高锥形，细胞基部附着在基膜上，顶部伸至生精小管腔面。光镜下，细胞轮廓不清，核呈椭圆形、三角形或不规则形，染色较浅，核仁明显。电镜下，支持细胞侧面和顶部形成许多陷窝，其内嵌入各级生精细胞，胞质内可见丰富的滑面内质网、发达的高尔基复合体及较多的线粒体、溶酶体、微丝和微管。相邻支持细胞以侧突形成紧密连接，此连接位于精原细胞的上方，将精原细胞分隔在紧密连接和基膜之间，其他生精细胞被分隔在紧密连接与管腔之间。故精原细胞与其他生精细胞处在不同的微环境中。

支持细胞功能如下：

（1）支持、保护和营养各级生精细胞质。

（2）参与构成**血-睾屏障** blood-testis barrier：血-睾屏障是由毛细血管内皮及其基膜、界膜、生精小管基膜和支持细胞侧突形成的紧密连接构成。该屏障可阻止间质内大分子物质进入管腔，从而保持生精小管内较稳定的微环境。此外，还能防止因精子抗原物质溢出生精小管而发生自身免疫反应。

（3）吞噬作用：能吞噬精子细胞在形成精子过程中丢失的胞质，并由溶酶体消化。

（4）分泌作用：除分泌少量液体外，还分泌雄激素结合蛋白，能与雄激素结合，提高生精小管内雄激素的含量，以利于精子的发生。此外，还分泌少量雌激素。

（三）睾丸间质

睾丸间质是位于生精小管之间的疏松结缔组织，除含有丰富的血管、淋巴管和一般的结缔组织细胞外，还有一种内分泌细胞，即睾丸间质细胞，又称 Leydig 细胞。它们成群地分布在生精小管之间。在 HE 切片标本上，胞体呈圆形、椭圆形或不规则形。胞体较大，直径约 20 μm，胞质呈嗜酸性。细胞核为圆形或卵圆形，常位于中央（也有偏位），染色较淡，有 1~2 个核仁。

睾丸间质细胞受垂体分泌的间质细胞刺激素（黄体生成素）的作用，能合成和分泌雄激素，主要是睾酮，可促进精子的发生及男性生殖管道和附属腺的发育，激发男性第二性征，维持正常性功能。

（四）直精小管和睾丸网

生精小管近睾丸纵隔处变得短而直，称为直精小管，其管径细，管壁由单层立方或柱状细胞组成。直精小管进入睾丸纵隔后，管腔变大而不规则，互相吻合成网，称睾丸网，管壁由单层立方细胞组成。直精小管和睾丸网不能产生精子，仅是运输精子的管道。

二、排精管道

排精管道分睾丸内排精管道和睾丸外排精管道两部分，前者包括直精小管和睾丸网，后者包括附睾、输精管、射精管和尿道。

睾丸外排精管道壁分为黏膜、肌层和外膜。但附睾分层不明显，由上皮细胞和基膜组成。

（一）附睾

附睾 epididymis 分头、体、尾 3 部，头由输出小管组成，体和尾由附睾管组成。

1. **输出小管**　是从睾丸网发出的 10~15 条弯曲小管。管壁黏膜上皮为假复层纤毛柱状上皮，由高柱状纤毛细胞群和无纤毛的短柱状细胞群相间排列而成，故腔面呈高低起伏的波浪状，上皮基膜外有薄层平滑肌。上皮纤毛的摆动和平滑肌的收缩有助于精子的运送（图 3-8-4）。

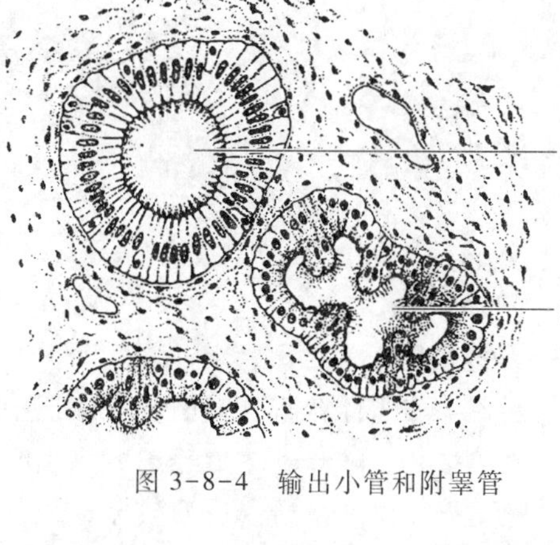

图 3-8-4　输出小管和附睾管

2. **附睾管**　是一条很长（4~6 m）的高度弯曲的管道，一端与输出小管相连，另一端与输精管移行。附睾管黏膜上皮也是假复层纤毛柱状上皮，由于细胞高度相仿，故腔面平整。细胞表面有许多静纤毛（粗长的微绒毛），这些细胞除有吸收功能外，还分泌甘油磷酸胆碱和糖蛋白等物质，可营养精子，使其功能成熟。上皮基膜外有较多平滑肌。当精子进入附睾后，由于移动缓慢，附睾管长而弯曲，使精子在附睾内历时较长（12～21 天），故管腔内常见到精子。

（二）输精管

输精管管壁由黏膜、肌层和外膜组成。黏膜由假复层柱状上皮与固有膜构成，上皮细胞较矮，固有膜中弹性纤维较丰富。肌层较厚，平滑肌强烈收缩能将精子迅速排出。外膜由疏松结缔组织构成。

三、附属腺

男性生殖系统的附属腺具有分泌功能，其分泌物主要是构成精液的液体部分。仅简述前列腺。

1. **一般结构　前列腺** prostate 是一个栗子形的实质性器官，表面有一层被膜，其内有较多的弹性纤维和平滑肌，这些成分伸入腺内，组成前列腺的支架。前列腺的实质由 30～50 个复管泡状腺组成，共有 15～30 条导管开口于尿道精阜的两侧。按腺体的分布，可分成黏膜腺、黏膜下腺和主腺。

2. **组织结构特点**

（1）腺泡上皮形态多样，可以是单层立方、单层柱状或假复层柱状。

（2）腺泡形状不一，腺腔很不规则。

（3）间质较多，除结缔组织外，富含弹性纤维和平滑肌。

（4）腺泡腔内常见凝固体，由上皮细胞的分泌物浓缩而形成，在 HE 切片上呈嗜酸性。凝固体可随年龄而增加，甚至钙化而形成前列腺石。

一般 50 岁以后前列腺逐渐萎缩，但有些人非但不萎缩，反而增生肥大，到一定程度后会堵塞尿道，引起排尿困难。前列腺肥大主要发生在黏膜腺和黏膜下腺，前列腺癌主要发生在主腺。

第二节　女性生殖系统

一、卵巢

（一）一般结构

卵巢是一个实质性器官，表面包有一层上皮，与腹膜间皮相移行，称表面上皮，其年幼时呈单层立方或柱状，随年龄增加逐渐变为扁平。上皮下有一层致密结缔组织，新鲜时呈白色，称白膜。卵巢分皮质和髓质。皮质较厚，位于外周，有大量卵泡和结缔组织。髓质范围较小，位于中央，由结缔组织、神经和血管组成。两部分无明显分界（图 3-8-5）。卵巢门处除有较大的血管和神经进出外，还有门细胞。

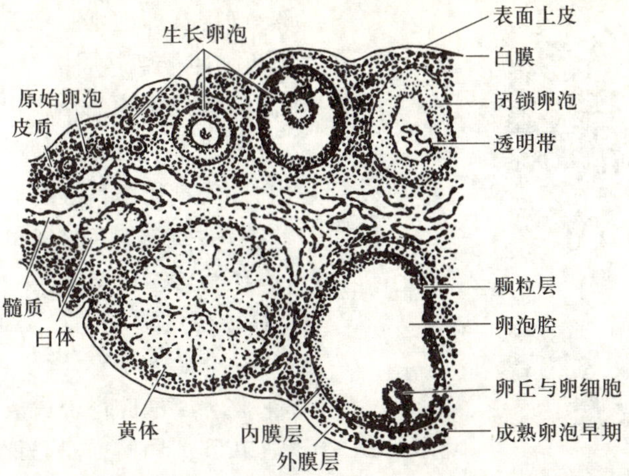

图 3-8-5　卵巢

（二）卵泡的发育

卵泡 follicle 是由位于中央的一个卵母细胞和其周围的卵泡细胞组成的球状结构。卵泡的发育是一个连续过程，其结构发生一系列变化，一般将其分为原始卵泡、生长卵泡和成熟卵泡 3 个阶段（图 3-8-6）。

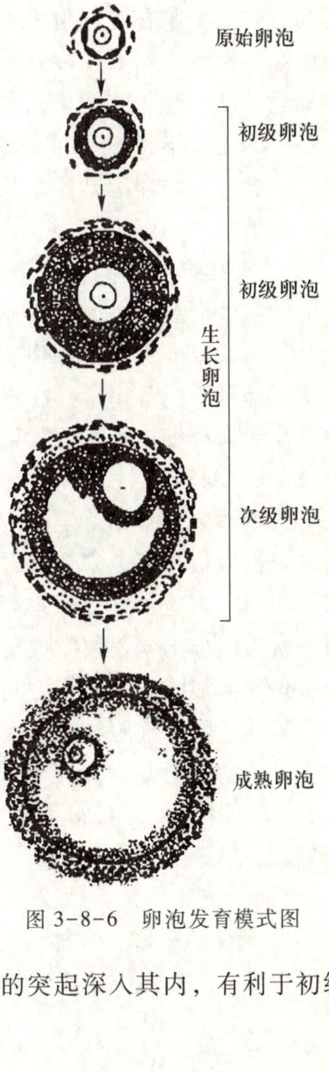

图 3-8-6　卵泡发育模式图

1. **原始卵泡** primordial follicle　位于卵巢皮质浅层，体积小，数量多，是相对静止的卵泡，由一个初级卵母细胞及周围单层扁平的卵泡细胞组成。初级卵母细胞体积较大，圆形，胞质嗜酸性；核大而圆，染色质细而疏，着色浅；核仁大而明显。初级卵母细胞可以长期（10 年至数十年）停留在第一次成熟分裂前期，直到排卵前才完成第一次成熟分裂。卵泡细胞体积较小，核扁圆形，染色较深。卵泡细胞具有支持和营养卵母细胞的作用。卵细胞与周围结缔组织间有一薄层基膜。

2. **生长卵泡** growing follicle　青春期后，部分静止的原始卵泡开始生长发育，成为生长卵泡。原始卵泡的卵泡细胞从扁平变为立方或柱状是卵泡开始生长的形态学标志。生长卵泡又可分为初级卵泡和次级卵泡两个阶段。

（1）**初级卵泡** primary follicle：卵泡开始生长到出现卵泡腔之前称为初级卵泡，亦称为早期生长卵泡。从原始卵泡到初级卵泡的主要变化包括：① 卵泡细胞的生长，由单层扁平变为单层立方或柱状，或增殖为多层，此时的卵泡细胞称为颗粒细胞。② 初级卵母细胞体积增大，但仍然处于第一次成熟分裂前期。③ 在卵母细胞表面和卵泡细胞之间出现一层较厚的均匀的嗜酸性膜，即透明带，它是初级卵母细胞和卵泡细胞共同分泌的物质。电镜下，可见初级卵母细胞的微绒毛及卵泡细胞的突起深入其内，有利于初级

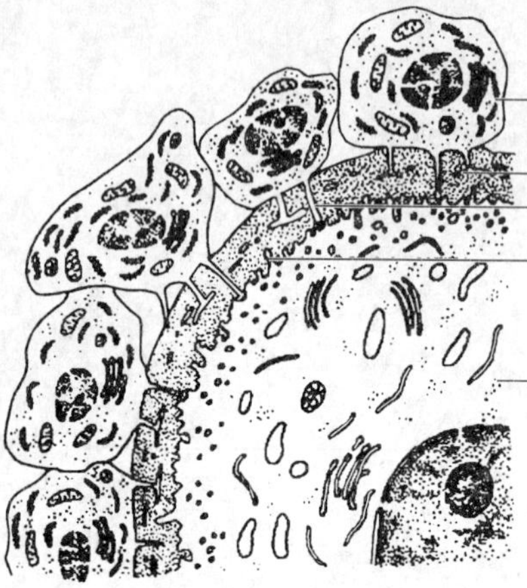

图 3-8-7 透明带超微结构模式图

卵母细胞从卵泡细胞中获取营养（图 3-8-7）。④ 初级卵母细胞周围的结缔组织逐渐分化成卵泡膜，但与周围的结缔组织无明显分界。

由于上述变化，使初级卵泡的体积逐渐增大，并向皮质深部迁移，向着次级卵泡发育。

（2）**次级卵泡** secondary follicle：这时的卵泡除体积进一步增大外，还有下列结构出现：① 卵泡腔的形成，颗粒细胞之间逐渐出现一些腔隙，开始大小不等，最后融合成一个较大的卵泡腔。卵泡腔内充满着卵泡液，其内含有雌激素和其他物质，对卵细胞有营养作用。② 卵丘的形成，由于卵泡液不断增多，卵泡腔不断扩大，将初级卵母细胞及周围的一些颗粒细胞挤到卵泡腔的一侧，形成凸入卵泡腔的丘状隆起，称为卵丘。③ 放射冠的形成，紧靠透明带表面的一层颗粒细胞增大变成柱状，呈放射状排列，这层细胞称为放射冠。④ 颗粒层的形成，除初级卵母细胞周围的卵泡细胞外，其余的卵泡细胞密集，层数增多，构成卵泡壁，称为颗粒层。⑤ 卵泡膜的形成，随着卵泡的增大，其周围的结缔组织亦增多，卵泡膜更加明显，且能分出内、外两层。内层含有较多的多边形和梭形膜细胞及丰富的毛细血管；外层细胞及毛细血管均少，纤维较多，并有少量平滑肌。

到青春期，卵泡开始生长发育，虽然同时有许多原始卵泡生长发育，但一般只有一个卵泡达到成熟。

3. **成熟卵泡** mature follicle 是卵泡发育的最后阶段，体积很大，直径可达 1.5～2.0 cm，并向卵巢表面突出。此阶段卵泡腔不断增大，颗粒层细胞不再分裂增多，因此卵泡壁很薄，其余结构与次级卵泡基本相似。在排卵前 36～48 h，初级卵母细胞完成第一次成熟分裂，产生一个次级卵母细胞和一个体积很小的第一极体。第一极体位于次级卵母细胞和透明带之间的间隙中。次级卵母细胞很快进入第 2 次成熟分裂，但没有完成而停留在分裂中期。

（三）排卵

成熟卵泡发育到一定阶段，明显地突出于卵巢表面。随着卵泡液的急增，内压升高，使突出部分的卵巢组织愈来愈薄，最后破裂，次级卵母细胞及其外周的透明带和放射冠随卵泡液一起排出卵巢，这一过程称**排卵** ovulation。卵细胞排出后，若 24 h 内不受精，即退化消失；若受精，次级卵母细胞很快完成第 2 次成熟分裂，产生一个成熟的卵细胞和一个第二极体。第二极体也位于卵细胞和透明带之间的腔隙内。由于第一极体分裂成两个第二极体，因此前后共形成三个极体。卵母细胞经 2 次成熟分裂后，染色体数目减半，即 23X。

青春期开始后，正常情况下，卵巢每 28 天排卵一次，排卵时间约在月经周期的第 12～16 天。一般是左、右卵巢交替排卵，每次排卵一个，偶尔也会同时排出 2 个或 2 个以上的卵细胞。

（四）黄体

1. **黄体的形成** 排卵后，卵泡壁塌陷，并形成皱褶，同时，卵泡膜亦伸入其内，两者在黄体生成素的作用下增大并分化成暂时性的内分泌细胞团，因细胞内含有较多的黄色颗粒和脂滴，新鲜时呈黄色，故称**黄体** corpus luteum（图3-8-8）。黄体由两种细胞构成，即粒黄体细胞和膜黄体细胞。前者来自卵泡壁的颗粒细胞，后者来自卵泡壁的膜细胞。在光镜下两者的区别为：粒黄体细胞数量多，胞体大，染色浅，常位于黄体的中央；膜黄体细胞数量少，胞体小，染色深，常位于黄体的周边（图3-8-9）。

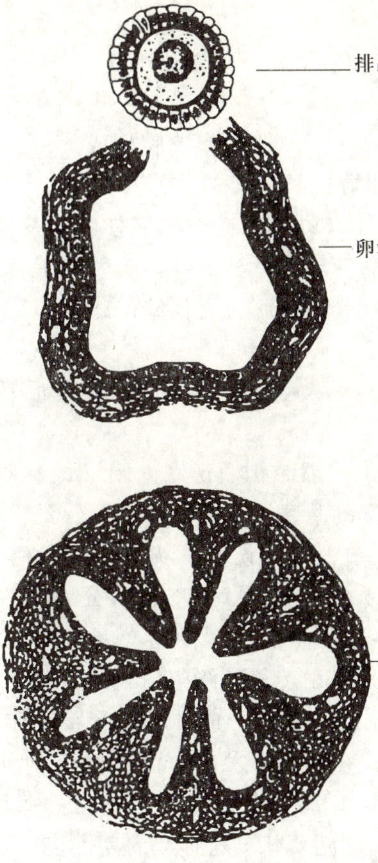

图3-8-8 黄体形成模式图

2. **黄体的发育** 黄体的大小、持续时间的长短取决于卵细胞是否受精。如果卵细胞未受精，则黄体小，持续时间短，这种黄体称月经黄体。如果卵细胞受精并妊娠，月经黄体继续增大，直径可达5 cm，一直维持5~6个月，这种黄体称妊娠黄体。无论何种黄体，最终均萎缩退化，并逐渐由结缔组织代替，形成瘢痕，称白体。

（五）卵泡的闭锁

初生女婴两侧卵巢内共有30万~40万个原始卵泡，青春期开始排卵。女性一生中共排卵400~500个，其余99%的卵泡在不同发育阶段发生退化，退化的卵泡称为闭锁卵泡。闭锁卵泡的形态学标志主要有：① 卵细胞核固缩，细胞形态不规则；② 透明带凹陷、扭曲；③ 放射冠游离；④ 颗粒层细胞松散、脱落或进入卵泡腔；⑤ 卵泡腔内有中性粒细胞或巨噬细胞侵入。

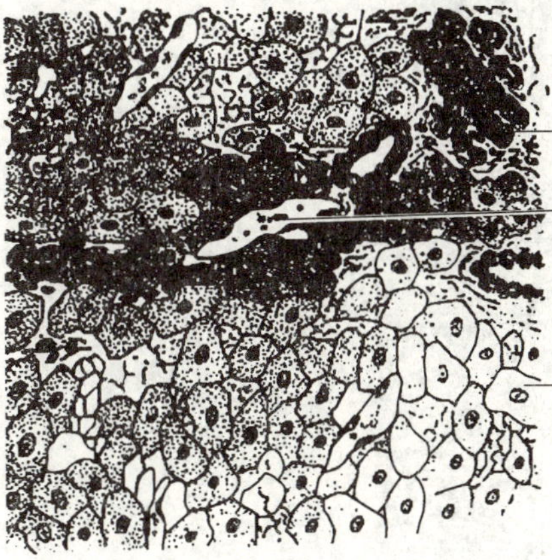

图3-8-9 两种黄体细胞

小的卵泡（原始卵泡和初级卵泡）闭锁后逐渐消失，不留痕迹。大的卵泡（次级卵泡和成熟卵泡）闭锁后逐渐被结缔组织和血管分隔成分散的细胞团或索，称间质腺。

（六）卵巢分泌的激素及其功能

1. **雌激素** 由膜细胞及颗粒细胞共同协作产生，促进女性生殖器官及第二性征的发育。

2. **孕酮** 由粒黄体细胞产生，能促进子宫内膜增厚及子宫腺的分泌。

3. **松弛素** 由妊娠黄体的粒黄体细胞产生，可使妊娠子宫平滑肌松弛，以维持妊娠，分娩时使宫颈平滑肌松弛，以利于胎儿娩出。

4. **雄激素** 由门细胞产生。如果门细胞增生或发生肿瘤，则患者可出现男性化。

二、生殖管道

生殖管道由黏膜、肌层和外膜构成。

（一）输卵管

输卵管 oviduct 黏膜上皮为单层柱状上皮，由两种细胞组成：分泌细胞和纤毛细胞。分泌细胞的分泌物参与输卵管液的组成，管内液体借纤毛细胞纤毛的摆动和肌层平滑肌的收缩，缓慢向子宫方向流动，有利于受精卵的运行。黏膜上皮在月经周期中有周期性变化。

（二）子宫

子宫 uterus 外膜大部分是浆膜。肌层很厚，平滑肌成束排列，方向较乱。内膜比较复杂（图 3-8-10）。

1. 子宫壁的一般结构 子宫内膜（即黏膜）由上皮与固有层组成。子宫内膜可分为浅表的功能层和深部的基底层。功能层较厚，约占内膜厚度的 4/5；基底层较薄，较致密，约占内膜厚度的 1/5。在月经周期中，功能层可剥脱，而基底层不剥脱，但具有修复功能。

（1）**上皮**：为单层柱状上皮，有分泌细胞和纤毛细胞两种细胞，以分泌细胞为主，在宫颈外口移行为复层扁平上皮，交界处是肿瘤的好发部位。

（2）**固有层**：由疏松结缔组织构成，内有子宫腺、丰富的血管和大量呈星形的基质细胞。内膜上皮向固有层内陷，形成许多单管腺，称子宫腺。子宫动脉进入子宫壁后，有较多的分支进入子宫内膜，在基底层发出短而直的小动脉营养基底层。分支到功能层时，小动脉呈螺旋状，称螺旋动脉。此动脉一直走向子宫内膜浅表，形成毛细血管网和较大的窦状毛细血管（图 3-8-11）。螺旋动脉可随月经周期而变化。

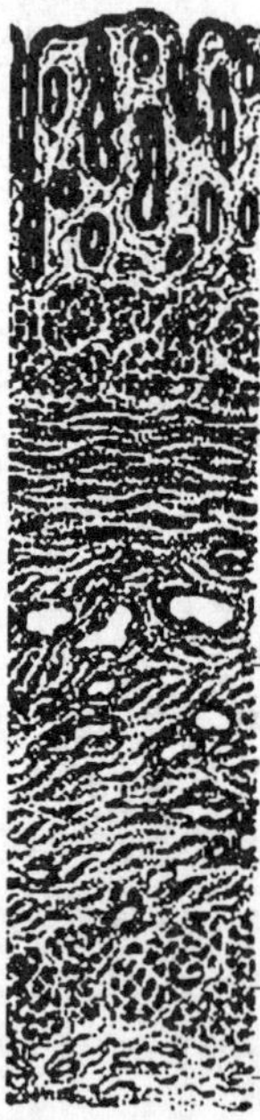

图 3-8-10 子宫壁

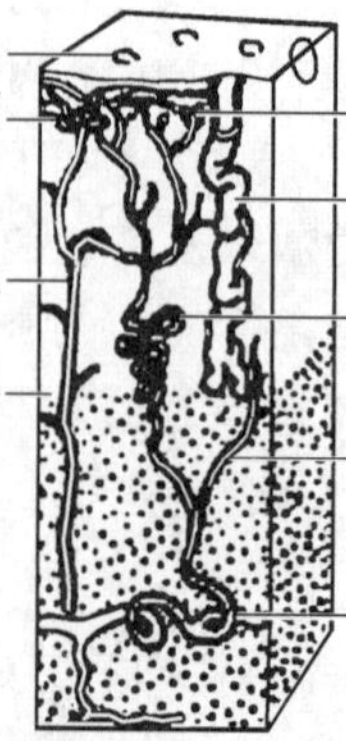

图 3-8-11 子宫腺与血管模式图

2. **子宫内膜的周期性变化**　自青春期开始，子宫内膜在卵巢激素的作用下出现周期性变化，一般每隔 28 天出现一次子宫内膜功能层剥脱、出血，即月经。子宫内膜的周期性变化称为月经周期，一般分为 3 期：月经期、增生期和分泌期（图 3-8-12）。

（1）**月经期** menstrual phase：为月经周期的第 1～5 天，一般历时 3～5 天，出血量 50～100 ml。此时，卵巢中的月经黄体退化，雌激素和孕酮的分泌量减少，使子宫内膜中螺旋动脉收缩，造成子宫内膜功能层缺血坏死，子宫腺停止分泌，内膜萎缩。经一段时间后，螺旋动脉突然扩张，使毛细血管充血以致破裂，血液聚积于子宫内膜功能层。积血逐渐增加，最后突破上皮流入宫腔，随脱落的子宫内膜碎片经阴道排出，即为月经。在月经期末，功能层尚未完全脱落，基底层的子宫腺细胞及基质细胞就开始分裂增生，修复子宫内膜，进入增生期。

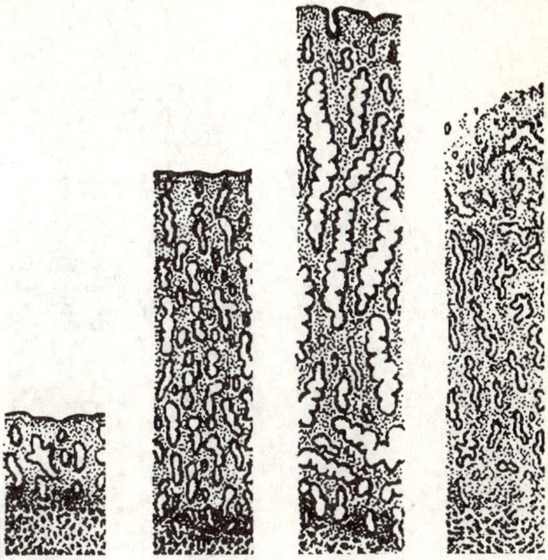

图 3-8-12　子宫内膜周期性变化

（2）**增生期** proliferative phase：为月经周期的第 6～14 天，一般历时 8～10 天。此期卵巢内的一些原始卵泡又开始生长发育，故又称卵泡期。由于卵泡生长并又开始分泌雌激素，使子宫内膜修复增生。此期的组织结构表现为：① 残留子宫腺底部（基底层）向内膜表面生长，逐渐形成新的上皮；② 子宫腺增长、弯曲；③ 螺旋动脉也增长弯曲；④ 基质细胞增多，基质增加，结果使内膜增厚，达 1～3 mm，接着进入分泌期。

（3）**分泌期** secretory phase：为月经周期的第 15～28 天，一般历时 14 天左右。此期卵巢内卵泡发育成熟并排卵，逐渐形成黄体，故又称黄体期。由于黄体分泌孕酮和雌激素，刺激增生期子宫内膜进一步增厚。其表现为：① 子宫腺更长、更弯曲，分支增多，腺腔增大，腺上皮细胞开始分泌；② 螺旋动脉更长、更弯曲，并到达内膜浅表面；③ 基质细胞更多，合成的基质增加，使内膜更厚，可达 5～7 mm。此时如果卵细胞受精，内膜将继续增厚，基质细胞开始分化：一部分基质细胞肥大、变圆，胞质内充满糖原颗粒和脂滴，这种细胞称为蜕膜细胞；另一部分基质细胞体积缩小，胞质内有分泌颗粒，这种细胞称内膜颗粒细胞，分泌松弛素。如果卵细胞未受精，卵巢内的月经黄体退化，孕酮和雌激素减少，子宫内膜又将萎缩、剥落，即进入另一个月经周期。

子宫内膜的周期性变化直接受卵巢的控制，卵巢的周期性活动受垂体的调节，而垂体又受下丘脑弓状核的调控，血中高浓度的雌激素通过反馈而影响垂体和下丘脑的活动，故下丘脑、垂体、卵巢和子宫内膜之间关系非常密切，有下丘脑-垂体-卵巢轴之称（图 3-8-13）。

三、乳腺

乳腺的结构可随年龄和生理状态的不同而变化。妊娠和哺乳期的乳腺有泌乳功能，称为活动期；其余时间无分泌功能，称为静止期。

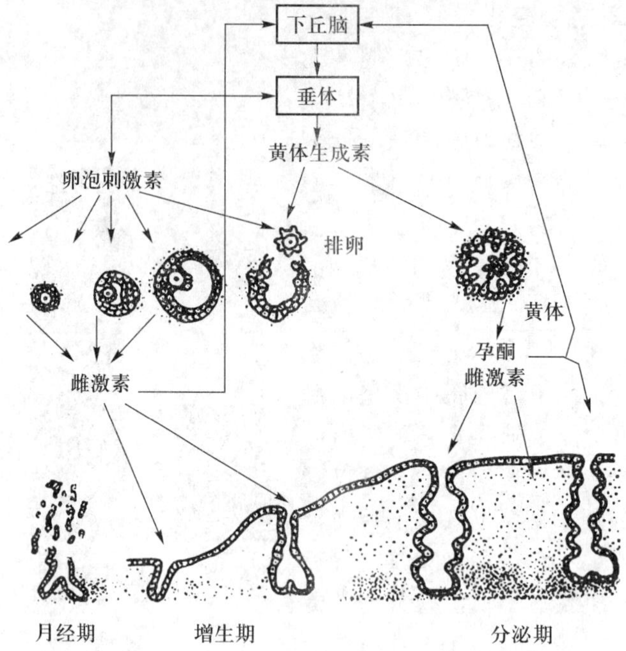

图 3-8-13　下丘脑-垂体-卵巢轴和子宫的功能关系

1. **一般结构**　乳腺是实质性器官，外有结缔组织被膜。被膜结缔组织伸入实质，把乳腺分隔成 15~20 个叶，每叶又分为若干小叶。乳腺内的结缔组织、神经、血管和淋巴管构成间质。乳腺是复管泡状腺，一个叶为一单独的腺，它们构成了乳腺实质。每一个单独的腺均由腺泡和导管构成，腺泡上皮为单层立方或柱状，腺腔小。上皮外有基膜，上皮与基膜之间有肌上皮细胞。导管逐渐汇合成总导管，称输乳管，开口于乳头，其上皮由单层柱状逐渐移行为复层扁平上皮。

2. **静止期乳腺的特点**　① 腺组织少，仅见少量导管和萎缩状态的腺泡；② 结缔组织多，有大量脂肪细胞。

3. **活动期乳腺的特点**　① 腺体增多，由于雌激素和孕酮的作用，导管和腺泡迅速增多，腺泡增大，结缔组织和脂肪组织减少；② 腺细胞开始分泌，妊娠后期在催乳素的作用下，腺细胞开始分泌，腺泡腔内出现初乳及初乳小体（由巨噬细胞吞噬脂滴后形成）。

（郝立宏）

思考题

1. 描述精子的形成过程。
2. 描述卵子的形成过程。
3. 试述子宫内膜与卵巢周期性变化的关系。

第九章 皮　　肤

重点内容提示

皮肤的基本结构及表皮的角化过程；毛发的基本结构；皮脂腺、汗腺的结构与功能。

皮肤 skin 覆盖全身表面，借皮下组织与深部组织相连。皮肤的厚度依部位不同有所差异，以手掌及足底最厚，腋窝和面部最薄。皮肤中有毛、皮脂腺、汗腺和指（趾）甲等皮肤附属器。皮肤具有保护、吸收、排泄、感觉、调节体温及参与物质代谢等作用。

第一节　皮肤的结构

皮肤由表皮和真皮两部分组成。

一、表皮

表皮 epidermis 位于皮肤的浅层，由角化的复层扁平上皮组成，表皮平均厚度约 0.1 mm，手掌和足跖处最厚，达 0.8～1.4 mm。表皮由两类细胞组成：一类是角蛋白形成细胞，构成表皮主要细胞，分层排列；另一类是非角蛋白形成细胞，数量较少，散在分布。

1. **角质形成细胞** keratinocyte　又称角蛋白形成细胞，根据细胞的形态特点和位置，由基底到表面可分为典型的 5 层结构（图 3-9-1）。

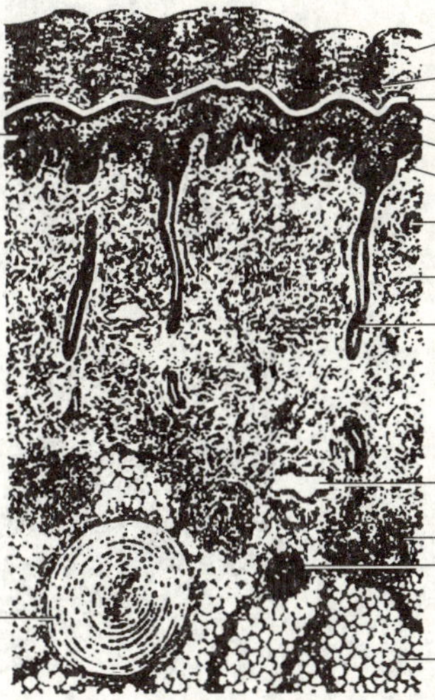

图 3-9-1　手指皮肤（低倍）

（1）**基底层** stratum basale：附着于基膜上，由一层矮柱状或立方形细胞组成，称基底细胞。基底细胞间有桥粒连接，细胞基底面借半桥粒连于基膜。细胞核呈卵圆形，胞质嗜碱性，含有丰富的游离核糖体，胞质中有角蛋白丝，形成在光镜下所见的张力原纤维。基底细胞属幼稚细胞，有活跃的分裂增殖能力，新生的细胞向浅层移行，分化为其余各层细胞，故基底层又称生发层。

（2）**棘层** stratum spinosum：位于基底层浅面，由4~10层多边形细胞组成。细胞表面伸出许多短小的棘状突起，故名棘细胞，相邻细胞的突起借桥粒相连。核圆形或卵圆形，胞质丰富，呈弱嗜碱性，张力原纤维增多。棘细胞向浅层推移，细胞逐渐变为扁平形。

（3）**颗粒层** stratum granulosum：位于棘层浅面，由2~3层梭形细胞组成。细胞核趋于退化，胞质内充满嗜碱性颗粒，故称颗粒层。这些颗粒为透明角质颗粒，无膜包被。胞质中的膜被颗粒增多，并以胞吐方式将其内容物释放到细胞间隙中，构成阻止物质透过表皮的重要屏障。

（4）**透明层** stratum lucidum：位于颗粒层浅面，由数层扁平细胞组成。此层细胞界限不清，胞核和细胞器退化消失，呈均质透明状，故名透明层。

（5）**角质层** stratum corneum：位于表皮的最浅层，由多层扁平的角质细胞组成，细胞已完全角化，轮廓不清，胞核和细胞器已完全消失，胞质充满均质状嗜酸性的角质白。角质白是一种耐摩擦的物质。细胞间隙中充满由膜被颗粒释放的物质，因此，角质层对阻止体外物质的侵害和体内物质的丢失有重要作用。角质层的表层细胞连接松散，逐渐脱落形成皮屑。

从表皮的基底层到角质层是角蛋白形成细胞增殖、分化、推移和脱落的过程，同时也是角蛋白逐渐形成的过程。其中基底层细胞所含角蛋白丝是角蛋白合成的物质基础，颗粒层细胞的透明角质颗粒是角蛋白合成的关键。表层细胞不断脱落更新，3~4周更新一次。

2. 非角蛋白形成细胞 包括黑素细胞和朗格汉斯细胞等。

（1）**黑素细胞** melanocyte：散在于基底细胞之间。细胞体积较大，伸出许多细长突起，核圆形，胞质内含特有的黑素体。黑素细胞具有合成黑色素、形成黑素颗粒的功能。黑素颗粒经突起末端排出，进入邻近的基底细胞和棘细胞内。黑色素为棕黑色或深棕色的生物色素，是决定皮肤颜色的重要因素。黑素颗粒的大小、含量和分布等决定着不同种族或同一个体不同部位肤色的差异。黑色素能吸收紫外线，可保护深部组织免受损伤（图3-9-2）。

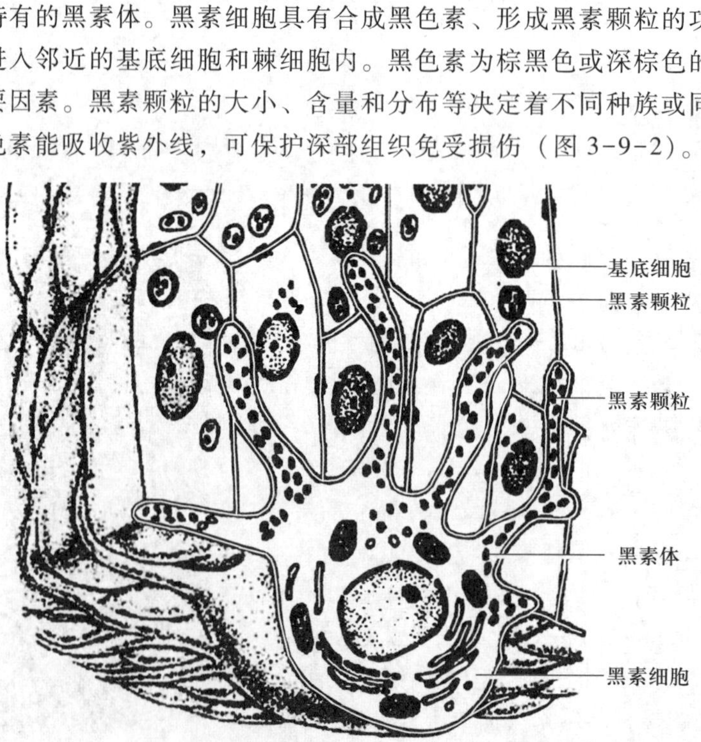

图3-9-2 黑素细胞模式图

（2）**朗格汉斯细胞** Langerhans cell：主要存在于棘层内，是有树枝状突起的细胞。目前认为朗格汉斯细胞参与免疫应答，属单核吞噬细胞系统。

二、真皮

真皮 dermis 位于表皮与皮下组织之间，由致密结缔组织组成。真皮分为乳头层和网织层，两者互相移行，无明显界限。

1. **乳头层**　此层纤维较细密，借基膜与表皮相连，呈乳头状突向表皮，称真皮乳头。乳头的形成增加了真皮与表皮的接触面积，乳头内含丰富的毛细血管，有利于供给表皮营养物质和运出代谢产物，有些乳头内还含有游离神经末梢和触觉小体。

2. **网状层**　位于乳头层深面，由粗大的胶原纤维束交织成网，并含有许多弹性纤维，使皮肤有较大的韧性和弹性。此层内有较粗大的血管、淋巴管、神经纤维以及毛囊、皮脂腺和汗腺等，并有环层小体。

肤色的奥秘

一个人的肤色与多种因素有关，如皮肤的折光性、毛细血管的分布、血液的流量、表皮的厚薄、胡萝卜素的含量等，但主要取决于表皮内黑素的含量。黑种人的黑素几乎密集分布于表皮各层，而黄种人和白种人则主要分布于基底层内，白种人的黑素细胞比黄种人更少。皮肤血管和其中的血液则使皮肤“黑里透红”或“白里透红”。

第二节　皮下组织

皮下组织 hypodermis 即浅筋膜，在真皮的深面，由疏松结缔组织和脂肪组织组成。皮下组织不是皮肤的组成部分，皮肤借皮下组织与深部组织相连，使皮肤具有一定的活动性。皮下组织的厚度随个体、年龄、性别和部位而异，腹部皮下组织厚，脂肪组织丰富。眼睑、阴茎和阴囊等处皮下组织较薄，不含脂肪组织。皮下组织具有缓冲、保温、储存营养等作用。

第三节　皮肤的附属器

一、毛

体表皮肤除手掌、足底等处外，均有毛分布。毛的粗细、长短与所在部位、年龄、性别及生理状态而有差异，以头皮的毛最粗。露出皮肤外的部位称毛干，埋在皮肤内的称毛根，毛干和毛根均由角化上皮组成。毛根周围包有由上皮组织和结缔组织组成的鞘状结构，称毛囊。毛根和毛囊下端形成膨大的毛球，毛球底面内凹，结缔组织突入其中，称毛乳头，内含毛细血管和神经。此处的上皮细胞较幼稚，是毛和毛囊的生长点，它对毛的生长起诱导、营养作用。如毛乳头被破坏或退化，毛即停止生长并脱落。

毛球处上皮内含黑素细胞，随着毛的生长，黑素颗粒注入毛根和毛干内。黑素颗粒的多少与毛的颜色有直接关系。

毛和毛囊斜长在皮肤内，与皮肤表面成钝角的一侧有一束平滑肌纤维，连于毛囊和真皮乳头层之间，称竖毛肌。竖毛肌受交感神经支配，收缩时使毛竖立（图 3-9-3）。

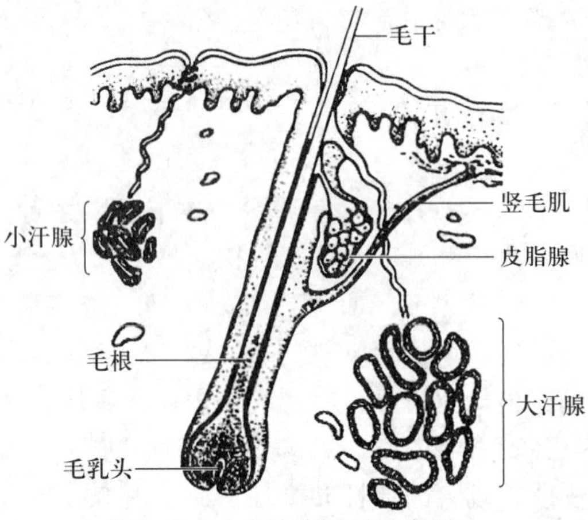

图 3-9-3 皮肤附属器示意图

二、皮脂腺

皮脂腺 sebaceous gland 是一种分支泡状腺，位于竖毛肌与毛囊之间，导管较短，多开口于毛囊上段，也有直接开口于皮肤表面的。分泌部外层细胞为较小的幼稚细胞，呈低立方形，称基细胞，有分裂增殖能力，分化出的腺细胞逐渐变大并向分泌部中央移动，同时胞质内聚集大小不等的脂滴，细胞核则固缩溶解，最后细胞解体，连同脂滴一起排出（称为皮脂），这种分泌方式称全浆分泌。皮脂有柔润皮肤和保护毛发的作用。

年轻人为什么爱长青春痘

痤疮（俗称粉刺或青春痘）是青春期常见的皮肤病，它的形成与雄激素的分泌有关。青春发育期，体内的性激素分泌增多，其中雄激素的生成过多，促使皮脂腺功能异常旺盛，产生大量皮脂。雄激素还可促进毛囊口的上皮角化，角化过度可使毛囊口被角质堵塞，皮脂无法顺利排出，以致皮脂在皮脂腺内积聚，就容易形成痤疮。此外，皮脂的成分不正常、细菌感染及遗传因素也是痤疮发生的因素。老年人由于皮脂腺萎缩，所以皮肤和毛均干燥并失去光泽。

三、汗腺

汗腺 sweat gland 是弯曲的单管状腺，开口于表皮的汗孔，遍布于全身各处，以手掌、足底和腋窝等处最多。根据汗腺的分泌方式、分泌物性质和所在部位不同，可分为两种。

1. **外泌汗腺** 又称小汗腺，遍布于全身皮肤内。其分泌部位于真皮深层或皮下组织内，由单层矮柱状腺细胞组成。导管部由 2~3 层立方形细胞围成，从真皮深部上行，穿过表皮，开口于皮肤表面。汗腺以胞吐方式分泌汗液。汗液具有调节体温、湿润皮肤和排泄含氮代谢产物等作用，并参与水和电解质平衡的调节。

2. **顶泌汗腺**　又称大汗腺，主要分布于腋窝、会阴及肛门周围等处，其分泌部较粗，腺腔较大，腺导管较直，开口于毛囊，分泌物较浓稠，无特殊气味，经细菌分解后可有臭味，称狐臭（图 3-9-4）。

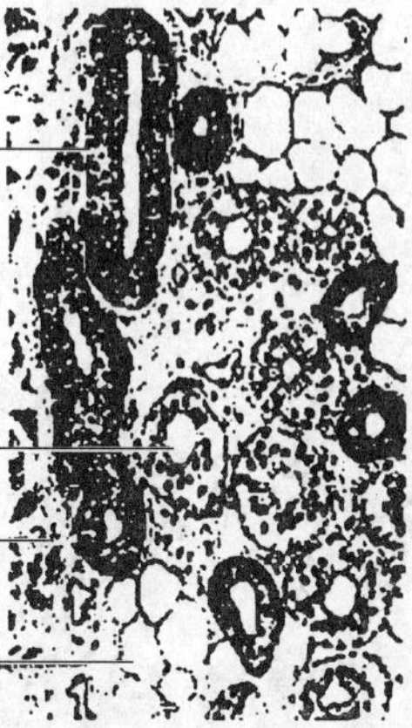

图 3-9-4　汗腺

四、指（趾）甲

指（趾）甲位于手指和足趾的背面，由多层排列紧密的角化上皮细胞组成。露出体表的部分为甲体，甲体下方的皮肤为甲床，埋在皮肤内的称甲根，甲体两侧和甲根浅面的皮肤皱襞为甲襞，甲襞与甲体之间的沟称甲沟。甲根附着处的上皮细胞分裂旺盛，该处称甲母基或甲母质，是甲体的生长区，指（趾）受损或拔除后，如甲母质仍保留，则甲仍能再生。

（申社林）

思考题

1. 试述表皮角质形成过程中细胞形态结构的变化规律。
2. 简述表皮非角蛋白形成细胞的结构和功能。
3. 简述皮肤附属器的功能。

第十章　胚胎发育概要

重点内容提示

精子获能、受精、桑葚胚和胚盘的概念；植入的过程、部位和条件；三胚层的形成过程；胎膜的组成；胎盘的形态、结构和功能。

人体胚胎学 human embryology 是研究出生前从受精卵开始通过细胞分裂、分化逐步发育成新个体的全过程及形成畸形的原因。

胚胎在母体内的发育是一个连续和复杂的过程，从受精卵开始到分娩需时 38 周（266 天）。为了研究和学习，常将人胚发育分成两个时期：① 胚期：指第 1~8 周的胚胎，包括受精、卵裂、胚层形成和器官原基的建立，第 8 周末胚已初具人形；② 胎期：指第 9 周起至娩出，此期胎儿逐渐长大，各器官的结构和功能逐渐完善。近年来为了加强胎儿及母体的保健和护理，促进优生优育，减少初生儿死亡，在上述分期的基础上又分出一期，称围生期，即从第 28 周至出生后 1 周的时期，这属于临床学科范畴。胚胎发育概要主要叙述前 8 周（即胚期）的发育及胚胎与母体的关系，重点在第 1~4 周的变化。

第一节　生殖细胞与受精

生殖细胞包括精子和卵子，两者均为单倍体细胞，即只有 23 条染色体。精子与卵细胞相互融合成一个受精卵的过程称为**受精** fertilization。受精的部位多在输卵管壶腹部。受精前精子和卵子必须达到成熟，同时，受精必须具备一定的条件。

一、生殖细胞

（一）精子的成熟和获能

在睾丸生精小管中形成的精子运动能力很弱，精子进入附睾后停留 2~3 周，在附睾液的作用下运动能力增强，最后达到功能上的成熟，但尚无受精能力。因为精子头部黏附有来自附睾和精囊腺的糖蛋白，它们可阻止顶体酶的释放。只有进入女性生殖管道后，特别是在子宫和输卵管中，有解除这种糖蛋白的酶，从而使精子能释放顶体酶，溶解放射冠和透明带，获得受精能力，此过程称为**获能** capacitation。

（二）卵子的成熟

青春期后，初级卵母细胞开始发育，排卵前完成第一次成熟分裂，排出次级卵母细胞，并开始第二次成熟分裂，但停留在分裂中期，待受精后才完成第二次成熟分裂，形成一个成熟的卵子。若不受精，则不能成熟，于排卵后 12~24 h 内退化消失。女性在婴儿期大约存在 200 万个初级卵母细胞，在儿童期大多数退化了，到了青春期，只剩下 4 万个左右。在这些残留的初级卵母细胞中，只有 400 个左右达到完全成熟，排卵时排出，其余皆退化。女性性成熟后每月一般只排一个卵。

二、受精的必备条件

（1）生殖细胞的成熟，即精子必须成熟和获能，卵细胞在排卵前必须处于第二次成熟分裂中期。

（2）必须有数量足够、形态和功能均正常的精子：正常男子每次射精 2~6 ml，每毫升含精子 1 亿个左右。精子数量低于 500 万个/ml 时可能造成男性不育，若精液中含较多（约 20% 以上）形态异常精子（如巨头型、双头双尾、大头、小头和无尾等精子）或活动能力较弱的精子，也能影响受精，导致不育。

（3）男、女生殖管道必须畅通。

（4）精子与卵子必须在限定时间内相遇。精子在女性生殖管道内的受精能力只能维持 24 h，卵子在排出后 12~24 h 内死亡。所以，受精一般发生在排卵后 24 h 以内，其余时间精子和卵子即使相遇也难受精。

以上是受精的必备条件。目前许多人工避孕方法都是根据上述原理而设计的，其目的是干扰精子与卵子的发生，或阻止精子与卵子相遇，从而达到避孕目的。

三、受精的过程

（1）获能精子接触放射冠，释放顶体内所含的酶，溶解放射冠与透明带，打开进入卵细胞的通道（图 3-10-1）。

（2）精子头部紧贴卵细胞表面，随后两者细胞膜融合，精子的细胞核进入卵细胞内，这时透明带、卵细胞膜立即发生一系列结构上的变化，阻止其余精子的进入。

（3）精子进入卵后，激发卵细胞完成第 2 次分裂，形成一个成熟的卵子。此时的卵细胞核称雌原核，精子的细胞核变大形成雄原核。

（4）雄原核与雌原核在卵细胞中央相互靠近，核膜消失，染色体相互混合，同源染色体配成 23 对，重新组成二倍体细胞，即为受精卵（图 3-10-1）。受精卵一旦形成，即开始细胞分裂。

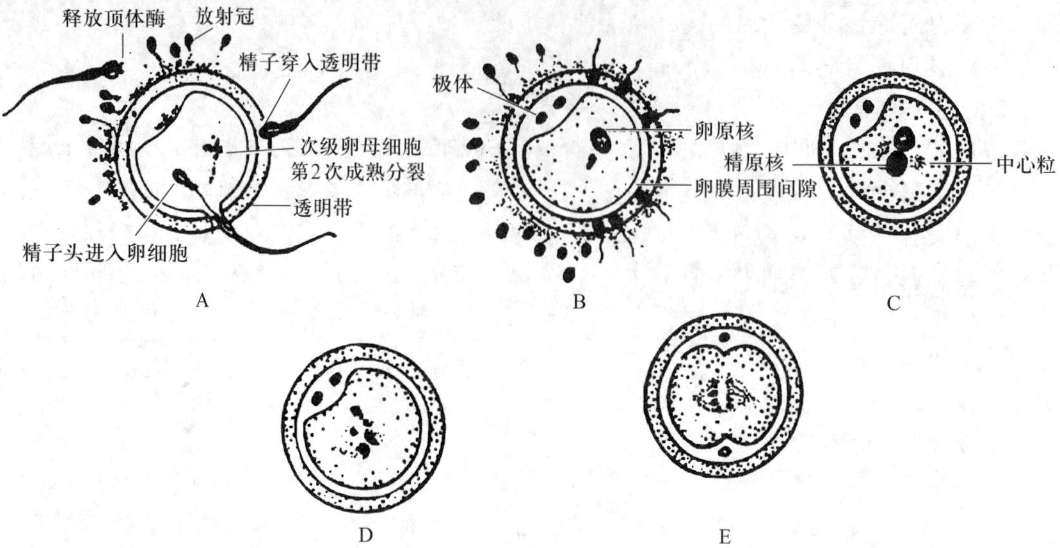

图 3-10-1 受精过程示意图

A. 精子进入卵细胞；B. 精子进入卵内排出第二极体；C. 精原核与卵原核时期；D. 染色体排列在赤道板上；E. 染色体在着丝点分离，向细胞两极移动

四、受精的意义

1. **受精标志着一个新生命的开始** 受精使代谢缓慢的卵细胞进入代谢旺盛期。受精后，受精卵的分裂和分化加速，直至发育成一个新个体。

2. **受精的结果** 使受精卵恢复了染色体数目（23 对），保持染色体数目恒定。受精卵的染色体一半来自卵子，一半来自精子，而且生殖细胞在成熟分裂时可发生染色体联会和片段交换，遗传物质重新组合，从而使新个体既有亲代的遗传性，又有不同于亲代的特异性。

人工授精与试管婴儿

人工授精是采用人工的方法使精子和卵子结合，它可以分为体内人工授精和体外人工授精两种。体内人工授精是把精液注入正处于排卵前期的女性生殖管道内，使精子与卵子结合成受精卵，让其在母体内发育成胎儿。体外人工授精即“试管婴儿”，人工取出卵子放入试管内，使其与获能的精子在试管内受精形成受精卵，约一周形成胚泡后，将其植回母体正处于分泌期的子宫内发育成胎儿。

3. **决定性别** 胚胎的性别取决于性染色体。含 X 染色体的精子与卵子结合，受精卵核型为 46，XX，胚胎为女性；含 Y 染色体的精子与卵子结合，受精卵核型为 46，XY，胚胎为男性。

第二节　卵裂和胚泡形成

第一周的主要变化是卵裂和胚泡形成期。

一、卵裂

受精卵在由输卵管向子宫运行的过程中不断进行有丝分裂，称**卵裂** cleavage。卵裂形成的细胞称卵裂球。卵裂是在透明带内进行的，随着卵裂球数目的增加，卵裂球的体积越来越小。卵裂的结果是受精卵分成大量的小细胞，便于以后进行组织分化和器官发生。至受精后第 3 天形成了 12~16 个细胞的实心球，形似桑葚，称桑葚胚（图 3-10-2）。在卵裂的同时，借助于输卵管平滑肌的节律性收缩、管壁上皮细胞纤毛的摆动以及输卵管液的流动，使受精卵逐渐向子宫方向移动。桑葚胚继续分裂，并由输卵管进入子宫（图 3-10-3）。

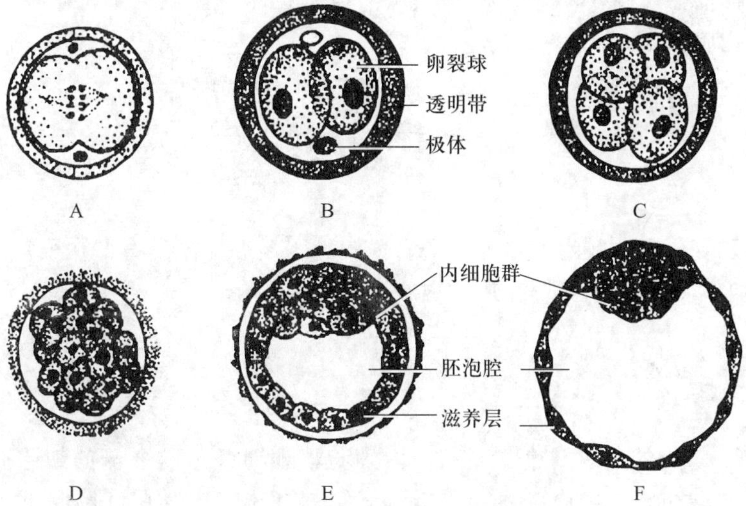

图 3-10-2　卵裂和胚泡形成示意图

A. 受精卵的早期卵裂；B. 两细胞时期；C. 四细胞时期；D. 桑葚胚；E. 胚泡早期；F. 胚泡晚期

二、胚泡形成

约在受精后的第 4 天，桑葚胚进入子宫腔后，其细胞在子宫腔内继续分裂，细胞数目不断增多，发育到第 5 天时已有 100 多个细胞，细胞间出现的小腔隙逐渐汇合，形成一个囊泡状结构，称**胚泡** blastocyst 或**囊胚**。胚泡由三个部分构成（图 3-10-2）：

1. **滋养层** trophoblast　胚泡表面为一层扁平细胞围成，构成胚泡壁。

2. **胚泡腔** blastocoele　由滋养层围成的腔，其内含有液体。

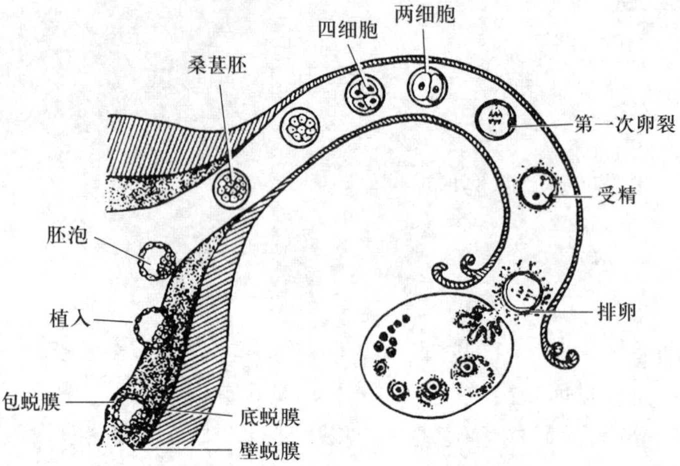

图 3-10-3 排卵、受精、卵裂与植入示意图

3. **内细胞群** inner cell mass 胚泡腔一侧的滋养层内面有一团细胞附着，称内细胞群，覆盖在内细胞群外面的滋养层称极端滋养层。随着胚泡的增大，其外面的透明带变薄，继而消失，胚泡与子宫内膜接触，开始植入。

第三节 二胚层的形成与植入

第二周的主要变化是：胚泡逐渐埋入子宫内膜，以后胚体的发育即在子宫内膜中进行；滋养层分化形成绒毛膜；内细胞群分化形成内胚层和外胚层。

一、二胚层形成期

1. **内胚层和卵黄囊的形成** 第二周初，内细胞群朝向胚泡腔一侧的细胞分裂、增殖，形成一层整齐的立方形细胞，称**内胚层** endoderm。第二周末，内胚层细胞向下增殖生长，围成一小囊，称卵黄囊，其顶为内胚层。

2. **外胚层与羊膜囊的形成** 在内胚层形成的同时，内胚层上方其余的内细胞群细胞重新排列，形成一层柱状细胞，称**外胚层** ectoderm。随后，外胚层背面的滋养层细胞分裂增殖，形成一层扁平的羊膜细胞，称羊膜上皮，其周缘与外胚层的周缘相连续，共同围成一囊，称**羊膜囊** amniotic sac，其内的腔称**羊膜腔** amniotic cavity。羊膜腔的底为外胚层，腔内所含液体称羊水。

羊膜囊底部的外胚层和卵黄囊顶部的内胚层紧密相贴，形成一个椭圆形的盘状结构，称**胚盘** embryonic disk。此期的胚盘为二胚层胚盘，它是胚体发生的基础，胚盘以外的结构形成胚体的辅助成分（图 3-10-4）。

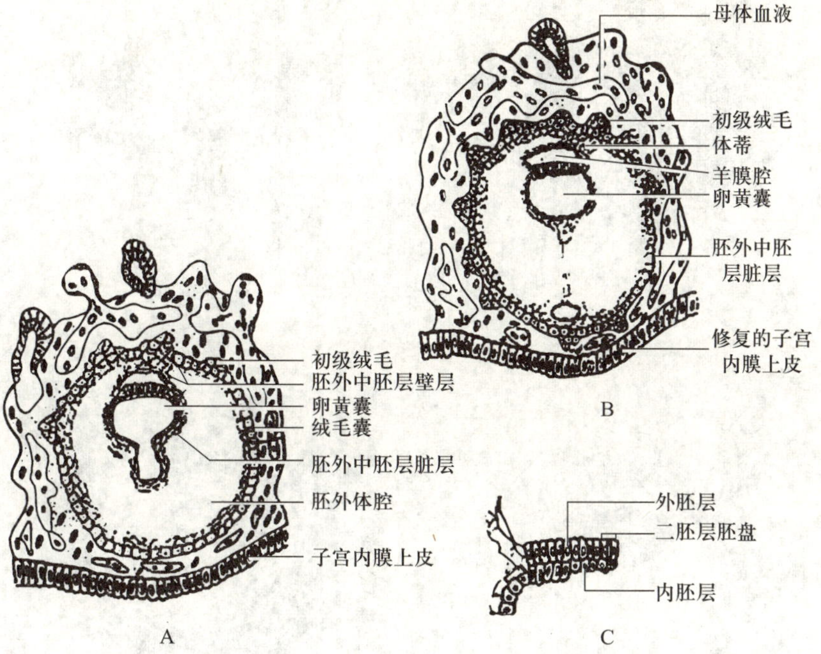

图 3-10-4 内、外胚层形成

A. 13 天；B. 14 天；C. 二胚层胚盘

二、植入

胚泡形成后，胚泡逐渐埋入子宫内膜的过程称**植入** implantation，又称着床，开始于受精后的第 5~6 天，到第 11~12 天完成。

1. **植入的过程** 胚泡植入时，胚泡的极端滋养层与子宫内膜接触，并分泌蛋白水解酶溶解子宫内膜形成缺口，胚泡由此缺口逐渐埋入子宫内膜，内膜缺口由周围增殖的上皮修复，一周内即可完成。在植入过程中，与内膜接触的滋养层细胞迅速增殖，滋养层增厚，分化为内、外两层。外层细胞间的细胞界限消失，称合体滋养层；内层由单层立方细胞组成，称细胞滋养层。细胞滋养层的细胞有明显界限并保持较强的分裂增殖能力，不断产生新细胞补充合体滋养层（图 3-10-5）。

2. **植入的部位** 胚泡植入部位常在子宫体和底部，最多见于子宫后壁。若胚泡在靠近子宫颈处植入，将形成前置胎盘，在分娩时胎盘可阻塞产道，导致胎儿娩出困难；在妊娠晚期可发生胎盘早期剥离，引起大出血。若植入部位在子宫以外，称宫外孕，常发生在输卵管壶腹部，偶见于腹膜腔、肠系膜、子宫阔韧带等处。宫外孕一般在几个月内即发生破裂，引起孕妇大出血，甚至危及生命（图 3-10-6）。

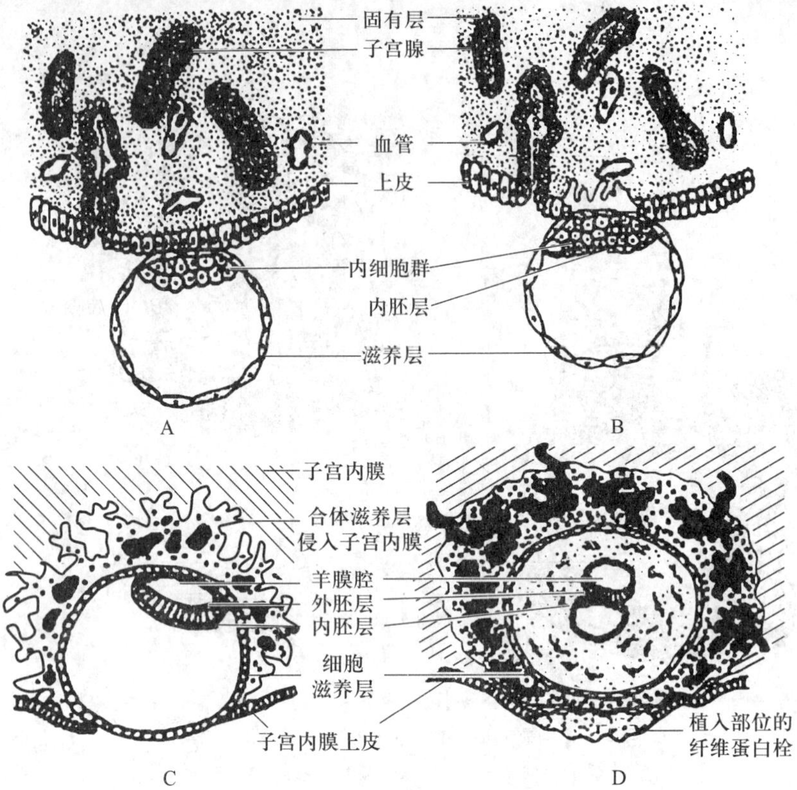

图 3-10-5 植入过程示意图

A. 第 6 天；B. 第 7 天；C. 约第 8 天；D. 约第 12 天

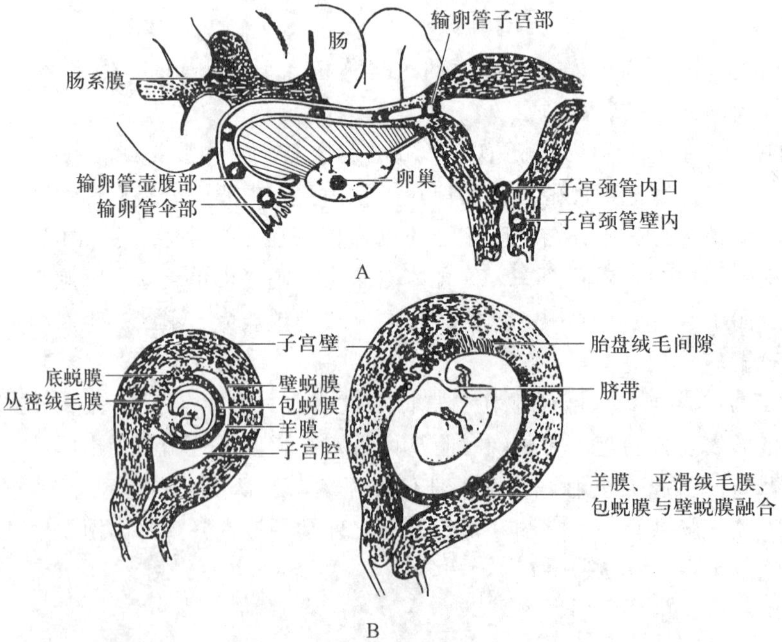

图 3-10-6 植入部位示意图

A. 胚胎异常植入部位；B. 植入部位及蜕膜

3. **植入的条件**　正常植入需要子宫内膜发育阶段与胚胎发育同步。即在激素（雌、孕激素）协同调节下，子宫内膜必须处在分泌期，且子宫内环境必须正常；胚泡及时进入子宫腔，透明带及时溶解消失等。否则植入将告失败。人为地干扰植入条件，如口服避孕药使母体内分泌紊乱，可达到避孕的目的。

计划生育技术

自然生殖过程为男女生殖细胞在特定的时间、条件下，结合成受精卵并发育成胚泡，植入子宫内膜逐渐发育成胎儿。针对这一过程中的每一环节，人工施加一定的影响，如口服、皮下埋置避孕药，应用避孕套、子宫帽及人工流产、引产，结扎等，可达到避孕、节育甚至绝育的目的，这就是计划生育技术。

4. **植入后子宫内膜的变化**　胚泡植入后的子宫内膜称**蜕膜** decidua。根据胚泡与蜕膜的位置关系，可将蜕膜分为 3 部分：① 基蜕膜：位于胚泡植入深部的蜕膜，将来参与胎盘的构成；② 包蜕膜：覆盖胚泡表面的蜕膜；③ 壁蜕膜：为其余部分的蜕膜。壁蜕膜与包蜕膜之间为子宫腔，随着胚体的长大，包蜕膜逐渐与壁蜕膜相贴，使子宫腔消失（图 3-10-6）。

第四节　三胚层的形成与分化

第 3 周人胚的主要变化是三胚层胚盘的形成；第 4 周胚体的主要变化是胚体由鞋底形的胚盘长成了圆柱形的胚体，3 个胚层分化形成器官的原基。

一、三胚层形成期

1. **原条的发生**　第 3 周初，胚盘外胚层细胞迅速增殖，由胚盘两侧向尾端中线迁移、集中，形成一条细胞索，称原条。原条的形成决定了胚体的头尾方向，即出现原条的一端为尾端，其另一端为头端。原条头端的细胞增殖较快，呈结节状，称原结，原结中央凹陷，称原凹。原条细胞增殖，两侧隆起，中央凹陷，称原沟（图 3-10-7）。

2. **中胚层的形成**　原条细胞增生，经原沟向深部迁移，在内、外胚层之间向胚盘左、右两侧及头、尾侧扩展，形成一层新细胞，即为胚内中胚层，简称**中胚层** mesoderm。此时胚盘增大，呈倒梨形，由 3 个胚层组成。在胚盘头端和尾端各有一小区域没有中胚层，致使内、外胚层直接相贴，分别构成口咽膜和泄殖腔膜。口咽膜前端的中胚层称生心区，是发生心的部位。

3. **脊索的发生**　原结的细胞增殖经原凹向深部迁移，在内、外胚层间向胚体头端生长，形成一条细胞索，称**脊索**。原条和脊索构成了胚盘的中轴。随着胚盘的发育，脊索由尾端向头端生长，原条则由头端向尾端逐渐退化消失。脊索最后退化为椎间盘中央的髓核（图 3-10-8）。

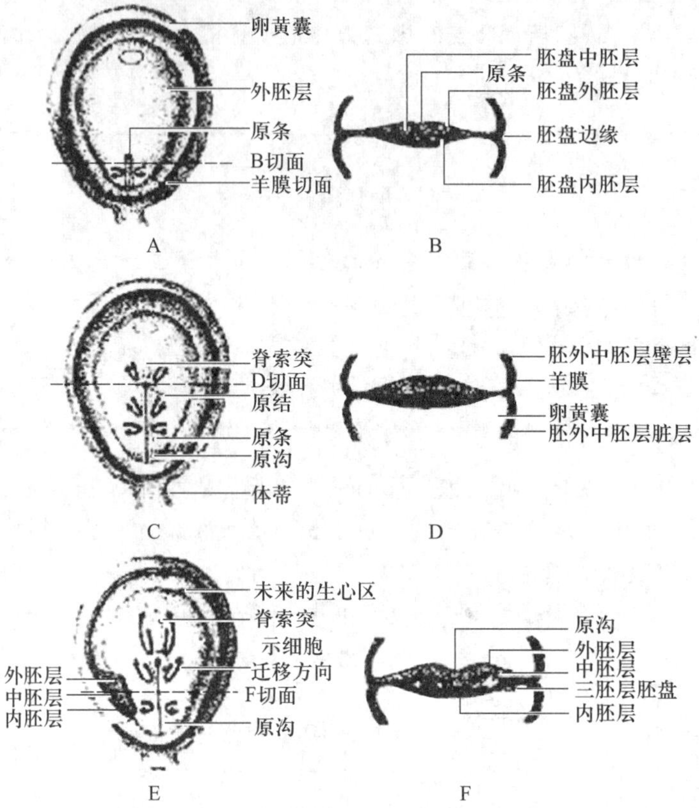

图 3-10-7　三胚层胚盘形成图（第 15～16 天）

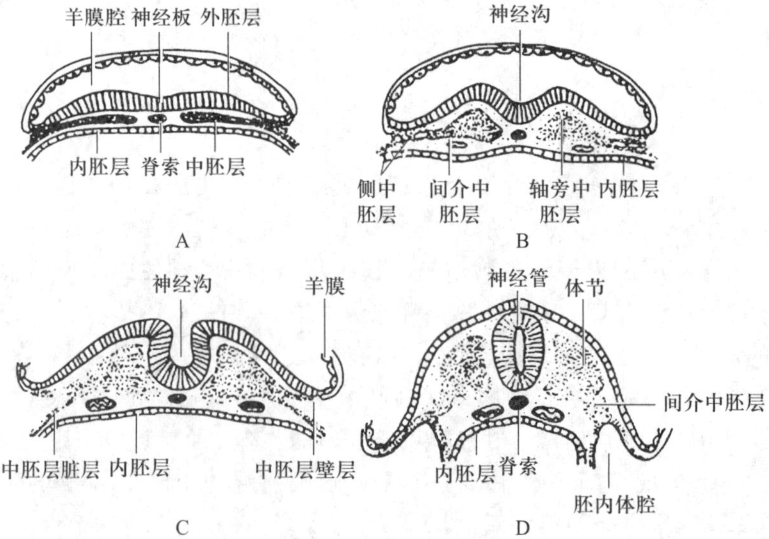

图 3-10-8　中胚层早期分化及神经管形成

A. 17 天；B. 19 天；C. 20 天；D. 21 天

二、胚层分化

（一）外胚层的分化

脊索形成后，诱导其背侧的外胚层细胞呈板状增厚，称神经板。继而神经板中央沿长轴下陷，形成神经沟，沟两侧隆起构成神经褶。神经褶从胚体中部开始愈合成神经管，并向头、尾两端延长，神经管头、尾两端分别留有前神经孔和后神经孔，并于第4周末相继闭合。若前神经孔不闭合，则形成无脑儿；若后神经孔不闭合，则形成脊柱裂。神经管头端膨大，形成脑的原基；其余部分较细，形成脊髓原基。神经管中央的腔将来分化为脑室和脊髓中央管。

当神经沟闭合形成神经管时，沟缘的细胞迁移到神经管背部两侧，形成两条纵行细胞索，称神经嵴。第4周末，神经嵴细胞开始迁移分节，分别形成脑、脊神经节、交感神经节、肾上腺髓质及某些APUD细胞等。体表外胚层分化，形成皮肤的表皮及附属器、内耳、腺垂体等。

（二）中胚层的分化

中胚层形成后，于第3周末分化为三部分，由中轴向两侧依次为轴旁中胚层、间介中胚层和侧中胚层。

1. **轴旁中胚层**　脊索两侧的轴旁中胚层细胞迅速增殖，形成两排纵行的细胞索，然后横裂为块状细胞团，称节体。第3周末体节先在颈部发生，向尾端逐渐发展，每天出现3~4对。至第5周初，体节可达40~44对，在胚体表面即可分辨，是推测胚龄的重要标志之一，体节将分化为中轴骨骼、骨骼肌及真皮。

2. **间介中胚层**　是体节与侧中胚层之间的细窄区域。它将分化为泌尿、生殖系统的主要器官。

3. **侧中胚层**　是中胚层最外侧的部分，随着胚体的发育，侧中胚层中出现了裂腔，形成胚内体腔，它将侧中胚层分为两层，与外胚层相贴者称体壁中胚层，与内胚层相贴者称脏壁中胚层。体壁中胚层将分化为体壁的骨骼、肌肉和结缔组织等，脏壁中胚层将分化为内脏平滑肌和结缔组织等。胚内体腔将来分化成心包腔、胸膜腔及腹膜腔。

此外，中胚层还分化出一些散在细胞充填在各个胚层之间，称间充质，将来分化为各种结缔组织、肌组织和血管等。

（三）内胚层的分化

随着胚盘卷折形成圆柱状的胚体，内胚层卷入胚体内，形成一条位于神经管和脊索腹侧方的纵行管，称原始消化管。原始消化管头端有口咽膜封闭，尾端有泄殖腔膜封闭，中部与卵黄囊相连。原始消化管分化成消化管、消化腺、呼吸道和肺的上皮以及甲状腺、甲状旁腺和胸腺等上皮。

克　　隆

克隆是clone的音译，意为无性繁殖，克隆技术即无性繁殖技术。1997年2月，英国罗斯林研究所宣布成功克隆小羊多莉。那么，多莉是如何诞生的呢？其过程如下：选取3只母羊，先将一只母羊的卵细胞中所有遗传物质吸出，然后将另一只6岁母羊的乳腺细胞与之融合，形成一个含有新遗传物质的卵细胞，并促使它分裂发育成胚胎。当这一胚胎生长到一定程度时，再将它植入第3只母羊的子宫中，由它孕育并产下克隆羊多莉。多莉酷似提供乳腺细胞的6岁母羊。

目前，大多数国家允许克隆早期胚胎进行科学实验。将胚胎中的内细胞团拿出，利用它在体外培养出胚胎干细胞，再用这种细胞诱导成用来治病的细胞，甚至培育出与提供细胞者遗传特征完全相同的组织或器官，如骨髓、心、肝、肾等，它们可被用于治疗白血病、心脏病和器官衰竭等疾病，这将同时解决器官移植的两大难题——排斥反应和供体器官严重缺乏。

第五节 胚体外形的建立

由于胎盘各处生长不平衡，特别是体节及神经管的迅速生长，使胎盘中轴比边缘增殖快，并向羊膜腔内隆起，形成头褶、尾褶和侧褶。随着胚体的生长，头、尾及侧褶逐渐进一步发展，中胚层和外胚层在腹侧愈合，结果胚体由扁平状变为圆柱状。

圆柱状胚体形成后，胚体呈“C”字形凸入羊膜腔，借脐带悬浮于羊水内。体蒂和卵黄囊连于胚体的腹则，外包羊膜形成原始脐带。胚体在第5~8周时其外形有明显变化，至第8周末已初具人形，故此期称胚胎完成期。该期的主要变化是胚体头部起初向腹侧弯曲成“C”字形，继而头部逐渐抬起，躯干变直；眼、耳、鼻及颜面逐渐生长形成；胚体出现肢芽，逐渐形成四肢；外生殖器已发生，但不能分辨性别（图3-10-9）。

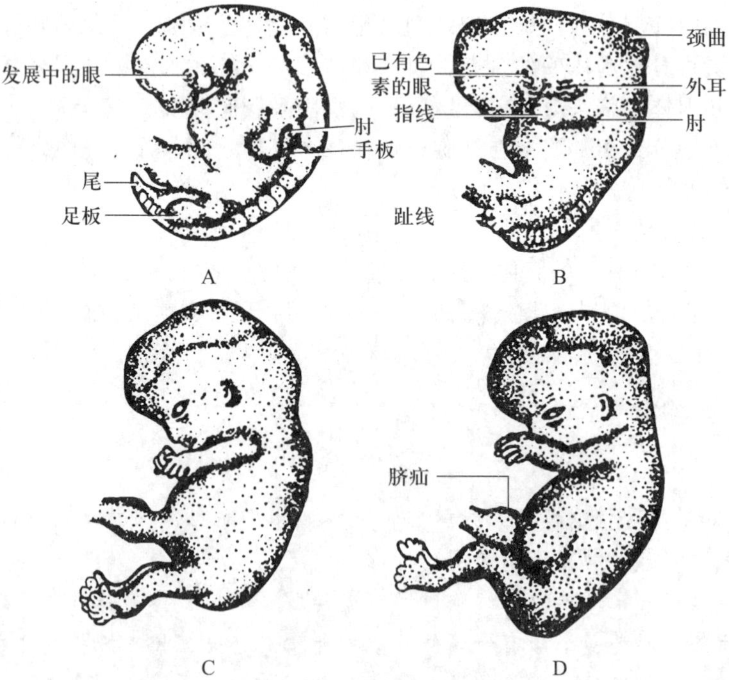

图3-10-9 胚体外形的建立

A. 33天；B. 48天；C. 52天；D. 56天

此期是人胚外形及内部器官、系统原基发生的重要时期，同时对致畸因子的影响极其敏感。所以孕妇在此期要注意保健，如果胚胎发生发育障碍，会引起先天性畸形。

第六节　胎膜和胎盘

胎膜和胎盘是对胚体起营养、保护、呼吸和排泄等作用的附属结构，胎儿分娩后，胎膜、胎盘和子宫内膜一起从子宫排出。

一、胎膜

胎膜包括绒毛膜、羊膜、卵黄囊、尿囊和脐带。胎膜发育异常会严重地影响胎儿的正常发育，甚至引起先天性畸形。

（一）绒毛膜

绒毛膜由滋养层和衬于其内面的胚外中胚层组成。植入完成后，滋养层已分化成合体滋养层和细胞滋养层两层，继之细胞滋养层的细胞局部增殖，形成许多伸入合体滋养层的隆起，此时，表面有许多突起的滋养层和内面的胚外中胚层合称绒毛膜。在卵黄囊和羊膜囊形成的同时，胚泡滋养层向胚泡腔内分化出一些排列疏松的细胞，构成胚外中胚层。绒毛膜包在胚胎及其他附属结构的最外面，直接与子宫内膜接触。膜的外表有大量绒毛，绒毛的发育使绒毛膜与子宫蜕膜接触面增大，有利于胚胎与母体间的物质交换。绒毛根据发育的先后可分为三级：① 初级绒毛：以细胞滋养层为中轴，外包合体滋养层。② 次级绒毛：胚外中胚层壁层长入绒毛内，成为中轴，外包细胞滋养层和合体滋养层。③ 三级绒毛：绒毛中轴的胚外中胚层出现了血管。

早期绒毛膜的绒毛分布均匀。第 8 周后，基蜕膜侧的绒毛因营养丰富而生长茂盛，形成丛密绒毛膜，将来参与构成胎盘；包蜕膜侧的绒毛因营养不良而逐渐退化，形成平滑绒毛膜（图 3-10-10），将来参与构成胞衣。

在绒毛膜的发育过程中，如果绒毛表面的滋养层细胞过度增生，绒毛变成囊泡状，绒毛中轴部间质水肿，血管消失，形成很多大小不等的葡萄状水泡样结构，形似葡萄，称葡萄胎或水泡状胎块；如果滋养层细胞恶性变，则为绒毛膜上皮癌。

随着胚外体腔的不断扩大，连接胚体和细胞滋养层的一部分胚外中胚层也随之变窄变细，称为体蒂。体蒂是联系胚体和绒毛膜的唯一系带，是构成脐带的主要成分。

（二）羊膜

羊膜为半透明薄膜，由羊膜上皮和胚外中胚层组成。大部分羊膜与绒毛相贴，小部分包在脐带表面。羊膜构成羊膜腔壁，羊膜腔内充满羊水。羊水来自羊膜上皮细胞的分泌物和胚胎的排泄物。羊水内含有胎儿的脱落上皮细胞、无机盐、蛋白质、糖类、脂肪、酶与激素等，其中 98%~99% 为水分，胎儿能吞咽羊水，经肠吸收，其代谢产物由胎儿血液循环运至胎盘，由母体排出，使羊水不断更新。

羊水具有保护作用，可防止胎儿肢体粘连，能缓冲外部对胎儿的振动和压迫，在分娩时还有扩张宫颈和冲洗产道的作用。此外，通过羊膜穿刺术吸取羊水进行细胞学检查或测定某种物

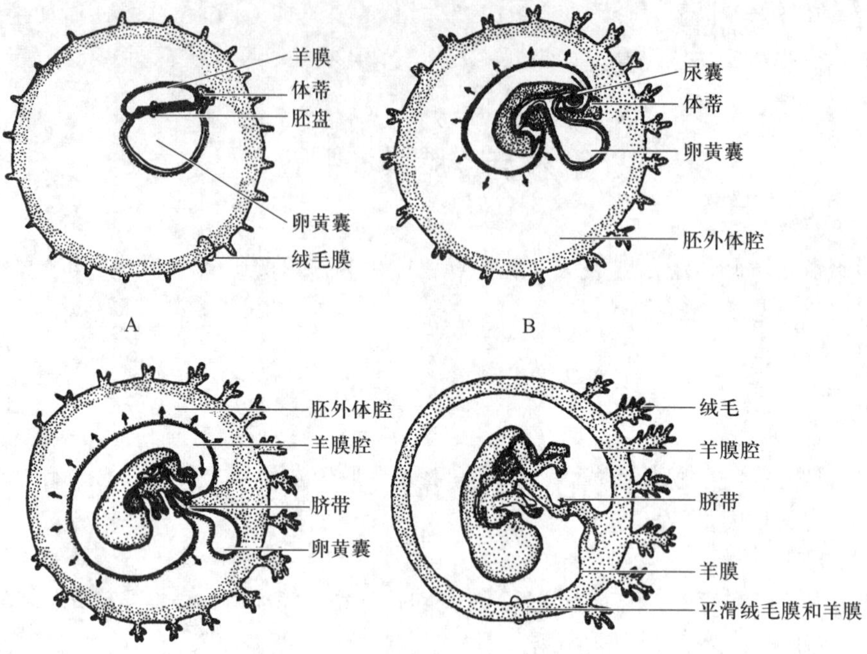

图 3-10-10 胎膜的形成与发展

A. 第 3 周；B. 第 4 周；C. 第 10 周；D. 第 20 周

质的含量，可确定胎儿染色体有无异常、胎儿的性别，以及是否有代谢异常等，为优生工作提供科学根据。

胚体浸浴在羊水中，足月胎儿的羊水约有 1 000 ml。若羊水少于 500 ml，为羊水过少，易发生羊膜与胚体粘连，出现畸形；若羊水多于 2 000 ml，为羊水过多，可使子宫异常增大。羊水的过多、过少常伴有胎儿发育异常。如羊水过多常见于消化管闭锁、无脑儿和脑积水等；羊水过少常见于胎儿无肾或尿道闭锁等。

（三）卵黄囊

人胚卵黄囊不发达，内无卵黄。第 4 周，卵黄囊顶壁的内胚层随着胚盘向腹侧包卷形成原始消化管，其余部分留在胚外，卵黄囊通过卵黄蒂与原始消化管相连（图 3-10-10）。第 5 周末，卵黄蒂闭锁，卵黄囊也退化消失。第 6 周末，卵黄蒂逐渐与原始消化管脱离并入脐带中，残存于脐带根部（胎盘侧）。如果卵黄蒂基部没有退化消失，则在成人回肠壁上（距回盲部约 1 m 以内的部位）保留一段盲囊，称梅克尔憩室或回肠憩室，约 2% 的成人有此畸形。如果卵黄蒂与中肠在出生后仍保持通畅，则中肠在脐部与外界相通，肠内容物即可由此溢出，称脐粪瘘。第 3 周到第 6 周，卵黄囊壁的胚外中胚层细胞聚集成团，形成血岛，是最早形成血细胞和血管的部位。第 5 周时，卵黄囊顶部的内胚层分化，形成原始生殖细胞。

（四）尿囊

尿囊发生于胚胎第 3 周，是从卵黄囊顶部尾侧的内胚层向体蒂内伸出的一个盲管，其壁的胚外中胚层分化，形成尿囊血管。以后尿囊被卷入脐带内并退化，尿囊动、静脉保留，成为脐动脉和脐静脉。

（五）脐带

脐带是羊膜将体蒂、尿囊及卵黄蒂等结构包围到胚体腹侧而形成的条索状结构，是胎儿与胎盘间物质运输的通道（图 3-10-10）。

早期脐带表面包有羊膜，内有卵黄囊、尿囊、2 条脐动脉、1 条脐静脉及胶样结缔组织。以后卵黄囊和尿囊闭锁消失，脐带内仅有脐动、静脉及胶样结缔组织，脐血管一端与胚胎血管相连，另一端与胎盘绒毛血管相连。脐动脉有 2 条，将胚胎血液运送至胎盘绒毛内，在胎盘绒毛中，毛细血管内的胚胎血与绒毛间隙内的母血进行物质交换。脐静脉仅 1 条，将胎盘绒毛汇集的血液送回胚胎。胶样结缔组织是一种未分化的结缔组织，由细胞和细胞间质构成，细胞间质呈胶状，内有较细的胶原纤维和黏多糖。该组织使脐带具有较大的抗机械作用。

足月胎儿的脐带长 40~60 cm，直径 1~2 cm。脐带过短可影响胎儿娩出，或分娩时引起胎盘早剥而出血过多；脐带过长可因缠绕胎儿颈部或其他部位，甚至打结而影响胎儿发育，严重时可导致胎儿窒息死亡。

二、胎盘

在胚胎发育过程中，胎儿从母体吸取营养的方式不断变化。早期是通过滋养层从子宫蜕膜中吸取营养（称组织营养），随后是通过绒毛膜的绒毛从绒毛间隙中吸取营养，最后是通过脐带从胎盘中吸取营养。

（一）胎盘的形态结构

足月胎儿的**胎盘** placenta 呈圆盘状，直径 15~20 cm，平均厚 2~3 cm，重约 500 g。胎盘的胎儿面光滑，表面被覆羊膜，在中央或稍偏处透过羊膜可见走行的脐血管分支。胎盘母体面粗糙，由不规则浅沟将其分为 15~30 个稍微突起的胎盘小叶（图 3-10-11）。

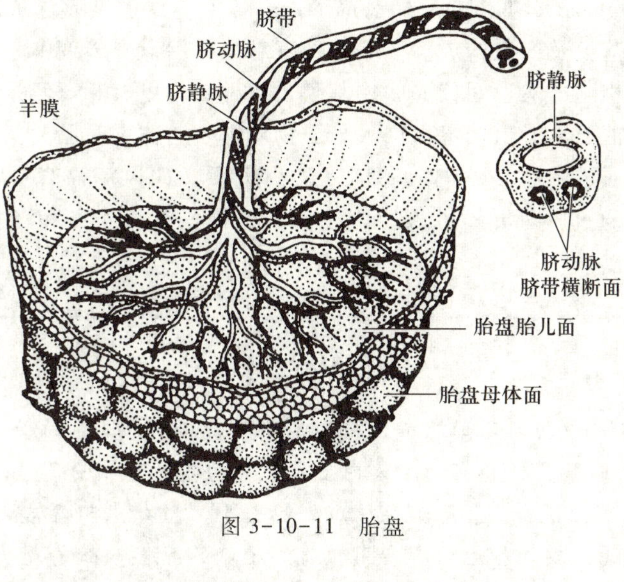

图 3-10-11 胎盘

胎盘由胎儿的丛密绒毛膜和母体的基蜕膜共同组成（图 3-10-12）。丛密绒毛膜发出 40~60 个绒毛干，绒毛干又发出许多游离绒毛，浸于绒毛间隙的母血中。脐血管的分支沿绒毛干入绒毛内形成毛细血管。

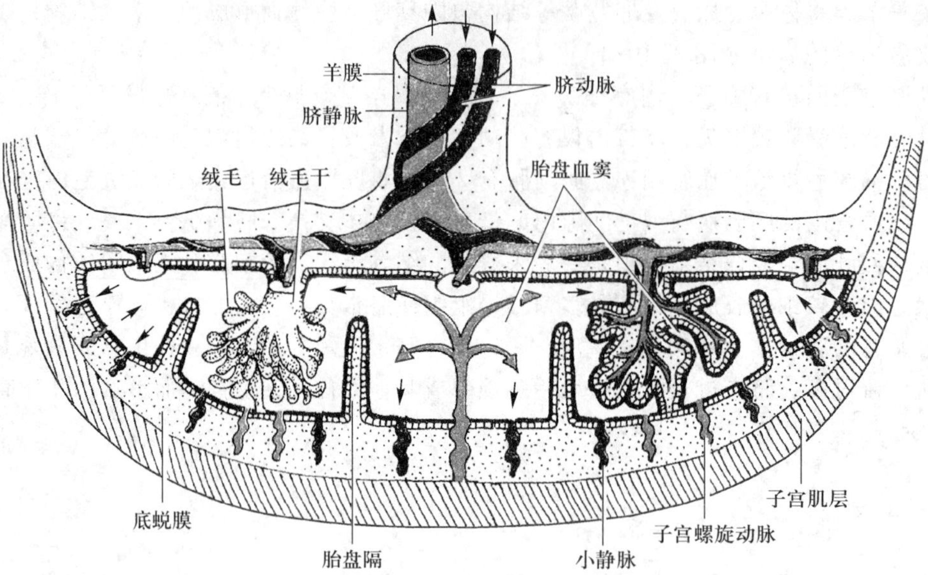

图 3-10-12 胎盘的结构示意图

（二）胎盘的血液循环

胎盘内有母体和胎儿两套血液循环（图 3-10-12）。母体血由子宫内膜的螺旋动脉流入绒毛间隙，经物质交换后，由子宫内膜小静脉流回母体。胎儿的静脉血（主要含代谢产物）经脐动脉进入胎盘，入绒毛内毛细血管，与绒毛间隙的母血进行物质交换后成为动脉血（主要含氧和营养物质），经脐静脉回流到胎儿体内。两套血管各自循环，互不相通，两者间隔以胎盘膜，又称**胎盘屏障** placental barrier，胎盘屏障由合体滋养层、细胞滋养层、基膜、绒毛膜内结缔组织、毛细血管基膜及内皮构成。至胎儿发育后期，胎盘屏障变薄，只有绒毛内的毛细血管直接与合体滋养层相贴，两者间仅隔一层基膜，这种结构更有利于物质交换。

胎盘屏障在正常情况下能阻挡母血内大分子物质进入胎体，对胎儿具有保护作用。但是大部分药物和激素可以通过胎盘屏障进入胎体，某些病毒（如风疹、麻疹、水痘、脊髓灰质炎及艾滋病病毒）也可通过胎盘屏障进入胎体使胎儿感染，有些病毒和药物还可引起先天性畸形，故孕妇用药应慎重。

紫 河 车

胎盘俗称胞衣，中药名为紫河车。据测定，胎盘含有人类生命所必需的各种营养，其中包括蛋白质、脂肪、糖和有助于体内生化反应的多种营养物质，是生命营养素的集合体。《本草经疏》上说："紫河车性味咸、甘、平，乃补阴阳两虚之药，有返本还元之功。"正因为如此，我国各地均有食用、药用胎盘的习俗。随着现代科技的发展，胎盘被制成胶囊、浆剂，更有利于服用。

（三）胎盘的功能

1. **物质交换**　胎儿发育所需要的氧、营养物质及代谢产物的排出都必须通过胎盘。因此，胎盘既是胎儿的营养器官，又是胎儿进行呼吸和排泄的器官。胎盘膜可阻挡大分子物质通过，对胎儿有一定的保护作用。

2. **内分泌功能**　胎盘能分泌多种激素，对维持妊娠、保证胎儿正常发育起着重要作用。胎盘主要分泌的激素有：① 绒毛膜促性腺激素：其作用是使妊娠黄体继续发育，维持妊娠正常进行。该激素在受精后第 1~2 周即可从孕妇尿中测出，第 8 周达高峰，以后逐渐减少，第 4 个月降到最低水平，产后数天内消失。检查孕妇尿中该激素可作为早孕诊断的指标之一。② 绒毛膜催乳素：催乳素能促进母体乳腺生长、发育。该激素于妊娠 2 个月开始出现，第 8 个月达高峰，直至分娩。③ 孕激素和雌激素：卵巢内妊娠黄体退化后，这两种激素可继续维持妊娠。妊娠第 4 个月开始分泌，以后逐渐增多。

第七节　双胎、联体双胎和多胎

一、双胎

一次分娩 2 个新生儿称双胎或**孪生** twins，双胎可以来自 2 个受精卵，也可来自一个受精卵。

（一）双卵双胎

双卵双胎是由一次排出的 2 个卵细胞分别受精后发育而成。每个胚胎都有各自的胎膜和胎盘，2 个胎儿的性别、容貌及生理特点的差别犹如普通兄弟姐妹。双卵双胎约占双胎的 2/3 左右。

（二）单卵双胎

单卵双胎是由单个卵细胞受精后发育成 2 个胎儿。单卵双胎性别相同，容貌及生理特点相似，遗传基因型完全相同，2 个个体之间可以互相进行组织和器官移植而不引起免疫排斥反应。发生单卵双胎的原因可能有下列几种情况（图 3-10-13）。

1. **卵裂球分离**　由 2 个卵裂球各自发育成一个胎儿，各有自己的胎盘、绒毛膜、羊膜腔和脐带。

2. **形成 2 个内细胞群**　在胚泡时期形成 2 个内细胞群，各自形成一个胎儿，具有共同的绒毛膜和胎盘，但各有自己的羊膜囊和脐带。

3. **形成 2 个原条**　在一个胚盘上形成 2 个原条与脊索，从而发育为 2 个胎儿。2 个胎儿位于同一个羊膜腔内，共用一个绒毛膜、羊膜囊和胎盘。

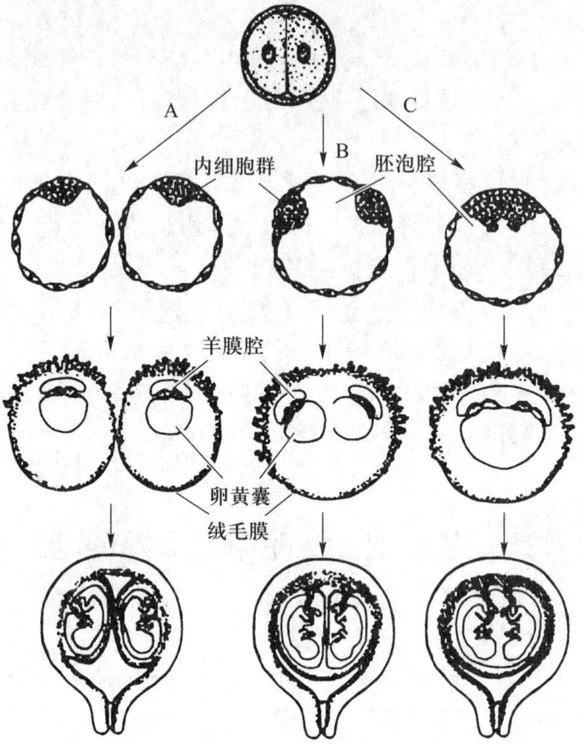

图 3-10-13　单卵双胎的形成示意图

A. 形成两个胚泡；B. 形成两个内细胞群；C. 形成两个原条

二、联体双胎

联体双胎发生于单卵双胎，一个胚盘出现 2 个原条并发育成 2 个胚胎时，如胚胎分离不完全，2 个胚胎局部相连称**联体双胎** conjoined twins 或称联体畸胎（图 3-10-14）。联体双胎有对称型和不对称型两类。对称型是指 2 个胚胎大小相同，常见的有胸腹联胎、颜面胸腹联胎及臀部联胎等。若联体中 2 个个体一大一小，小者常发育不全，形成寄生胎或胎中胎。

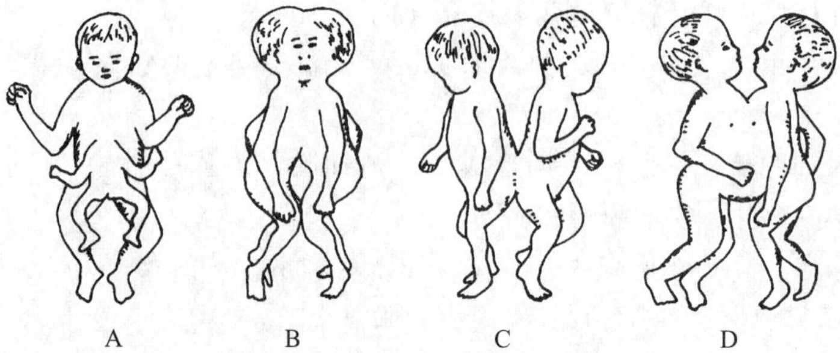

图 3-10-14　各种联胎

A. 寄生胎；B. 颜面胸腹联胎；C. 臀联胎；D. 胸腹联胎

三、多胎

一次分娩出2个以上胎儿称多胎 multiplets。多胎形成的原因可能是单卵性、多卵性和混合性几种类型。多胎的发生率较低，四胎以上较为罕见。

第八节 先天性畸形与致畸因素

在胚胎发育过程中出现的外形和内部结构异常称先天性畸形。凡是能干扰胚胎正常发育过程、诱发胎儿出现畸形的因素都称为致畸因素。致畸因素有遗传因素和环境因素两大类。

一、先天性畸形

1. **先天性畸形发生概况** 先天性畸形的发生率一般在1%~2%，在新生儿死亡中先天性畸形占更大的比例，可达20%~30%。先天性畸形以消化系统、皮肤及四肢畸形为多见。畸形发生与父母年龄也有关。一般来说，母龄大于35岁，父龄大于40岁，畸形儿发生率比正常生育年龄组要高。

2. **常见畸形类型** 常见畸形有① 唇裂：常发生于上唇，多偏于人中一侧，也有双侧唇裂；② 腭裂：常与唇裂同时存在，发生在硬腭部位；③ 脐粪瘘：发生在脐部，卵黄蒂未退化并与脐孔之间留有管道，形成瘘管，肠腔粪便可以从脐孔溢出；④ 房间隔缺损：发生在房间隔上，使左心房血液可倒回右心房；⑤ **法洛四联症** tetralogy of Fallot：包括4种缺陷，即室间隔缺损（在室间隔上）、肺动脉狭窄、主动脉跨位和右心室肥大，是儿童一种常见的先天性畸形；⑥ 动脉导管未闭：也是常见畸形，特别是女性患者，由于主动脉和肺动脉之间的通道未闭合所致。

二、致畸因素

（一）遗传因素

遗传因素是指生殖细胞（精子和卵子）或受精卵因遗传物质的改变而引起先天性畸形，可分为染色体畸变和基因突变两类。

1. **染色体畸变** 是指染色体数目和结构发生改变而引起的发育异常。在生殖细胞减数分裂过程中，发生某一对染色体不分离，使子细胞出现增多或减少一条染色体，其受精卵将发育成多倍体或非整倍体的胎儿或婴儿。如唐氏综合征 Down syndrome 是多了一条常染色体，先天性卵巢发育不全 Turner syndrome 是少了一条性染色体（X染色体）。

2. **基因突变** 核型不改变，仅是染色体上基因碱基的组成或位置顺序发生变化而引起的疾病，如睾丸女性化综合征，这种病人X染色体上 Tfm 位点的基因发生突变，缺乏合成雄激素受体的能力，患者虽有睾丸，但所产生的雄激素不能发挥作用，所以外生殖器及第二性征均呈女性状态。

（二）环境因素

引起畸形的环境因素种类很多，归纳起来可分为 3 大类。

1. **生物因素** 妊娠期感染某些病毒易使胚胎发生畸形。如感染风疹病毒、巨细胞病毒、单纯疱疹病毒、梅毒螺旋体等，均可引起畸形。

2. **化学因素** 目前已知 600 余种化学物质（如镇静药、抗肿瘤药、尼古丁和酒精等）可致胚胎发生畸形。环境污染（如汞、铅、有机磷等）也可引起神经系统畸形和四肢畸形。

3. **物理因素** 已确定，各种放射线可引起基因突变而发生畸形。另外，噪声、微波、电磁辐射也可能有一定的致畸作用。

近年来，由于现代工业的发展，废气、废渣、废水的排放使环境污染加重，先天性畸形的发生率不断上升。

女性的法律保护

由于女性在月经、妊娠和哺乳期间身体抵抗力较差，劳动强度和工作环境会影响她们的身体健康，特别是妊娠期间还会影响胎儿的发育，严重者可造成胎儿畸形。因此，我国《劳动法》对妇女给予了特别的保护。例如：第六十条，不得安排女职工在经期从事高处、低温、冷水作业和第三级体力劳动强度的劳动。第六十一条，不得安排女职工在怀孕期间从事国家规定的第三级强度的劳动和孕期禁忌从事的劳动。对怀孕 7 个月以上的女职工，不得安排其延长工作时间和夜班劳动。

三、胎儿致畸易感期

胚胎各个器官在发育的一定时期内，对某些致畸因素最为敏感，此期称为该器官的致畸易感期或临界期。大多数器官的致畸易感期在妊娠第 3～8 周，此期正是胚胎主要器官发生及形态形成期，该期若受致畸因素的作用，往往产生较严重的胎儿畸形，甚至引起胎儿死亡。由于各器官发生时期不同，所以致畸易感期的先后与长短也不相同。

（申社林）

思考题

1. 简述植入的过程及必备的条件。
2. 简述三胚层的形成过程。
3. 简述胎盘的结构和功能。

参考文献

柏树令．系统解剖学．7版．北京：人民卫生出版社，2009.
迟焕芳．人体解剖学．2版．北京：高等教育出版社，2010.
崔慧先．人体解剖学．3版．北京：人民卫生出版社，2009.
丁自海．人体解剖学．北京：中国协和医科大学出版社，2004.
刘文庆，吴国平．系统解剖学与组织胚胎学．2版．北京：人民卫生出版社，2010.
彭裕文．局部解剖学．7版．北京：人民卫生出版社，2008.
王滨．正常人体结构学．2版．北京：高等教育出版社，2010.
王根本，刘里侯．医用局部解剖学．4版．北京：人民卫生出版社，2001.
王怀经．局部解剖学．北京：高等教育出版社，2009.
吴先国．人体解剖学．4版．北京：人民卫生出版社，2000.
席焕久．人体解剖学．北京：高等教育出版社，2003.
徐达传．局部解剖学．2版．北京：高等教育出版社，2012.
徐达传．系统解剖学．3版．北京：高等教育出版社，2012.
钟世镇．系统解剖学．北京：高等教育出版社，2003.
邹仲之，李继承．组织学与胚胎学．8版．北京：人民卫生出版社，2013.

新形态一体化教材资源使用说明

AR 基础医学系列教材，创造性地将 AR（增强现实）技术与教材内容相结合，将纸质教材、3D 动画、随堂测试、混合式教学等多种功能融于一体，只需三步，即可体验增强现实技术带来的全新体验。

步骤一：使用手机微信扫一扫，点击手机屏幕右上角，使用浏览器打开，下载并安装“客本 AR”客户端。苹果终端用户，请登陆苹果应用商店，查找“客本 AR”APP 下载安装。

步骤二：打开 APP，允许 APP 调用手机摄像头，选择《人体解剖学和组织胚胎学》教材下载配套资源。

步骤三：将手机摄像头对准附有“ ”标志的教材插图识别，动态资源即时呈现。